医学检验诊断与临床新技术

主编 牛 鑫 乔广梅 田鹤锋 曹延晖
吴永军 龙安秀 潘宇先 李建兵

中国海洋大学出版社
·青岛·

图书在版编目（CIP）数据

医学检验诊断与临床新技术 / 牛鑫等主编. —青岛：中国海洋大学出版社，2023.8

ISBN 978-7-5670-3601-7

Ⅰ. ①医… Ⅱ. ①牛… Ⅲ. ①医学检验②诊断学 Ⅳ. ①R446②R44

中国国家版本馆CIP数据核字（2023）第167874号

出版发行	中国海洋大学出版社		
社　　址	青岛市香港东路23号	邮政编码	266071
出 版 人	刘文菁		
网　　址	http://pub.ouc.edu.cn		
电子信箱	369839221@qq.com		
订购电话	0532-82032573（传真）		
责任编辑	韩玉堂	电　　话	0532-85902349
印　　制	蓬莱利华印刷有限公司		
版　　次	2023年8月第1版		
印　　次	2023年8月第1次印刷		
成品尺寸	185 mm×260 mm		
印　　张	29		
字　　数	726千		
印　　数	1～1000		
定　　价	198.00元		

编委会

主　编　牛　鑫　乔广梅　田鹤锋　曹延晖
　　　　　吴永军　龙安秀　潘宇先　李建兵

副主编　王文花　孟　月　林雨薇　赖　良
　　　　　严　敏　褚庆萍

编　委（按姓氏笔画排序）

王文花（北京大学人民医院青岛医院）
牛　鑫（山东省枣庄市妇幼保健院）
龙安秀（贵州省锦屏县人民医院）
田鹤锋（山东省微山湖医院）
乔广梅（山东省枣庄市立医院）
严　敏（新疆医科大学附属肿瘤医院）
李建兵（山东省博兴县吕艺镇中心卫生院）
吴永军（山东省临朐县海浮山医院）
张文文（山东省德州市临邑县人民医院）
林雨薇（新疆维吾尔自治区中医医院）
周晓丹（河北省眼科医院）
孟　月（山东省威海火炬高技术产业开发区怡园社区卫生服务中心）
曹延晖（山东省德州市临邑县人民医院）
赖　良（新疆医科大学附属肿瘤医院）
褚庆萍（山东省德州市陵城区人民医院/山东省德州市第三人民医院）
潘宇先（贵州省锦屏县人民医院）

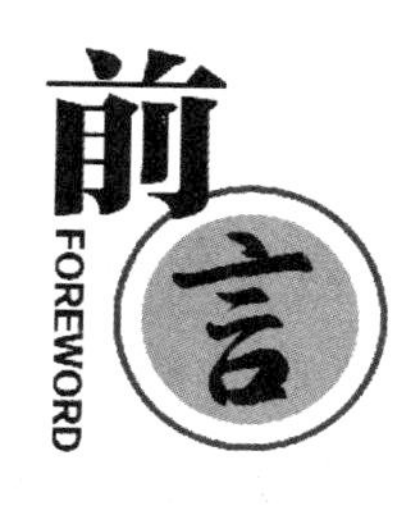

随着基础医学和临床医学的深入研究，检验医学日新月异。作为“古老”而又“新兴”的边缘学科，检验医学在疾病诊断和治疗过程中发挥着重要作用。国民经济飞速发展，人民生活水平不断提高，人们对健康意识增强和医学模式的转变，使社会对医疗服务需求发生了新的变化，也对医学检验工作的定位提出了新要求；国际标准化组织设定的医学实验室（ISO15189）工作任务拓宽了检验医学的内涵和学科发展方向。同时循证医学的兴起，要求医学实验室工作人员不断进行实验方法学研究、检验项目临床价值探讨和试验费用经济学的评估，寻求客观证据，以最佳的路径服务于患者，解决目前“老百姓看病贵看病难”的问题。这一切观念的转变为检验科人员提出了新的课题——如何从过去“以标本为中心，以获得试验结果为目的”的理念，转变为“以患者为中心，以服务于疾病的诊断和治疗为目的”的工作模式，充分发挥检验科在疾病的预防、诊断、治疗和康复过程中的作用。这是医学检验学科建设的必然趋势，也对检验医学的发展提供了新的机遇和挑战。因此，要不断加强检验科人员与临床各科室人员的信息交流和学术往来，加强临床知识的学习，掌握检验项目的临床意义；而临床各科室人员也要了解影响试验的各种因素（特别是病理状态、饮食习惯、服用药物的影响）及设计试验的病理生理基础和临床价值，便于分析前进行质量管理并能合理地选择试验、正确地分析结果、准确地作出诊断。

鉴于此，我们组织检验方面的专家精心编写了《医学检验诊断与临床新技术》一书。该书的宗旨是“以检验为主线，以临床为目标，以疾病为中心”，具有“全面、创新、实用、务实”的特点，力求理论联系实际，坚持实验技术与临床诊治相结合，国际新技术发展动态与国内具体实际相结合，使广大医学检验工作者、临床医师等从不同层次、不同角度学习和参考书中有关专业理论、技术知识和临床资料。

本书既涵盖了标本采集方法和临床常用检验技术的相关知识，又对红细胞检验、白细胞检验、凝血检验、血型及输血检验、尿液检验、粪便检验等内容进行了重点介绍。本书内容丰富、资料翔实、结构合理，反映了最新的检验诊断理念和诊断标准，具有较高的实用价值。

在本书的编写过程中，尽管编者力求做到精益求精，对书中内容反复斟酌、修改，但是，由于参编人数较多，文笔风格不尽一致，加上编者水平有限，书中存在的不足之处，恳请广大读者见谅，望能提出宝贵意见和建议，以便再版时修订。

《医学检验诊断与临床新技术》编委会

2023年6月

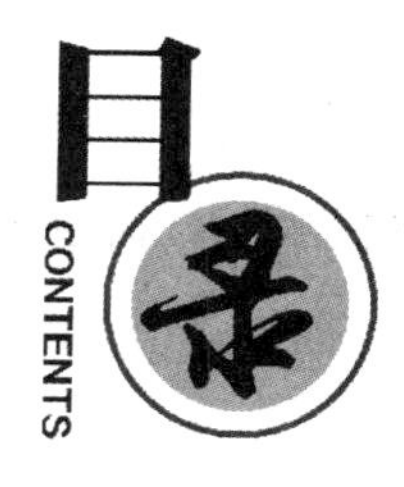

第一章　标本采集方法 …… (1)
第一节　血液标本 …… (1)
第二节　排泄物标本 …… (6)
第三节　微生物标本 …… (8)
第四节　其他标本 …… (13)
第二章　临床常用检验技术 …… (18)
第一节　血气分析技术 …… (18)
第二节　自动化酶免疫分析技术 …… (24)
第三节　特殊蛋白免疫分析技术 …… (29)
第四节　电解质检测技术 …… (36)
第三章　红细胞检验 …… (40)
第一节　点彩红细胞计数 …… (40)
第二节　红细胞计数 …… (41)
第三节　网织红细胞计数 …… (43)
第四节　红细胞形态学检验 …… (47)
第五节　血细胞比容测定 …… (54)
第六节　血红蛋白测定 …… (57)
第七节　红细胞平均指数测定 …… (62)
第八节　红细胞沉降率测定 …… (64)
第四章　白细胞检验 …… (69)
第一节　白细胞检验的基本方法 …… (69)
第二节　白细胞计数 …… (79)

第三节　嗜酸性粒细胞直接计数 …………………………………………………… (85)
第四节　白细胞形态学检验 ………………………………………………………… (86)
第五节　白细胞检验在临床检验中的应用 ……………………………………… (89)
第五章　凝血检验 ……………………………………………………………………… (95)
第一节　血小板计数 ………………………………………………………………… (95)
第二节　血小板聚集试验 …………………………………………………………… (97)
第三节　血小板形态学检验 ………………………………………………………… (98)
第四节　血小板功能检验 …………………………………………………………… (99)
第五节　血块收缩试验……………………………………………………………… (106)
第六节　凝血系统检验……………………………………………………………… (107)
第七节　抗凝蛋白检验……………………………………………………………… (116)
第八节　*D*-二聚体检验 …………………………………………………………… (124)
第九节　纤维蛋白溶解功能检验…………………………………………………… (127)
第六章　血型及输血检验……………………………………………………………… (135)
第一节　ABO 血型鉴定 …………………………………………………………… (135)
第二节　Rh 血型鉴定 ……………………………………………………………… (136)
第三节　输血相容性检验…………………………………………………………… (138)
第七章　尿液检验……………………………………………………………………… (148)
第一节　尿液理学检验……………………………………………………………… (148)
第二节　尿液化学检验……………………………………………………………… (151)
第三节　尿液沉渣检验……………………………………………………………… (163)
第八章　粪便检验……………………………………………………………………… (173)
第一节　粪便理学检验……………………………………………………………… (173)
第二节　粪便化学检验……………………………………………………………… (175)
第三节　粪便显微镜检验…………………………………………………………… (179)
第四节　粪便基因检验……………………………………………………………… (183)
第九章　体液及分泌物检验…………………………………………………………… (187)
第一节　脑脊液检验………………………………………………………………… (187)
第二节　痰液检验…………………………………………………………………… (192)
第三节　胃液检验…………………………………………………………………… (196)
第四节　关节腔积液检验…………………………………………………………… (200)

第五节　精液检验……………………………………………………………………（210）
第六节　前列腺液检验………………………………………………………………（217）
第七节　阴道分泌物检验……………………………………………………………（218）
第十章　蛋白质检验…………………………………………………………………（222）
第一节　血清总蛋白检验……………………………………………………………（222）
第二节　血清前清蛋白检验…………………………………………………………（224）
第三节　血清肌红蛋白检验…………………………………………………………（226）
第四节　血清肌钙蛋白检验…………………………………………………………（228）
第五节　血清转铁蛋白检验…………………………………………………………（231）
第十一章　酶及同工酶检验…………………………………………………………（233）
第一节　肝脏酶及同工酶检验………………………………………………………（233）
第二节　胰腺酶及同工酶检验………………………………………………………（244）
第三节　肌肉组织酶及同工酶检验…………………………………………………（247）
第十二章　激素类检验………………………………………………………………（253）
第一节　甲状腺激素检验……………………………………………………………（253）
第二节　肾上腺皮质激素检验………………………………………………………（255）
第三节　前列腺素检验………………………………………………………………（258）
第四节　性激素检验…………………………………………………………………（263）
第五节　其他激素检验………………………………………………………………（266）
第十三章　糖类检验…………………………………………………………………（269）
第一节　血糖检测……………………………………………………………………（269）
第二节　口服糖耐量试验……………………………………………………………（271）
第三节　糖化血红蛋白测定…………………………………………………………（272）
第四节　血糖调节激素测定…………………………………………………………（275）
第五节　胰岛自身抗体检测…………………………………………………………（280）
第十四章　肝功能检验………………………………………………………………（283）
第一节　血清Ⅲ型前胶原肽检验……………………………………………………（283）
第二节　血清Ⅳ型胶原检验…………………………………………………………（283）
第三节　血清5′-核苷酸酶检验 ……………………………………………………（284）
第四节　血清胆碱酯酶检验…………………………………………………………（285）
第五节　血清层粘连蛋白检验………………………………………………………（285）

第六节　血清总胆汁酸检验…………………………………………………………（286）

第七节　血清总胆红素及结合胆红素检验…………………………………………（287）

第八节　血浆氨检验…………………………………………………………………（288）

第九节　单胺氧化酶检验……………………………………………………………（289）

第十节　透明质酸检验………………………………………………………………（289）

第十一节　生化指标在肝脏疾病中的临床应用……………………………………（290）

第十五章　肾功能检验………………………………………………………………（297）

第一节　血清尿酸测定………………………………………………………………（297）

第二节　血清尿素检验………………………………………………………………（300）

第三节　血清肌酐检验………………………………………………………………（305）

第四节　肾小球滤过功能检验………………………………………………………（311）

第十六章　细菌学检验………………………………………………………………（316）

第一节　弯曲菌属及螺杆菌属检验…………………………………………………（316）

第二节　需氧革兰阳性杆菌检验……………………………………………………（320）

第三节　非发酵革兰阴性杆菌检验…………………………………………………（329）

第四节　化脓性球菌检验……………………………………………………………（342）

第五节　弧菌属及气单胞菌属检验…………………………………………………（352）

第十七章　病毒学检验………………………………………………………………（359）

第一节　疱疹病毒科检验……………………………………………………………（359）

第二节　副黏病毒科检验……………………………………………………………（365）

第三节　黄病毒科检验………………………………………………………………（368）

第四节　痘病毒检验…………………………………………………………………（373）

第五节　人乳头瘤病毒检验…………………………………………………………（375）

第六节　人类免疫缺陷病毒检验……………………………………………………（377）

第七节　出血热病毒检验……………………………………………………………（380）

第八节　狂犬病毒检验………………………………………………………………（382）

第九节　肠道病毒检验………………………………………………………………（384）

第十节　逆转录病毒检验……………………………………………………………（389）

第十一节　肝炎病毒检验……………………………………………………………（393）

第十八章　免疫检验…………………………………………………………………（398）

第一节　免疫细胞功能测定…………………………………………………………（398）

第二节　免疫复合物测定……………………………………………………………（414）
第三节　自身抗体测定………………………………………………………………（422）
第四节　补体检测……………………………………………………………………（424）
第五节　免疫球蛋白检测……………………………………………………………（428）
第十九章　心血管疾病检验…………………………………………………………（434）
第一节　急性心肌损伤………………………………………………………………（434）
第二节　心力衰竭……………………………………………………………………（444）
第三节　高血压………………………………………………………………………（445）
参考文献………………………………………………………………………………（448）

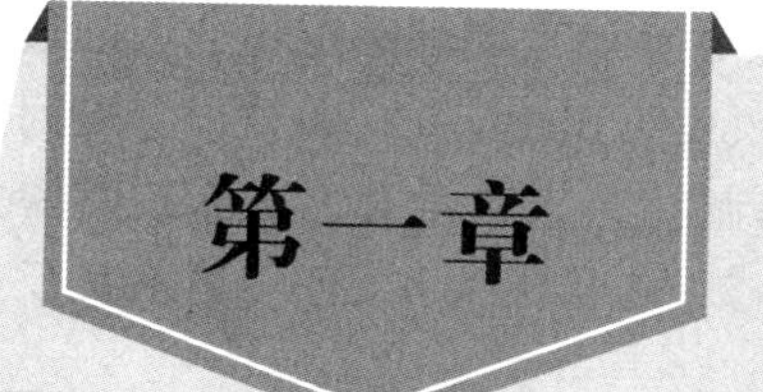

第一章 标本采集方法

第一节 血液标本

一、静脉血的采集

(一)原理

利用负压的原理，使用真空采血管或注射器将针头刺入浅静脉后，通过真空负压控制定量采集静脉血或通过手工控制吸取一定量的静脉血。

(二)试剂与器具

压脉带、垫枕和手套；70%的乙醇、消毒棉球或棉签；一次性无菌针头、持针器和真空采血管，或者使用注射器和试管；胶带。

(三)操作

(1)对照申请单核对患者身份。

(2)采血部位的选择：患者取坐位或仰卧位，前臂置于桌面枕垫上或水平伸直。检查患者的肘前静脉，为使静脉血管充分暴露，可让患者握紧拳头，系上压脉带。采血人员可用示指触摸寻找合适的静脉，触摸时能感觉到静脉所在区域较周围其他组织的弹性大，一般肘臂弯曲部位或稍往下区域是比较理想的穿刺部位。如在一只手臂上找不到合适的静脉，则用同样的方法检查另一只手臂。如需从腕部、手背或脚部等处的静脉采血，最好由有经验的采血人员进行。

(3)静脉穿刺的准备：选择好合适的穿刺部位后，放松压脉带，依照《医疗机构消毒技术规范》(WS/T2012－367)的要求，使用70%～80%(体积分数)的乙醇溶液擦拭消毒2遍，作用3 min，消毒范围强调以穿刺部位为中心，由内向外缓慢旋转，逐步涂擦，共2次，消毒皮肤面积应≥5 cm×5 cm。

(4)静脉穿刺：①将患者的手臂置于稍低位置，在穿刺点上方约6 cm处系紧压脉带，嘱受检者紧握拳头，使静脉充盈显露。采血人员一手拿着采血装置，另一只手的手指固定穿刺部位下方的皮肤，以使静脉位置相对固定。②手握持针器或注射器，保持穿刺针的方向和静脉走向一致，穿刺针与皮肤间的夹角约为20°，针尖斜面朝上。③将穿刺针快速、平稳地刺入皮肤和静脉。使用真空采血器时一只手固定住持针器和穿刺针，另一只手将真空采血管从持针器另一端推入；使用注射器穿刺成功后右手固定针筒，左手解开压脉带后，再缓缓抽动注射器针栓至采集到所需血量。④血液开始流出即可解开压脉带，或者在开始采最后一管标本后立即解开压脉带，同时嘱患者松开拳头。⑤消毒干棉球压住穿刺点，拔出针头，嘱患者继续按压棉球并保持手臂上举数分钟，如患者无法做到，则由采血人员按压穿刺点直至不出血。⑥在静脉穿刺处贴上不会引起过敏的胶条以助止血，如穿刺点的按压力度和时间不够，可能会导致皮下出血，形成瘀斑。⑦来回颠倒采血管数次将标本和抗凝剂混匀，但不可剧烈摇晃。⑧将采血针弃于利器盒内。⑨按实验室要求在每支采血管上贴好标签。⑩如是门诊患者，嘱其静坐片刻，确认无头晕、恶心等不良反应后再允许患者离开。

(四)注意事项

(1)采血部位通常选择肘前静脉，如此处静脉不明显，可采用手背、手腕、腘窝和外踝部静脉；幼儿可采用颈外静脉。

(2)使用真空采血器前应仔细阅读厂家说明书。使用前勿松动一次性真空采血试管盖塞，以防采血量不准。

(3)使用注射器采血时，切忌将针栓回推，以免注射器中气泡进入血管形成气栓，造成严重后果。

(4)采血过程中应尽可能保持穿刺针位置不变，以免血流不畅。

(5)压脉带捆扎时间不应超过 1 min，否则会使血液成分的浓度发生改变。

(6)如果一次需要采集多管血液标本时，应按以下顺序采血：血培养管→需氧、血培养管→厌氧，凝血项管，无抗凝剂管(含或不含促凝剂和分离胶)，有抗凝剂管。

(7)如遇受检者发生晕针，应立即拔出针头，让其平卧。必要时可用拇指压掐或针刺人中、合谷等穴位，嗅吸芳香氨酊等药物。

二、末梢血的采集

(一)试剂与器具

(1)一次性使用的无菌采血针。

(2)70%乙醇棉球。

(3)一次性手套和消毒干棉球。

(4)不同检测所需特殊器具(如用于制作血涂片的玻片、微量移液管、血细胞计数稀释液、微量血细胞比容测量管)。

(二)操作

(1)采血部位：成人以无名指或中指的指尖内侧为宜；特殊患者(如烧伤)，必要时可从足跟部两侧或大拇指采血；婴儿理想的采血部位是足底面两侧的中部或后部，针刺的深度不应超过 2 mm，靠近足底面后部的针刺深度不应超过 1 mm。

(2)可轻轻按摩采血部位，使其自然充血，用 70%的乙醇棉球消毒局部皮肤，待干。

(3)操作者用左手拇指和示指紧捏穿刺部位两侧，右手持无菌采血针，自指尖内侧迅速有力地穿刺，即刻拔出采血针并弃于利器盒内。

(4)用消毒干棉球擦去第 1 滴血，按需要依次采血。采血顺序：血涂片、EDTA 抗凝管、其他抗凝管、血清及微量采集管。

(5)可轻揉按压周围组织以获得足量的标本。

(6)采血完毕，用消毒干棉球压住伤口，止血片刻。

(三)注意事项

(1)所选的采血部位要避开冻疮、炎症、水肿和瘢痕等患处；除特殊情况外，不宜从耳垂采血。

(2)不宜从婴儿的手指以及脚后方跟腱处采血，以防止可能造成骨组织和神经组织的损伤。

(3)采血部位宜保持温暖，有利于血液顺畅流出。

(4)消毒皮肤后应待乙醇挥发，皮肤干燥后方可采血，否则流出的血液不呈圆滴状，也可能会导致溶血。

(5)穿刺深度一般不超过 2 mm；针刺后，稍加按压以血液能流出为宜。

三、抗凝剂的选用

血液一般检验常用的抗凝剂有以下 3 种。

(一)枸橼酸钠(柠檬酸钠)

枸橼酸能与血液中的钙离子结合形成螯合物，从而阻止血液凝固。市售枸橼酸钠多含 2 个分子的结晶水，相对分子质量(MW)为 294.12，常用浓度为 32 g/L。枸橼酸钠与血液的比例多采用1∶9(V∶V)。常用于凝血试验和红细胞沉降率测定(魏氏法血沉测定时抗凝剂为 0.4 mL 加血1.6 mL)。

(二)乙二胺四乙酸二钠或乙二胺四乙酸二钾

抗凝机制与枸橼酸钠相同。全血细胞分析用 EDTA-K_2 · $2H_2O$，1.5～2.2 mg可阻止 1 mL 血液凝固。由于 EDTA-Na_2 溶解度明显低于 EDTA-K_2，故 EDTA-K_2 特别适用于全血细胞分析，尤其适用于血小板计数。由于其影响血小板聚集及凝血因子检测，故不适合做凝血试验和血小板功能检查。

(三)肝素

肝素是一种含有硫酸基团的黏多糖，相对分子质量为 15000，与抗凝血酶结合，促进其对凝血因子Ⅻ、Ⅺ、Ⅸ、Ⅹ和凝血酶活性的抑制，抑制血小板聚集从而达到抗凝。通常用肝素钠盐或锂盐粉剂(125 U=1 mg)配成 1 g/L 肝素水溶液，即每毫升含肝素 1 mg。取 0.5 mL 置小瓶中，37 ℃～50 ℃烘干后，能抗凝5 mL血液。适用于血气分析、电解质、钙等测定，不适合凝血常规和血液学一般检查(可使白细胞聚集并使血涂片产生蓝色背景)。

四、血涂片制备

(一)器材

清洁、干燥、无尘、无油脂的载玻片(25 mm×75 mm，厚度为 0.8～1.2 mm)。

(二)操作

血涂片制备方法很多，目前临床实验室普遍采用的是手工推片法，即用楔形技术制备血涂片方法，在玻片近一端 1/3 处，加 1 滴(约 0.05 mL)充分混匀的血液，握住另一张边缘光滑的推片，以 30°～45°角使血滴沿推片迅速散开，快速、平稳地推动推片至载玻片的另一端。

(三)注意事项

(1)血涂片应呈舌状，头、体、尾三部分清晰可分。

(2)推好的血涂片在空气中晃动，使其尽快干燥。天气寒冷或潮湿时，应于 37 ℃恒温箱中保温促干，以免细胞变形缩小。

(3)涂片的厚薄、长度与血滴的大小、推片与载玻片之间的角度、推片时的速度及血细胞比容有关。一般认为血滴大、角度大、速度快则血膜越厚；反之则血膜越薄。血细胞比容高于正常时，血液黏度较高，保持较小的角度，可得满意结果；相反，血细胞比容低于正常时，血液较稀，则应用较大角度、推片速度较快。

(4)血涂片应在 1 h 内染色或在 1 h 内用无水甲醇(含水量$<3\%$)固定后染色。

(5)新购置的载玻片常带有游离碱质，必须用约 1 mol/L HCl 浸泡 24 h 后，再用清水彻底冲洗，擦干后备用。用过的载玻片可放入含适量肥皂或其他洗涤剂的清水中煮沸 20 min，洗净，再用清水反复冲洗，蒸馏水最后浸洗后擦干备用。使用时，切勿用手触及玻片表面。

(6)血液涂片既可直接用非抗凝的静脉血或毛细血管血，也可用 EDTA 抗凝血制备。由于 EDTA 能阻止血小板聚集，故在显微镜下观察血小板形态时非常合适。但 EDTA 抗凝血有时能引起红细胞皱缩和白细胞聚集，因此最好使用非抗凝血制备血涂片。

(7)使用 EDTA-K_2 抗凝血液样本时，应充分混匀后再涂片。抗凝血样本应在采集后 4 h 内制备血涂片，时间过长可引起中性粒细胞和单核细胞的形态学改变。注意制片前，样本不能冷藏。

五、血涂片染色

(一)瑞氏染色法

1.原理

瑞氏(Wright)染色法使细胞着色既有化学亲合作用，又有物理吸附作用。各种细胞由于其所含化学成分不同，对染料的亲合力也不一样，因此，染色后各种细胞呈现出各自的染色特点。

2.试剂

(1)瑞氏染液：①瑞氏染料 0.1 g；②甲醇(AR)60.0 mL。

瑞氏染料由酸性染料伊红和碱性染料亚甲蓝组成。将瑞氏染料放入清洁干燥研钵里，先加少量甲醇，充分研磨使染料溶解，将已溶解的染料倒入棕色试剂瓶中，未溶解的再加少量甲醇研磨，直至染料完全溶解，甲醇全部用完为止，即为瑞氏染液。配好后放室温，1 周后即可使用。新配染液效果较差，放置时间越长，染色效果越好。久置应密封，以免甲醇挥发或氧化成甲酸。染液中也可加中性甘油 2～3 mL，除可防止甲醇过早挥发外，也可使细胞着色清晰。

(2)pH 6.8 磷酸盐缓冲液：①磷酸二氢钾(KH_2PO_4)0.3 g；②磷酸氢二钠(Na_2HPO_4)0.2 g。加少量蒸馏水溶解，再用蒸馏水加至 1 000 mL。

3.操作

以血涂片染色为例。

(1)采血后推制厚薄适宜的血涂片。

(2)用蜡笔在血膜两头画线，然后将血涂片平放在染色架上。

(3)加瑞氏染液数滴，以覆盖整个血膜为宜，染色约 1 min。

(4)滴加约等量的缓冲液与染液混合，室温下染色 5～10 min。

(5)用流水冲去染液，待干燥后镜检。

4.注意事项

(1)pH 对细胞染色有影响。由于细胞各种成分均由蛋白质构成，蛋白质均为两性电解质，所带电荷随溶液 pH 而定。对某一蛋白质而言，如环境$pH<pI$(pI 为该蛋白质的等电点)，则该蛋白质带正电荷，即在酸性环境中正电荷增多，易与酸性伊红结合，染色偏红；相反，则易与亚甲

蓝结合，染色偏蓝。因细胞着色对氢离子浓度十分敏感。为此，应使用清洁中性的载玻片，稀释染液必须用 pH 6.8 缓冲液，冲洗片子必须用中性水。

(2)未干透的血膜不能染色，否则染色时血膜易脱落。

(3)染色时间的长短与染液浓度、染色时温度及血细胞多少有关。染色时间与染液浓度、染色时温度成反比；染色时间与细胞数量成正比。

(4)冲洗时不能先倒掉染液，应用流水冲去，以防染料沉淀在血膜上。

(5)如血膜上有染料颗粒沉积，可用甲醇溶解，但需立即用水冲掉甲醇，以免脱色。

(6)染色过淡，可以复染。复染时应先加缓冲液，创造良好的染色环境，而后加染液，或加染液与缓冲液的混合液，不可先加染液。

(7)染色过深可用水冲洗或浸泡水中一定时间，也可用甲醇脱色。

(8)染色偏酸或偏碱时，均应更换缓冲液再重染。

(9)瑞氏染液的质量好坏除用血涂片实际染色效果评价外，还可采用吸光度比值(ratio of absorption，RA)评价。瑞氏染液的成熟指数以 RA(A650 nm/A525 nm)=1.3±0.1 为宜。

(二)瑞氏-吉姆萨复合染色法

1.原理

吉姆萨染色原理与瑞氏染色相同，但提高了噻嗪染料的质量，加强了天青的作用，对细胞核着色效果较好，但和中性颗粒着色较瑞氏染色法差。因此，瑞氏-吉姆萨(Wright-Giemsa)复合染色法可取长补短，使血细胞的颗粒及胞核均能获得满意的染色效果。

2.试剂

瑞氏-吉姆萨复合染色液。

(1)Ⅰ液：取瑞氏染粉 1 g、吉姆萨染粉 0.3 g，置洁净研钵中，加少量甲醇(分析纯)，研磨片刻，吸出上层染液。再加少量甲醇继续研磨，再吸出上层染液。如此连续几次，共用甲醇 500 mL。收集于棕色玻璃瓶中，每天早、晚各振摇 3 min，共 5 d，以后存放一周即能使用。

(2)Ⅱ液：pH 6.4～6.8 磷酸盐缓冲液。磷酸二氢钾(无水)6.64 g，磷酸氢二钠(无水)2.56 g，加少量蒸馏水溶解，用磷酸盐调整 pH，加水至 1 000 mL。

3.操作

瑞氏-吉姆萨染色方法基本上与瑞氏染色法相同。

(三)30 s 快速单一染色法

1.试剂

(1)储存液：瑞氏染粉 2.0 g；吉姆萨染粉 0.6 g；天青Ⅱ 0.6 g；甘油10.0 mL，聚乙烯吡咯烷酮(PVP)20.0 g，甲醇 1 000 mL。

(2)磷酸盐缓冲液(pH 6.2～6.8)：磷酸二氢钾 6.64 g；磷酸氢二钠 0.26 g；苯酚 4.0 mL；蒸馏水加至 1 000 mL

(3)应用液：(1)液、(2)液按 3∶1 比例混合放置 14 d 后备用。

2.操作

将染液铺满血膜或将血片浸入缸内，30 s 后用自来水冲洗。

(四)快速染色法

1.试剂

(1)Ⅰ液：磷酸二氢钾 6.64 g，磷酸氢二钠 2.56 g，水溶性伊红 Y 4.0 g(或伊红 B 2.5 g)，蒸馏水 1 000 mL，苯酚 40 mL，煮沸，待冷后备用。

(2)Ⅱ液：亚甲蓝 4 g，蒸馏水 1 000 mL，高锰酸钾 2.4 g，煮沸，待冷后备用。

2.操作

把干燥血涂片浸入快速染色液的Ⅰ液中 30 s，水洗，再浸入Ⅱ液 30 s，水洗待干。

(田鹤锋)

第二节　排泄物标本

一、尿液标本种类和收集

实验室应制定并实施正确收集和处理尿标本的指导手册，并使负责收集尿标本的人员方便获得这些资料或向患者告知收集说明。尿液标本收集注意事项如下。

(一)标本留取时间

1.收集常规尿液分析的尿标本

应留取新鲜尿，以清晨第 1 次尿为宜，较浓缩，条件恒定，易检出异常，便于对比。

2.收集急诊患者尿液分析的尿标本

可随时留取(随机尿)。

3.收集特殊检验尿液分析的尿标本

(1)收集计时尿标本：应告知患者留尿起始和终止时间；留取前应将尿液排空，然后收集该时段内(含终止时间点)排出的所有尿液。

(2)收集使用防腐剂的尿标本：应建议患者先将尿液收集于未加防腐剂的干净容器内，然后小心地将尿液倒入实验室提供的含防腐剂容器中。

(3)收集多项检测尿标本：应针对不同检测项目分别留取尿标本(可分次留取，也可一次留取分装至不同容器中)。

(4)收集特定时段内尿标本：尿液应保存于 2 ℃～8 ℃条件下。

(5)收集时段尿尿标本：如总尿量超过单个容器的容量时，须用两个容器，检测前必须充分混匀两个容器内的尿液，最常用的方法是在两个尿容器之间来回相互倾倒尿标本；第 2 个容器收集的尿量一般较少，故注意加入防腐剂的量相应减少。

(6)收集卧床导尿患者的尿标本：将尿袋置于冰袋上；如患者可走动，应定期排空尿袋，将尿液存放在 2 ℃～8 ℃条件下。

(二)标本收集容器

应清洁、无渗漏、无颗粒；制备容器的材料与尿液成分不发生反应；容器和盖均无干扰物质附着，如清洁剂等；容器的容积一般应≥50 mL，收集 24 h 尿标本的容器的容积应为 3 L 左右；容器口为圆形，直径应≥4 cm；容器底部应较宽，适于稳定放置；容器盖应安全、密闭性好而又易于开启；推荐使用一次性容器；收集微生物检查标本容器应干燥无菌。

(三)标本容器标识

尿标本容器的标签材料应具有置于冰箱后仍能粘牢的特性；应在容器上粘贴标签，不可只粘

贴于容器盖上；标签提供的信息应至少包含：①患者姓名；②唯一性标志；③收集尿液的日期和时间；④如尿标本加入防腐剂应注明名称，并加上防腐剂如溢出可对人体造成伤害的警示内容（还需口头告知患者）。

（四）标本留取书面指导

至少应包括以下几项。①洗手清洁：患者留取标本前要洗手，并实施其他必要的清洁措施；②信息核实：交给患者的尿液收集容器应贴有标签，并要求核对患者姓名；③最少留尿量：留取所需检验项目的最小尿标本量（还需口头告知患者）；④避免污染和干扰源：如避免污染经血、白带、精液、粪便，烟灰、糖纸等，避免光照影响尿胆原等化学物质分解或氧化；⑤容器加盖：防止尿液外溢；⑥记录标本留取时间。

（五）尿液防腐与保存

通常，尿标本采集后应在 2 h 内完成检验，避免使用防腐剂；如尿标本不能及时完成检测，则宜置于 2 ℃～8 ℃条件下保存，但不能超过 6 h（微生物学检查标本在 24 h 内仍可进行培养）。根据检测项目特点，尿标本可采用相应的防腐剂防腐，而无须置冰箱保存。

选择适当的防腐剂。有多种防腐剂适用于该分析时，应选择危害性最小的防腐剂。

（六）检验后尿液标本的处理

1.尿标本

应按生物危害物处理，遵照各级医院规定的医疗废弃物处理方法进行处理。

2.一次性使用尿杯

使用后置入医疗废弃物袋中，统一处理。

3.尿容器及试管等器材

使用后可先浸入消毒液（如 0.5％过氧乙酸、5％甲酚皂液等）浸泡消毒经 12～24 h 再处理。

二、粪便收集

（一）常规检验

采集粪便标本的方法因检查目的不同而有差别，如常规检验留取新鲜指头大小（约 5 g）即可，放入干燥、清洁、无吸水性的有盖容器内送检。不应采取尿壶、便盆中的粪便标本，因标本中混入尿液和消毒剂等，可破坏粪便的有形成分，混入植物、泥土、污水等，因腐生性原虫、真菌孢子、植物种子、花粉等易干扰检验结果。粪便标本检验时，应选择其中脓血黏液等病理成分，若无病理成分，可多部位取材。采集标本后，应在 1 h 内完成检查，否则可因 pH 及消化酶等影响，使粪便中细胞成分破坏分解。

（二）寄生虫检验

粪便必须新鲜，送检时间一般不宜超过 24 h。如检查肠内原虫滋养体，应于排便后迅速送检，立即检查，冬季需采取保温（35 ℃～37 ℃）措施。血吸虫毛蚴孵化应留新鲜便，≥30 g。检查蛲虫卵需用透明胶带，在清晨排便前由肛门四周取标本，也可用棉签拭取，但均须立即镜检。检查寄生虫体及虫卵计数，须用洁净、干燥的容器，并防止污染；粪便不可混入尿液及其他体液等，以免影响检查结果。

（三）化学检验

采用化学法做潜血试验应嘱患者于收集标本前 3 d 起禁食动物性和含过氧化物酶类食物（如萝卜、西红柿、韭菜、木耳、花菜、黄瓜、苹果、柑橘和香蕉等），并禁服铁剂和维生素 C 等，以免出现假阳性反应；连续检查 3 d，并选取外表及内层粪便；收集标本后须迅速送检，以免因长时间放置使潜血反应的敏感度降低。粪胆原定量检查应收集 3 d 粪便，混合称量，从其中取出约 20 g 送验；查胆汁成分的粪便标本不应在室温中长时间放置，以免阳性率减低。

(四)细菌检验

粪便标本应收集于灭菌有盖容器内，勿混入消毒剂及其他化学药品，并立即送检。

(五)检验后粪便标本的处理

1.粪标本

应按生物危害物处理，遵照各级医院规定的医疗废弃物处理方法进行处理。

2.纸类或塑料等容器

使用后置入医疗废弃物袋中，统一处理。

3.瓷器、玻璃等器皿

使用后可先浸入消毒液(如 0.5%过氧乙酸、5%甲酚皂液等)浸泡消毒经 12～24 h 再处理。

(牛　鑫)

第三节　微生物标本

一、血液标本微生物检验

(一)标本采集时间、采集频率

1.一般原则

一般情况下应在患者发热初期或发热高峰时采集。原则上应选择在抗生素应用之前，对已用药而因病情不允许停药的患者，也应在下次用药前采集。

2.疑为布氏杆菌感染

最易获得阳性培养的是发热期的血液或骨髓。除发热期采血外还可多次采血，一般为24 h 抽 3～4 次。

3.疑为沙门菌感染

根据病程和病情可在不同的时间采集标本。肠热症患者在病程第 1～2 周采集静脉血液，或在第1～3 周内采集骨髓是最佳时间。

4.疑为亚急性细菌性心内膜炎

除在发热期采血外应多次采集。第 1 天做 3 次培养，如果 24 h 培养阴性，应继续抽血3 份或更多次进行血液培养。

5.疑为急性细菌性心内膜炎

治疗前 1～2 h 分别在 3 个不同部位采集血液，分别进行培养。

6.疑为急性败血症

脑膜炎、骨髓炎、关节炎、急性未处理的细菌性肺炎和肾盂肾炎除在发热期采血外，应在治疗前短时间内于身体不同部位采血，如左、右手臂或颈部，在 24 h 内采血 3 次或更多次，分别进行培养。

7.疑为肺炎链球菌感染

最佳时机是在寒战、高热或休克时，此时采集样本阳性率较高。

8.不明原因发热

可于发热周期内多次采血做血液培养。如果 24 h 培养结果阴性，应继续采血 2～3 份或更多次做血液培养。

（二）采集容量

采血量以每瓶 5～8 mL 为宜。当怀疑真菌感染时采集双份容量。

（三）采集标本注意事项

（1）培养瓶必须平衡至室温，采血前后用 75%乙醇或聚维酮碘消毒培养瓶橡胶瓶盖部分。采集标本后应立即送检，如不能及时送检，请放在室温。在寒冷季节注意保温（不超过 35 ℃）。

（2）标本瓶做好标记，写好患者姓名、性别、年龄、病历号。

（3）严格做好患者采血部位的无菌操作，防止污染。

（4）应在申请单上标明标本采集时间。

（5）如同时做需氧菌及厌氧菌培养，应先把血样打入厌氧瓶，再打入需氧瓶，且要防止注射器内有气泡。

二、尿液标本的微生物检验

（一）采集时间

（1）一般原则：通常应采集晨起第 1 次尿液送检。原则上，应选择在抗生素应用之前采集尿液。

（2）沙门菌感染一般在病后 2 周左右采集尿液培养。

（3）怀疑泌尿系统结核时，留取晨尿或 24 h 尿的沉渣部分 10～15 mL 送检。

（二）采集方法

1.中段尿采集方法

中段尿采集方法如下。①女性：以肥皂水清洗外阴部，再以灭菌水或高锰酸钾（1：1 000）水溶液冲洗尿道口，然后排尿弃去前段，留取中段尿 10 mL 左右于无菌容器中，立即加盖送检。②男性：以肥皂水清洗尿道口，再用清水冲洗，采集中段尿 10 mL 左右于无菌容器中立即送检。

2.膀胱穿刺采集法

采集中段尿有时不能完全避免污染，可采用耻骨上膀胱穿刺取尿 10 mL 并置于无菌容器中立即送检。

3.导尿法

将导尿管末端消毒后弃去最初的尿液，留取 10～15 mL 尿液于无菌容器内送检。长期滞留导尿管患者，应在更换新管时留尿。

（三）注意事项

尿液标本采集和培养中最大的问题是细菌污染，因此要严格无菌操作，标本采集后应立即送检。无论何种方法采集尿液，均应在用药之前进行，尿液中不得加入防腐剂、消毒剂。

三、粪便标本的微生物检验

(一)采集时间

(1)采样原则:腹泻患者应在急性期采集,以提高检出率,同时最好在用药之前。

(2)怀疑沙门菌感染:肠热症在2周后;胃肠炎患者在急性期,早期采集新鲜粪便。

(二)采集方法

(1)自然排便法:自然排便后,挑取有脓血、黏液部位的粪便2~3 g,液状粪便取絮状物盛于无渗、漏、清洁的容器中送检。

(2)肠拭子法:如不易获得粪便或排便困难的患者及幼儿,可用拭子采集直肠粪便,取出后插入灭菌试管内送检。

(三)注意事项

(1)为提高肠道致病菌检出率,应采集新鲜粪便做培养。

(2)腹泻患者应尽量在急性期采集标本(3 d内),以提高阳性率。

(3)采集标本最好在用药之前。

四、痰及上呼吸道标本的微生物检验

(一)采集时间

(1)痰:最好在应用抗生素之前采集标本,以早饭前晨痰为好,对支气管扩张或与支气管相通的空洞患者,清晨起床后进行体位引流,可采集大量痰液。

(2)鼻咽拭子:时间上虽无严格限制,但应于抗生素治疗之前采集标本,咽部是呼吸和食物的通路,因此亦以晨起后早饭前为宜。

(二)采集方法

1.痰液标本

痰液标本采集方法如下。①自然咳痰法:患者清晨起床后,用清水反复漱口后用力自气管咳出第1口痰于灭菌容器内,立即送检;对于痰量少或无痰的患者可采用雾化吸入加温至45 ℃的10%NaCl水溶液,使痰液易于排出;对咳痰量少的幼儿,可轻轻压迫胸骨上部的气管,使其咳嗽,将痰收集于灭菌容器内送检。②支气管镜采集法:用支气管镜在肺内病灶附近用导管吸引或支气管刷直接取得标本,该方法在临床应用有一定困难。③小儿取痰法:用弯压舌板向后压舌,用无菌棉拭子伸入咽部,小儿经压舌刺激咳嗽时,可喷出肺部或气管分泌物沾在棉拭子上,立即送检。

2.上呼吸道标本

采集上呼吸道标本通常采用无菌棉拭子。采集前患者应用清水反复漱口,由检查者将舌向外拉,使腭垂尽可能向外牵引,将棉拭子通过舌根到咽后壁或腭垂的后侧,涂抹数次,但棉拭子要避免接触口腔和舌黏膜。

五、化脓和创伤标本的微生物检验

(一)开放性感染和已溃破的化脓灶

外伤感染、痈肿溃破感染、脐带残端、外耳道分泌物等感染部位与体腔或外界相通,标本采集前先用无菌生理盐水冲洗表面污染菌,用无菌棉拭子采集脓液及病灶深部分泌物;如为慢性感染，污染严重，很难分离到致病菌，可取感染部位下的组织，无菌操作剪碎或研磨成组织匀浆送检。

(1)结膜性分泌物：脓性分泌物较多时，用无菌棉球擦拭，再用无菌棉拭子取结膜囊分泌物培养或涂片检查；分泌物少时，可做结膜刮片检查。

(2)扁桃体脓性分泌物：患者用清水漱口，由检查者将舌向外牵拉，将无菌棉拭子越过舌根涂抹扁桃体上的脓性分泌物，置无菌管内立即送检。

(3)外耳道分泌物：脓性分泌物较多时，先用无菌棉球擦拭，再取流出分泌物置无菌管送检。

(4)手术后切口感染：疑有切口感染时可取分泌物，也可取沾有脓性分泌物的敷料置灭菌容器内送检。

(5)导管治疗感染：应做导管尖端涂抹培养再加血培养。

(6)瘘管内脓液：用无菌棉拭子挤压瘘管，取流出脓液送检；也可用灭菌纱布条塞入瘘管内，次日取出送检。

(二)闭合性脓肿

(1)皮肤化脓(毛囊炎、疖、痈)和皮下软组织化脓感染：用2.5%～3.0%碘酊和75%乙醇消毒周围皮肤，穿刺抽取脓汁及分泌物送检，也可在切开排脓时，以无菌注射器或无菌棉拭子采集。

(2)淋巴结脓肿：经淋巴结穿刺术取脓液，盛于无菌容器内送检。

(3)乳腺脓肿、肝脓肿、脑脓肿、肾周脓肿、胸腔脓肿、腹水、心包积液、关节腔积液：可在手术引流时采集脓液或积液，也可做脓肿或积液穿刺采集脓液或积液，盛于无菌容器内立即送检。

(4)肺脓肿：体位引流使病肺处于高处，引流的支气管开口向下，痰液顺体位引流至气管咳出；也可在纤维支气管镜检查或手术时采集。

(5)胆囊炎：①十二指肠引流术采集胆汁，标本分3部分，即来自胆总管、胆囊及肝胆管；②在进行胆囊及胆管手术时，可从胆总管、胆囊直接采集；③进行胆道造影时采集胆汁。

(6)盆腔脓肿：已婚妇女可经阴道后穹隆切开引流或穿刺采集脓液，也可在肠镜暴露下经直肠穿刺或切开引流采集脓液检查。

(7)肛周脓肿：在患者皮肤黏膜表面先用碘酊消毒，75%乙醇脱碘，再用无菌干燥注射器穿刺抽取脓液，盛于无菌容器内立即送检。

六、生殖道标本的微生物检验

(一)尿道分泌物

1.男性

男性尿道分泌物。①尿道分泌物：清洗尿道口，用灭菌纱布或棉球擦拭尿道口，采取从尿道口溢出的脓性分泌物或用无菌棉拭子插入尿道口内2～4 cm轻轻旋转取出分泌物。②前列腺液：清洗尿道口，用按摩法采集前列腺液盛于无菌容器内立即送检。③精液：受检者应在5 d以上未排精，清洗尿道口，体外排精液于无菌试管内立即送检。

2.女性

女性尿道分泌物。①尿道分泌物：清洗尿道口，用灭菌纱布或棉球擦拭尿道口，然后从阴道的后面向前按摩，使分泌物溢出，无肉眼可见的脓液，可用无菌棉拭子轻轻深入前尿道内，旋转棉拭子，采集标本。②阴道分泌物：用窥器扩张阴道，用无菌棉拭子采集阴道口内4 cm内侧壁或后穹隆处分泌物。③子宫颈分泌物：用窥器扩张阴道，先用灭菌棉球擦拭子宫颈口分泌物，用无菌棉拭子插入子宫颈管 2 cm 采集分泌物，转动并停留 10～20 s，让无菌棉拭子充分吸附分泌物，或用去掉针头的注射器吸取分泌物，将所采集分泌物盛于无菌容器内立即送检。

(二)注意事项

(1)生殖器是开放性器官，标本采集过程中，应严格遵循无菌操作以减少杂菌污染。

(2)阴道内有大量正常菌群存在，采取子宫颈标本应避免触及阴道壁。

(3)沙眼衣原体在宿主细胞内繁殖，取材时拭子应在病变部位停留十几秒钟，并应采集尽可能多的上皮细胞。

七、穿刺液的微生物检验

(一)脑脊液

1.采集时间

怀疑为脑膜炎的患者，应立即采集脑脊液，最好在使用抗生素以前采集标本。

2.采集方法

用腰穿方法采集脑脊液 3～5 mL，一般放入 3 个无菌试管，每个试管内 1～2 mL。如果用于检测细菌或病毒，脑脊液量应≥1 mL；如果用于检测真菌或抗酸杆菌，脑脊液量应≥2 mL。

3.注意事项

注意事项包括：①如果用于检测细菌，收集脑脊液后，在常温下 15 min 内送到实验室。脑脊液标本不可置冰箱保存，否则会使病原菌死亡，尤其是脑膜炎奈瑟菌，肺炎链球菌和嗜血杆菌。常温下可保存 24 h。②如果用于检测病毒，脑脊液标本应放置冰块，在 4 ℃环境中可保存72 h。③如果只采集了 1 管脑脊液，应首先送到微生物室。④做微生物培养时，建议同时作血培养。⑤采集脑脊液的试管不需要加防腐剂。⑥进行腰穿过程中，严格无菌操作，避免污染。

(二)胆汁及穿刺液

1.检测时间

怀疑感染存在时，应尽早采集标本，一般在患者使用抗生素之前或停止用药后 1～2 d 采集。

2.采集方法

采集方法包括：①首先用 2%碘酊消毒穿刺要通过的皮肤；②用针穿刺法抽取标本或外科手术方法采集标本，然后放入无菌试管或小瓶内，立即送到实验室；③尽可能采集更多的液体，至少 1 mL。

3.注意事项

注意事项包括：①在常温下 15 min 内送到实验室。除心包液和做真菌培养外，剩余的液体可在常温下保存 24 h。如果做真菌培养，上述液体只能在4 ℃以下保存。②应严格无菌穿刺。③为了防止穿刺液凝固，最好在无菌试管中预先加入灭菌肝素，再注入穿刺液。④对疑有淋病性关节炎患者的关节液，采集后应立即送检。

八、真菌检验

(一)标本采集的一般注意事项

(1)用适当方法准确采集感染部位的标本，避免污染。

(2)注意标本采集时间。清晨的痰和尿含菌较多，是采集这类标本的最佳时间。另外，应尽可能在使用抗真菌药物前采集。

(3)标本采集量应足够。如从血中分离真菌，一般采集量为 8～10 mL。

(4)所用于真菌学检验的标本均需用无菌容器送检。

(5)对送检项目有特殊注意事项时，一定要在检验申请单上注明，或直接与真菌实验室联系，以便实验室采用相应特殊方法处理标本。

(二)临床常见标本的采集

1.浅部真菌感染的标本采集

浅部真菌感染的标本采集部位包括以下几项。①皮肤标本：皮肤癣菌病采集皮损边缘的鳞屑。采集前用 75%乙醇消毒皮肤，待挥发后用手术刀或玻片边缘刮取感染皮肤边缘，刮取物放入无菌培养皿中送检。皮肤溃疡采集病损边缘的脓液或组织等。②指(趾)甲：甲癣采集病甲下的碎屑或指(趾)甲。采集前用 75%乙醇消毒指(趾)甲，去掉指(趾)甲表面部分，尽可能取可疑的病变部分，用修脚刀修成小薄片，5～6 块为宜，放入无菌容器送检。③毛发：采集根部折断处，不要整根头发，最少 5～6 根。

2.深部真菌感染的标本采集

深部真菌感染的标本采集部位包括以下几项。①血液：采血量视所用真菌培养方法确定，一般为 8～10 mL。如用溶剂-离心法，成年人则需抽血 15 mL 加入 2 支 7.5 mL 的隔离器(Isolator)管中。此法可使红细胞和白细胞内的真菌释放出来，尤其适用于细胞内寄生菌，如荚膜组织胞质菌和新型隐球菌的培养。采血后应立刻送检，如不能及时送检，血培养瓶或管应放在室温或 30 ℃以下环境，以 8～9 h 为宜，否则影响血中真菌的检测。②脑脊液：≥3 mL，分别加入两支无菌试管中送检。一管做真菌培养或墨汁染色，另一管用于隐球菌抗原检测或其他病原菌培养。其他深部真菌感染的标本采集，如呼吸道、泌尿生殖道等标本，采集及送检方法与细菌学检验相同。

(龙安秀)

第四节　其他标本

一、脑脊液标本采集

脑脊液标本由临床医师以无菌操作进行腰椎穿刺采集，必要时也可从小脑延髓池或侧脑室穿刺采集。获得合格的脑脊液标本涉及的环节包括容器准备、标本采集和处理方法。

(一)标本容器

采集脑脊液的容器应为无菌加盖透明试管，试管容积≥5 mL。一般需要准备 3～4 支试管。目前，脑脊液标本采集容器已有商业化专用管，容器标记信息必须明显、准确、完整。

(二)标本采集和转运

1.采集方法

脑脊液通常是由腰椎穿刺采集，必要时可从小脑延髓池或侧脑室穿刺获得。患者需侧卧于硬板床，背部与床面垂直，两手抱膝紧贴腹部，头向前胸屈曲，使躯干呈弓形，脊柱尽量后凸以增宽脊椎间隙。临床医师常规消毒，戴无菌手套，覆盖无菌洞巾，用 2%利多卡因自皮肤到椎间韧带作局部麻醉。持穿刺针以垂直背部方向缓缓刺入，针尖稍斜向头部，进针深度为 3～5 cm（儿童为 2～3 cm）。当针头穿过韧带与硬脑膜时，有阻力突然消失的落空感，此时可将针芯慢慢抽出，即可见脑脊液流出，穿刺成功后首先进行压力测定。

2.采集量

脑脊液应采集 3～4 管，第 1 管用于细菌培养检查（无菌操作），第 2 管用于化学和免疫学检查，第 3 管用于一般性状及细胞学检查（如遇高蛋白标本时，可加 EDTA 抗凝），怀疑有肿瘤细胞可加一管用于脱落细胞检查，每管 2～3 mL 为宜。

3.标本采集适应证和禁忌证

（1）适应证：①原因不明的剧烈头痛、昏迷、抽搐、瘫痪，疑为脑炎或脑膜炎者；②有脑膜刺激征者；③疑有颅内出血、中枢神经梅毒、脑膜白血病等；④神经系统疾病需系统观察或需进行椎管内给药、造影和腰麻等。

（2）禁忌证：①腰穿留取脑脊液前，一定要考虑是否有颅内压升高。如果眼底检查发现视盘水肿，先要做 CT 或 MRI 检查。影像学上如显示脑室大小正常且没有移位或后颅内没有占位性征象，才可腰穿取脑脊液。②穿刺部位有化脓性感染灶。③凝血酶原时间延长、血小板计数 $<50\times10^9$/L、使用抗凝药物或任何原因导致的出血倾向，应在凝血障碍纠正后才能进行腰穿。④开放性颅脑损伤或有脑脊液漏。

4.标本转运

脑脊液标本留取后应立即送检。脑脊液标本必须由专人或专用的物流系统运送。标本运送过程中为保证安全及防止溢出，应采用密闭的容器。如果标本溢出，应以 0.2％过氧乙酸溶液或 75％乙醇溶液对污染的环境进行消毒。

5.送检时间

常规分析项目不要超过 1 h，脑脊液放置过久，可发生下列变化而影响检验结果：①细胞破坏、沉淀、纤维蛋白凝块形成导致细胞分布不均匀而使计数不准确。②细胞离体后会逐渐退化变形，影响细胞分类计数和形态识别。③脑脊液葡萄糖因细胞或微生物代谢而不断分解，造成葡萄糖含量降低。④细菌溶解，干扰病原菌（尤其是脑膜炎奈瑟菌）的检出率，要特别注意细菌培养标本应室温送检，且无论送检前还是送检后都不能冷藏，因为常见脑脊液感染细菌都是苛养菌，对温度非常敏感，低温冷藏会使它们丧失活性甚至快速消亡。

6.标本接收

合格脑脊液标本的基本要求：检验申请单应填写清楚，信息完整；送检时间符合要求；标本量符合要求且无外溢。不合格的脑脊液标本应拒收或注明。

（三）标本检测后处理

脑脊液常规检测后的标本应加塞后室温条件保存 24 h；生化检查过的标本应加盖后 2 ℃～8 ℃保存 24 h。保存到期且完成检验的脑脊液标本及脑脊液标本检查过程中产生的各种废弃物，应按医疗废弃物规定统一处理，并做好记录。

二、男性生殖疾病相关的标本采集

（一）精液标本的采集

精液分析是评估男性生育能力的重要方法，也是男性生殖疾病诊断、疗效观察的试验依据。精液的分析结果易受射精的频度、温度、实验室条件、检验人员的技术熟练程度和主观判断能力

等诸多因素影响。因此，精液采集与分析必须严格按照适宜的标准化程序进行，才能提供受检者临床状况的准确信息。

通常，精液采集需要注意以下几点。

(1)受检者采集精液前，实验室工作人员需要给受检者提供清晰的书面或口头指导，需要询问禁欲时间和受检目的，以及最近有无发热、服用某些药物、病史等，同时提供留样容器，并嘱咐留样时的注意事项。如果受检者不在实验室提供的房间留取精液，还应告诉受检者如何转运精液标本。

(2)标本采集时间通常为禁欲 2～7 d。如果需要进行精浆 α-葡糖苷酶的检测，禁欲时间应为 4～7 d，因为禁欲 2～3 d 留取的精液所测精浆 α-葡糖苷酶水平[(34.04 ±11.22) U/mL]明显低于禁欲 4～7 d[(47.25 ±17.54) U/mL]留取的精液标本。如果仅仅是为了观察受检者精液中有无精子，禁欲时间没有严格的限制。

(3)标本的采集最好在实验室提供的房间内单独进行。如果在实验室提供的房间内留取标本确实有困难，可以允许受检者在家里或宾馆里留取精液标本，但必须向受检者强调以下几点：①不可用避孕套留取，因为普通的乳胶避孕套可影响精子的存活；②不可用夫妇射精中断法，因为这很容易丢失部分精液或受到阴道分泌物的污染，尤其是初始部分的精液所含精子浓度最高；③在运送到实验室的过程中，标本应避免过冷或过热，尤其是冬天，标本通常置于内衣口袋里送检；④在采集标本后 1 h 内送到实验室，否则精液液化时间难以观察。

(4)应用手淫法留取精液，射入一洁净、干燥、广口的玻璃或塑料容器中，留取后置于 35 ℃～37 ℃水浴箱中液化。如果需要进行精液培养，或精液标本用于宫腔内授精或体外授精时，受检者应先排尿，然后洗净双手和消毒阴茎，手淫后将精液射于一无菌容器中。标本容器应该保持在 20 ℃～37 ℃环境中，以避免精子射入容器后，由于大的温度变化对精子产生影响。留取精液的容器应保证对精子活力没有影响，对于难以确定有无影响的初次使用的留样容器，应先进行比对试验后再用于临床；留样容器应能使阴茎头前端放入，又不会触及容器底部，以保证精液不会射至容器外，又不会黏附在阴茎头表面；留样容器应配备盖子，以免置于水浴箱中等待液化过程中水蒸气滴入样本中。另外，留取精液必须采集完整。

(5)采样容器上必须标明受检者姓名、采集时间、禁欲时间以及样本采集是否完整。如果使用了某些药物或有发热、某些特殊病史，应同时注明。每一个标本应有一个独一无二的编号。

(6)受检者最初的精液检测正常，可不必再次检测。如果首次精液检测结果异常，应再次留取精液标本供分析，2 次精液标本采集的间隔时间通常为 7～21 d。如果需要多次采集标本，每次禁欲天数均应尽可能一致。

(7)精液采集方法以手淫法为标准，其可真实反映精液标本的状况，保证精液检查的准确性；有些受检者如脊髓损伤患者不能用手淫法取出精液，可用电动按摩器刺激阴茎头部及系带处，以帮助获得精液标本。以往也有用体外排精法和避孕套法采集精液的，但由于体外排精法可能会丢失精子浓度最高的前段精液，以及受女性生殖道内酸性分泌物的影响，故精液检查结果的准确性会受影响；避孕套采集精液法更是不可取，因为避孕套内表面有杀精剂，可影响精子活动率和存活率的分析，而且精液黏附在避孕套上不易收集完全。

(8)实验室技术人员应注意自身安全防护。精液标本应视为生物危险品，其可能含有有害的感染物质，如致病菌、HIV 病毒、肝炎病毒、单纯疱疹病毒等。实验室技术人员必须穿上实验室外罩，使用一次性手套，并严格警惕被精液污染的锐利器械所意外伤害，避免开放性皮肤伤口接触精液。常规洗手，在实验室内决不允许饮食、吸烟、化妆、储存食物等。

（二）前列腺液的采集

前列腺液的采集一般由临床医师进行。即令患者排尿后，取胸膝卧位，手指从前列腺两侧向正中按摩，再沿正中方向，向尿道外挤压，如此重复数次，再挤压会阴部尿道，即可见有白色黏稠性的液体自尿道口流出。用载玻片或小试管承接标本，及时送检，如果需要进行前列腺液培养，则需进行无菌操作，即须严格消毒外阴后，使用无菌容器接取标本。值得注意的是，患生殖系统结核的患者不适宜作前列腺按摩，以防结核扩散；由于前列腺有许多小房，按摩时不一定把炎症部分挤出，故前列腺液检测常需重复进行。

三、女性生殖疾病相关的标本采集

（一）阴道分泌物的采集

标本的采集质量直接影响检验结果。在女性生殖系统感染性疾病，尤其是下生殖道感染的检验诊断，阴道分泌物、宫颈分泌物是最常用的检验标本。为了真实反映阴道分泌物的性状，有利于检验诊断，取材前 24 h 应禁止性交、盆浴、阴道灌洗、阴道检查及局部上药等，以免影响检查结果。同时根据临床表现的不同，取材所用器材、取材的部位也会有所侧重。一般用阴道分泌物湿片检查，分泌物应取自阴道上、中 1/3 侧壁。可将分泌物直接作 pH 测定，或将分泌物分别置于滴有生理盐水（检查滴虫）和 10%KOH（检查酵母菌）的载玻片上做病原体检查。由于宫颈分泌物呈碱性，为了避免干扰 pH 测定，应避免取材时混入较多的宫颈黏液。由于滴虫在冷环境下活动减弱，不利于观察，冬季低温天气用阴道分泌物进行滴虫检验时应注意标本保温，同时取材时也应避免窥器润滑剂对滴虫检测的影响。

阴道分泌物湿片检查的标本采集可用普通的消毒棉签，也可用涤纶女性专用拭子；若用于病原体培养的取材则需要不具有抑菌作用的灭菌拭子；若用于宫颈 HPV-DNA 测定常用特制三角形毛刷，以获取较多的细胞，便于检测。

（二）生殖内分泌激素测定时血液的采集

激素测定的准确与否是实验室的事，但是实验室要发出准确的报告必须结合临床信息对测定出的结果进行合理性的分析，医师要分析一个结果也要结合临床表现，因此检验送检单与报告单上的信息一定要准确。

1.年龄

患者的年龄是判断性激素、促性腺激素是否正常的重要依据。青春期前性激素、促性腺激素均处低水平，低于正常生育年龄的男女。女性更年期后性激素明显降低，而促性腺激素（LH、FSH）在 50～65 岁间持续高于 40 U/L，而 65 岁以后随着垂体的衰老，LH、FSH 值渐下降，在 80 岁后只有很低水平的 FSH、LH 了。因此，在测定激素采样时一定要获取准确的患者年龄信息，如果年龄错误，将生育年龄误作绝经年龄，出现高促性腺激素结果的时候会误作正常生理现象。

2.周期

月经周期是判断女性性腺轴激素是否正常时需考虑的问题。观察卵巢储备功能要在月经的第 3 天采血；如要考察是否排卵，应在月经中期测定 LH 峰值；观察黄体功能应在经前 1 周左右采血；对月经不规则又想通过激素测定了解是否有排卵者可间隔 2 周，采血 2 次测定孕酮等；采血时间必须考虑月经周期中激素的周期性变化。女性性激素、促性腺激素测定的检验单上必须有末次月经时间、采样时间等，以备分析结果时参考。

3.其他注意事项

(1)激素测定的采血虽然并不强调必须空腹，但由于目前用于激素测定的方法均为免疫学方法，高脂血症、溶血等均有可能对结果造成影响，因此应予以避免。

(2)激素测定常用血清，血清应及时分离，部分激素在全血中易分解。采用具有促凝剂真空采血器时应注意促凝剂对激素测定结果的影响，必要时要与无促凝剂的采血器做对照试验。

(王文花)

第二章 临床常用检验技术

第一节 血气分析技术

一、血气分析技术发展概况

该项技术最早可追溯到 Henderson(1908 年)和 Hassel Balch(1916 年)关于碳酸离解的研究。有人在临床上应用化学方法对血气酸碱进行分析，即 Van Slyke-Neill 法、Scholander-Roughton 法、Riley 法，但这些化学分析方法操作麻烦，测定时间长，准确性差，已基本被淘汰。

20 世纪 50 年代中期，丹麦哥本哈根传染病院检验科主任 Astrup 与 Radiometer 公司的工程师合作研制出酸碱平衡仪，其后血气分析仪发展非常迅速，其发展过程大致分三个阶段。

第一阶段：血液 pH 平衡仪。采用毛细管 pH 电极，分别测量样品及样品与两种含不同浓度 CO_2 气体平衡后的 pH，通过计算或查诺模图得到 PCO_2、SB、BE、BB 等四个参数。代表性产品为 Radiometer 公司的 AME-1 型酸碱平衡仪。

第二阶段：酸碱血气分析仪。1956 年 Clark 发明覆膜极谱电极，1957 年 Siggard Anderson 等改进毛细管 pH 电极，1967 年 Severinghous 研制出测量 PCO_2 的气敏电极，奠定了目前所有血气分析仪传感器的基础。随后，采用电极直接测定血液中 pH、PCO_2、PO_2 的仪器大量涌现，经查表或用特殊计算尺除可获得 SB、BE、BB 外，还可换算出 AB、TCO_2、SBE、Sat、O_2 等。

第三阶段：全自动酸碱血气分析仪。20 世纪 70 年代以来计算机技术的发展，微机和集成电路制造技术的提高，使血气分析仪向自动化和智能化方向迈进，仪器可自动校正、自动进样、自动清洗、自动计算并发报告、自动检测故障和报警，甚至可提供临床诊断参考意见。

由于近年来电极没有突破性进展，虽然出现了点状电极和溶液标定等新技术，但因其寿命短、稳定性欠佳而影响了应用，不过血气分析仪产品在系列化、功能提高、增加电解质测量等方面还是取得很大进步。

值得一提的是，在过去的几年里，“接近患者”或“床边检测”观念激发了临床医疗服务机构的极大兴趣，相应的血气电解质分析仪应运而生。这些设备快速提供符合检验标准的结果，有效、可靠和精确，卓有成效地促进了临床医疗服务工作。

二、血气酸碱分析仪的工作原理、基本结构与主要机型

(一)血气酸碱分析仪的工作原理与基本结构

测量管的管壁上开有 4 个孔，孔里面插有 pH、PCO_2 和 PO_2 三支测量电极和一支参比电极。

待测样品在管路系统的抽吸下，入样品室的测量管，同时被四个电极所感测。电极产生对应于pH、PCO_2 和 PO_2 的电信号。这些电信号分别经放大、处理后送到微处理机，微处理机再进行显示和打印。测量系统的所有部件包括温度控制、管道系统动作等均由微机或计算机芯片控制。

血气分析仪虽然种类、型号很多，但基本结构可分电极、管路和电路三大部分。实际上，血气分析仪的发展与分析电极的发展进步息息相关，新的生物传感器技术的发明和改进带动了血气分析仪的发展。因此，了解分析电极的原理和基本结构对更好地使用血气分析仪有帮助。下面简单介绍 pH 电极、PCO_2 电极、PO_2 电极的基本结构。

1.电极的基本结构

(1)pH 电极与 pH 计类似，但精度较高，由玻璃电极和参比电极组成。参比电极为甘汞电极或Ag/AgCl电极。玻璃电极的毛细管由钠玻璃或锂玻璃吹制而成，与内电极 Ag/AgCl 一起被封装在充满磷酸盐氯化钾缓冲液的铅玻璃电极支持管中。整个电极与测量室均保持恒温 37 ℃。当样品进入测量室时，玻璃电极和参比电极形成一个原电池，其电极电位仅随样品 pH 的变化而变化。

(2)PCO_2 电极是一种气敏电极。玻璃电极和参比电极被封装在充满碳酸氢钠、蒸馏水和氯化钠的外电极壳里。前端为半透膜(CO_2 膜)，多用聚四氟乙烯、硅橡胶或聚乙烯等材料。远端具有一薄层对 pH 敏感的玻璃膜，电极内溶液是含有 KCl 的磷酸盐缓冲液，其中浸有 Ag/AgCl 电极。参比电极也是 Ag/AgCl 电极，通常为环状，位于玻璃电极管的近侧端。玻璃电极膜与其有机玻璃外端的 CO_2 膜之间放一片尼龙网，使两者之间保证有一层碳酸氢钠溶液间隔。CO_2 膜将测量室的血液与玻璃电极及外面的碳酸氢钠溶液分隔开，它可以让血中的 CO_2 和 O_2 通过，但不让 H^+ 和其他离子进入膜内。测量室体积可小至50～70 μL，现代仪器中与 PO_2 电极共用。整个电极与测量室均控制恒温 37 ℃。当血液中的 CO_2 透过 CO_2 膜引起玻璃电极外碳酸氢钠溶液的 pH 改变时，根据 Henderson-Hassebalch 方程式，可知 pH 改变为 PCO_2 的负对数函数。所以，测得 pH 后，只要接一反对数放大电路，便可求出样品的 PCO_2。

(3)PO_2 电极是一种 Clark 极化电极，O_2 半透膜为聚丙烯、聚乙烯或聚四氟乙烯。由铂阴极与Ag/AgCl阳极组成，铂丝封装在玻璃柱中，暴露的一端为阴极，Ag/AgCl 电极围绕玻璃柱近侧端，将此玻璃柱装在一有机玻璃套内，套的远端覆盖着 O_2 膜，套内充满磷酸盐氯化钾缓冲液。玻璃柱远端磨砂，使铂阴极与 O_2 膜间保持一薄层缓冲液。膜外为测量室。电极与测量室保持恒温 37 ℃。血液中的 O_2 借膜内外的 PO_2 梯度而进入电极，铂阴极和 Ag/AgCl 阳极间加有稳定的极化电压(0.6～0.8 V，一般选0.65 V)，使 O_2 在阴极表面被还原，产生电流。其电流大小决定于渗透到阴极表面的 O_2 的多少，后者又决定于膜外的 PO_2。

无论是哪种电极，它们对温度都非常敏感。为了保证电极的转换精度，温度的变化应控制在±0.1 ℃。各种血气分析仪的恒温器结构不尽相同，恒温介质和恒温精度也不一样。恒温介质有水、空气、金属块等，其中水介质以循环泵、空气、风扇、金属块、加热片来保证各处温度均衡，以热敏电阻做感温元件，通过控制电路精细调节温度。

2.体表 PO_2 与 PCO_2 测定原理

(1)经皮 PO_2(PtO_2)测定：用极谱法的 Clark 电极测量。通过皮肤加温装置，使皮肤组织的毛细血管充分动脉化，变化角质与颗粒层的气体通透性，在皮肤表面测定推算动脉血的气体分压。结果比动脉血 O_2 分压低，原因是皮肤组织和电极本身需要消耗 O_2。

(2)经皮 PCO_2($PtCO_2$)测定：电极是 Stowe-Severinghaus 型传感元件。同样也是通过皮肤

加温装置来测定向皮肤表面弥散的 CO_2 分压。结果一般比动脉血 CO_2 分压高，原因是皮肤组织产生 CO_2、循环有障碍组织内有 CO_2 蓄积、CO_2 解离曲线因温度上升而向下方移位等因素比因温度升高造成测量结果偏低的作用更大。

(3)结膜电极($PcjO_2$，$PcjCO_2$)：微小的 Clark 电极装在眼睑结膜进行监测，毛细血管在眼睑结膜数层细胞的表浅结膜上皮下走行，不用加温就能测定上皮表面气体。$PcjO_2$ 能反映脑的 O_2 分压状况。

当前，绝大多数仪器可自动吸样，从而减少手工加样造成的误差，也不必过于考虑样品体积。现在大家的注意力集中在怎样才能不再需要采集血标本的技术上，如使用无损伤仪器测 PO_2 和 PCO_2。经皮测定血气，在低血压、灌注问题(如在休克、水肿、感染、烧伤及药物)不理想的电极放置、血气标本吸取方面问题(如患者焦虑)，以及出生不足 24 h 的婴儿等情况下可能与离体仪器测定的相关性不够理想。但不管怎样，减少患者痛苦、能获得连续的动态信息还是相当吸引人的。

为了把局部血流对测定的影响减至最小，血管扩张是必要的。由于每个人对血管扩张药物如尼古丁和咖啡因等的反应不同，很难将其作为常规方法使用，因此加热扩散几乎是目前唯一使用的方法。通常加热的温度为 42 ℃～45 ℃，高于 45 ℃的温度偶尔可能造成Ⅱ度烫伤。实际测定时，每 4 h 应将电极移开一次，一方面可以避免烫伤，另一方面仪器存在一定的漂移，需要校正以减小误差扩大。

(二)血气酸碱分析仪应用的主要机型

1.ABL 系列

丹麦 Radiometer 公司制造的血气分析仪，在 20 世纪 70 年代独领风骚，随后才有其他厂家的产品。该系列血气分析仪在国内使用广泛，其中 ABL3 是国内使用较多的型号，可认为是代表性产品。近年该公司推出的 ABL4 和 ABL500 系列带有电解质(钾、钠、氯、钙)测定功能。

2.AVL 系列

瑞士 AVL 公司从 20 世纪 60 年代起就开始研制生产血气分析仪，多年来形成自己的系列产品，其中有 939 型、995 型等，以及 90 年代初推出 COMPACT 型。代表性产品为 995 型，有以下特点。

(1)样品用量少，仅需 25～40 μL。

(2)试剂消耗量少，电极、试剂等消耗品均可互换，电极寿命长。

(3)管路系统较简单，进样口和转换盘系统可与测量室分开，维修、保养方便。

3.CIBA-CORNING 系列

美国汽巴-康宁公司在 1973 年推出第一台自动血气分析仪。早期产品有 165、168、170、175、178 等型号。近年来生产的 200 系列，包括 238、278、280、288 等型号。该公司现被 BAYER 公司收购，最新的型号是 800 系列血气分析系统。

4.IL 系列

美国实验仪器公司是世界上生产血气分析仪的主要厂家，早期产品有 413、613、813 等手工操作仪器。20 世纪 70 年代末开始研制的 IL-1300 系列血气分析仪，因设计灵活，性能良好、可靠而广受欢迎。BG3 实际上也属于 IL-1300 系列。该公司推出的新型血气分析仪有 BGE145、BGE1400 等，性能上的改进主要是增加了电解质测定，这是大多数血气分析仪的发展趋势。

IL-1300 系列血气分析仪特点如下。

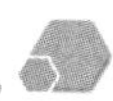

(1)固体恒温装置：IL-1300 系列以金属块为电极的恒温介质，没有运动部件（空气恒温需风扇循环，水恒温需搅拌或循环），结构紧凑，升温快。同时片式加热器和比例积分(PI)温控电路确保较好的恒温精度(0.1 ℃)。

(2)微型切换阀：特殊设计的微型切换阀在测量管道的中间，在校正时将 pH 测量电极(pH、Ref)和气体电极(PCO_2、PO_2)分成两个通道，同时用 pH 标准缓冲液(7.384、6.840)和标准气体(CalⅠ、CalⅡ)分别校正。这使管路系统大大简化，减少了许多泵阀等控制部件，易于维护检修。

(3)测量结果：可溯源至国家标准 IL-1300 系列采用的两种 pH 缓冲液和两种标准混合气均符合标准法规定，可逐级由上一级计量部门检定。经此校正，pH 电极和气体电极的结果具有溯源性，即测定结果符合标准传递。

(4)人造血质控液：IL 公司生产的人造血质控液在理化和生物特性上与血液样品非常接近，通过三种水平（偏酸、中性、偏碱）的 ABC 可以更好地检测仪器的测量系统，甚至可反映出样品污染、冲洗效果对测量的影响。

5.NOVA 系列

代表产品为 NOVA SP-5，仪器特点如下。

(1)管道系统：以一个旋转泵提供动力，可同时完成正反两个方向的吸液和充液动作；用止流阀和试剂分隔器代替传统的液体电磁阀；所有管路暴露在外等。不仅大大降低了故障率，还容易查明故障原因和维修。

(2)测量单元：采用微型离子选择电极，各种电极均应用表面接触技术，拆卸方便，节约样品，并且这些电极安装在特制的有机玻璃流动槽上，可直接观察整个测试过程中的气体-液体交替的流动过程；采用特殊设计的自动恒温测量单元。

(3)红细胞比容(HCT)测定：电极在 S 形通道内设有两个电极作为 HCT 的测定电极，同时还可作为空气探测器电极。它是根据红细胞和离子都能阻碍电流通过，其阻值大小与红细胞的百分比减去由离子浓度所得到的阻值成正比，从而达到测定 HCT 的目的。电极内有温度调节热敏电阻，使样品通过该电极时，能迅速达到 37 ℃并恒定，以减小测定误差。

(4)仪器校正：由仪器本身根据运行状态自动进行校正，间隔时间可设置。

6.DH 系列

DH 系列由南京分析仪器厂研制。其技术性能基本与 ABL 系列相近。该厂的最新型号为 DH-1332 型，具有强大的数据处理功能，可将指定患者的多次报告进行动态图分析；尤其是其特有的专家诊断系统，可在每次测定后的测试报告上标出测量结果的酸碱平衡区域图，并根据国际通用的临床应用分析得到参考诊断意见。这样，临床医师可不用再对测量数据进行分析，从而可以迅速、有效地进行治疗。

7.医疗点检测用的仪器

医疗点检测(POCT)或床边检测用的仪器，以便携、小型化为特点。这类仪器分两类：一为手提式、便携的单一用途电极仪器，提供各种检测用途的便携式电极，包括 I-STAT 型(I-STAT 公司)和 IRMA 型(Diametrics 公司，St.Paul，MN)仪器。二为手提式、含有所有必需电极的液体试剂包的仪器，包括 GEM 系列分析仪(Mallinckrodt Medical 公司)和 NOVA 系列分析仪(NOVA Biomedical公司)。这类利用便携式微电极的仪器能检测电解质、PCO_2、PO_2、pH、葡萄糖、尿素氮和 HCT，仅用少量的未稀释全血样品即可，能为临床提供有效、可靠、精密、准确的结果。其最明显的优点是能快速地从少量的全血中提供生化试验结果。

三、血气酸碱分析技术的临床应用

血液酸碱度的相对恒定是机体进行正常生理活动的基本条件之一。正常人血液中的pH极为稳定，其变化范围很小，即使在疾病过程中，也始终维持在pH 7.35～7.45之间。这是因为机体有一整套调节酸碱平衡的机制，通过体液中的缓冲体系及肺、肾等脏器的调节作用来保证体内酸碱度保持相对平衡。疾病严重时，机体内产生或丢失的酸碱超过机体调节能力，或机体酸碱调节机制出现障碍时，容易发生酸碱平衡失调。酸碱平衡紊乱是临床常见的一种症状，各种疾病均有可能出现。

（一）低氧血症

可分为动脉低氧血症与静脉低氧血症，这里只讨论前者。

(1)呼吸中枢功能减退：特发性肺泡通气不足综合征、脑炎、脑出血、脑外伤、甲状腺功能减退、CO_2麻醉、麻醉和镇静药过量或中毒。

(2)神经肌肉疾病：颈椎损伤、急性感染性多发性神经根综合征、多发性硬化症、脊髓灰质炎、重症肌无力、肌萎缩、药物及毒物中毒。

(3)胸廓及横膈疾病。

(4)通气血流比例失调。

(5)肺内分流。

(6)弥散障碍。

（二）低二氧化碳血症

(1)中枢神经系统疾病。

(2)某些肺部疾病：间质性肺纤维化或肺炎、肺梗死，以及呼吸困难综合征、哮喘、左心衰竭时肺部淤血、肺水肿等。

(3)代谢性酸中毒。

(4)特发性过度通气综合征。

(5)高热。

(6)机械过度通气。

(7)其他：如甲亢、严重贫血、肝昏迷、水杨酸盐中毒、缺氧、疼痛刺激等。

（三）高二氧化碳血症

(1)上呼吸道阻塞：气管异物、喉头痉挛或水肿、溺水窒息通气受阻、羊水或其他分泌物堵塞气管、肿瘤压迫等。

(2)肺部疾病：慢性阻塞性肺病、广泛肺结核、大面积肺不张、严重哮喘发作、肺泡肺水肿等。

(3)胸廓、胸膜疾病：严重胸部畸形、胸廓成形术、张力性气胸、大量液气胸等。

(4)神经肌肉疾病：脊髓灰质炎、感染性多发性神经根炎、重症肌无力、进行性肌萎缩等。

(5)呼吸中枢抑制：应用呼吸抑制剂如麻醉剂、止痛剂，中枢神经系统缺血、损伤，特别是脑干伤等病变。

(6)原因不明的高CO_2血症：心肺性肥厚综合征、原发性肺泡通气不足等。

(7)代谢性碱中毒。

(8)呼吸机使用不当。

（四）代谢性酸中毒

（1）分解性代谢亢进（高热、感染、休克等）酮症酸中毒、乳酸性酸中毒。

（2）急慢性肾衰竭、肾小管性酸中毒、高钾饮食。

（3）服用氯化氨、水杨酸盐、磷酸盐等酸性药物过多。

（4）重度腹泻、肠吸引术、肠胆胰瘘、大面积灼伤、大量血浆渗出。

（五）代谢性碱中毒

（1）易引起 Cl^- 反应的代谢性碱中毒（尿 $Cl^- < 10$ mmol/L）：包括挛缩性代谢性碱中毒，如长期呕吐或鼻胃吸引、幽门或上十二指肠梗阻、长期或滥用利尿剂及绒毛腺瘤等所引起、Posthypercapnic 状态、囊性纤维化（系统性 Cl^- 重吸收无效）。

（2）Cl^- 恒定性的代谢性碱中毒：包括盐皮质醇过量，如原发性高醛固酮血症（肾上腺瘤或罕见的肾上腺癌）双侧肾上腺增生、继发性高醛固酮血症、高血压性蛋白原酶性高醛固酮血症、先天性肾上腺增生等；糖皮质醇过量，如原发性肾上腺瘤（Cushing′s 综合征）、垂体瘤分泌 ACTH（Cushing′s 症）、外源性可的松治疗等；Bartter′s 综合征。

（3）外源性代谢性碱中毒：包括医源性的，如含碳酸盐性的静脉补液，大量输血（枸橼酸钠过量），透析患者使用抗酸剂和阳离子交换树脂，用大剂量的青霉素等，乳类综合征。

四、血气酸碱分析技术应用展望

血气分析仪能满足精确、快速、微量的要求，并且已达到较高的自动化程度。从发展趋势来看，大体上有以下几方面。

（1）发展系列产品，满足不同级别医疗单位的要求：大量采用通用部件，如电极、测量室、电路板、控制软件，生产厂家只需对某一部件或某项功能进行小的改进就可以推出新的型号。如 IL 的 1300 系列。也有的厂家采用积木式结构，将不同的部件组合起来成为不同型号。如 NOVA SP 系列。同一系列的产品功能不同，价格有时相去甚远。因此，用户应根据本单位的实际情况选择合适的型号，不能盲目追求新的型号，造成不必要的浪费。

（2）功能不断增强：这些功能的拓展是与计算机技术的发展分不开的，主要体现在两个方面。①自动化程度越来越高，向智能化方向发展。当今的血气分析仪都能自动校正、自动测量、自动清洗、自动计算并输出打印，有的可以自动进样。多数具备自动监测功能（包括电极监测、故障报警等）。有些仪器在设定时间内无标本测定时会自动转入节省方式运行。②数据处理功能加强。除存储大量的检查报告外，还可将某一患者的多次结果作出动态图进行连续监测。专家诊断系统已在部分仪器上采用，避免了误诊，特别是对于血气分析技术不熟悉的临床医师。通过数据发送，使联网的计算机迅速获取检查报告。

（3）增加检验项目，形成“急诊室系统”：具备电解质检测功能的血气分析仪是今后发展的主流，临床医师可以通过一次检查掌握全面的数据。此外，葡萄糖、尿素氮、肌酐、乳酸、HCT、血氧含量测定也在发展，有的已装备仪器。

（4）免保养技术的广泛使用：目前的血气分析仪基本上采用敏感玻璃膜电极，由于测量室结构复杂，电极需要大量日常维护工作。据估计，电检故障约占仪器总故障的 80%左右。采用块状电极，在寿命期内基本不用维护，成为“免维护”或准确说来是“少维护”电极，这是今后血气电极发展的主流。更新的技术是点状电极，即在一块印刷电路板上的一个个金属点上，滴上电极液并覆盖不同的电极膜而形成电极，由沟槽状测量管通道相连，插入仪器后与仪器的管道、电路相接成为完整的检测系统。这是真正意义上的“免维护”电极,有广阔的发展前景。

(5)为实现小型化,便携式的目的,有几种发展趋势:①密闭含气标准液将被广泛使用,从而摆脱笨重的钢瓶,仪器可以真正做到小型化,能随时在床边、手术室进行检查。②把测量室、管路系统高度集成,构成一次性使用的测量块,测量后,测量块即作废,免除了排液、清洗等烦琐的工作,简化了机械结构,减小了仪器体积。③彻底抛弃电极法测量原理,采用光电法测量,使其成为真正免维护保养、操作简便可靠的仪器。即发光二极管发出的光经透镜和激发滤光片后,照射到半透半反镜上,反射光再经一个透镜照射到测量小室的传感片上,根据测量参数不同(如 pH 大小不同),激发出来的光强度也不同,发射光经透镜及发射滤光片,到达光电二极管,完成光信号到电信号的转换。由于这一改革采用了光电法测量,无须外部试剂(只需测量块即可),大大降低了对外部工作环境的要求,同时也使操作变得简单易行。如 AVL 公司生产的 AVL OPTI,采用后两种技术,总重量仅为 5 kg,可以在任何情况和环境下运送,提高了仪器的便携性,使其成为面向医师、护士,而不是面向工程技术人员和实验技术人员的免维护仪器。该仪器十分适于在各种紧急情况下快速、准确地对患者进行检查,指导医师进行治疗。

(6)非损伤性检查:血气分析仪已经做到经皮测定血液 PO_2、PCO_2,尽管结果与动脉血的结果有一定差异,但基本能满足病情监测的需要。从理论上说,测定 pH 实行非损伤性检查是不可能的。现在研究的方向是如何在微小损伤的情况下,用毛细管电极插入血管来测定血液 pH,甚至进行连续监测。由于不会造成出血,患者没有什么痛苦,适合危重患者特别是血气酸碱平衡紊乱患者的诊断抢救。

(牛　鑫)

第二节　自动化酶免疫分析技术

抗原抗体特异性反应的特性引入到临床实验诊断技术上,已有很长的历史并发挥了重要的作用。除了利用抗原抗体特异性反应的原理进行某种未知物质的定性了解(定性方法)外,应用这一原理进行物质的定量分析在临床应用上已越来越广泛和深入。标记免疫化学分析技术就是一类很重要的免疫定量分析技术,酶联免疫吸附剂测定(ELISA)技术的问世是免疫学定量分析方法的重要标志之一。从 ELISA 引申出来的一系列标记酶免疫化学分析(简称酶免疫分析,EIA)技术,使标记免疫化学分析技术得以丰富和完善,并得到广泛应用。本节着重介绍 ELISA 技术的自动化及应用。

一、免疫分析技术的发展

酶免疫分析(EIA)是利用酶催化反应的特性来进行检测和定量分析免疫反应的。在实践上,首先要让酶标记的抗体或抗原与相应的配体(抗原或抗体)发生反应,然后再加入酶底物。酶催化反应发生后,可通过检测下降的酶底物浓度或升高的酶催化产物浓度来达到检测或定量分析抗原抗体反应的目的。

1971 年 Engvall 和 Perlman 发表了酶联免疫吸附剂测定用于 IgG 定量测定的文章,从此开始普遍应用这种方法。在标记酶的研究上学者们做了大量工作,包括酶的种类开发、酶催化底物

的应用、酶促反应的扩大效应研究，以及底物检测手段等。

（一）酶联免疫吸附剂分析

这是一项广泛应用于临床分析的 EIA 技术。在这一方法中，一种反应组分非特异性地吸附或以共价键形式结合于固体物的表面，像微量反应板孔的表面、磁颗粒表面或塑料球珠表面。吸附的组分有利于分离结合和游离的标记反应物。ELISA 技术可分为双抗体夹心法、间接法和竞争法三类。双抗体夹心法多用于检测抗原，是最广泛应用的 ELISA 技术，但此法检测的抗原，应至少有两个结合位点，故不能用于检测半抗原物质。间接法是检测抗体最常用的方法，只要更换不同的固相抗原，用一种酶标抗抗体就可检测出各种相应的抗体。竞争法可用于检测抗原和抗体。

（二）倍增性免疫分析技术

酶倍增性免疫分析技术（EMIT）也是一种广泛应用于临床分析的 EIA 技术。由于 EMIT 不需“分离”这一步骤，易于操作，现用于分析各种药物、激素及代谢产物。EMIT 易于实现自动化操作。在这一技术中，激素或代谢产物的抗体与底物一起加入被检的患者标本中，让抗原抗体发生结合反应，再加入一定量的酶标记的相应药物、激素或代谢产物作为第二试剂；酶标志物与相应的过量抗体结合，形成抗原抗体复合物，这一结合封闭了酶触底物的活性位点或改变酶的分子构象，从而影响酶的活性。抗原抗体复合物形成引起的酶活性的相应改变与患者标本中待测成分的浓度成比例关系。从校准品曲线上即可算出待测成分的浓度。

（三）隆酶供体免疫分析

隆酶供体免疫分析是一项利用基因工程技术设计和发展起来的 EIA 技术。通过巧妙地操作大肠埃希菌 E.Colir 的 lac 操纵子的 Z 基因，制备出 β-岩藻糖苷酶的无活性片段（酶供体和受体）。这两种片段可自然地装配重组形成有活性的酶，即使是供体片段结合到抗原上也不受影响。但是，当抗体结合到酶供体-抗原胶连体时，则会抑制这种装配重组，使有活性的酶不能形成。因此，在酶受体存在的情况下，被检抗原与酶供体-抗原胶连体对相应一定量的抗体的竞争便决定了有活性的酶的多少，被检抗原浓度高时，有活性酶形成的抑制便减少，反之便增多。测定酶活性可反映出被检抗原的量。

EIA 所用的酶主要有碱性磷酸酶、辣根过氧化物酶、葡萄糖-6-磷酸脱氢酶及 β-岩藻糖苷酶。抗体的酶标记和抗原的酶胶连是通过双功能制剂的共价键联合技术来制备的，重组的胶连物是利用基因融合技术来制备的。

EIA 技术中，有各种各样的酶促反应检测体系。光学比色测定就是一种很普遍的检测。目前使用的比色计，像酶标仪，结构紧密，性能较高，且以多用途、可靠、易于操作及价廉等特点得到用户的青睐。然而，用荧光剂或化学发光剂标记底物或产物的 EIA 相比用光学比色的在灵敏度上更具优势。磷酸伞形花酮是一种不发荧光的底物，在碱性磷酸酶的催化下可转变成高荧光性的伞形花酮，这一酶促反应可用于以碱性磷酸酶做标记酶的 EIA 定量分析。用碱性磷酸酶做标记酶做化学发光免疫分析时，选择一种名叫 adamantyl1，2-dioxetanearyl phosphate 的化学发光剂作为底物可获得很好的灵敏度效果。在酶的浓度为 10～21 mol/L 时也可检出。酶级联反应也已用于 EIA 技术，其优点是结合了两种酶——标记酶碱性磷酸酶和试剂酶乙酰脱氢酶的放大效应，使检测的灵敏度大大提高。

化学发光 ELISA 技术作为常用的 ELA 技术，其自动化的发展已在临床应用上受到重视。目前，国外已有许多公司发展了从样品加样、洗板到最终比色过程全自动化的仪器，以满足临床检验的各种需要。国内已用的仪器主要型号有：意大利STB公司生产的AMP型及BRIO型全自动酶免分析系统、Grifols公司的TRITURUS型（变色龙）全自动酶免分析系统、BioRad公司的Coda型全自动酶免分析系统。另外，还有将加样和酶免分析分开处理的系统，如瑞士的AT型全自动标本处理系统和FAME型酶免分析系统。

二、ELISA技术与自动化

（一）ELISA技术的基本原理

1.双抗体夹心法

双抗体夹心法是检测抗原最常用的方法，可检测患者体液中各种微量抗原物质以及病原体有关的抗原，应用较广。其操作步骤是将特异性抗体包被载体，使形成固相抗体，洗去未结合的抗体和杂质后，加入待测样品，使其中相应抗原与固相抗体呈特异性结合，形成固相抗原抗体复合物，再洗涤除去未结合的物质，继加酶标记抗体，使与固相上的抗原呈特异性结合，经充分洗涤除去未结合的游离酶标记抗体，最后加入相应酶的底物，固相的酶催化底物变成有色产物，颜色反应的程度与固相上抗原的量有关。

用此法检测的抗原应至少有两个结合位点，故不能用以检测半抗原物质。

2.间接法

间接法是检测抗体最常用的方法。其操作步骤是将特异性抗原包被载体，形成固相抗原，洗涤去除未结合的物质后，加待测样品，使其中待测的特异性抗体与固相抗原结合形成固相抗原抗体复合物，再经洗涤后，固相上仅留下特异性抗体，继加酶标记的抗人球蛋白（酶标抗抗体），使与固相复合物中的抗体结合，从而使待测抗体间接地标记上酶。洗涤去除多余的酶标抗抗体后，固相上结合的酶量就代表待测抗体的量。最后加底物显色，其颜色深度可代表待测定抗体量。

本法只要更换不同的固相抗原，用一种酶标抗抗体就可检测出各种相应的抗体。

3.竞争法

竞争法也可用以测定抗原和抗体。以测定抗原为例，受检抗原和酶标记抗原共同竞争结合固相抗体，因此与固相结合的酶标记抗原量与受检抗原量成反比，其操作步骤是将特异性抗体包被载体，形成固相抗体，洗涤去除杂质后，待测孔中同时加待测标本和酶标记抗原，使之与固相抗体反应。如待测标本中含有抗原，则与酶标记抗原共同竞争结合固相抗体。凡待测标本中抗原量较多，酶标记抗原结合的量就越少，洗涤去除游离酶标志物后，加底物显色。结果是不含受检抗原的对照孔，其结合的酶标记抗原最多，颜色最深。对照孔与待测颜色深度之差，代表受检标本中的抗原量。待测孔越淡，标本中抗原量越多。

（二）自动化

ELISA技术的理论基础与实践在一般的概念里，ELISA技术的可操作性强，不需复杂设备，甚至完全手工加样、洗板和肉眼判读结果，便可完成技术操作。近年来，人们的质量控制意识不断加强，要求尽可能做到最低限度地减小系统误差，降低劳动强度，这就需要解决ELISA技术中加样、温育、洗板及判读结果过程的系统误差问题及高效率运作问题，自动化技术应运而生。将ELISA技术的加样、温育、洗板及判读结果过程科学地、有机地、系统地结合，尽可能地减少各环节人为因素的影响，便成为自动化ELISA技术的理论基础。

在自动化ELISA技术中，可以将整个体系分成加样系统、温育系统、洗板系统、判读系统、机械臂系统、液路动力系统及软件控制系统等几种结构，这些系统既相互独立又紧密联系。加样系

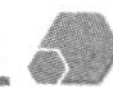

统包括加样针、条码阅读器、样品盘、试剂架及加样台等构件。加样针有两种，一为有 TEFLON 涂层的金属针，另一为可更换的一次性加样头(Tip)。有些仪器的加样针只配金属针，无一次性加样头，有些是两种针都配备。加样针的功能主要是加样品及试剂，它靠液路动力系统提供动力，通过注射器样的分配器进行精确加样。加样针的数量在各型号仪器上是不同的，有一根的、两根的或多根的。条码阅读器是帮助识别标本的重要装置，目前的仪器均配有此装置。样品盘除了放置标本外，还能放置稀释标本用的稀释管，供不同检测目的使用。试剂架是供放置酶标记试剂、显色液、终止液等试剂用的，有些型号的仪器这一部分是独立的，有些是并在样品盘上。加样台是酶标板放置的平台，有些仪器在台上设置温育装置，让温育在台上进行。整个加样系统由控制软件进行“按部就班”的协调操作。

温育系统主要由加温器及易导热的金属材料板架构成。有些是盒式的，有些是台式的。一般控制温度可在室温至 50 ℃之间。温育时间及温度设置是由控制软件精确调控的。

洗板系统是整个体系的重要组成部分，主要由支持板架、洗液注入针及液体进出管路等组成。洗液注入针一般是 8 头的。每项洗板的洗板残留量一般控制在 5 μL 以内，最好的设备可控制在 2 μL 内。洗板次数可通过软件控制实现并可更改。

读板系统由光源、激光片、光导纤维、镜片和光电倍增管组成，是对酶促反应最终结果作客观判读的设备。各型号仪器的比色探头配置不一样，有单头的，也有 8 头的。控制软件通过机械臂和输送轨道将酶标板送入读板器进行自动比色，再将光信号转变成数据信号并回送到软件系统进行分析，最终得出结果。

酶标板的移动靠机械臂或轨道运输系统来完成。机械臂的另一重要功能是移动加样针。机械系统的运动受控于控制软件，其运动非常精确和到位。

为了更易于理解自动化 ELISA 技术的操作，在此列举 AMP 型全自动酶免分析系统的操作过程。

(三)主要型号的全自动酶免分析仪的性能及特点

1.AMP 型全自动酶免分析仪

该型仪器适用于各种项目的 ELISA 检测。可随机设置检测模式，每块上可同时检测相关条件的 8 个项目。加标本的速度为每小时 700 个；标本加样体积为 7～300 μL，进度为 1 μL 可调；加样精度为 10 μL 时 CV ＜2.5％，100 μL 时 CV＜1％。试剂加样速度为 1 400 孔/小时；加样体积为 10～300 μL；进度为 1 μL 可调，加样精度为 100 μL 时 CV＜2％。有液面感应装置。样品架为6 个可移动模块，一次可放置 180 个标本和稀释管，有标本识别的条码阅读器。温育系统中有可检温度在 20 ℃～45 ℃之间的平式加热器，温度设置误差在±0.5 ℃内，真正工作时需预热5 min；孵育架有 8 个板位，每个板位温度设置是一样的，不能独立。洗板机配有 8 头洗液注入头，无交叉吸液，每洗液残留体积＜5 μL。读板器光源为 20W 钨光灯，有8 光纤的光度计，检测器有 8 个硅管，滤光片架可同时装 8 个滤光片，一般配装 405、450、492、550、620 nm 波长的滤光片。吸光度范围为0～3.000 OD，分辨率为 0.001 OD，精度在 OD＝0.15 时，CV＜2.5％；0.8 时，CV＜1.5％；1.5 时，CV＜1.5％。

2.Triturus 型全自动酶免分析仪

该型仪器适用于各种项目的 ELISA 检测。随机安排项目检测，每板上可同时做 8 个相同条件的项目检测。可用加样针或 Tip 头加样；加样速度为＞700 个/小时；加样体积为：用针时 2～300 μL，用 Tip 头时10～300 μL，进度均为 1 μL 可调；加样精度为：用针时 CV＜1％，用 Tip 头时 CV＜2%。试剂加样速度为 2 760 孔/小时；加样体积 2～300 μL，进度为 1 μL 可调；加样精度为 100 μL 时，CV＜2%。有液面感应装置。标本架为一圆形可移动架，可同时放置 92 管标本和 96 个稀释管。标本架中心为 12 个可移动的试剂架，并有 8 个稀释液架。有标本识别的条码阅读器，温育系统有可控温在 20 ℃～40 ℃的平台加热器，温度设置误差在±0.5 ℃内，工作时需预热 10 min；有 4 个加热孵育板位，轨道式振荡，每个板位独立控温，互不干扰。洗板机配有 8 头洗液注入头，液残量控制在 2 μL 以内。读板器有重复性读的单光纤光度计，光源为 20W 钨光灯，检测器有 1 个硅光管，滤光片架可同时装 7 个滤光片，一般配装 405、450、492、550、600、620 nm 波长的滤光片，吸光度范围为 0～3.000 OD，分辨率为 0.001 OD，精度为 CV＜1%。软件平台为 Windows 95/98。

3.CODA 型全自动开放式酶免系统

在本系统上配用开放的 ELISA 药盖。整个酶免分析过程都在一个组合式的系统内完成：加样、孵育、洗板、结果判读、打印报告。但也可以自动操作酶免反应过程中个别的功能。一次操作中最高可设置 5 种分析项目。可同时做 3 块酶标板的分析，测试量可大可小。可以贮存标准曲线，并为下次的测试作校正调节。能将测出的资料进行曲线拟合的积分计算。在大量筛选样品时，可用阈值测定的方法，筛查大批定性分析的样品。酶标板的孔底为平底或“U”“V”形底；样品管 5 mL 或1.5 mL均可放置。温育温度可控制在 35 ℃～47 ℃。检测光谱的波长范围为 400～700 nm。载板架有振板功能。软件平台为 Windows 95。

4. FAME 型酶免分析处理系统

该系统为除标本加样外的温育、加试剂、洗板、读板的自动化酶免分析装置。每项可同时处理 9 块酶标板。加样针为一次性，为回头加样探头，加样速度较快。酶试剂的混合须在机外进行。每板只能同时检测一个项目，但对于大样品、项目一致性强的工作，该系统应为上佳选择的机型。一般配上 AT 型标本处理系统，其全自动化的概念更可体现出来。

三、自动化 ELISA 技术的临床应用

由于 ELISA 技术具有无污染性、操作简便、项目易于开发等优点，加上已实现自动化，已受到临床实验室的重视。在骨代谢状况、糖尿病、药物浓度监测、内分泌学、生殖内分泌学、免疫血液学、肿瘤、感染性疾病、自身免疫病的诊断或监测上，ELISA 技术已占据了较优势的地位。但其与发光免疫技术比较起来，灵敏度上稍逊色了些，重点介绍以下内容。

(1)骨代谢中骨重吸收的指标(Crosslaps)：Ⅰ型胶原连素中的 C 端肽交连区的商品名，是最近发展起来的一项反映骨形成和骨重吸收的重要指标。已有报道，在骨质疏松、Paget′s 病、代谢性骨病等的患者中，尿中的 Crosslaps 升高。抑制骨重吸收的药物可导致 Crosslaps 水平降低。停经后妇女或骨质疏松患者雌激素等治疗可引起这一标志物降低。停经前妇女尿中 Crosslaps 的浓度一般在5～65 nmol BCE/mmol Cr之间，正常男性为86 nmol BCE/mmol Cr。

(2)与糖尿病有关的自身抗体：主要有抗谷氨酸脱羧酶抗(抗 GAD 抗体)IAA、ICA。

(3)细胞因子的检测：干扰素(IFN-α、γ、β)、白介素 1～10(IL-1～10)、$TGF\beta_1$、$TGF\beta_2$、TNF-α等。

(4)肝炎标志物及其他感染指标：甲、乙、丙、丁、戊型肝炎的血清学标志物、艾滋病病毒抗体、EB 病毒、巨细胞病毒、风疹病毒、弓形体等。

(5)自身免疫抗体 ENA、TGAb、TPOAb 等。

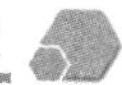

四、自动化 ELISA 技术应用展望

ELISA 技术在临床实验室里已是一项重要的应用技术，在病毒性肝炎血清学标志物的检测方面应用最广泛，在肿瘤标志物的检测上也经常用到该技术。但大多数的实验室仍停留在手工操作上，甚至连最基本的酶标仪都没有配备，势必影响到该技术的质量保证。

有人认为 ELISA 技术已逐步走向退化，可能会逐步退出临床实验室。有学者认为，这是一种不全面的看法。ELISA 技术除其自身的优点外，自动化的发展更应当为临床实验室提供可靠的质量保障，以及提高工作效率和减轻工作强度等。自动化的发展是 ELISA 技术更有生命力的象征。

应当提倡和推广自动化的 ELISA 技术。有学者在应用中体会到，很重要的一点是，自动化技术大大减少了手工操作中造成的系统误差。比如，有些标本，尤其是低浓度的，反复手工测定时经常出现忽阴忽阳的情况，受很多主观因素的影响。当然，应用自动化设备会增加测试的成本，但这种成本的增加带来的是检测质量的保证。另外，应当看到，随着用户和产品的增加，设备的成本价格会逐渐下调。

（李建兵）

第三节　特殊蛋白免疫分析技术

随着实验技术的发展，血浆蛋白分析技术由最初的试管沉淀反应、琼脂凝胶的扩散试验，发展到现代免疫分析技术。特种蛋白免疫分析技术方法逐步完善，其灵敏度逐步提高，检测水平由微克（μg）发展到纳克（ng）甚至皮克（pg）水平。

一、概述

免疫技术是利用抗原-抗体反应进行的检测法，即应用制备好的特异性抗原或抗体作为试剂，以检测标本中的相应抗体或抗原，它的特点是具有高度的特异性和敏感性。特种蛋白免疫分析技术随着自动化程度的不断提高，其检测方法主要为透射比浊法和散射比浊法。免疫比浊法的发展史，1959 年 Schultze 和 Schwick 提出用抗原抗体结合后形成复合物使溶液浊度改变，用普通比浊计测定免疫球蛋白的含量，由于其敏感性太差未引起人们广泛注意。

1965 年 Mancini 提出利用单向辐射免疫扩散（SRID）原理使可溶性抗原和相应的抗体在凝胶中扩散，形成浓度梯度，在抗原、抗体浓度比例恰当的位置形成肉眼可见的沉淀线或沉淀环，即可确定该抗原的浓度。1966 年，德国 Behringwerke 公司根据此法生产出 Panigen® 平板，可测定 40 多种血清蛋白。这种系统被认为是现代实验室的一种革新。但此法适用于大分子抗原，反应时间长，不能满足临床快速诊断的需要。

1967 年 Ritchie 提出，分别利用补体 C_3 和结合珠蛋白与相应的抗体形成抗原抗体复合物，定量测定悬浮的免疫复合物颗粒与射入光束成一定角度时产生光散射的强度来评估补体 C_3 和结合球蛋白的含量，并称为激光散射比浊法，这使经典的凝胶内沉淀法的测定由数十小时一下子缩短为数小时，给蛋白免疫分析开创了一个新纪录。1970 年 Technicon 公司根据此原理很快制造出蛋白免疫分析的自动检测系统,称之为AIP。

1977年,Behring公司制造出了一种新的测定特种蛋白分析的激光浊度分析仪(BLN),使这种新的检测技术付诸实际应用。其后,随着计算机技术的高速发展,该公司又相继推出BNA(1985)、TTS(1987)和BN-100(1988)激光散射比浊分析仪。最近该公司又推出更先进的BN-Ⅱ激光散射比浊分析仪。

然而,激光散射比浊法是终点比浊,即抗原抗体复合物完全形成后才能检测,其间必须温育2～3 h(或1～2 h),这仍不能满足临床快速诊断的需要。1970年Hellsing Harrington等提出,在抗原抗体反应中加入聚合物,可使反应时间明显缩短。另外,用激光作为光源,其波长固定(氦-氖激光633 nm,氦-镉激光442 nm),散射夹角小,也降低了蛋白免疫检测的敏感度。1977年Sternberg提出了更快速的测定方法,即测定抗原与抗体反应的最高峰时其复合物形成的量,称之为速率散射比浊法,由此可使抗原结合的反应在几十秒钟之内得出检测结果。美国Beckman公司根据上述原理大批量制成了免疫化学分析系统(ICS),用计算机程序分析处理抗原抗体反应的动态数据,直接显示受检抗原的浓度电位。此种仪器已发展为自动控制的仪器,最近又推出了带条码的全自动特种蛋白免疫分析系统ARRAY 360CE。

二、免疫比浊法的特点

由于自动化免疫浊度分析克服了以前免疫测定法操作烦琐、敏感度低(10～100 ng/L)、时间长和不能自动化等四个缺点,使得自动化免疫分析一出现就受到普遍重视。其主要优势在于以下几点。

(1)自动化免疫分析稳定性好,敏感性高(达ng/L水平),精确度高(CV＜5%),干扰因素少,结果判断更加客观、准确,也便于进行室内及室间质量控制。

(2)自动化免疫分析快速、简便,标本回报时间短,便于及时将各种信息向临床反馈,又可节约大量人力、物力,利于大批量样品的处理。

(3)自动化免疫分析能更好地避免标本之间的污染及标本对人的污染。

(4)自动化免疫分析可利用多道计数器、测光仪,同一份样品同时测定几十种和临床有关的分析物,血清用量少,具有明显的应用优势。

三、特种蛋白免疫浊度分析测定法

免疫测定(IA)是利用抗原抗体反应检测标本中微量物质的分析方法。这种方法最大的特点是特异性好,即某一特定抗原只与其相应的抗体反应。蛋白质具有抗原性,将血浆中的某一特定蛋白质免疫动物,可得到针对性的抗体。以此抗体作为试剂,可以在不需分离的条件下,定量检测存在于复杂蛋白质混合物中的此种特定蛋白质。因此,免疫测定将血浆蛋白质的测定大大推进了一步,使血清中数十种具有临床意义的微量蛋白质可以简便地进行单个定量测定。免疫测定的另一特点是敏感性高,可测出纳克(ng/L)水平的量。将反应物进行标记而做的免疫测定,如放射免疫测定和酶免疫测定,其敏感度可达皮克(pg/L)水平。但具有临床意义的多种血浆蛋白质,其含量一般均高于纳克(ng/L)水平,用简便、快速的浊度法已可达到检测目的。

特种蛋白自动化免疫浊度测定仪根据检测角度的不同,可分为免疫透射浊度分析仪和免疫散射浊度分析仪。

(一)免疫透射浊度测定

免疫透射浊度测定可分为沉淀反应免疫透射浊度测定法和免疫胶乳浊度测定法。

1.沉淀反应免疫透射浊度测定法

沉淀反应免疫比浊测定法的基本原理是抗原、抗体在特殊缓冲液中快速形成抗原抗体复合物,使反应液出现浊度。当反应液中保持抗体过剩时,形成的复合物随抗原增加而增加,反应液的浊度亦随之增加,与一系列的标准品对照,即可计算出未知蛋白质的含量。

免疫复合物的形成有时限变化,即当抗原抗体相遇后立即结合成小复合物(<19 s),几分钟到数小时才形成可见的复合物(>19 s)。作为快速比浊,这种速度太慢,加入聚合剂(或促聚剂)则大的免疫复合物会立即形成。目前促聚剂用得最多的是聚乙二醇(MW6 000～8 000),浓度约为4%。

浊度测定亦有其弱点:其一是抗原或抗体量大大过剩,出现可溶性复合物,造成误差。对于单克隆蛋白的测定,这种误差更易出现。其二是应维持反应管中抗体蛋白量始终过剩,这个值要预先测定,使仪器的测定范围在低于生理正常值到高于正常范围之间。其三是受到血脂浓度的影响,尤其是在低稀释时,脂蛋白的小颗粒可形成浊度,造成假性升高。

2.免疫胶乳浊度测定法

免疫胶乳浊度测定法为一种带载体的免疫比浊法,其敏感度大大高于比浊法,操作也极为简便。少量小抗原抗体复合物极难形成浊度,除非放置较长时间。如需要形成较大的复合物,抗原和抗体量应较大,这显然不符合微量化的要求。鉴于这点,发展了免疫胶乳浊度测定。

免疫胶乳浊度的基本原理:选择一种大小适中、均匀一致的胶乳颗粒,吸附抗体后,当遇到相应抗原时,则发生凝集。单个胶乳颗粒在入射光波长之内,光线可透过。当两个胶乳颗粒凝集时,则使透过光减少,这种减少的程度与胶乳凝聚成正比,当然也与抗原量成正比。

该技术的关键在于两个方面:其一是选择适用的胶乳,其大小(直径)要稍小于波长。经研究:用500 nm波长者,选择0.1 μm胶乳较适合;用585 nm波长者,选择0.1～0.2 μm胶乳为好。目前多用0.2 μm胶乳。其二是胶乳与抗体结合,用化学交联虽好,但失活也较大。目前一般应用吸附法。

(二)激光散射浊度测定

激光散射浊度测定按测试的方式不同分两种比浊法,即终点散射比浊法和速率散射比浊法。

激光散射浊度的基本原理是:激光散射光沿水平轴照射,通过溶液碰到小颗粒的抗原-抗体免疫复合物时,光线被折射,发生偏转。偏转角度可以为0°～9°,这种偏转的角度可因光线波长和离子大小不同而有所区别。散射光的强度与抗原-抗体复合物的含量成正比,同时也和散射夹角成正比,和波长成反比。

1.终点散射比浊法

在抗原-抗体反应达到平衡时,即复合物形成后作用一定时间,通常为30～60 min,复合物浊度不再受时间的影响,但又必须在聚合产生絮状沉淀之前进行浊度测定。因此,散射比浊法是在抗原与抗体结合完成后测定其复合物的量。

2.速率散射比浊法

速率法是一种先进的动力学测定法。所谓速率是指抗原-抗体结合反应过程中,在单位时间内两者结合的速度。因此,速率散射比浊法是在抗原与抗体反应的最高峰(在1 min内)测定其复合物形成的量。该法具有快速、准确的特点。

四、免疫浊度测定法

在清澈的水中添加各种不溶性的粉末如面粉或泥沙等便呈混浊状，而且混浊程度与加入粉末的粗细及量相关；澄明的液体经化学、生物学或免疫学等反应变为混浊等。这些现象早已为人们所认识，并发展出相关的分析手段。浊度测试方法也早已用于医学检验中，并占有一席之地。近年来的发展更为迅速，原因在于混浊或浊度这种自然现象蕴有深刻的科学基础，即胶体化学、免疫化学和光学等领域的理论和分析技术，更得益于仪器制造、计算机和自动化领域的技术进步，以及对许多具有临床意义物质的标准品、抗血清的产生和标准化等研究所取得的成果。因此浊度分析，尤其是免疫浊度分析已从长期的探索进入广泛应用的阶段。在医学领域浊度法几乎已成为免疫浊度法的代名词。

(一)浊度分析的科学基础——胶体化学及其特性

1.胶体溶液

各种分析最常用的样品是溶液。即便是固体标本，也常需溶解后才可作为样品进行分析，医学检验中也是如此。溶液是各式各样的，据其性状大致可分为真溶液和胶体溶液或悬浮液，俗称溶胶。胶体溶液也是多样的，外观上可表现为无色或色彩纷呈的各种澄明液体到浊度不等的各种悬浮液。但它们的基本特征都是由粒径不同的溶质均匀地分散或悬浮于溶剂构成的。由于溶质粒径和性质的差别，这种分散状态的均匀性和稳定性不尽相同，溶胶微粒的表面电荷也与这些性质密切相关。

2.胶体溶液的分类和性质

从溶质与溶剂的关系上可把溶胶分为疏液溶胶和亲液溶胶两类，前者为不溶性固体物质在液体中高度分散的一种多相态的不均匀体，常需靠稳定剂维持单分散性；后者是大分子物质溶解后形成的溶液，依其与溶剂的极强亲和力而保持胶体的稳定性或分散性。因此亲液溶胶又表现为真溶液，即单相态，如各种蛋白质溶液。但疏液与亲液溶胶间并无绝对的界限。任何胶体溶液的本质是粒子在溶剂中形成的单分散体系，这是它们的共性。但粒子大小或直径的不同可使这种单分散体系显示不同的特性，并对溶胶分类。直径＞100 nm 的粒子分散体系构成的溶胶，肉眼便隐约可见其所显示的浊度，一般不能通过滤纸，为第一类，如红细胞和细菌等；第二类为直径在 1～100 nm 之间的分散粒子，在普通显微镜下看不见，能通过滤纸，但不能通过半透膜，如胶体金、微小合成胶乳、免疫球蛋白等生物大分子、病毒颗粒和脂肪微粒等；第三类为粒径在0.1～1.0 nm 之间的胶体溶液，可透过半透膜，如溶于水的氧分子等。胶体的高度分散和不均匀态(多相性)使之具有独特的光学性质，这是由于分散粒子对光的反射、折射、散射(衍射)和吸收等作用所致。此外还有布朗运动、电泳和电渗，在超离心力作用下沉降等特性，均可作为分析胶体的手段，但基于光学特性的浊度分析最为简便和实用。

3.朗伯-比尔光透射理论

带有微小粒子的悬浮液和胶体溶液都具有散射、入射光的性质。一束光线通过此种溶液时受到光散射和光吸收两个因素的影响，可使光的强度减弱。

平行光线通过带有微小粒子的悬浮液和胶体溶液后，由于光吸收和光散射，使入射光强度减弱。根据朗伯-比尔定律，该现象可用以下公式表示。

$$E = \lg I_0 I = KC$$

式中：E 为吸收光变化率；I_0 为入射光；I 为透光度；C 为溶液的浓度；K 为常数。

4.雷莱光散射理论

散射作用是入射光作用于粒子后向各个方向发射的光，即可绕过粒子发射光线，故称散射或衍射光。因入射光不一定是单色的，即便为单色光也不很纯，因此当光照射到胶体溶液后，粒子发生的光学现象是复杂的，包含高深的光学理论。但当阳光通过孔隙射入黑暗的房内，在光束中可看到飞舞的尘埃粒子则是常见的现象，这是它们对入射光的反射作用所致，即各个粒子起着微型反光镜的作用，科学上称为丁达尔效应。浊度法中检测的光信号成分虽主要为散射光或透射光，但在原理和理论上是和这种现象相通的。

雷莱对小粒子溶胶系统进行研究后，于1871年总结出反映粒子对入射光散射作用的有关因素相关的公式，即 $I_\theta=24\pi3\lambda4\gamma\upsilon I_0[n2-n20n2+2n20](1+\cos2\theta)$。

式中：λ 为入射光的波长；I_0 为入射光强度；I_θ 为与入射光束成 θ 角度处散射光的强度；γ 为单位容积内粒子的数目；υ 为单个粒子的容积或大小；n 为粒子的折射率；n_0 为溶剂的折射率；θ 为光信号检测器与入射光之间的夹角。从该公式可作出如下推论。

(1)I_θ 与 λ 成反比，即入射光波长越短，粒子对它产生的散射光越强。

(2)I_θ 与[n2－n20n2＋2n20]成正比，即粒子溶剂的折射率相差越大，散射光越强。

(3)I_θ 与粒子容积的2次方成正比，但这一规律只适用于粒子直径在5～100 nm的范围。当粒子直径＞100 nm时，散射光渐弱，主要是反射和折射等现象。

(4)I_θ 和检测器与入射光夹角之间的关系是在90°处最小，在0°处最强。

因雷莱研究的是小粒子系统，只有当粒子直径小于可见光波长(如500 nm)的1/10时，散射光强度在各个方向上才是一致的，即对称的或各向同性的，此时公式中散射光强度与入射光波长间的上述关系才能成立。当粒径与入射光波长比例大于该比值时，各方向上散射光的强度不尽相同，即变为不对称或各向异性的了，正向散射光强度趋于增强。这种情况实际上偏离了雷莱原来提出的公式(即公式中括号项及其前边部分)，为此Mie及Debye先后对雷莱公式加以修正，即公式后面小括号中所示的部分，表示检测器的位置与被测光信号的性质及强度之间的关系。这些修正反映了散射光的不对称性与粒子大小及入射光波长之间的相关性变化，即Debye所做的修正适合于粒径略小于入射光波长的情况，Mie所做的修正更适合于粒径等于或大于入射光波长的场合。在免疫化学反应过程中，可溶性抗体(Ab)与可溶性抗原(Ag)反应，形成免疫复合物(IC)粒子，混合物系统中的粒子由小变大，并不恪守某一固定公式，实际上随反应的进行，由雷莱公式的关系逐渐向Mie和Debye的修正公式过渡和转移。

根据检测器的位置及其接收光信号的性质，浊度分析可分为透射比浊法和散射比浊法两大类，前者可用分光光度计及比色计进行测定，后者则需专用的浊度计。透射浊度法测定的信号主要是溶液的光吸收及其变化，即溶液的光吸收因散射作用造成的总损失之和。因此本方法测定的光信号中包含了透射、散射甚至折射光等因素，是难以区别的。散射浊度法检测的是与入射光成某一角度的散射光强度。因此有人认为透射浊度法测定的信号成分较杂，其灵敏度和特异性不如散射浊度法好。但长期以来的实践经验表明，情况并非如此。

上述公式所示信号测定的光路，构成了浊度分析方法学、试剂制备和检测仪器研究及设计的基础，各项因素达到最佳标准时，方法的灵敏度也最佳。在其他条件都相同时，散射光强度与粒子大小及数量的关系可写为以下形式。

$I=k\gamma\upsilon^2$

式中：k 为常数。

（二）免疫浊度测定

胶体溶液中存在的粒子及其大小和数量，经比浊测定便可达到目的。但临床医学中更重要的是鉴别样品中粒子的性质，这样才能对疾病作出诊断。抗原与抗体的反应具有很高的特异性，且随反应的进行形成的免疫复合物分子和大小不断发生变化，反应系统的浊度也相应变化。此外，随抗体制备技术的进步，对小分子物质，即称为半抗原的甾体激素、治疗药物及毒物等也可产生特异的抗体，对它们也可用浊度法检测。因此免疫浊度分析在医学检验中占有独特的地位。以下叙述免疫浊度分析的基本方法和试剂。

1.免疫化学反应的基本特点

抗原（Ag）与抗体（Ab）反应形成免疫复合物（IC）是个可逆的过程，但反应的可逆程度主要取决于抗体的亲和力。当抗体的亲和力很高，尤其是亲和力及亲合力都很强时，Ag 和 Ab 的比例又较适当，形成的 IC 实际上并不解离，即反应为不可逆的。若在定量的抗体中加入一定量（未过量）的抗原，经一定时间后，便基本全部形成 IC，此时反应达到了平稳或“终点”，一般为 10～30 min。这一过程并非以匀速进行的。Ag 与 Ab 混合的瞬间便引发反应，开始至少有数秒钟的滞后时间，随后反应速度加速，即单位时间内形成较多的 IC，被测信号变化也相应较大。在此动态变化过程中选取反应速率相对最大，而且与被测物浓度呈线性关系的瞬间（一般在反应开始后 5～15 min），对信号进行监测的方法，即为速率测定法；检测反应终点与起始点之间信号变化的方法为终点测定法。当反应接近终点时，信号不一定为最大，因为形成的 IC 粒子间相互碰撞而形成较大的凝聚物，发生沉淀，悬浮的粒子数开始减少，被测信号也减弱。这两种方法都可通过手工和自动化操作进行。

速率法的灵敏度和特异性都比终点法好，前者的灵敏度可比后者高 3 个数量级之大。自动化速率法的精密度也较好，但这与仪器的质量和性能关系密切。首先对定时精确性及混匀速度要求很高。浊度法与离心式自动生化分析仪通用，虽可达到快速混匀目的，但 IC 很可能在离心力作用下沉淀，引起误差。速率法的校正结果也较稳定，故可贮存使用一定时间。

在定量抗体中加入的抗原量达到与之成当量关系时，形成的 IC 量最大，反应速度最快。若继续加抗原，形成 IC 的量不但不再增加，反而减少，这是 Heideberger 在 1929 年的重大研究发现。反之，在定量抗原中加抗体，在抗体过量时也会产生同样的现象。分别称为后带和前带现象，统称钩状效应，表示同一信号也许表现为两个决然不同的分析物浓度。钩状效应可产生假象的弱阳性或假阴性结果，是免疫学测定的一个缺陷。若在被测抗原或抗体中添加抗原或抗体，反应信号不再增加甚至减小，揭示存在钩状效应。在方法学研究及试剂制备时，往往只能照顾一般，不能顾及全面，钩状效应是难免的。

2.免疫浊度法的试剂

（1）抗血清的基本要求：免疫浊度法最重要的试剂是抗体或抗血清，抗血清的要求是其特异性、亲和力、亲合力及效价都尽可能地高。虽然单克隆抗体在一定条件下也可使用，但最常用的是由兔产生的多抗血清（R 型）。

（2）高分子物质加强剂：有些高分子物质尤其是聚乙二醇（PEG）可促进 IC 的形成，提高方法的灵敏度。其作用较复杂，与它的分子量及浓度等关系密切。PEG 的作用机制不详，也许因它们对水分子的空间排斥作用，可以有效地提高 Ag 和 Ab 的浓度；也许促使 IC 分子疏水区的暴露，利于水不溶性粒子的形成。以前多用 PEG6 000，现多用 PEG8 000。PEG 浓度过低，不能达

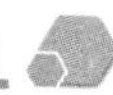

到促进 IC 粒子形成的目的；浓度过高则促使非特异性蛋白质大分子的凝聚。终浓度为 10%的 PEG6 000 可使反应系统散射光强度增加 2～3 倍，使反应时间缩短 1/15～1/10。应对 PEG 的浓度和质量加以严格选择，以便达到最佳效果（常在 4%左右）。

（3）电解质（稀释缓冲液）：电解质的性质和强度影响 IC 的形成和稳定性，以下阴离子按促进 IC 形成的递增次序排列：SCN^-，ClO_4^-，NO_3^-，Br^-，Cl^-，I^-，SO_4^{2-}，HPO_3^{2-}，PO_4^{3-}，阳离子中钠离子有利于 IC 的形成和稳定。

（4）校正品：应参照世界卫生组织等权威机构认定的原始标准品校正第二标准品，以此制备校正品。

（5）混浊样品：澄清剂消除因脂肪微粒及蛋白质等凝聚产生的样品伪浊度。为防止试剂中粒子伪浊度的影响，以上试剂都需经 0.22 μm 滤膜过滤。

（三）免疫浊度法的应用

免疫浊度法的原理和传统的凝胶沉淀试验、血凝试验及胶乳凝集试验一样，均基于可溶性抗原-抗体反应，形成不溶性 IC 的过程。因此后三类方法可做的检测均可用免疫浊度法替代进行，但灵敏度有突破，可与放射免疫测定法（RIA）媲美。二是从定性及半定量的分析，进入了精确的定量分析。这些技术进步对于肿瘤标志和病毒等的定量分析及疗效监测和预后分析等极有帮助。

（四）免疫浊度法测定中应注意的问题

免疫浊度分析作为一种非放射性同位素和非酶标记的均相免疫测定技术，因其独特的优点在实践中不断发展、提高和推广应用，并具广阔的发展前景。但任何技术都不可能是完美无瑕的，即便很好的方法也只有在正确使用时才可取得最佳效果。因此，对以下问题应予注意。

1.伪浊度的影响

产生伪浊度的因素很复杂，主要是：①抗血清的质量，含有非特异的交叉反应性抗体成分及污染和变质等；②增浊剂浓度和反应时间等掌握不当；③样品本身浊度及处理不当；④试剂污染和变质；⑤器材（包括比色杯）清洁度等。

2.钩状效应的影响

现在许多仪器虽已具有检查钩状效应的功能，一经发现便可对样品稀释后复测，但对它还应保持警惕为好。当患者症状与检验结果明显不符时，应怀疑其存在。

3.结果报告中的计量问题

自推行国际计量制（SI）以来，常有可否把现常用的国际单位（U）换算成 ng 或 mol 的问题。回答是在理论上可以，但一般不提倡做这种换算。所用校正品用何计量单位，患者报告便用相同主量为妥。医学检验中针对的许多物质是生物大分子，其 U 计量与其纯度及活性等因素间的关系极为复杂，仍是免疫学测定标准化中的一个重要研究课题。

因此，对免疫浊度测定实施严密的实验室内部质控极为重要，可参照现行的质控措施进行。至少对器材需予严格的清洗并遵守对测试系统的校正措施。

（吴永军）

第四节　电解质检测技术

一、电解质检测技术的发展概况

临床实验室电解质检测范围主要是钾、钠、氯、钙、磷、镁等离子，个别时候也需要检测铜、锌等微量元素。更多人接受的说法是，电解质就是指钾、钠、氯和碳酸氢根这些在体液中含量大且对电解质紊乱及酸碱平衡失调起决定作用的离子。

最早是化学法：钾钠比浊法、钠比色法。除钾、钠外，常规检测多采用化学法，如测氯的硫氰酸汞比色法等。化学法也在发展，如冠醚化合物比色测定钾、钠。

原子吸收分光光度法是20世纪50年代发展起来的技术，在临床实验室曾被广泛应用于金属阳离子的检测。其原理是被测物质在火焰原子化器中热解离为原子蒸气，即基态原子蒸气，由该物质阴极灯发射的特征光谱线被基态原子蒸气吸收，光吸收量与该物质的浓度成正比。本方法准确度、精密度极高，常作为K、Na、Ca、Mg、Cu、Zn等的决定性方法或参考方法。但因仪器复杂，技术要求高，做常规试验有困难。

同位素稀释质谱法在20世纪60年代以后才开始在临床上应用，它是在样品中加入已知量被测物质的同位素，分离后通过质谱仪检测这两种物质的比率计算出其浓度。由于仪器复杂，技术要求更高，一般只用于某些参考实验室，作为检测Cl、Ca、Mg等物质的决定性方法。

火焰原子发射光谱法(FAES)，简称火焰光度法，自20世纪60年代出现以来，至今仍在普遍应用。这是钾、钠测定的参考方法，其原理是溶液经汽化后在火焰中获得电子生成基态原子K、Na，基态原子在火焰中继续吸收能量生成激发态原子K^+和Na^+。激发态原子瞬间衰变成基态原子，同时发射出特征性光谱，其光谱强度与K、Na浓度成正比。钾发射光谱在766 nm，钠在589 nm。火焰光度法又分非内标法和内标法两种。后者是以锂或铯作为内标，类似于分光光度法的双波长比色，由于被测物质与参比物质的比例不变，故可避免因空气压力和燃料压力发生变化时引起的检测误差。锂的发射光谱为671 nm，而铯为852 nm。

电量分析法即恒电流库仑法，用于氯的测定。本法是在恒定电流下，以银丝为阳极产生的Ag^+，与标本中的Cl^-生成不溶性AgCl沉淀，当达到滴定终点时，溶液中出现游离的Ag^+而使电流增大。根据电化学原理，每消耗96 487库仑的电量，从阳极放出1 mol的Ag^+，因此在恒定电流下，电极通电时间与产生Ag^+的摩尔数成正比，亦即与标本中Cl^-浓度成正比。实际测定无须测量电流大小，只需与标准液比较即可换算出标本的Cl^-浓度。此法高度精密、准确而又不受光学干扰，是美国国家标准局(NBS)指定的参考方法。

离子选择电极(ISE)是20世纪70年代发展起来的技术，至今仍在发展，新的电极不断出现。这是一类化学传感器，其电位与溶液中给定的离子活度的对数呈线性关系。核心在于其敏感膜，如缬氨霉素中性载体膜对K^+有专一性，对K^+的响应速度比Na^+快1 000倍；而硅酸锂铝玻璃膜对Na^+的响应速度比K^+快300倍，具有高度的选择性。现可检测大部分电解质的离子，如K^+、Na^+、Cl^-、Ca^{2+}等。离子选择电极法又分直接法和间接法。前者是指血清不经稀释直接由电极测量，后者是血清经一定离子强度缓冲液稀释后由电极测量。但两者测定的都是溶液中的

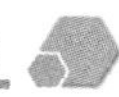

离子活度。间接 ISE 法测定的结果与 FAES 相同。

酶法是 20 世纪 80 年代末发展起来的新技术，它是精心设计的一个酶联反应系统，被测离子作为其中的激活剂或成分，反应速度与被测离子浓度成正比。如 Cl^- 的酶学方法测定原理，是无活性 α-淀粉酶（加入高浓度的 EDTA 络合 Ca^{2+} 使酶失活）在 Cl^- 作用下恢复活性，酶活力大小与 Cl^- 浓度在一定范围内成正比，通过测定淀粉酶活力而计算出 Cl^- 浓度。使用酶法测定离子，特异性、精密度、准确度均好，可以在自动生化分析仪上进行，但因对技术要求较高、成本高、试剂有效期短等因素，使其推广应用有一定困难。

二、电解质分析仪的主要型号

无机磷、镁一般采用化学法在全自动生化分析仪上检测，不在本部分叙述范围，通常我们所说的电解质分析仪检测的离子为 K^+、Na^+、Cl^-，部分还可检测 Ca^{2+}。

目前检测电解质的仪器很多，主要分为以下几种。

（一）火焰光度计

火焰光度计通常由雾化燃烧系统、气路系统、光学系统、信号处理系统、点火装置、光控装置等部分组成。工作原理如下：雾化器将样品变成雾状，然后经混合器、燃烧嘴送入火焰中。样品中的碱金属元素受火焰能量激发，便发出自身特有的光谱。利用光学系统将待测元素的光谱分离出来，由光电检测器转换成电信号，经放大、处理后在显示装置上显示出测量结果。早期的仪器采用直接测定法；20 世纪 80 年代以后生产的机型多采用内标准法，即以锂或铯作为内标准。

现在国内主要应用的机型有国产的 HG3、HG4、6400 型等；美国康宁公司的 480 型；日本分光医疗的 FLAME-30C 型；丹麦的 FLM3 型等。这些仪器都具有结构紧凑、操作简单、灵敏度高、样品耗量少等优点，一般都有电子打火装置、火焰监视装置和先进的信号处理系统，技术上比较成熟。更先进的型号具备自动进样、自动稀释、微机控制和处理等功能。

（二）离子选择电极

离子选择电极可自成体系组成电解质分析仪，或作为血气分析仪、自动生化分析仪的配套组件，其中前者又称离子计。两者都是利用离子选择电极测定样品溶液中的离子含量。与其他方法相比，它具有设备简单、操作方便、灵敏度和选择性高、成本低，以及快速、准确、重复性好等优点，特别是它可以做到微量测定，并且可以连续自动测定，因而在现代临床实验室中，基本取代火焰光度计等成为电解质检测的主要仪器。不过，离子计取代火焰光度计，并不是因为后者方法落后，更重要的是出于实验室的安全性考虑，而且离子选择电极还可以安装在大型生化分析仪上进行联合检测。离子计的关键部件是检测电极，当今生产检测电极的厂家为数不多，如 CIBA-CORNING、AVL 等，各种仪器多使用电极制造。前面提到离子选择电极法有两种，即直接法和间接法，但工作原理都是一样的。

直接法：常与血气分析仪配套，或组成专用电解质分析仪。典型的有 AVL995 型、NOVA SP12 型等。

间接法：多数装备在大、中型自动生化分析仪上。典型的有 BECKMAN-COULTER 的 CX7、ABBOT 的 AEROSET。部分生化分析仪如 HITACHI 的 7170A 则作为选件，由用户决定是否安装。

（三）自动生化分析仪

20 世纪 80 年代以来，任选分立式自动生化分析仪日趋成熟，精密度、准确度相当高，形成几大系列，如 HITACHI 的 717 系列、BECKMAN-COULTER 的 CX 系列、OLYMPUS 的 U 系列等。而近几年推出的产品速度更高、功能更强，如 HITACHI 的 7600 系列、BECKMAN-COULTER 的 LX、ABBOT 的 AEROSET、BAYER 的 ADVIA1650 等。此外，还有许多小型自动生化分析仪，如法国的猎豹等，功能很强，性能也不俗。而酶法、冠醚比色法等方法的发展，使没有配备离子选择电极的自动生化分析仪检测电解质成为现实。

三、电解质分析技术的临床应用

体液平衡是内环境稳定的重要因素，主要是由水、电解质、酸碱平衡决定的。水和电解质的代谢不是独立的，往往继发于其他生理过程紊乱，即水和电解质的正常调节机制被疾病过程打乱，或在疾病过程中水和电解质的丢失或增加超过了调节机制的限度。值得注意的是，临床观察电解质紊乱，还得分别从影响其代谢及其平衡失调后代谢变化的多方面进行检查，如肾功能指标、血浆醛固酮及肾素水平、酸碱平衡指标以及尿酸碱度和电解质浓度，以便综合分析紊乱的原因及对机体代谢失调的影响程度。

(一)钠异常的临床意义

1.低钠血症

(1)胃肠道失钠：幽门梗阻，呕吐，腹泻，胃肠道、胆道、胰腺手术后造瘘、引流等都可因丢失大量消化液而发生缺钠。

(2)尿钠排出增多：见于严重肾盂肾炎、肾小管严重损害、肾上腺皮质功能不全、糖尿病、应用利尿剂治疗等。

(3)皮肤失钠：大量出汗时，如只补充水分而不补充钠；大面积烧伤、创伤，体液及钠从创口大量丢失，亦可引起低血钠。

2.高钠血症

(1)肾上腺皮质功能亢进：如库欣综合征、原发性醛固酮增多症，由于皮质激素的排钾保钠作用，使肾小管对钠的重吸收增加，出现高血钠。

(2)严重脱水：体内水分丢失比钠丢失多时发生高渗性脱水。

(3)中枢性尿崩症：抗利尿激素(ADH)分泌量减少，尿量大增，如供水不足，血钠升高。

(二)钾异常的临床意义

(1)血清钾增高：肾上腺皮质功能减退症、急性或慢性肾衰竭、休克、组织挤压伤、重度溶血、口服或注射含钾液过多等。

(2)血清钾降低：严重腹泻、呕吐、肾上腺皮质功能亢进、服用利尿剂、应用胰岛素、钡盐与棉籽油中毒。家族性周期性麻痹发作时血清钾下降，可低至 2.5 mmol/L 左右，但在发作间歇期血清钾正常。大剂量注射青霉素钠盐时，肾小管会大量失钾。

(三)氯异常的临床意义

(1)血清氯化物增高：常见于高钠血症、失水大于失盐、氯化物相对浓度增高；高氯血性代谢性酸中毒；过量注射生理盐水等。

(2)血清氯化物减低：临床上低氯血症常见。原因有氯化钠的异常丢失或摄入减少，如严重呕吐、腹泻，胃液、胰液或胆汁大量丢失，长期限制氯化钠的摄入，艾迪生病，抗利尿激素分泌增多的稀释性低钠、低氯血症。

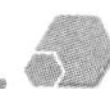

四、电解质分析技术的应用展望

最近 10 年电解质检测技术日趋成熟，但研究基本集中在 ISE 法和酶法。从目前的趋势看，ISE 法仍是各专业厂商的重点发展对象，不断有新电极问世，其技术特点如下。

(一)传统电极的改良及微型化

传统电极指的是玻璃膜电极、离子交换液膜电极、中性载体(液膜)电极、晶膜电极等。经过 20 多年的改进，产品已非常成熟，特别是 K^{+}、Na^{+}、Cl^{-} 电极，一般寿命可达半年以上，测试样品 1.5 万以上，并且对样品的需求量很小，仅需数十微升，有些间接 ISE 法仅需 15 μL 就能同时检测 K^{+}、Na^{+}、Cl^{-} 三种离子。于传统电极而言，最重要的是延长使用寿命，减少保养步骤甚至做到"免保养"。有的电极，将各电极封装在一起，如 ABBOT 的 Aeroset 采用的复合式电解质电极晶片技术(ICT)。

(二)非传统电极的发展

非传统电极与传统电极的区别在于其原理、结构或者电极本身不同，主要有离子敏感场效应管(ISFET)、生物敏感场效应管(BSFET)、涂丝电极(CWE)、涂膜电极(CME)、聚合物基质电极(PVC 膜电极)、微电极、薄膜电极(TFE)等。这些电极各有特性，如敏感场效应管具有完全固态、结构小型化、仿生等特点；聚合物基质电极简单易制、寿命长；微电极尽管与传统电极作用机制相同，但高度微型化，其敏感元件部分直径可小至0.5 μm，能很容易插入生物体甚至细胞膜测定其中的离子浓度；而薄膜电极则是由多层电极材料叠合成的薄膜式电极，全固态，干式操作、干式保存。

目前已有部分产品推向市场，以美国 i-STAT 公司的手掌式血气+电解质分析仪为例，大致能够了解电解质检测技术的最新进展及发展趋势。该仪器使用微流体和生物传感器芯片技术设计的微型传感器，与定标液一起封装在一次性试剂片中，在测试过程中，分析仪自动按试剂片的前方，使一个倒钩插入定标袋中，定标液就流入测量传感器阵列；当定标完成后，分析仪再按一下试剂片的气囊，将定标液推入贮液池，然后将血液样本送入测量传感器阵列。测试完成后，所有的血液和定标液都贮存在试剂片里，可做安全的生物处理。这种独特的技术使仪器做到手掌式大小，真正实现自动定标、免维护、便携，可以通过 IR 红外传输装置将结果传送至打印机或中心数据处理器中保存。这种一次性试剂片有不同规格，每种规格测试的项目不同，可以根据需要选择。标本需要量少，仅需全血 2～3 滴，非常适合各种监护室(尤其是新生儿监护室)、手术室及急诊室的床边测试，很有发展前景。

其他检测方法也在继续发展，如化学方法的采取冠醚结合后比色测定、酶法测定等，并有相应的产品问世。

(曹延晖)

第三章　红细胞检验

第一节　点彩红细胞计数

一、点彩红细胞计数

某些重金属中毒时，胞质中残存的嗜碱性物质 RNA 变性沉淀而形成，用瑞特染色，可见红细胞的粉红胞质中含有粗细不等的蓝黑色颗粒，如用碱性亚甲蓝染色法，则点彩红细胞的胞质呈淡绿色，而颗粒为深蓝色，色泽鲜明，易于识别。

操作时用油镜按网织红细胞计数法，计数 1 000 个红细胞中，所见点彩红细胞数，然后除以 1 000，即为碱性点彩红细胞的百分率。

由于点彩红细胞较少，分布不匀，有人用扩大计数面积的办法计数，这比只数 1 000 个红细胞准确，可选择均匀区域，数 50 个视野中点彩红细胞数，然后计数 5 个视野内红细胞总数，再按下式求出点彩红细胞占有比值：

$$\text{点彩红细胞占有比值(百分率)}=\frac{\text{50 个视野内点彩红细胞数}}{\text{5 个视野内红细胞总数}\times 10}$$

注意：必须选择红细胞分布均匀的区域计数。

参考值：不超过 3×10^{-4} 或 0.03%。

临床意义：点彩红细胞明显增多可见于铅、汞、硝基苯、苯胺等中毒患者。此外，溶血性贫血、巨幼细胞性贫血、白血病、恶性肿瘤等也可见增多。

二、红细胞碱粒凝集试验

红细胞经碱处理破裂后，溢出血红蛋白成为影细胞，如红细胞残存的 RNA 呈颗粒状凝集而沉积于影细胞中，再经亚甲蓝染色后，可清晰地见到蓝色颗粒。计数方法与点彩红细胞相似。其意义与点彩红细胞相同，这铅中毒的辅助诊断指标之一。

参考值：0.4%～0.8%。

临床意义：与点彩红细胞相同。

（张文文）

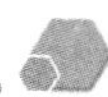

第二节　红细胞计数

红细胞计数是测定单位容积血液中红细胞数量，是血液一般检验基本项目之一。检验方法有显微镜计数法和血液分析仪法，本节介绍显微镜计数法。

一、检测原理

采用红细胞稀释液将血液稀释后，充入改良牛鲍计数板，在高倍镜下计数中间大方格内四角及中央共5个中方格内红细胞数，再换算成单位体积血液中红细胞数。

红细胞计数常用稀释液有3种，其组成及作用见表3-1。

表3-1　红细胞稀释液组成及作用

稀释液	组成	作用	备注
Hayem液	氯化钠，硫酸钠，氯化汞	维持等渗，提高比密防止细胞粘连，防腐	高球蛋白血症时，易造成蛋白质沉淀而使红细胞凝集
甲醛枸橼酸钠盐水	氯化钠，枸橼酸钠，甲醛	维持等渗，抗凝，固定红细胞和防腐	
枸橼酸钠盐水	31.3 g/L枸橼酸钠		遇自身凝集素高者，可使凝集的红细胞分散

二、操作步骤

显微镜计数法：①准备稀释液，在试管中加入红细胞稀释液。②采血和加血，准确采集末梢血或吸取新鲜静脉抗凝血加至稀释液中，立即混匀。③充池，准备计数板、充分混匀红细胞悬液、充池、室温静置一定时间待细胞下沉。④计数，高倍镜下计数中间大方格内四角及中央中方格内红细胞总数。⑤计算，换算成单位体积血液中红细胞数。

三、方法评价

显微镜红细胞计数法是传统方法，设备简单、试剂易得、费用低廉，适用于基层医疗单位和分散检测；缺点是操作费时，受器材质量、细胞分布及检验人员水平等因素影响，不易质量控制，精密度低于仪器法，不适用于临床大批量标本筛查。在严格规范操作条件下，显微镜红细胞计数是参考方法，用于血液分析仪的校准、质量控制和异常检测结果复核。

四、质量管理

（一）检验前管理

（1）器材：必须清洁、干燥。真空采血系统、血细胞计数板、专用盖玻片、微量吸管及玻璃刻度吸管等规格应符合要求或经过校正。

（2）生理因素：红细胞计数一天内变化为4%，同一天上午7时最高，日间变化为5.8%，月间变化为5.0%。

(3)患者体位及状态：直立体位换成坐位 15 min 后采血，较仰卧位 15 min 后采血高 5%～15%；剧烈运动后立即采血可使红细胞计数值增高 10%。

(4)采血：应规范、顺利、准确，否则应重新采血。毛细血管血采集部位不得有水肿、发绀、冻疮或炎症；采血应迅速，以免血液出现小凝块致细胞减少或分布不均；针刺深度应适当(2～3 mm)；不能过度挤压，以免混入组织液。静脉采血时静脉压迫应小于 1 min，超过 2 min 可使细胞计数值平均增高 10%。

(5)抗凝剂：采用 EDTA-K_2 作为抗凝剂，其浓度为 3.7～5.4 μmol/mL 血或 1.5～2.2 mg/mL血，血和抗凝剂量及比例应准确并充分混匀。标本应在采集后 4 h 内检测完毕。

(6)红细胞稀释液：应等渗、新鲜、无杂质微粒(应过滤)，吸取量应准确。

(7)WHO 规定，如标本储存在冰箱内，检测前必须平衡至室温，并至少用手颠倒混匀 20 次。

(8)为避免稀释溶血和液体挥发浓缩，血液稀释后应在 1 h 内计数完毕。

(二)检验中管理

1.操作因素

(1)计数板使用：WHO 推荐以"推式"法加盖玻片，以保证充液体积高度为 0.10 mm。

(2)充池：充池前应充分混匀细胞悬液，可适当用力振荡，但应防止气泡产生及剧烈振荡破坏红细胞；必须一次性充满计数室(以充满但不超过计数室台面与盖玻片之间的矩形边缘为宜)，不能断续充液、满溢、不足或产生气泡，充池后不能移动或触碰盖玻片。

(3)计数域：血细胞在充入计数室后呈随机分布，由此造成计数误差称为计数域误差，是每次充池后血细胞在计数室内分布不可能完全相同所致，属于偶然误差。扩大血细胞计数范围或数量可缩小这种误差。根据下述公式推断，欲将红细胞计数误差(CV)控制在 5%以内，至少需要计数 400 个红细胞。

(4)计数：应逐格计数，按一定方向进行，对压线细胞应遵循"数上不数下、数左不数右"原则。

(5)红细胞在计数池中如分布不均，每个中方格之间相差超过 20 个，应重新充池计数。在参考范围内，2 次红细胞计数相差不得>5%。

$$CV=\frac{s}{m}\times 100\%=\frac{1}{\sqrt{m}}\times 100\%$$

式中：s，标准差；m，红细胞多次计数的均值。

2.标本因素

(1)白细胞数量：WBC 在参考范围时，仅为红细胞的 1/1 000～1/500，对红细胞数量影响可忽略，但 WBC>100×10^9/L 时，应校正计数结果：实际 RBC=计数 RBC－WBC；或在高倍镜下计数时，不计白细胞(白细胞体积较成熟红细胞大，中央无凹陷，可隐约见到细胞核，无草黄色折光)。

(2)有核红细胞或网织红细胞：增生性贫血时，有核红细胞增多或网织红细胞提前大量释放时，可干扰红细胞计数。

(3)冷凝集素：可使红细胞凝集，造成红细胞计数假性减低。

3.室内质量控制(IQC)及室间质量评价(EQA)

血细胞显微镜计数法尚缺乏公认或成熟质量评价与考核方法，是根据误差理论设计的评价方法。

(1)双份计数标准差评价法：采用至少 10 个标本，每个均作双份计数，由每个标本双份计数

之差计算标准差，差值如未超出2倍差值标准差范围，则认为结果可靠。

(2)国际通用评价法：可参考美国1988年临床实验室改进修正案(CLIA88)能力验证计划的允许总误差进行评价，通过计算靶值偏倚情况进行血细胞计数质量评价：质量标准＝靶值±允许总误差。允许总误差可以是百分数、固定值、组标准差(s)倍数。红细胞计数允许误差标准是计数结果在靶值±6%以内。

五、临床应用

(一)红细胞增多

(1)严重呕吐、腹泻、大面积烧伤及晚期消化道肿瘤患者。多为脱水血浓缩使血液中的有形成分相对地增多所致。

(2)心肺疾病：先天性心脏病、慢性肺脏疾病及慢性一氧化碳中毒等。因缺氧必须借助大量红细胞来维持供氧需要。

(3)干细胞疾病：真性红细胞增多症。

(二)红细胞减少

(1)急性或慢性失血。

(2)红细胞遭受物理、化学或生物因素破坏。

(3)缺乏造血因素、造血障碍和造血组织损伤。

(4)各种原因的血管内或血管外溶血。

(张文文)

第三节　网织红细胞计数

网织红细胞(Ret,RET)是介于晚幼红细胞和成熟红细胞之间的尚未完全成熟的红细胞，因胞质中残留一定量的嗜碱性物质核糖核酸(RNA)，经新亚甲蓝或煌焦油蓝等碱性染料活体染色后，RNA凝聚呈蓝黑色或蓝紫色颗粒，颗粒多时可连成线状或网状结构(图3-1)。RET在骨髓停留一段时间后释放入血，整个成熟时间约48 h。RET较成熟红细胞大，直径为8.0～9.5 μm。随着红细胞发育成熟，RNA逐渐减少至消失；RET网状结构越多，表示细胞越幼稚。国际血液学标准化委员会(ICSH)据此将其分为Ⅰ～Ⅳ型(表3-2)。

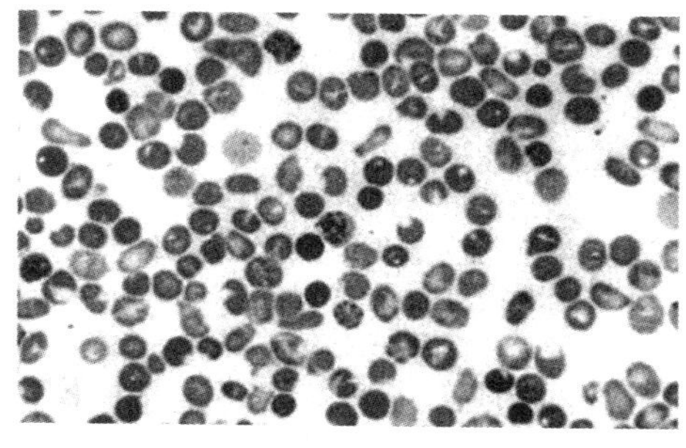

图3-1　网织红细胞

表 3-2 网织红细胞分型及特征

分型	形态特征	正常存在部位
Ⅰ型(丝球型)	RNA 呈线团样几乎充满红细胞	仅存在骨髓中
Ⅱ型(网型或花冠型)	RNA 呈松散的线团样或网状	大量存在骨髓中,外周血很难见
Ⅲ型(破网型)	网状结构少,呈断线状或不规则枝状连接或排列	主要存在骨髓中,外周血可见少量
Ⅳ型(颗粒型或点粒型)	RNA 呈分散的颗粒状或短丝状	主要存在外周血中

一、检测原理

RET 检测方法有显微镜法、流式细胞术法和血液分析仪法。

(一)显微镜法

活体染料的碱性基团(带正电荷)可与网织红细胞嗜碱性物质 RNA 的磷酸基(带负电荷)结合,使 RNA 间负电荷减少而发生凝缩,形成蓝色颗粒状、线状甚至网状结构。在油镜下计数一定量红细胞中 RET 数,换算成百分率。如同时做 RBC 计数,则可计算出 RET 绝对值。

显微镜法 RET 活体染色染料有灿烂煌焦油蓝(又称灿烂甲酚蓝)、新亚甲蓝(又称新次甲基蓝)和中性红等,其评价见表 3-3。

表 3-3 显微镜法 RET 活体染色染料评价

染料	评价
煌焦油蓝	普遍应用,溶解度低,易形成沉渣附着于红细胞表面,影响计数;易受 Heinz 小体和 HbH 包涵体干扰
新亚甲蓝	对 RNA 着色强且稳定,Hb 几乎不着色,利于计数。WHO 推荐使用
中性红	浓度低、背景清晰,网织颗粒鲜明,不受 Heinz 小体和 HbH 包涵体干扰

(二)流式细胞术(FCM)法

RET 内 RNA 与碱性荧光染料(如派洛宁 Y、吖啶橙、噻唑橙等)结合后,用流式细胞仪或专用自动网织红细胞计数仪进行荧光细胞(RET)计数,同时报告 RET 绝对值。仪器还可根据荧光强度(RNA 含量)将 RET 分为高荧光强度(HFR)、中荧光强度(MFR)和低荧光强度(LFR),计算出 RET 成熟指数(RMI)。

$$\text{RMI}\% = \frac{\text{HFR}+\text{MFR}}{\text{LFR}} \times 100$$

二、操作步骤

显微镜法(试管法):①加染液,在试管内加入染液数滴。②加血染色,加入新鲜全血数滴,立即混匀,室温放置一定时间(CLSI 推荐 3~10 min)。③制备涂片,取混匀染色血滴制成薄片,自然干燥。④观察,低倍镜下观察并选择红细胞分布均匀、染色效果好的部位。⑤计数,常规法:油镜下计数至少 1 000 红细胞数量中 RET 数。Miller 窥盘法:将 Miller 窥盘置于目镜内,分别计数窥盘小方格(A 区)内成熟红细胞数和大格内(B 区)RET 数。⑥计算方法如下。

$$\text{常规法:RET}\% = \frac{\text{计数 1 000 个成熟红细胞中网织红细胞数}}{1\ 000} \times 100$$

$$\text{Miller 窥盘法:RET}\% = \frac{\text{大方格内网织红细胞数}}{\text{小方格内红细胞数} \times 9} \times 100$$

$$\text{RET 绝对值(个/L)} = \frac{\text{红细胞数}}{\text{L}} \times \text{RET(\%)}$$

三、方法评价

网织红细胞计数的方法评价见表3-4。

表3-4　网织红细胞计数方法评价

方法	优点	缺点
显微镜法	操作简便、成本低、形态直观。试管法重复性较好、易复查，为参考方法。建议淘汰玻片法	影响因素多、重复性差、操作烦琐
流式细胞术法	灵敏度、精密度高，适合批量检测	仪器贵、成本高，成熟红细胞易被污染而影响结果
血液分析仪法	灵敏度、精密度高，易标准化，参数多，适合批量检测	影响因素多，H-J小体、有核红细胞、镰状红细胞、巨大血小板、寄生虫等可致结果假性增高

四、质量管理

(一)检验前管理

(1)染液：煌焦油蓝染液最佳浓度为1%，在100 mL染液中加入0.4 g柠檬酸三钠，效果更好。应储存于棕色瓶，临用前过滤。WHO推荐使用含1.6%草酸钾的0.5%新亚甲蓝染液。

(2)标本因素：因RET在体外可继续成熟使数量逐渐减少，因此，标本采集后应及时处理。

(3)器材和标本采集等要求：同红细胞计数。

(二)检验中管理

1.操作因素

(1)染色时间：室温低于25 ℃时应适当延长染色时间或放置于37 ℃温箱内染色8～10 min。标本染色后应及时检测，避免染料吸附增多致RET计数增高。

(2)染液与血液比例：以1∶1为宜，严重贫血者可适当增加血液量。

(3)使用Miller窥盘(ICSH推荐)：以缩小分布误差，提高计数精密度、准确度和速度。

(4)计数RBC数量：为控制CV为10%，ICSH建议根据RET数量确定所应计数RBC数量(表3-5)。

表3-5　ICSH：RET计数CV＝10%时需镜检计数RBC数量

RET(%)	计数Miller窥盘小方格内RBC数量	相当于缩视野法计数RBC数量
1～2	1 000	9 000
3～5	500	4 500
6～10	200	1800
11～20	100	900

(5)CLSI规定计数时应遵循“边缘原则”，即数上不数下、数左不数右。如忽视此原则对同一样本计数时，常规法计数结果可比窥盘法高30%。

2.标本因素

(1)ICSH和美国临床实验室标准化委员会(NCCLS)规定：以新亚甲蓝染液染色后，胞质内凡含有2个以上网织颗粒的无核红细胞计为RET。

(2)注意与非特异干扰物鉴别：RET为点状或网状结构，分布不均；HbH包涵体为圆形小体，均匀散布在整个红细胞中，一般在孵育10～60 min后出现；Howell-Jolly小体为规则，淡蓝色小体；Heinz小体为不规则突起状，淡蓝色小体。

3.质控物

目前，多采用富含RET抗凝脐带血制备的质控品，通过定期考核检验人员对RET辨认水平进行RET手工法质量控制，但此法无法考核染色、制片等环节。CLSI推荐CPD(枸橼酸盐-磷酸盐-葡萄糖溶液)抗凝全血用于RET自动检测的质量控制物。

五、临床应用

(一)参考范围

参考范围见表3-6。

表3-6　网织红细胞参考范围

方法	人群	相对值(%)	绝对值($\times10^9$/L)	LFR(%)	MFR(%)	HFR(%)
手工法	成年人、儿童	0.5～1.5	24～84			
	新生儿	3.0～6.0				
FCM	成年人	0.7±0.5	43.6±19.0	78.8±6.6	18.7±5.1	2.3±1.9

(二)临床意义

外周血网织红细胞检测是反映骨髓红系造血功能的重要指标。临床应用主要如下。

1.评价骨髓增生能力与判断贫血类型

(1)增高：表示骨髓红细胞造血功能旺盛，见于各种增生性贫血，尤其是溶血性贫血，RET可达6%～8%或以上，急性溶血时可达20%～50%或以上；红系无效造血时，骨髓红系增生活跃，外周血RET则正常或轻度增高。

(2)减低：见于各种再生障碍性贫血、单纯红细胞再生障碍性贫血等。RET<1%或绝对值<15×10^9/L为急性再生障碍性贫血的诊断指标。

通常，骨髓释放入外周血RET主要为Ⅳ型，在血液中24 h后成为成熟红细胞。增生性贫血时，年轻RET提早进入外周血，需2～3 d后才成熟，即在血液停留时间延长，使RET计数结果高于实际水平，不能客观反映骨髓实际造血能力。因RET计数结果与贫血严重程度(HCT水平)和RET成熟时间有关，采用网织红细胞生成指数(RPI)可校正RET计数结果。

$$\text{RPI}=\frac{\text{患者 HCT}}{\text{正常 HCT}(0.45)}\times\frac{\text{患者 RET}(\%)}{\text{RET 成熟时间}(\text{d})}$$

HCT/RET成熟时间(d)关系为：(0.39～0.45)/1，(0.34～0.38)/1.5，(0.24～0.33)/2.0，(0.15～0.23)/2.5和<0.15/3.0。正常人RPI为1；RPI<1提示贫血为骨髓增生低下或红系成熟障碍所致；RPI>3提示贫血为溶血或失血，骨髓代偿能力良好。

2.观察贫血疗效

缺铁性贫血或巨幼细胞贫血分别给予铁剂、维生素B_{12}或叶酸治疗，2～3 d后RET开始增

高，7～10 d达最高(10%左右)，表明治疗有效，骨髓造血功能良好。反之，表明治疗无效，提示骨髓造血功能障碍。EPO治疗后RET也可增高达2倍之多，8～10 d后恢复正常。

3.放疗、化疗监测

放疗和化疗后造血恢复时，可见RET迅速、短暂增高。检测幼稚RET变化是监测骨髓恢复较敏感的指标，出现骨髓抑制时，HFR和MFR首先降低，然后出现RET降低。停止放疗、化疗，如骨髓开始恢复造血功能，上述指标依次上升，可同时采用RMI监测，以适时调整治疗方案，避免造成骨髓严重抑制。

4.骨髓移植后监测骨髓造血功能恢复

骨髓移植后第21天，如RET$>15\times10^9$/L，常表示无移植并发症。如RET$<15\times10^9$/L伴中性粒细胞和血小板增高，提示骨髓移植失败可能，此可作为反映骨髓移植功能良好指标，且不受感染影响。

(张文文)

第四节 红细胞形态学检验

不同病因作用于红细胞发育成熟过程不同阶段，可致红细胞发生相应病理变化及形态学改变(大小、形状、染色及结构)。红细胞形态学检验结合RBC、Hb和HCT及其他参数综合分析，可为贫血等疾病诊断和鉴别诊断提供进一步检查线索。

一、检验原理

外周血涂片经瑞特-吉姆萨染色后，不同形态红细胞可显示各自形态学特点。选择红细胞分布均匀、染色良好、排列紧密但不重叠的区域，在显微镜下观察红细胞形态。

二、操作步骤

(1)采血、制备血涂片与染色。

(2)低倍镜观察：观察血涂片细胞分布和染色情况，找到红细胞分布均匀、染色效果好、排列紧密，但不重叠区域(一般在血涂片体尾交界处)，转油镜观察。

(3)油镜观察：仔细观察红细胞形态(大小、形状、染色及结构)是否异常，同时浏览全片是否存在其他异常细胞或寄生虫。

三、方法评价

显微镜检查可直观识别红细胞形态，发现红细胞形态病理变化，目前仍无仪器可完全取代，也是仪器校准和检测复核方法。

四、质量管理

(一)血涂片制备及染色

应保证血涂片制备和染色效果良好。操作引起的常见红细胞形态异常的人为因素如下。

①涂片不当：可形成棘形红细胞、皱缩红细胞、红细胞缗钱状聚集；②玻片有油脂：可见口形红细胞；③EDTA 抗凝剂浓度过高或血液长时间放置：可形成锯齿状红细胞；④涂片干燥过慢或固定液混有少许水分：可形成面包圈形、口形、靶形红细胞；⑤涂片末端附近：可形成与长轴方向一致假椭圆形红细胞；⑥染色不当：可形成嗜多色性红细胞。

(二)检验人员

必须有能力、有资格能识别血液细胞形态。

(三)油镜观察

应注意浏览全片，尤其是血涂片边缘，观察是否存在其他异常细胞。

五、临床应用

(一)参考范围

正常成熟红细胞形态呈双凹圆盘状，大小均一，平均直径 7.2 μm(6.7～7.7 μm)；瑞特-吉姆萨染色为淡粉红色，呈正色素性；向心性淡染，中央 1/3 为生理性淡染区；胞质内无异常结构；无核；可见少量变形或破碎红细胞。

(二)临床意义

正常形态红细胞(图 3-2)：除了见于健康人，也可见于急性失血性贫血、部分再生障碍性贫血(AA)。

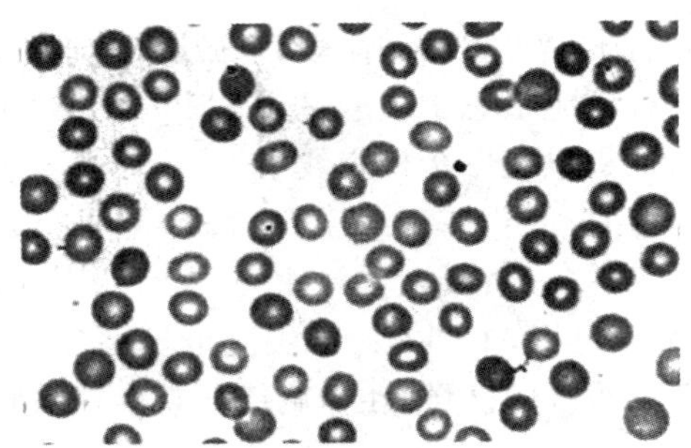

图 3-2　正常红细胞形态(瑞特-吉姆萨染色)

形态异常红细胞：如发现数量较多形态异常红细胞，在排除人为因素后，提示为病理改变。红细胞形态异常可分为大小、形状、染色(血红蛋白)、结构和排列等 5 类。

1.红细胞大小异常

(1)小红细胞：指直径＜6 μm 红细胞，出现较多染色浅、淡染区扩大的小红细胞(图 3-3)，提示血红蛋白合成障碍。见于缺铁性贫血(IDA)、珠蛋白生成障碍性贫血。遗传性球形红细胞增多症(HS)的小红细胞内血红蛋白充盈度良好，甚至深染，中心淡染区消失。长期慢性感染性贫血为单纯小细胞性，即红细胞体积偏小，无淡染区扩大(小细胞正色素红细胞)。

(2)大红细胞：指直径＞10 μm 红细胞(图 3-4)，呈圆形(圆形大红细胞)或卵圆形(卵圆形大红细胞)。见于叶酸、维生素 B_{12} 缺乏所致巨幼细胞贫血(MA)，为幼红细胞内 DNA 合成不足，不能按时分裂，脱核后形成大成熟的红细胞。也可见于溶血性贫血(HA)和骨髓增生异常综合征(MDS)等。

(3)巨红细胞：指直径＞15 μm 红细胞(图 3-5)。见于 MA、MDS 血细胞发育不良时，后者甚至可见直径＞20 μm 超巨红细胞。

(4)红细胞大小不均：指同一血涂片上红细胞之间直径相差1倍以上，由红细胞体积分布宽度(RDW)反映。见于贫血，MA时尤为明显，与骨髓造血功能紊乱或造血监控功能减弱有关。

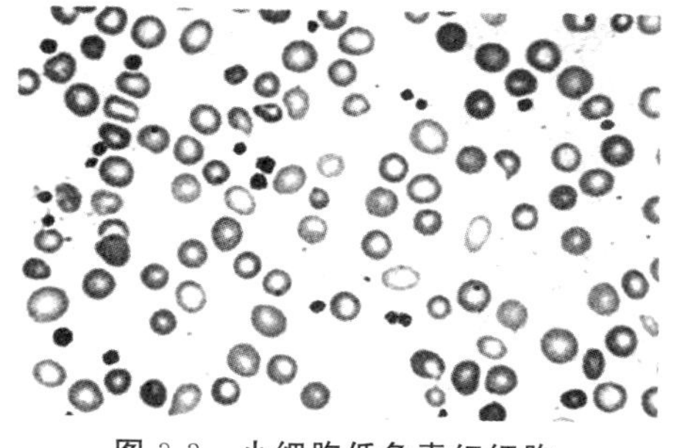

图3-3　小细胞低色素红细胞

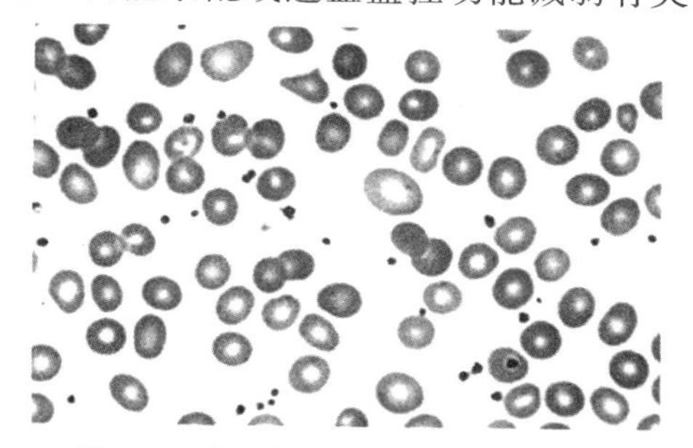

图3-4　大红细胞和红细胞大小不均

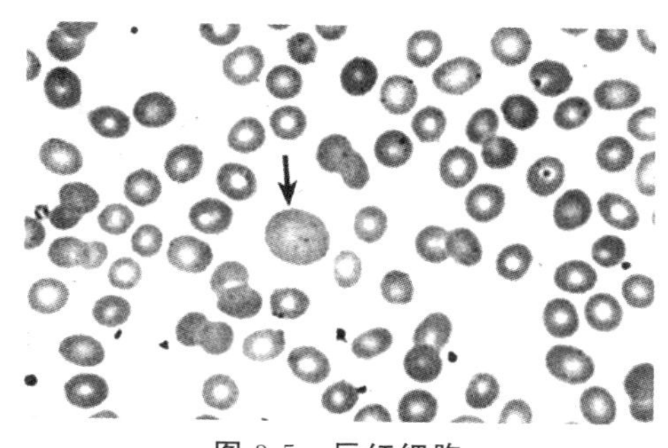

图3-5　巨红细胞

2.红细胞形状异常

(1)球形红细胞：红细胞直径<6 μm，厚度>2.6 μm，小球形，着色深，无中心淡染区，直径与厚度之比(正常为3.4∶1)可减少至2.4∶1或更小(图3-6)，与红细胞膜结构异常致膜部分丢失有关，此类红细胞易于破坏或溶解。见于遗传性球形红细胞增多症(常>20%)、自身免疫性溶血性贫血和新生儿溶血病等。

(2)椭圆形红细胞：也称卵圆形红细胞，红细胞呈椭圆形、杆形或卵圆形，长度可大于宽度3倍，可达5∶1(图3-7)，形成与膜基因异常致细胞膜骨架蛋白异常有关，且只有成熟后才呈椭圆形，因此，仅在外周血见到，正常人外周血约占1%。见于遗传性椭圆形红细胞增多症(HE)(常大于25%，甚至达75%)和巨幼细胞贫血(可达25%)。

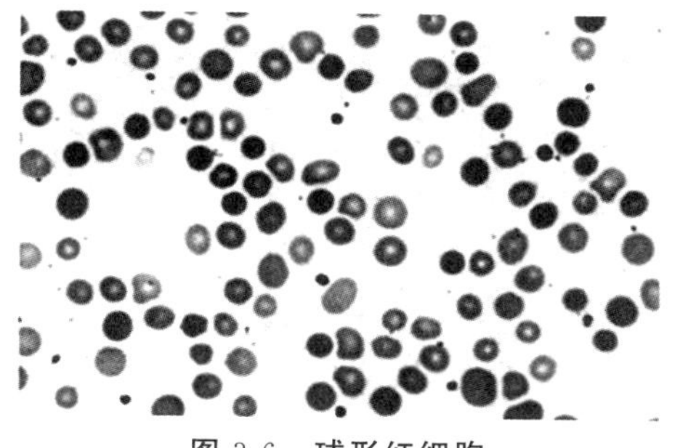

图3-6　球形红细胞

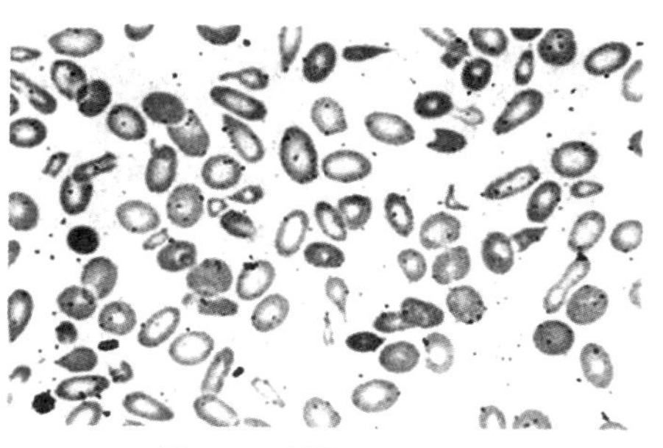

图3-7　椭圆形红细胞

(3)泪滴形红细胞：红细胞泪滴样或梨状(图 3-8)，可能因细胞内含 Heinz 小体或包涵体，或红细胞膜某一点被粘连而拉长，或制片不当所致。正常人偶见。见于骨髓纤维化、溶血性贫血和珠蛋白生成障碍性贫血等。

(4)口形红细胞：红细胞中心苍白区呈张口形(图 3-9)，因膜异常使 Na^{+} 通透性增加，细胞膜变硬，细胞脆性增加，生存时间缩短。正常人偶见(<4%)。见于遗传性口形红细胞增多症(HST)(常>10%)、小儿消化系统疾病所致的贫血、急性酒精中毒、某些溶血性贫血和肝病等。也可见于涂片不当，如血涂片干燥缓慢、玻片有油脂等。

(5)镰状红细胞：红细胞呈镰刀状、线条状或呈“L”“S”“V”形等(图 3-10)，可能为缺氧使红细胞内血红蛋白(HbS)溶解度降低，形成长形或尖形结晶体，使胞膜变形。见于镰状红细胞病。血涂片中出现可能是脾、骨髓或其他脏器毛细血管缺氧所致。在新鲜血液内加入还原剂，如偏亚硫酸钠，然后制作涂片有利于镰状红细胞检查。

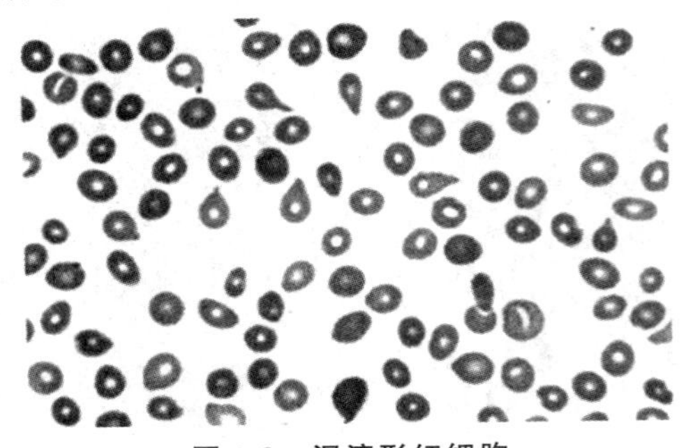

图 3-8 泪滴形红细胞

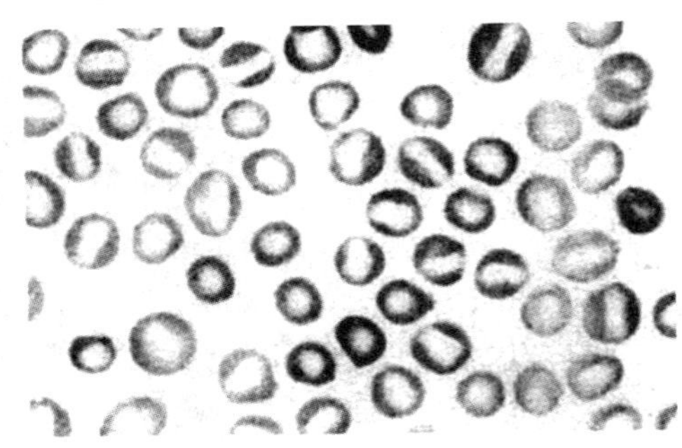

图 3-9 口形红细胞

(6)靶形红细胞：比正常红细胞稍大且薄，中心染色较深，外围苍白，边缘又深染，呈靶状(图 3-11)。有的红细胞边缘深染区向中央延伸或相连成半岛状或柄状，形成不典型靶形红细胞。可能与红细胞内血红蛋白组合、结构变异及含量不足、分布不均有关，其生存时间仅为正常红细胞的 1/2 或更短。见于珠蛋白生成障碍性贫血(常>20%)、严重缺铁性贫血、某些血红蛋白病、肝病、阻塞性黄疸和脾切除后，也可见于血涂片制作后未及时干燥固定、EDTA 抗凝过量等。

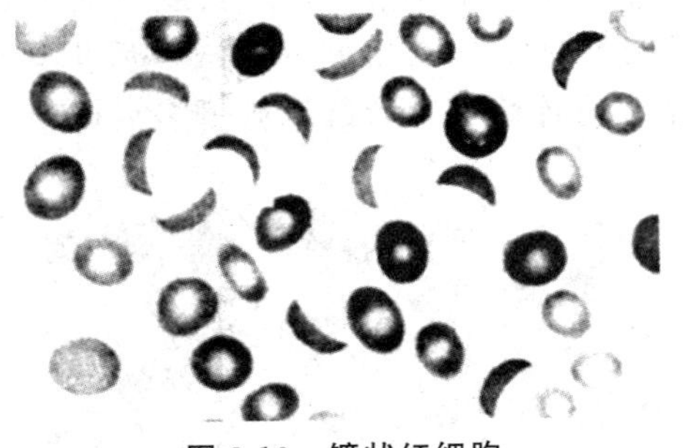

图 3-10 镰状红细胞

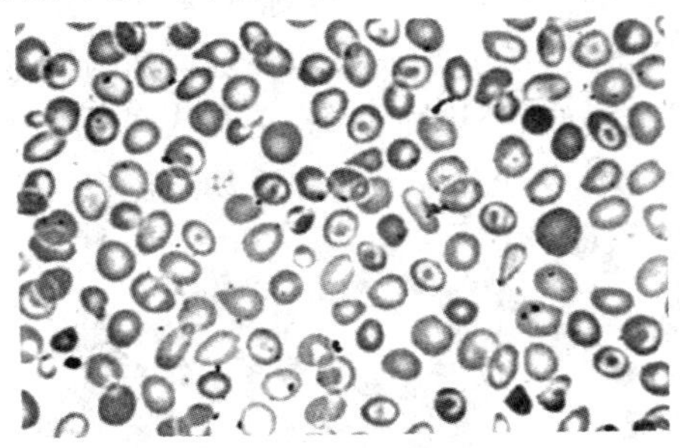

图 3-11 靶形红细胞

(7)棘形红细胞：红细胞表面有多个不规则针状或指状突起，突起长宽不一、外端钝圆、间距不等(图 3-12)。见于遗传性或获得性无 β-脂蛋白血症(可达 70%～80%)、脾切除后、酒精中毒性肝病、神经性厌食和甲状腺功能减退症等。

(8)刺红细胞：也称锯齿形红细胞，红细胞表面呈钝锯齿状，突起排列均匀、大小一致、外端较

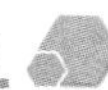

尖(图 3-13)。见于制片不当、高渗和红细胞内低钾等,也可见于尿毒症、丙酮酸激酶缺乏症、胃癌和出血性溃疡。

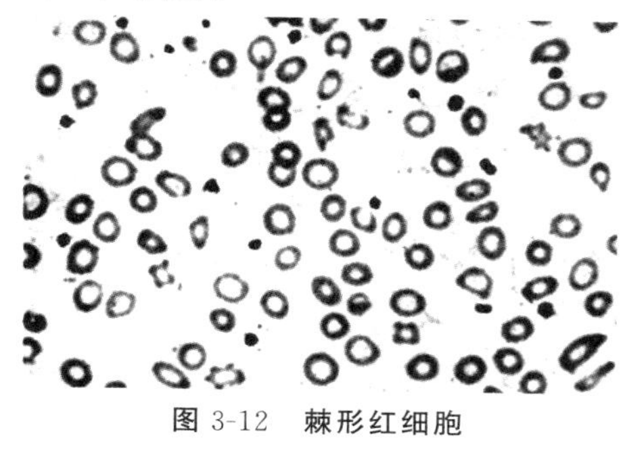
图 3-12　棘形红细胞

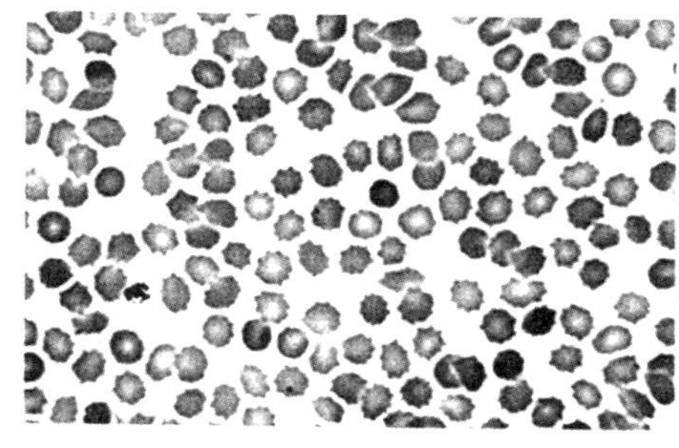
图 3-13　刺红细胞

(9)裂红细胞:也称为红细胞碎片或破碎红细胞,指红细胞大小不一,外形不规则,可呈盔形、三角形、扭转形(图 3-14),为红细胞通过管腔狭小的微血管所致。正常人血片中<2%。见于弥散性血管内凝血、创伤性心源性溶血性贫血、肾功能不全、微血管病性溶血性贫血、血栓性血小板减少性紫癜、严重烧伤和肾移植排斥时。

(10)红细胞形态不整:指红细胞形态发生无规律变化,出现各种不规则的形状,如豆状、梨形、蝌蚪状、麦粒状和棍棒形等(图 3-15),可能与化学因素(如磷脂酰胆碱、胆固醇和丙氨酸)或物理因素有关。见于某些感染、严重贫血,尤其是微小动脉瘤(MA)。

3.红细胞染色异常

(1)低色素性:红细胞生理性中心淡染区扩大,染色淡薄,为正细胞低色素红细胞或小细胞低色素红细胞,甚至仅细胞周边着色为环形红细胞(图 3-16),提示红细胞血红蛋白含量明显减少。见于缺铁性贫血、珠蛋白生成障碍性贫血、铁粒幼细胞性贫血(SA)和某些血红蛋白病等。

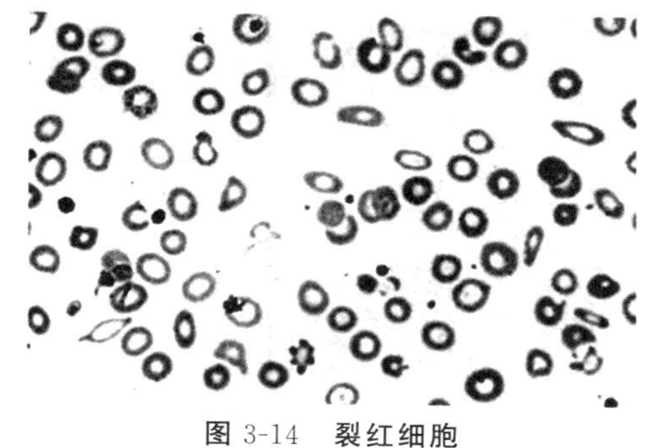
图 3-14　裂红细胞

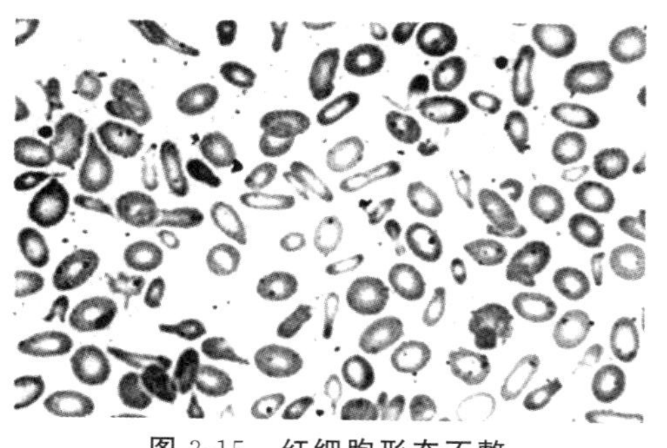
图 3-15　红细胞形态不整

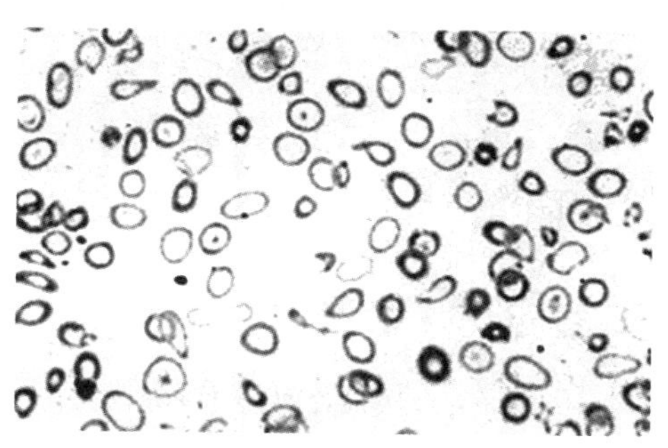
图 3-16　低色素性红细胞

(2)高色素性:红细胞生理性中心淡染区消失,整个细胞染成红色,胞体大(图 3-17),提示红细胞血红蛋白含量增高,故平均红细胞血红蛋白含量(MCH)增高,见于 MA 和遗传性球形红细胞增多症。球形红细胞因厚度增加,也可呈高色素,其胞体小,故 MCH 不增高。

(3)嗜多色性:红细胞淡灰蓝色或灰红色,胞体偏大,属尚未完全成熟红细胞(图 3-18),因胞质内尚存少量嗜碱性物质 RNA,又有血红蛋白,故嗜多色性。正常人血片中为 0.5%~1.5%。见于骨髓红细胞造血功能活跃时,如溶血性贫血和急性失血。

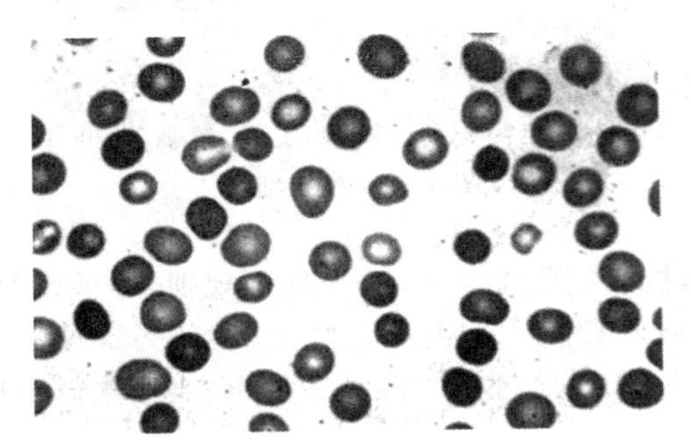

图 3-17 高色素性红细胞

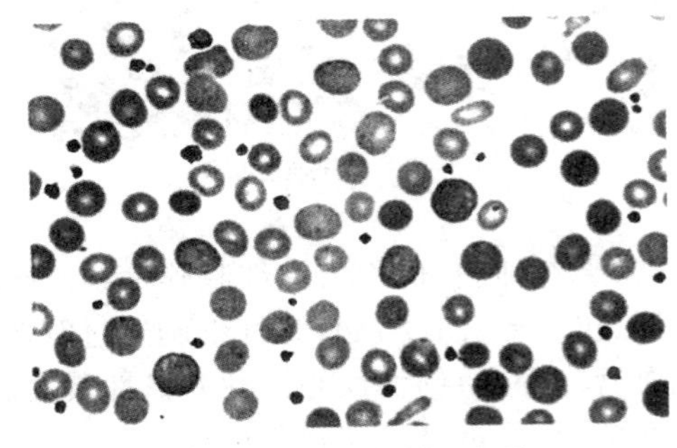

图 3-18 嗜多色性红细胞

(4)双相形红细胞:又称双形性红细胞,指同一血涂片上红细胞着色不一,出现 2 种或 2 种以上染色不一致红细胞,如同时出现小细胞低色素、正细胞正色素或大细胞高色素红细胞等,为血红蛋白充盈度偏离较大所致。见于铁粒幼细胞性贫血、输血后、营养性贫血、骨髓增生异常综合征。可通过血红蛋白分布宽度(HDW)反映出来。

4.红细胞内出现异常结构

(1)嗜碱点彩红细胞:简称点彩红细胞(图 3-19),指在瑞特-吉姆萨染色条件下,红细胞胞质内出现大小形态不一、数量不等蓝色颗粒(变性核糖核酸)。其形成原因有:①重金属损伤细胞膜使嗜碱性物质凝集;②嗜碱性物质变性;③某些原因致血红蛋白合成过程中原卟啉与亚铁结合受阻。正常人甚少见(约 1/10 000)。见于铅中毒,为筛检指标;常作为慢性重金属中毒指标;也可见于贫血,表示骨髓造血功能旺盛。

(2)豪-乔小体:又称染色质小体(图 3-20)。指红细胞胞质内含有 1 个或多个直径为 1~2 μm暗紫红色圆形小体,可能为核碎裂或溶解后残余部分。见于脾切除后、无脾症、脾萎缩、脾功能低下、红白血病和某些贫血,尤其是 MA。

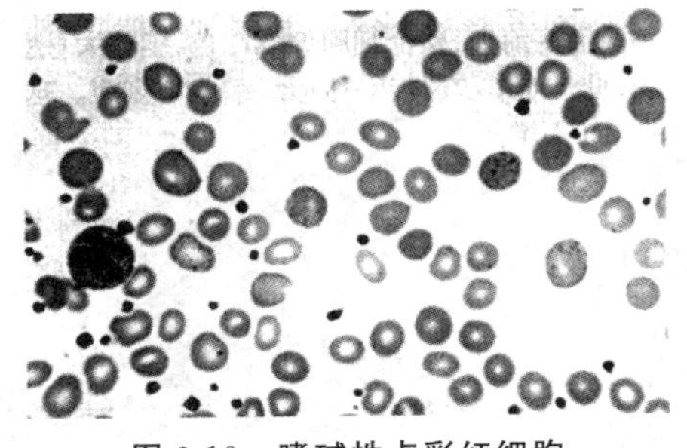

图 3-19 嗜碱性点彩红细胞

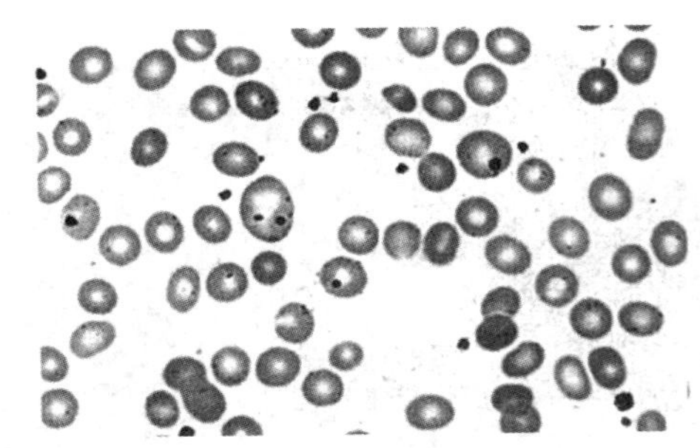

图 3-20 豪-乔小体

(3)卡伯特环:指红细胞胞质中含紫红色细线圈状结构,环形或"8"字形(图 3-21),可能为:①核膜残余物,表示核分裂异常;②纺锤体残余物;③胞质中脂蛋白变性,多出现在嗜多色性或嗜碱性点彩红细胞中,常伴豪-乔小体。见于白血病、MA、铅中毒和脾切除后。

(4)帕彭海姆小体:指红细胞内铁颗粒,在瑞特-吉姆萨染色下呈蓝黑色颗粒,直径<1 μm。见于脾切除后和骨髓铁负荷过度等。

(5)寄生虫:感染疟原虫、微丝蚴、巴贝球虫和锥虫时,红细胞胞质内可见相应病原体(图 3-22)。

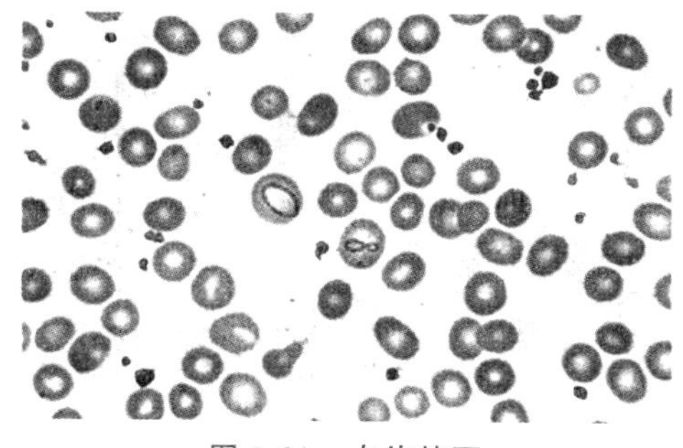

图 3-21 卡伯特环

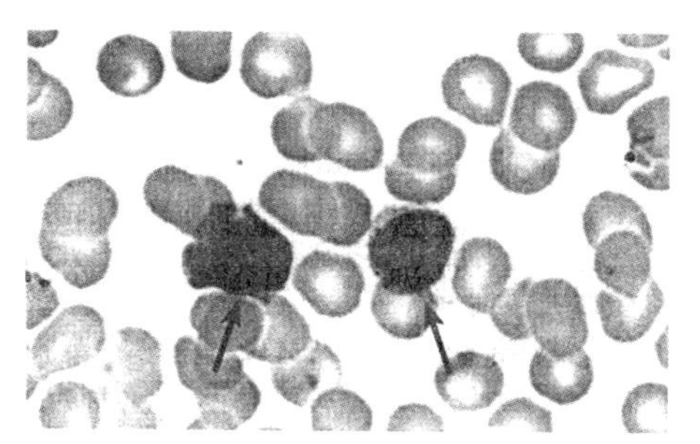

图 3-22 红细胞内疟原虫

5.红细胞排列异常

(1)缗钱状红细胞:当血浆中纤维蛋白原、球蛋白含量增高时,红细胞表面负电荷减低,红细胞间排斥力削弱,红细胞互相连接呈缗钱状(图 3-23)。见于多发性骨髓瘤等。

(2)红细胞凝集:红细胞出现聚集或凝集现象(图 3-24)。见于冷凝集素综合征和自身免疫性溶血性贫血等。

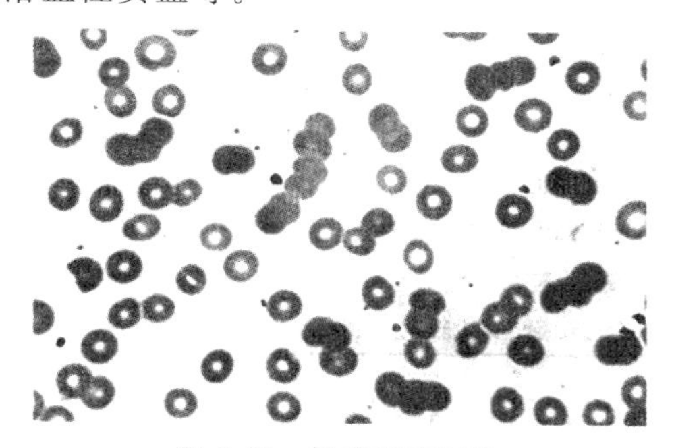

图 3-23 缗钱状红细胞

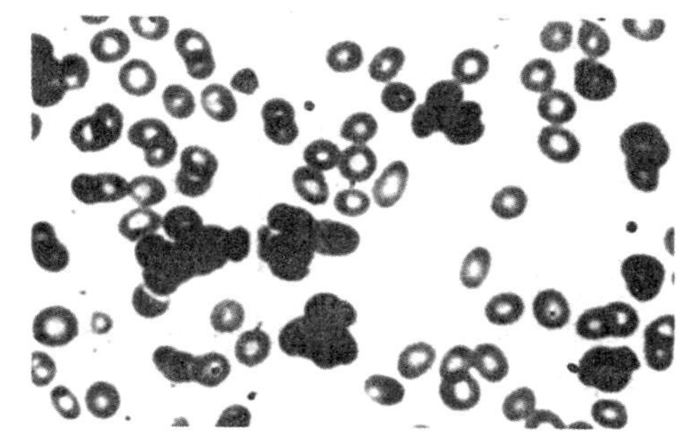

图 3-24 红细胞凝集

6.有核红细胞(NRBC)

有核红细胞指血涂片中出现有核红细胞(图 3-25)。正常时,出生 1 周内新生儿外周血可见少量有核红细胞。如成年人出现,为病理现象,见于溶血性贫血(因骨髓红系代偿性增生和提前释放所致)、造血系统恶性肿瘤(如急、慢性白血病)或骨髓转移癌(因骨髓大量异常细胞排挤释放增多所致)、骨髓纤维化(因髓外造血所致)和脾切除后(因滤血监视功能丧失所致)。血涂片检查有助于发现和诊断疾病(表 3-7)。

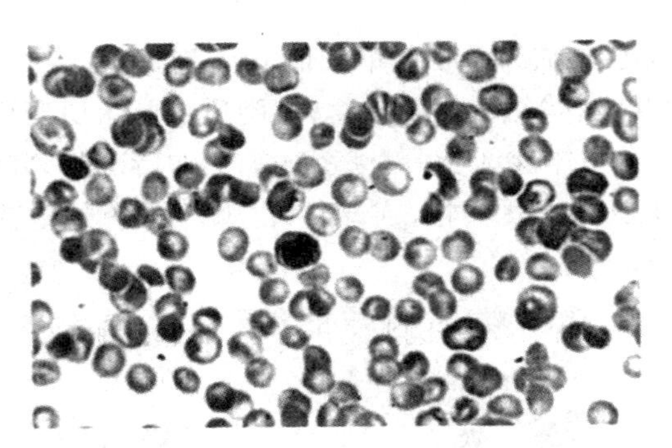

图 3-25　有核红细胞

表 3-7　血涂片检查有助于发现和诊断的疾病

血涂片发现	疾病
球形红细胞、多色素红细胞、红细胞凝集、吞噬红细胞增多	免疫性溶血性贫血
球形红细胞、多色素红细胞	遗传性球形红细胞增多症
椭圆形红细胞	遗传性椭圆形红细胞增多症
卵圆形红细胞	遗传性卵圆形红细胞增多症
靶形红细胞、球形红细胞	血红蛋白 C 病
镰状红细胞	血红蛋白 S 病
靶形红细胞、镰状红细胞	血红蛋白 SC 病
小红细胞、靶形红细胞、泪滴状红细胞、嗜碱点彩红细胞、其他异形红细胞	轻型珠蛋白生成障碍性贫血(地中海贫血)
小红细胞、靶形红细胞、嗜碱点彩红细胞、泪滴状红细胞、其他异形红细胞	重型珠蛋白生成障碍性贫血(地中海贫血)
小红细胞、低色素红细胞、无嗜碱点彩红细胞	缺铁性贫血
嗜碱点彩红细胞	铅中毒
大红细胞、卵圆形大红细胞、中性粒细胞分叶过多	叶酸或维生素 B_{12} 缺乏症

(褚庆萍)

第五节　血细胞比容测定

血细胞比容(HCT)又称红细胞比容(PCV),是在规定条件下离心沉淀压紧红细胞在全血中所占体积比值。

一、检验原理

(一)微量法

一定量抗凝血液,经一定速度和时间离心沉淀后,计算压紧红细胞体积占全血容积的比例,即为血细胞比容。

(二)温氏法

温氏法与微量法同属离心沉淀法,微量法用高速离心,温氏法则为常量、中速离心。

（三）电阻抗法

电阻抗法为专用微量血细胞比容测定仪。根据血细胞相对于血浆为不良导体的特性，先用仪器测定标准红细胞含量的全血电阻抗值，再以参考方法测定其HCT，计算出HCT与电阻抗值之间的数量关系（校正值），再利用待测标本测定电阻抗值间接算出标本HCT。

（四）其他方法

放射性核素法、比重计法、折射仪法和黏度计法等。

二、操作步骤

微量法：①采血，常规采集静脉EDTA-K_2抗凝血；②吸血，用虹吸法将血液吸入专用毛细管；③封口，将毛细管吸血端垂直插入密封胶封口；④离心，毛细管置于离心机，以一定相对离心力（RCF）离心数分钟；⑤读数，取出毛细管，置于专用读数板中读数，或用刻度尺测量红细胞柱（以还原红细胞层表层的红细胞高度为准）、全血柱长度，计算两者比值即为血细胞比容。如HCT＞0.5时，须再离心5 min。

三、方法评价

临床常用HCT检测方法评价见表3-8。

表3-8 常用HCT检测方法评价

方法	优点	缺点
微量法	快速（5 min）、标本用量小、结果准确、重复性好，可批量检测。WHO推荐参考方法	血浆残留少，需微量血液离心机
微量法（计算法）	ICSH（2003）推荐为候选参考方法，可常规用于HCT测定校准，HCT＝（离心HCT－1.0119）/0.973 6	需用参考方法测定全血Hb和压积红细胞Hb浓度。HCT＝全血Hb/压积红细胞Hb
温氏法	操作简单，无须特殊仪器，广泛应用	不能完全排除残留血浆，需单独采血，用血量大
血液分析仪法	简便、快速、精密度高，无须单独采血	需定期校正仪器
放射性核素法	准确性最高，曾被ICSH推荐为参考方法	操作烦琐，不适用于临床批量标本常规检测

四、质量管理

（一）检验前管理

（1）器材：应清洁干燥。CLSI规定专用毛细管规格应符合要求[长（75±0.5）mm，内径（1.155±0.085）mm，管壁厚度0.20 mm，允许0.18～0.23 mm，刻度清晰]。密封端口底必须平滑、整齐。离心机离心半径应＞8.0 cm，能在30 s内加速到最大转速，在转动圆周边RCF为10 000～15 000 g时，转动5 min，转盘温度不超过45 ℃。

（2）采血：空腹采血，以肝素或EDTA-K_2干粉抗凝，以免影响红细胞形态和改变血容量。采血应顺利，静脉压迫时间超过2 min可致血液淤积和浓缩，最好不使用压脉带。应防止组织液渗入、溶血或血液凝固。

（3）CLSI规定标本应储存在（22±4）℃，并在6 h内检测。

(二)检验中管理

1.操作因素

(1)注血:抗凝血在注入离心管前应反复轻微振荡,使 Hb 与氧充分接触;注入时应防止气泡产生。吸入血量在管长 2/3 处为宜;用优质橡皮泥封固(烧融封固法会破坏红细胞),确保密封。

(2)离心速度和时间:CLSI 和 WHO 建议微量法 RCF 为 10 000～15 000 g,RCF(g)=1.118×有效离心半径(cm)×$(r/min)^2$。

(3)放置毛细管的沟槽应平坦,胶垫应富有弹性。一旦发生血液漏出,应清洁离心盘后重新测定。

(4)结果读取与分析:应将毛细管底部红细胞基底层与标准读数板基线(0 刻度线)重合,读取自还原红细胞层以下红细胞高度。同一标本 2 次测定结果之差不可>0.015。

2.标本因素

(1)红细胞增多(症)、红细胞形态异常时(如小红细胞、椭圆形红细胞或镰状红细胞)可致血浆残留量增加,HCT 假性增高,WHO 建议这类标本离心时间应至少延长 3 min。

(2)溶血和红细胞自身凝集可使 HCT 假性降低。

(三)检验后管理

如离心后上层血浆有黄疸或溶血现象应予以报告,以便临床分析。必要时可参考 RBC、Hb 测定结果,以核对 HCT 测定值的可靠性。

五、临床应用

(一)参考范围

微量法:成年男性 0.380～0.508,成年女性 0.335～0.450。

(二)临床意义

(1)HCT 增高或降低:其临床意义见表 3-9。HCT 与 RBC、MCV 和血浆量有关。红细胞数量增多、血浆量降低或两者兼有可致 HCT 增高;反之 HCT 降低。

表 3-9　HCT 测定临床意义

HCT	原因
增高	血浆量减少:液体摄入不足、大量出汗、严重腹泻或呕吐、多尿、大面积烧伤
	红细胞增多:真性红细胞增多症、缺氧、肿瘤、EPO 增多
降低	血浆量增多:竞技运动员、妊娠、原发性醛固酮增多症、补液过多
	红细胞减少:各种原因的贫血、出血

(2)作为临床补液量参考:各种原因致机体脱水,HCT 均增高,补液时应监测 HCT,当 HCT 恢复正常时表示血容量得到纠正。

(3)用于贫血的形态学分类:计算红细胞平均体积和红细胞平均血红蛋白浓度。

(4)作为真性红细胞增多症的诊断指标:当 HCT>0.7,RBC 为(7～10)×10^{12}/L 和 Hb>180 g/L时即可诊断。

(5)作为血液流变学指标:增高表明红细胞数量偏高,全血黏度增加。严重者表现为高黏滞综合征,易致微循环障碍、组织缺氧,故可辅助监测血栓前状态。

RBC、Hb、HCT 每个参数均可作为贫血或红细胞增多的初筛指标，由于临床产生贫血的原因不同，其红细胞数量、大小和形态改变各有特征，因此，必须联合检测和综合分析，才可获得更有价值的临床信息。

（褚庆萍）

第六节　血红蛋白测定

血红蛋白（Hb，HGB）为成熟红细胞主要成分，在人体中幼、晚幼红细胞和网织红细胞中合成，由血红素和珠蛋白组成结合蛋白质，相对分子质量为 64458。每个 Hb 分子含有4 条珠蛋白肽链，每条肽链结合 1 个亚铁血红素，形成具有四级空间结构四聚体。亚铁血红素无种属特异性，由 Fe^{2+} 和原卟啉组成。Fe^{2+} 位于原卟啉中心，有 6 个配位键，其中 4 个分别与原卟啉分子中 4 个吡咯 N 原子结合，第 5 个与珠蛋白肽链的 F 肽段第 8 个氨基酸（组氨酸）的咪唑基结合，第 6 个配位键能可逆地与 O_2 和 CO_2 结合。当某些强氧化剂将血红蛋白 Fe^{2+} 氧化成 Fe^{3+} 时，则失去携氧能力。珠蛋白具有种属特异性，其合成与氨基酸排列受独立的基因编码控制。每个珠蛋白分子由 2 条 α 类链与 2 条非 α 类链组成，非 α 类链包括 β、γ、δ、ε 等。人类不同时期血红蛋白的种类、肽链组成和比例不同（表 3-10）。

表 3-10　不同时期血红蛋白种类、肽链组成和比例

时期	种类	肽链	比例
胚胎时期	血红蛋白 Gower-1（Hb Gower-1）	$\xi_2\varepsilon_2$	
	血红蛋白 Gower-2（Hb Gower-2）	$\alpha_2\xi_2$	
	血红蛋白 Portland（Hb Portland）	$\xi_2\gamma_2$	
胎儿时期	胎儿血红蛋白（HbF）	$\alpha_2\gamma_2$	新生儿＞70％，1 岁后＜2％
成人时期	血红蛋白 A（HbA）	$\alpha_2\beta_2$	90％以上
	血红蛋白 A2（HbA2）	$\alpha_2\delta_2$	2％～3％
	胎儿血红蛋白（HbF）	$\alpha_2\gamma_2$	＜2％

血红蛋白在红细胞中以多种状态存在。生理条件下，99％Hb 铁呈 Fe^{2+} 状态，称为还原血红蛋白；Fe^{2+} 状态的 Hb 可与 O_2 结合，称为氧合血红蛋白（HbO_2）；如果 Fe^{2+} 被氧化成 Fe^{3+}，称为高铁血红蛋白（Hi）。如第 6 个配位键被 CO 占据，则形成碳氧血红蛋白（HbCO），其比 O_2 的结合力高240 倍；如被硫占据（在含苯肼和硫化氢的环境中）则形成硫化血红蛋白（SHb），这些统称为血红蛋白衍生物。

Hb 测定方法有多种，现多采用比色法，常用方法有氰化高铁血红蛋白（HiCN）测定法、十二烷基硫酸钠血红蛋白（SDS-Hb）测定法、叠氮高铁血红蛋白（HiN_3）测定法、碱羟高铁血红素（AHD_{575}）测定法和溴代十六烷基三甲胺（CTAB）血红蛋白测定法等。HiCN 测定法为目前最常用 Hb 测定方法，1966 年，国际血液学标准化委员会（ICSH）推荐其作为 Hb 测定标准方法。1978 年，国际临床化学联合会（IFCC）和国际病理学会（IAP）联合发表的国际性文件中重申了

HiCN法。HiCN法也是WHO和ICSH推荐的Hb测定参考方法。本节重点介绍HiCN测定法。

一、检测原理

HiCN法是在HiCN转化液中，红细胞被溶血剂破坏后，高铁氰化钾可将各种血红蛋白（SHb除外）氧化为高铁血红蛋白（Hi），Hi与氰化钾中CN-结合生成棕红色氰化高铁血红蛋白（HiCN）。HiCN最大吸收峰为540 nm。在特定条件下，毫摩尔吸收系数为44 L/(mmol · cm)，根据测得吸光度，利用毫摩尔吸收系数计算或根据HiCN参考液制作标准曲线，即可求得待测标本血红蛋白浓度。

HiCN转化液有多种，较为经典的有都氏（Drabkin's）液和文-齐液。WHO和我国卫生行业标准WS/T341-2011《血红蛋白测定参考方法》推荐使用文-齐液。血红蛋白转化液成分与作用见表3-11。

表3-11　血红蛋白转化液成分与作用

稀释液	试剂成分	作用
都氏液	$K_3Fe(CN)_6$、KCN	形成HiCN
	$NaHCO_3$	碱性，防止高球蛋白致标本浑浊
文-齐液	$K_3Fe(CN)_6$、KCN	形成HiCN
	非离子型表面活性剂	溶解红细胞、游离Hb，防止标本浑浊
	KH_2PO_4（无水）	维持pH在7.2±0.2，防止高球蛋白致标本浑浊

二、操作步骤

（一）直接测定法

（1）加转化液：在试管内加入HiCN转化液。

（2）采血与转化：取全血加入试管底部，与转化液充分混匀，静置一定时间。

（3）测定吸光度：用符合WHO标准的分光光度计，波长540 nm、光径1.000 cm，以HiCN试剂调零，测定标本吸光度。

（4）计算：换算成单位体积血液内血红蛋白浓度。

（二）参考液比色测定法

如无符合WHO标准分光光度计，则采用此法。

（1）按直接测定法（1）～（3）步骤测定标本吸光度。

（2）制作HiCN参考液标准曲线：将HiCN参考液倍比稀释成多种浓度的Hb液，按标本测定条件分别测定吸光度，绘制标准曲线。通过标准曲线查出待测标本Hb浓度。

三、方法评价

血红蛋白测定方法评价见表3-12。

表 3-12　血红蛋白测定方法评价

方法	优点	缺点
HiCN	操作简便、快速，除 SHb 外均可被转化，显色稳定；试剂及参考品易保存，便于质量控制；已知吸收系数，为参考方法。测定波长 540 nm	①KCN 有剧毒。②高白细胞和高球蛋白可致浑浊。③HbCO转化慢
SDS-Hb	试剂无公害，操作简便，呈色稳定，准确度和精密度高，为次选方法。测定波长 538 nm	①SDS-Hb 消光系数未确定，标准曲线制备或仪器校正依赖 HiCN 法。②SDS 质量差异性大。③SDS 溶血性强，破坏白细胞，不适于溶血后同时计数 WBC
HiN_3	显色快且稳定，准确度和精密度较高，试剂毒性低（为 HiCN 法的 1/7）。测定波长 542 nm	①HbCO 转化慢。②试剂有毒
AHD_{575}	试剂简单无毒，显色稳定。准确度和精密度较高。以氯化血红素为标准品，不依赖 HiCN 法。测定波长 575 nm	①测定波长 575 nm，不便于自动化分析 ②采用氯化血红素作标准品纯度达不到标准
CTAB	溶血性强，但不破坏白细胞	精密度和准确度较上法略低

四、质量管理

（一）检验前管理

1.器材

（1）分光光度计校准：分光光度计波长、吸光度、灵敏度、稳定性、线性和准确度均应校正。波长：误差＜±1 nm；杂光影响仪器线性、灵敏度和准确性，应采用镤钕滤光片校正：杂光水平控制在 1.5％以下；HiCN 参考品法：$A_{\lambda 540\ nm}/A_{\lambda 504\ nm}=1.590\sim1.630$。

（2）比色杯光径 1.000 cm，允许误差为≤±0.5％，用 HiCN 试剂作空白，波长 710～800 nm，吸光度应 HiCN＜0.002。

（3）微量吸管及玻璃刻度吸管规格应符合要求或经校正。

（4）制作标准曲线或标定 K 值：每更换 1 次转化液或仪器使用一段时间后应重新制作标准曲线或标定 K 值。

2.试剂

（1）HiCN 转化液：应使用非去离子蒸馏水配制，pH 7.0～7.4，滤纸过滤后 $A_{10\ mm}^{\lambda 540nm}<0.001$；用有塞棕色硼硅玻璃瓶避光储存于 4 ℃～10 ℃，储存在塑料瓶可致 CN^- 丢失，冰冻保存可因结冰致高铁氰化钾还原失效；变绿或浑浊不能使用；Hb（除 SHb 和 HbCO 外）应在 5 min 内完全转化；配制试剂应严格按照剧毒品管理程序操作。

（2）HiCN 参考液（标准液）：纯度应符合 ICSH 规定的扫描图形，即在 450～750 nm 波长范围吸收光谱应符合波峰在 540 nm、波谷在 504 nm、$A_{\lambda 540\ nm}/A_{\lambda 504\ nm}$ 为 1.590～1.630 和 $A_{\lambda 750\ nm}\leq0.003$；无菌试验（普通和厌氧培养）阴性；精密度（CV）≤0.5％；准确度，以 WHO 和 HiCN 参考品为标准，测定值与标示值之差≤±0.5％；稳定性，3 年内不变质、测定值不变；棕色瓶分装，每支不少于10 mL；在有效期内 $A_{\lambda 540\ nm}/A_{\lambda 504\ nm}$ 为1.590～1.630。

（3）HiCN 工作参考液：测定值与标定值之差≤±1％。其他要求同参考液。

(4)溶血液:以参考液为标准,随机抽取 10 支测定,其精密度(CV)小于 1%;准确度测定值与标示值误差≤±1%;稳定 1 年以上,每支不少于 0.5 mL,包装密封好;其纯度标准达到 HiCN 工作参考液。

3.其他

标本采集等要求同红细胞计数。临床实验室标准委员会(CLSI)推荐采用 EDTA 抗凝静脉血。

(二)检验中管理

1.标本因素

(1)血浆中脂质或蛋白质(异常球蛋白)含量增高、WBC>20×10^9/L、PLT>700×10^9/L、HbCO 增高,因浊度增加引起血红蛋白假性增高。因白细胞过多引起的浑浊,可离心后取上清液比色;如为球蛋白异常增高所致,可向转化液中加入少许固体 NaCl(约 0.25 g)或 K_2CO_3(约 0.1 g),混匀后可使溶液澄清。

(2)HbCO 转化为 HiCN 的速度较慢,可达数小时,加大试剂中 $K_3Fe(CN)_6$ 的用量(×5),转化时间可为5 min,且不影响检测结果。

2.其他

(1)转化液稀释倍数应准确。

(2)红细胞应充分溶解。

(3)应定期检查标准曲线和换算常数 K。

3.IQC 及 EQA

(1)国际通用评价方法:血红蛋白允许总误差是靶值±7%。

(2)质量控制物:枸橼酸-枸橼酸钠-葡萄糖(ACD)抗凝全血质控物可用于多项血细胞参数的质量控制;醛化半固定红细胞可用于红细胞和血红蛋白质量控制;溶血液、冻干全血可用于单项血红蛋白质量控制。其中,定值溶血液适用于手工法血红蛋白质量控制。

(三)检验后管理

1.标本因素

某些因素可影响检测结果,如大量失血早期,主要是全身血容量减少,而血液浓度改变很少,红细胞和血红蛋白检测结果很难反映贫血存在。如各种原因所致脱水或水潴留,影响血浆容量,造成血液浓缩或稀释,红细胞和血红蛋白检测结果增加或减少,影响临床判断。

2.废液处理

检测完毕后,将废液集中于广口瓶中,以水 1∶1 稀释废液,再向每升稀释废液中加入 35 mL 次氯酸钠溶液(或 40 mL“84”消毒液),混匀后敞开容器口放置 15 h 以上才能进一步处理。HiCN 废液不能与酸性溶液混合,因氰化钾遇酸可产生剧毒的氢氰酸气体。

五、临床应用

(一)参考范围

红细胞及血红蛋白参考范围见表 3-13。

表 3-13　红细胞及血红蛋白参考范围

人群	RBC($\times 10^{12}$/L)	Hb(g/L)
成年男性	4.09～5.74	131～172
成年女性	3.68～5.13	113～151
新生儿	5.2～6.4	180～190
婴儿	4.0～4.3	110～120
儿童	4.0～4.5	120～140
老年男性(>70 岁)		94～122
老年女性(>70 岁)		87～112

(二)临床意义

血红蛋白测定与红细胞计数临床意义相似,但某些贫血两者减少程度可不一致;红细胞计数可判断红细胞减少症和红细胞增多症,判断贫血程度时血红蛋白测定优于红细胞计数。因此,两者同时测定更具临床应用价值。

1.生理变化

(1)生理性增高:见于机体缺氧状态,如高原生活、剧烈体力活动等;肾上腺素增高,如冲动、兴奋和恐惧等情绪波动;长期重度吸烟;雄激素增高(如成年男性高于女性);日内上午 7 时最高;静脉压迫时间>2 min增高 10%;毛细血管血比静脉血高 10%～15%;应用毛果芸香碱、钴、肾上腺素、糖皮质激素药物等,红细胞一过性增高。

(2)生理性减低:见于生理性贫血,如 6 个月到 2 岁婴幼儿为造血原料相对不足所致,老年人为造血功能减退所致,孕妇为血容量增加、血液稀释所致;长期饮酒减少约 5%。生理因素影响与同年龄、性别人群的参考范围相比,一般波动在±20%以内。

2.病理性变化

(1)病理性增高:成年男性 RBC>6.0×10^{12}/L,Hb>170 g/L;成年女性 RBC>6.5×10^{12}/L,Hb>160 g/L为红细胞和血红蛋白增高。①相对增高:见于呕吐、高热、腹泻、多尿、多汗、水摄入严重不足和大面积烧伤等因素造成暂时性血液浓缩。②继发性增高:见于缺氧所致 EPO 代偿性增高疾病,如慢性心肺疾病、异常血红蛋白病和肾上腺皮质功能亢进等;病理性 EPO 增高疾病,如肾癌、肝细胞癌、卵巢癌、子宫肌瘤和肾积水等。③原发性增高:见于真性红细胞增多症和良性家族性红细胞增多症等。

(2)病理性减低:各种病理因素所致红细胞、血红蛋白、血细胞比容低于参考范围下限,称为贫血。贫血诊断标准见表 3-14。根据病因和发病机制贫血可分为 3 类(表 3-15)。此外,某些药物可致红细胞减少引起药物性贫血。

表 3-14　贫血诊断标准(海平面条件)

	Hb(g/L)	HCT	RBC($\times 10^{12}$/L)
成年男性	120	0.40	4.0
成年女性	110(孕妇低于 100)	0.35	3.5
出生 10 d 以内新生儿	145		
1 月以上婴儿	90		

4月以上婴儿	100
6个月至6岁儿童	110
6～14岁儿童	120

表 3-15 根据病因及发病机制贫血分类

病因及发病机制	常见疾病
红细胞生成减少	
骨髓造血功能障碍	
干细胞增殖分化障碍	再生障碍性贫血，单纯红细胞再生障碍性贫血，急性造血功能停滞，骨髓增生异常综合征等
骨髓被异常组织侵害	骨髓病性贫血，如白血病、多发性骨髓瘤、骨髓纤维化、骨髓转移癌等
骨髓造血功能低下	继发性贫血，如肾病、肝病、慢性感染性疾病、内分泌疾病等
造血物质缺乏或利用障碍	
铁缺乏或铁利用障碍	缺铁性贫血，铁粒幼细胞性贫血等
维生素 B_{12} 或叶酸缺乏	巨幼细胞贫血等
红细胞破坏过多	
红细胞内在缺陷	
红细胞膜异常	遗传性球形、椭圆形、口形红细胞增多症，PNH
红细胞酶异常	葡萄糖-6-磷酸脱氢酶缺乏症，丙酮酸激酶缺乏症等
血红蛋白异常	珠蛋白生成障碍性贫血，异常血红蛋白病，不稳定血红蛋白病
红细胞外在异常	
免疫溶血因素	自身免疫性，新生儿同种免疫性，药物诱发，血型不合输血等
理化感染等因素	微血管病性溶斑性贫血，化学物质、药物、物理、生物因素所致溶血
其他	脾功能亢进
红细胞丢失增加	
急性失血	大手术，严重外伤，脾破裂，异位妊娠破裂等
慢性失血	月经量多，寄生虫感染（钩虫病），痔疮等

红细胞计数和血红蛋白测定的医学决定水平为：当 RBC＞6.8×10^{12}/L 应采取治疗措施；RBC＜3.5×10^{12}/L 为诊断贫血界限。临床上，常以血红蛋白量判断贫血程度，Hb＜120 g/L（女性 Hb＜110 g/L）为轻度贫血；Hb＜90 g/L为中度贫血；Hb＜60 g/L 为重度贫血；Hb＜30 g/L 为极重度贫血；当 RBC＜1.5×10^{12}/L，Hb ＜45 g/L时，应考虑输血。

（牛 鑫）

第七节 红细胞平均指数测定

红细胞平均指数（值）包括平均红细胞体积、平均红细胞血红蛋白含量、平均红细胞血红蛋白浓度3项指标，是依据RBC、Hb、HCT三个参数间接计算出来的，能较深入地反映红细胞内在特征，为贫血鉴别诊断提供更多线索。

一、检验原理

对同一抗凝血标本同时进行RBC、Hb和HCT测定，再按下列公式计算3种红细胞平均指数。

（一）平均红细胞体积

平均红细胞体积（MCV）是指红细胞群体中单个红细胞体积的平均值。单位：飞升（fL，1 fL=10^{-15} L）。

$$MCV=\frac{HCT}{RBC}\times 10^{15}(fL)$$

（二）平均红细胞血红蛋白含量

平均红细胞血红蛋白含量（MCH）是指红细胞群体中单个红细胞血红蛋白含量的平均值。单位：皮克（pg，1 pg=10^{-12} g）。

$$MCH=\frac{Hb}{RBC}\times 10^{12}(pg)$$

（三）平均红细胞血红蛋白浓度

平均红细胞血红蛋白浓度（MCHC）是指红细胞群体中单个（全部）红细胞血红蛋白含量的平均值。单位：g/L。

$$MCHC=\frac{Hb}{HCT}(g/L)$$

二、操作步骤

红细胞计数、血红蛋白和血细胞比容测定参见本章相关内容。

三、方法评价

手工法红细胞平均指数测定不需特殊仪器，但计算费时，又易出错。

四、质量管理

红细胞平均指数是根据RBC、Hb、HCT结果演算而来，其准确性受此三个参数的影响，因此，必须采用同一抗凝血标本同时测定RBC、Hb和HCT。此外，红细胞平均值只表示红细胞总体平均值，“正常”并不意味着红细胞无改变，如溶血性贫血、白血病性贫血属正细胞性贫血，但红细胞可有明显大小不均和异形，须观察血涂片才能得出较为准确的诊断。

五、临床应用

（一）参考范围

MCV、MCH、MCHC参考范围见表3-16。

表 3-16 MCV、MCH、MCHC 参考范围

人群	MCV(fL)	MCH(pg)	MCHC(g/L)
成年人	80～100	26～34	320～360
1～3 岁	79～104	25～32	280～350
新生儿	86～120	27～36	250～370

(二)临床意义

依据 MCV、MCH、MCHC 3 项指标有助于贫血观察,对贫血的形态学分类有鉴别作用(表 3-17)。如缺铁性贫血和珠蛋白生成障碍性贫血都表现为小细胞低色素性贫血,但前者在血涂片上可见红细胞明显大小不均。如缺铁性贫血合并巨幼细胞贫血表现为小红细胞和大红细胞明显增多,但 MCV、MCH 正常。

表 3-17 MCV、MCH、MCHC 在贫血分类中的意义

指数	临床应用		
	正常	增高	减低
MCV	大部分贫血,如慢性炎症、慢性肝肾疾病、内分泌疾病、消化不良、吸收不良、恶性肿瘤所致贫血、急性失血和溶血性贫血、部分再生障碍性贫血	巨幼细胞贫血、吸烟、肝硬化、酒精中毒;同时出现小红细胞和大红细胞疾病,如缺铁性贫血合并巨幼细胞贫血,免疫性溶血性贫血、微血管病性溶血性贫血	铁、铜、维生素 B_6 缺乏性贫血,铁缺乏最常见
MCH	同上	叶酸、维生素 B_{12} 缺乏等所致大细胞性贫血	铁、铜、维生素 B_6 缺乏性贫血
MCHC	同上,大多数都正常	遗传性球形红细胞增多症、高滴度冷凝集素	铁、铜、维生素 B_6 缺乏性贫血,Hb 假性降低或 HCT 假性增高

(牛 鑫)

第八节 红细胞沉降率测定

红细胞沉降率(ESR)简称血沉,是指在一定条件下,离体抗凝血在静置过程中,红细胞自然下沉的速率。红细胞膜表面唾液酸带负电荷,可在红细胞表面形成 zeta 电位,彼此相互排斥,形成 25 nm 间距,因此,具有一定悬浮流动性,下沉缓慢。红细胞下沉过程分为 3 个时段。①红细胞缗钱状聚集期:约需 10 min。②红细胞快速沉降期:约 40 min。③红细胞堆积期:约需 10 min。此期红细胞下降缓慢,逐渐紧密堆积于容器底部。

一、检测原理

（一）魏氏法

将枸橼酸钠抗凝血置于特制刻度血沉管内，垂直立于室温中，因红细胞比重大于血浆，在离体抗凝血中能克服血浆阻力下沉。1 h读取红细胞上层血浆的高度值(mm/h)，即代表红细胞沉降率。

（二）自动血沉仪法

根据红细胞下沉过程中血浆浊度的改变，采用光电比浊、红外线扫描或摄影法动态检测红细胞下沉各个时段红细胞与血浆界面处血浆的透光度。微电脑显示并自动打印血沉结果以及红细胞下沉高度(H)与对应时间(t)的H-t曲线。

二、操作步骤

（一）魏氏法

(1)采血：采集1∶4枸橼酸钠抗凝静脉血。

(2)吸血：用魏氏血沉管吸取充分混匀的抗凝血。

(3)直立血沉管：将血沉管垂直立于血沉架，室温静置。

(4)读数：1 h准确读取红细胞下沉后上层血浆的高度值(mm/h)，即为ESR。

（二）自动血沉仪法

目前临床广泛应用的自动血沉仪主要有两种类型。

1.温氏法血沉仪

采用温氏法塑料血沉管测定1∶4枸橼酸钠抗凝静脉血。仪器每45 s扫描1次，30 min后报告温氏法和换算后的魏氏法两种结果；并打印H-t曲线。

2.魏氏法血沉仪

1∶4枸橼酸钠抗凝静脉血放入测定室后，仪器自动定时摄像或用红外线扫描。将红细胞下沉过程中血浆浊度变化进行数字转换，1 h后根据成像情况及数字改变计算血浆段高度，经数据处理报告魏氏法血沉结果(mm/h)。

三、方法评价

（一）魏氏法

魏氏法为传统手工法，也是ICSH推荐参考方法。ICSH、CLSI以及WHO均有血沉检测标准化文件。ICSH(1993年)和CLSI H2-A4(2000年)方法，均以魏氏法为基础，对血沉测定参考方法或标准化方法制定操作规程，对血沉管规格、抗凝剂使用、血液标本制备和检测方法等重新做了严格规定。魏氏法操作简便，只反映血沉终点变化，耗时、易造成污染、缺乏特异性，一次性血沉测定器材成本高、质量难以保证。温氏法则按HCT测定方法要求采血，通过血沉方程K值计算，克服了贫血对结果影响，多用于血液流变学检查。

（二）自动血沉仪法

操作简单，可动态检测血沉全过程，且自动、微量、快速、重复性好、不受环境温度影响，适于急诊患者。温氏法血沉仪测试时将血沉管倾斜，势必造成人为误差。CLSI建议血沉仪法可采用

EDTA 抗凝血，即可与血液分析仪共用 1 份抗凝血标本，并采用密闭式采血系统，但尚未广泛应用。

四、质量管理

(一)检验前

1.生理因素

患者检查前应控制饮食，避免一过性高脂血症使 ESR 加快。

2.药物影响

输注葡萄糖、白明胶和聚乙烯吡咯烷酮等，2 d 内不宜做 ESR 检验。

3.标本因素

静脉采血应在 30 s 内完成，不得有凝血、溶血、气泡，不能混入消毒液；枸橼酸钠(0.109 mmol/L，AR 级)应新鲜配制(4 ℃保存 1 周)，与血液之比为 1∶4，混匀充分；标本室温下放置<4 h，4 ℃保存小于12 h，测定前应置室温平衡至少 15 min(CLSI 建议)。

4.器材

应清洁干燥。魏氏血沉管应符合 ICSH 规定标准，即：管长(300.0±1.5) mm；两端相通，端口平滑；表面自上而下刻有规范的 0～200 mm 刻度，最小分度值 1 mm(误差≤0.02 mm)；管内径(2.55±0.15) mm，内径均匀误差≤0.05 mm。

(二)检验中

1.操作因素

(1)吸血：吸血量应准确，避免产生气泡。

(2)血沉管装置：严格垂直(CLSI 规定倾斜不能超过 2°)、平稳放置，并防止血液外漏。如血沉管倾斜，血浆沿一侧管壁上升，红细胞则沿另一侧管壁下沉，受到血浆逆阻力减小，下沉加快(倾斜 3°，ESR 可增加 30%)。

(3)测定温度：要求为 18 ℃～25 ℃，室温过高应查血沉温度表校正结果，室温<18 ℃应放置20 ℃恒温箱内测定。

(4)测定环境：血沉架应避免直接光照、移动和振动。

(5)测定时间：严格控制在(60±1)分钟读数。

(6)质控方法：ICSH 规定 ESR 测定参考方法的质控标本为 EDTA 抗凝静脉血，HCT ≤0.35，血沉值在 15～105 mm/h 之间，测定前至少颠倒混匀 12 次(CLSI 推荐)，按“常规工作方法”同时进行测定。用参考方法测定其 95%置信区间应控制在误差<±0.5 mm/h。

2.标本因素

(1)血浆因素：与血浆蛋白质成分及比例有关，使血沉加快的主要因素是带正电荷大分子蛋白质，其削弱红细胞表面所带负电荷，使红细胞发生缗钱状聚集，红细胞总表面积减少，受到血浆逆阻力减小，且成团红细胞质量超过了血浆阻力，因而下沉。带负电荷小分子蛋白质作用则相反。

(2)红细胞因素：包括红细胞数量、大小、厚度和形态等。总之，血浆因素对血沉影响较大，红细胞因素影响较小。影响血沉的因素见表 3-18。

表 3-18 影响血沉测定结果血浆和红细胞因素

内在因素	影响因素
血浆	
ESR 增快	①纤维蛋白原(作用最强),异常克隆性免疫球蛋白,γ、α、β 球蛋白和急性时相反应蛋白(α_1-AT、α_2-M、Fg)等。②胆固醇和三酰甘油等。③某些病毒、细菌、代谢产物、药物(输注葡萄糖、白明胶、聚乙烯吡咯烷酮等)和抗原抗体复合物
ESR 减慢	清蛋白、磷脂酰胆碱和糖蛋白等
红细胞	
数量减少	表面积减少,血浆阻力减小,ESR 增快
数量增多	表面积增多,血浆阻力增大,ESR 减慢
形态异常	①球形、镰状红细胞增多或大小不均,不易形成缗钱状,表面积增大,ESR 减慢。②靶形红细胞增多,红细胞直径大、薄,易形成缗钱状,表面积减小,ESR 增快

(三)检验后

因血沉变化大多数由血浆蛋白质变化所致,这种变化对血沉影响持续。因此,复查血沉的时间至少应间隔 1 周。

五、临床应用

(一)参考范围

魏氏法:成年男性<15 mm/h,成年女性<20 mm/h。

(二)临床意义

ESR 用于疾病诊断缺乏特异性,也不能作为健康人群筛检指标,但用于某些疾病活动情况监测、疗效判断和鉴别诊断具有一定参考价值。

1.生理性加快

(1)年龄与性别:新生儿因纤维蛋白原含量低而红细胞数量较高,血沉较慢(≤2 mm/h)。12 岁以下儿童因生理性贫血血沉稍快,但无性别差异。成年人,尤其 50 岁后,纤维蛋白原含量逐渐升高,血沉增快,且女性高于男性(女性平均 5 年递增 2.8 mm/h,男性递增 0.85 mm/h)。

(2)女性月经期:子宫内膜损伤及出血,纤维蛋白原增加,血沉较平时略快。

(3)妊娠与分娩:妊娠期 3 个月直至分娩 3 周后,因贫血、纤维蛋白原增加、胎盘剥离和产伤等影响,血沉加快。

2.病理性加快

病理性血沉加快临床意义见表 3-19。因白细胞直接受细菌毒素、组织分解产物等影响,其变化出现早,对急性炎症诊断及疗效观察更有临床价值。血沉多继发于急性时相反应蛋白增多的影响,出现相对较晚,故 ESR 用于慢性炎症观察,如结核病、风湿病活动性动态观察或疗效判断更有价值。

3.血沉减慢

血沉减慢一般无临床意义。见于低纤维蛋白原血症、充血性心力衰竭、真性红细胞增多症和红细胞形态异常(如红细胞球形、镰状和异形)。

表 3-19 病理性血沉加快临床意义

疾病	临床意义
感染及炎症	急性炎症，血液中急性时相反应蛋白($α_1$-AT、$α_2$-M、CRP、Tf、Fg 等)增高所致，为最常见原因。慢性炎症(结核病、风湿病、结缔组织炎症等)活动期增高，病情好转时减慢，非活动期正常，ESR 监测可动态观察病情
组织损伤	严重创伤和大手术、心肌梗死(为发病早期特征之一)，与组织损伤所产生蛋白质分解产物增多和心肌梗死后3～4 d急性时相反应蛋白增多有关
恶性肿瘤	与 $α_2$-巨球蛋白、纤维蛋白原、肿瘤组织坏死、感染和贫血有关
自身免疫性疾病	与热休克蛋白增多有关。ESR 与 CRP、RF 和 ANA 测定具有相似灵敏度
高球蛋白血症	与免疫球蛋白增多有关，如多发性骨髓瘤、肝硬化、巨球蛋白血症、系统性红斑狼疮、慢性肾炎等
高脂血症	与三酰甘油、胆固醇增多有关，如动脉粥样硬化、糖尿病和黏液水肿等
贫血	与红细胞减少受血浆阻力减小有关

(牛　鑫)

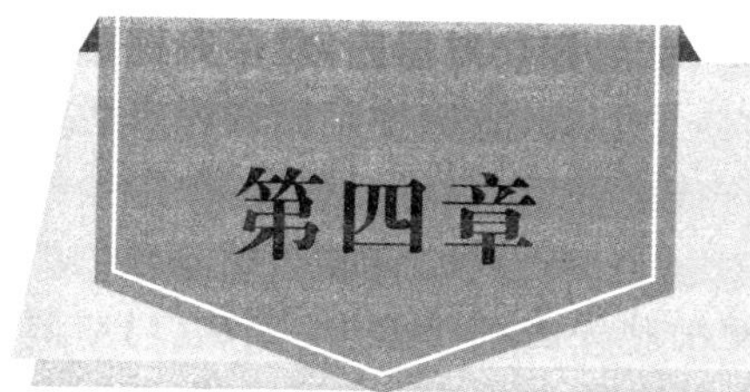

第四章 白细胞检验

第一节 白细胞检验的基本方法

一、白细胞功能检验

(一)墨汁吞噬试验

1.原理

血液中中性粒细胞及单核细胞对细菌、异物等具有吞噬作用。在一定量的肝素抗凝血中,加入一定量的墨汁,经37 ℃温育4 h,涂片染色镜下观察吞噬细胞对墨汁的吞噬情况,并计算吞噬率及吞噬指数。

2.参考值

成熟中性粒细胞吞噬率74%±15%,吞噬指数126±60;成熟单核细胞吞噬率95%±5%,吞噬指数313±86。

3.临床评价

粒细胞的吞噬功能仅限于成熟阶段,单核细胞幼稚型和成熟型都具有吞噬能力。急性单核细胞白血病M5a为弱阳性,M5b吞噬指数明显增高。急性粒细胞白血病(M_2)、急性淋巴细胞白血病和急性早幼粒细胞白血病的原始及幼稚细胞多无吞噬能力,吞噬试验为阴性。急性粒-单核细胞白血病呈阳性反应,对鉴别有一定价值。慢性粒细胞白血病的成熟中性粒细胞吞噬能力明显减低。

(二)白细胞吞噬功能试验

1.原理

分离白细胞悬液,将待测的吞噬细胞与某种可被吞噬而又易于查见计数的颗粒物质如葡萄球菌混合,温育一定时间后,细菌可被中性粒细胞吞噬,可在镜下观察中性粒细胞吞噬细菌的情况,根据吞噬率和吞噬指数即可反映吞噬细胞的吞噬功能。

2.参考值

吞噬率(%)=吞噬细菌的细胞数/200个(中性粒细胞)×100%;正常人为62.8%±1.4%;吞噬指数=200个中性粒细胞吞噬细胞总数/200个(中性粒细胞);正常人为1.06±0.05。

3.临床评价

吞噬细胞分大吞噬细胞和吞噬细胞两大类。前者包括组织中的巨噬细胞和血循环中的大单核细胞，后者主要是中性粒细胞。本试验可了解中性粒细胞的吞噬功能。比如吞噬率和吞噬指数增高，反映中性粒细胞吞噬异物功能的增强，常见于细菌性感染。对疑有中性粒细胞吞噬功能低下者，有帮助确诊的价值。

（三）血清溶菌酶活性试验

1.原理

溶菌酶能水解革兰阳性球菌细胞壁乙酰氨基多糖成分，使细胞失去细胞壁而破裂。以对溶菌酶较敏感的微球菌悬液为作用底物，根据微球菌的溶解程度来检测血清或尿中溶菌酶的活性。

2.参考值

血清（5～15）mg/L，尿（0～2）mg/L（比浊法）。

3.临床评价

在人体血清中的溶菌酶，主要来自血中的单核细胞和粒细胞，其中以单核细胞含量最多。在中性粒细胞中，从中幼粒到成熟粒细胞可随细胞的成熟程度而增高。嗜酸性粒细胞，除中幼阶段外，均无此酶活性。淋巴细胞中则含量极低。血清和血浆中的溶菌酶大部分是由破碎的白细胞所释放。血清溶菌酶含量增高，可见于部分急性髓细胞白血病。急性单核细胞白血病（简称急单）的血清溶菌酶含量明显增高，由于成熟单核细胞溶菌酶的含量很多，因而在周围血中成熟单核细胞的多少，直接影响血清溶菌酶的测定值。一般认为急单血清溶菌酶增高，是由于患者的单核细胞不能转移到组织内或溶菌酶迅速从单核细胞释放入血的结果。尿溶菌酶含量也增高，故尿溶菌酶阴性可排除急单的诊断。急性粒-单核细胞白血病血清溶菌酶含量也有明显增高，其增高程度与白细胞总数有关，在治疗前其含量明显高，表示细胞分化程度较好，预后亦较好。急性粒细胞白血病的血清溶菌酶的含量可正常或增高，临床意义与急粒-单核细胞白血病相似。急性粒细胞白血病和急性单核细胞白血病都是在治疗缓解、白细胞减少时，其含量也同时下降，但在复发时上升。血清溶菌酶含量减低，急性淋巴细胞白血病多数减低，少数正常；慢性粒细胞白血病血清溶菌酶含量正常，但急变时下降。

（四）硝基四氮唑蓝还原试验

1.原理

硝基四氮唑蓝（NBT）是一种染料，其水溶性呈淡黄色。当被吞入或掺入中性白细胞后，有产生过氧化物酶的作用，可接受葡萄糖中间代谢产物葡萄糖-6-磷酸在己糖磷酸旁路代谢中NADPH氧化脱下的氢，而被还原成非水溶性的蓝黑色甲臜颗粒，呈点状或片状沉着在胞浆内有酶活性的部位，可在显微镜下观察并计数阳性细胞百分比。

2.参考值

正常成人的阳性细胞数在10%以下。若有10%以上中性粒细胞能还原NBT，即为NBT还原试验阳性，低于10%则为阴性。

3.临床评价

用于中性粒细胞吞噬杀菌功能异常的过筛鉴别和辅助诊断儿童慢性肉芽肿（CGD），葡萄糖-6-磷酸脱氢酶（G-6-PD）缺乏症，髓过氧化物酶缺乏症和Job综合征，NBT还原试验阳性如在涂片中能查出几个出现甲臜沉淀的中性粒细胞即可排除CGD。故本试验可用于这些疾病的过筛鉴别和辅助诊断。如在涂片中未查出有甲臜沉淀的中性粒细胞而又不能确定是CGD时，可作细菌内毒素激发试验确诊之。方法如下：将10 g大肠埃希菌内毒素溶于50 mL生理盐水，取0.05 mL与0.5 mL肝素抗凝血（12.5单位肝素/毫升血）在试管内混匀，盖住管口置室温15 min

后，按前述方法进行NBT还原试验。若NBT还原阳性细胞超过29%，即可否定CGD；若仍在10%以下，即可诊断为中性粒细胞吞噬杀菌功能异常。用于细菌感染的鉴别。全身性细菌感染时，患者的NBT还原阳性细胞在10%以上，而病毒感染或其他原因发热的患者则在10%以下。但若细菌感染而无内毒素等激发白细胞还原NBT的物质入血时，也可在10%以下。器官移植后发热的鉴别。器官移植后发热，若非细菌感染所致，其NBT还原试验阴性；若该试验阳性，则提示可能有细菌感染。无丙种球蛋白血症、镰状细胞病、恶性营养不良、系统性红斑狼疮、类风湿性关节炎、糖尿病等，以及应用激素、细胞毒药物、保泰松等治疗时，NBT还原阳性细胞比例可降低。新生儿、小儿成骨不全症、心肌梗死急性期、淋巴肉瘤、变应性血管炎、脓疮性银屑病、皮肌炎、某些寄生虫感染（如疟疾）和全身性真菌感染（如白色念珠菌性败血症）、注射伤寒菌苗后、口服避孕药或孕酮后，NBT还原阳性细胞比例可增高。

（五）白细胞趋化性试验

1.原理

在微孔滤膜的一侧放入粒细胞，另一侧放入趋化因子（细菌毒素、补体C_{3a}、淋巴因子等），检测离体粒细胞潜过滤膜到达趋化因子这一侧定向移动的能力。

2.参考值

趋化指数3.0～3.5。

3.临床评价

趋化性是粒细胞到达炎症局部所必需的。本试验是观察粒细胞向感染灶运动能力的一项重要检测方法。趋化功能异常可见于Wiskot-Aldrich综合征、幼年型牙周炎、糖尿病、烧伤、新生儿、慢性皮肤黏膜白色念珠菌病、高IgE综合征、先天性鱼鳞病、膜糖蛋白（相对分子质量11000）缺陷症、肌动蛋白功能不全症、Chediak-Higashi综合征。

（六）吞噬细胞吞噬功能试验

1.原理

活体巨噬细胞、单核细胞在体内外均有吞噬细菌、异物的功能，在体外将细胞与异体细胞或细菌混合孵育后，染色观测其吞噬异体细胞或细菌的数量，可了解其吞噬功能。利用中药斑蝥在人的前臂皮肤上发疱，造成非感染性炎症，诱使单核细胞游出血管大量聚集于疱液内，抽取疱液则成为天然提纯的吞噬细胞悬液。以鸡红细胞为靶细胞，在体外37℃条件下观察吞噬细胞对鸡红细胞的吞噬消化活性，取试管内的细胞进行涂片染色和镜检并计算吞噬百分率和吞噬指数。

2.参考值

吞噬百分率62.77%±1.38%，吞噬指数1.058±0.049。

3.临床评价

吞噬细胞是机体单核-吞噬系统的重要组成部分，而单核-吞噬系统与肿瘤的发生发展有密切关系。吞噬细胞在组织中含量多，分布广，移动力强且能识别肿瘤细胞，所以吞噬细胞在机体免疫监视系统中发挥主要作用。吞噬细胞功能检测对基础理论研究和临床治疗都有重要意义，此法可测定吞噬细胞的非特异性吞噬功能。吞噬细胞吞噬功能低下主要见于各种恶性肿瘤，吞噬率常低于45%，手术切除好转后可以上升，故可作为肿瘤患者化疗、放疗、免疫治疗疗效的参考指标。一些免疫功能低下的患者，吞噬率降低，可作为预测感染发生的概率，并观测疗效、判断预后的指标。

二、白细胞代谢及其产物检验

(一)末端脱氧核苷酰转移酶检测

1.酶标免疫细胞化学显示法

(1)原理:末端脱氧核苷酰转移酶(TdT)是一种DNA聚合酶,它不需要模板的指导,就可以催化细胞的脱氧核苷酸,使其转移到低聚核苷酸或多聚核苷酸的3′-OH端,合成单链DNA。兔抗牛TdT抗体能和人细胞的TdT产生交叉反应,可采用免疫荧光技术或酶标免疫细胞化学技术,用辣根过氧化物酶-抗酶复合物在细胞涂片上定位,显示细胞内的TdT。

(2)结果:阳性反应为棕黄色颗粒,定位在细胞核上。TdT为早期T淋巴细胞的标志,在正常情况下不成熟的胸腺淋巴细胞出现阳性反应,正常人外周血细胞中极少或无活性。

(3)临床评价:95%以上急性淋巴细胞白血病和大约30%慢性粒细胞白血病急淋变患者外周血细胞有明显的TdT活力,病情缓解后阳性率逐渐减弱。在急性淋巴细胞白血病中,由于细胞表面标志不同,TdT活性也有变化,T-ALL,早B前体-ALL细胞的阳性率很高,B-ALL细胞阴性。当外周血中此酶活性升高,就预示着血细胞的恶性变。因此TdT的测定对急性白血病的鉴别和治疗都有一定意义。

2.同位素检测法

(1)原理:以^{3}H或^{14}C标记的脱氧核苷三磷酸等的dXTP为基质,用低聚脱氧核苷(dA)等人工同聚物作为引物,由于酶反应与引物重合,使基质不溶于三氯醋酸,可用玻璃纤维盘将其吸附,从未被放射性核素标记的反应基质中分离出反应的生成物,计测放射活性。除去不加引物所测定的内源性反应所引起的活性之后,可测算酶的活性。

(2)参考值:正常人骨髓细胞的活性为dGTP掺入1×10^{8}个细胞的量为(0~0.09)mmol/L。

(3)临床评价:急性淋巴细胞白血病(B-ALL除外)可检出较高的TdT活性,慢性粒细胞性白血病急性变时,约有1/3的病例在原始细胞中能检出高活性的TdT。恶性淋巴瘤中,原始淋巴细胞性淋巴瘤的淋巴结细胞中能检出高的TdT活性。此酶检检查在研究造血细胞的分化与白血病的关系、白血病细胞的起源、白血病的治疗药物选择上都有较重要的价值。

(二)N-碱性磷酸酶检测

1.原理

用P-硝基酚磷酸盐(P-NPP)作为细胞碱性磷酸酶(APase)总活性检测的基质,在反应中生成P-硝基酚,测量400 nm时的吸光密度,借以检测出细胞APase的总活性。此外,可通过CASP作为基质来测定N-碱性磷酸酶(N-APase)的活性。通过酶反应,生成半胱胺,这是用二硝基苯(DNTB)置换5-硫-硝基酚酸;检测412 nm的吸光密度,借以检测N-APase的总活性。在基质液中加入用N-丁醇：水(1：3)的混合液提取粗酶液,室温下放置60 min,记录酶反应,求出酶反应的速度。一般情况下,N-APase的P-NPP与CASP的水解速度之比(VP-NPP/VCASP)在1.1~2.0的范围内,平均为1.8。因此,N-APase的活性许可用VP-NPP-1.8VCASP求出,再从(VP-NPP-1.8VCASP)VP-NPP计算N-APase的百分率。

2.参考值

正常人的粒细胞、淋巴细胞中不能检出N-APase的活性。

3.临床评价

在AML及CML慢性期、CML急性变的原粒细胞中,均不能检出N-APase。但在ALL和

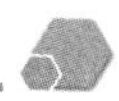

CML 急淋变时，原始淋巴细胞能检出 N-APase，且不仅在非 T-ALL、非 B-ALL 的幼稚细胞，就是在 T-ALL 及具有 B 细胞标记物的原始细胞中亦可检出。因此，认为此酶是从未成熟的白血病性原始淋巴细胞向 T 细胞、B 细胞分化过程中，未成熟的淋巴系统的细胞标志酶。此外，在鼻咽癌、喉癌等被认为是病毒感染的肿瘤细胞中，以及与 EB 病毒有关的传染性单核细胞增多症、Burkitt 淋巴瘤等，均可检出此酶。

（三）酸性 α-醋酸酯酶检测

1.原理

血细胞中的酸性 α-醋酸酯酶（ANAE），在弱酸性（pH5.8）条件下能将基质液中的 α-醋酸萘酯水解，产生 α-萘酚。产生的 α-萘酚再与六偶氮副品红偶联形成不溶性暗红色偶氮副品红萘酚沉淀，定位于胞质内酶活性处，呈现单一的或散在的红色点块状或颗粒状。

2.结果

酸性 α-醋酸酯酶（ANAE）主要分布在 T 细胞和单核细胞内。粒细胞、B 细胞、红系细胞、巨核细胞和血小板中含量较少。T 细胞为 ANAE 阳性细胞，胞质内有大小不等、数量不一的紫红色颗粒或斑块；B 细胞为 ANAE 阴性细胞，胞质呈黄绿色，胞质内无红色斑块；单核细胞为 ANAE 阳性，其胞质内有细小红褐色颗粒斑块。

3.临床评价

有助于区分 T 细胞和 B 细胞：ANAE 染色在 T 细胞胞质中呈现点状颗粒或大块局限阳性反应；B 细胞大多数为阴性反应，偶见稀疏弥散细小颗粒。鉴别急性白血病类型：急性 T 细胞白血病细胞为点状或块状阳性，局限分布；急性粒细胞白血病细胞 ANAE 染色大部分呈阴性或弱阳性反应，颗粒增多的早幼粒白血病细胞阳性反应较强，为弥散性分布；急单呈强阳性反应，胞质为均匀一致的弥散样淡红色或深红色，无点状颗粒。

三、白细胞动力学检验

（一）氚标记脱氧胸苷测定

1.原理

分离的粒细胞并在培养过程中加入植物血凝素（PHA）或特异性抗原刺激后，进入有丝分裂期，此时加入氚标记脱氧胸苷（^{3}H-TdR），可被细胞摄入参与 DNA 合成，其掺入量与 DNA 合成的量以及增殖细胞数成正比，用液体闪烁计数器测定^{3}H-TdR 的掺入量，即可判定粒细胞的增殖水平。

2.参考值

SI＜2。

3.临床评价

在正常情况下，体内粒细胞在增殖池（骨髓）、循环池（血液）及边缘池（组织）之间处于平衡状态，末梢血中成熟粒细胞数为（2.5～5.5）$\times10^{9}$/L。在罹患血液等病理情况下，这种平衡状态受到不同程度的破坏，即可能出现异常。研究白血病细胞动力学时给急性白血病患者连续静脉输入^{3}H-TdR，8～10 d 后观察到仍有 8%～10%的白血病细胞未被标记，这一部分白血病细胞增殖相当缓慢。说明白血病细胞是一群非同步化增殖的细胞。

（二）泼尼松刺激试验

1.原理

正常时骨髓中粒细胞储备量大于外周血中的 10～15 倍，泼尼松具有刺激骨髓中性粒细胞由储备池向外周血释放的功能。如果受检者骨髓的粒细胞储备池正常，服用泼尼松后经过一定时间储备池大量释放至血流而使外周血中性粒细胞的绝对值明显增高。反之，则无此作用或作用不明显。可间接测定骨髓粒细胞池粒细胞的储备功能。

2.参考值

服药后中性粒细胞最高绝对值>20×10^9/L(服药后 5 h 为中性粒细胞上升到高峰的时间)。

3.临床评价

泼尼松试验可反应骨髓中性粒细胞储备池的容量。中性粒细胞减少患者，如服用泼尼松后外周血中性粒细胞最高绝对值>20×10^9/L，表明患者中性粒细胞的储备池正常，粒细胞减少可能是由于骨髓释放障碍或其他因素所致。这对于某些骨髓受损引起粒细胞减少的轻微病例有一定参考及诊断价值。反之，则反映储备不足。

(三)肾上腺素激发试验

1.原理

白细胞(主要是指中性粒细胞)进入血流后，约半数进入循环池，半数黏附于血管壁成为边缘池的组成成分。此部分白细胞在外周血白细胞计数中不能得到反映。注射肾上腺素后血管收缩，黏附于血管壁上的白细胞脱落，从边缘池进入循环池，致外周血白细胞数增高，其作用持续时间为 20～30 min。分别在注射前和注射后 20 min 取血，计数中性粒细胞数。

2.参考值

粒细胞上升值一般低于$(1.5\sim2)\times10^9$/L。

3.临床意义

白细胞减少者，注射肾上腺素后，如外周血白细胞能较注射前增加 1 倍以上或粒细胞上升值超过$(1.5\sim2)\times10^9$/L，表示患者白细胞在血管壁黏附增多，提示患者粒细胞分布异常，即边缘池粒细胞增多，如无脾大，可考虑为"假性"粒细胞减少。如果增高低于上述值，则应进行其他检查，进一步确定白细胞减少的病因。

(四)二异丙酯氟磷酸盐标记测定

1.原理

二异丙酯氟磷酸盐标记($DF^{32}P$)是利用含有放射性磷的二异丙酯氟磷酸作为胆碱酯酶的抑制剂，与细胞上的胆碱酯酶结合，即使细胞崩解，也不再与其他细胞相结合。故对测定血液循环中细胞池的大小以及滞留的时间均非常方便。用于粒细胞动力学研究时，一旦采血制成离体标记物后，即作静脉注射。经过一段时间再次采血。分离粒细胞，通过追踪观察其放射活性的变化，可测知外周血中有关粒细胞池的参数。

2.参考值

粒细胞总数的测定。①标记粒细胞半衰期($T_{1/2}$)：4～10 h；②血中滞留时间：10～14 h。③全血粒细胞池(TBGP)：$(35\sim70)\times10^7$/kg；④循环粒细胞池(CGP)：$(20\sim30)\times10^7$/kg；⑤边缘粒细胞池(MGP)：$(15\sim40)\times10^7$/kg；⑥粒细胞周转率(GTR)：$(60\sim160)\times10^7/(kg\cdot d)$。

单核细胞总数的测定。①标记单核细胞半衰期：4.5～10.0 h；②全血单核细胞池(TBMP)：$(3.9\sim12.7)\times10^7$/kg；③循环单核细胞池(CMP)：$(1.0\sim2.7)\times10^7$/kg；④边缘单核细胞池(MMP)：$(2.4\sim11.7)\times10^7$/kg；⑤单核细胞周转率(MTR)：$(7.2\sim33.6)\times10^7$/kg。

3.临床评价

在慢性白血病、真性红细胞增多症和骨髓纤维化时，TBGP 及 GTR 显著增加，粒细胞半寿

期明显延长；急性粒细胞白血病时有轻微的延长，而再生障碍性贫血时各指数测定值均偏低。流式细胞仪检测 DNA 合成及含量：流式细胞仪（FCM）是对单细胞快速定量分析和分选的新技术。当被测细胞被制成单细胞悬液，经特异性荧光染料染色后加入样品管中，在气体压力推动下，流经 100 μm 的孔道时，细胞排成单列，逐个匀速通过激光束，被荧光染料染色的细胞受到强烈的激光照射后发出荧光，同时产生散射光。荧光被转化为电子信息，在多道脉冲高度分析仪的荧光屏上，以一维组方图或二维点阵图及数据表或三维图形显示，计算机快速而准确地将所测数据计算出来，结合多参数分析，从而实现了细胞的定量分析。

（五）DNA 合成的检测

1.原理

与氚-胸腺嘧啶标记法的原理一样，用 5-溴脱氧尿嘧啶（5-BrdU）掺入 S 期细胞的 DNA，然后用抗5-BrdU抗原的特异性抗体，通过免疫荧光技术，用 FCM 准确测定 DNA 合成速率。

2.结果

快速提供有关细胞周期各时相分布的动态参数，间接了解 DNA 的合成情况。

3.临床评价

可直接用于白血病患者体内细胞增殖的动态研究，据此按化疗药物对细胞动力学的干扰理论设计最佳治疗方案，静止期肿瘤细胞对化疗不敏感而增殖期（SG_2M）敏感，可将 G_0 期细胞分化诱导进入 SG_2M 期，再予以细胞杀伤药物，以达到最佳杀伤瘤细胞的效果。

（六）DNA 含量的检测

1.原理

碘化丙啶（PI）荧光染料可嵌入到双链 DNA 和 RNA 的碱基对中与之结合。用 PI 染 DNA 后能在指定波长的光波激发下产生红色荧光，利用 FCM 可将细胞按不同的荧光强度即 DNA 含量分类并绘出 DNA 直方图。细胞在增殖周期的不同阶段，其 DNA 含量是不同，从 DNA 直方图中可以得出细胞周期不同阶段的细胞百分数。

2.结果

细胞 DNA 含量。V1 细胞中 DNA 含量多少用 DNA 指数（DI）来表示。

根据 DI 值来判断细胞 DNA 倍体的方法：以正常同源组织细胞作为样品 2CDNA 含量细胞的内参标准。DNA 倍体的判断标准为 DI＝0.1±2CV。二倍体：DI＝1.0±2CV（直方图上仅1 个 G_0/G_1 峰）。非整倍体（aneuplid，AN）：DI 值＜0.91，＞1.10。DNA 指数（DI）＝样品 G_0/G_1 期 DNA 量平均数/标准二倍体 DNA 量平均数。细胞周期各时相细胞比率包括：G_0/G_1 期、S 期和 G_2M 期，计算各时相细胞的百分比。其中 S 期细胞百分比也叫 SPF。SPF（%）＝[S(G_0/G_1＋S＋G_2M)]×100%。细胞增殖指数（PI）（%）＝[（S＋G_2M）÷（G_0/G_1＋S＋G_2M）]×100%。临床评价：DNA 非整倍体细胞是肿瘤的特异性标志，从 FCM 的 DNA 图形分析，可得知血细胞和骨髓细胞 DNA 的相对含量，从而了解白血病细胞的倍体水平及增殖活动。以纵坐标表示细胞数，横坐标表示 DNA 相对含量，可绘出 DNA 不同含量血细胞分布曲线，得到 G 期、S 期和 G_2＋M 期细胞的百分比，尤其对白血病患者血细胞动力学的了解更为重要。急性白血病患者在未经治疗时其骨髓细胞（大多数为白血病细胞）S%（S 期细胞 DNA 的百分含量）明显低于正常骨髓。用流式细胞仪对白血病化疗后监测药效是目前较为灵敏的方法，对比化疗后的细胞内 DNA 含量表化，可迅速得出是否敏感的结论，从而指导临床对初治或复发白血病患者选用和及时更换化疗方案。白血病患者外周血白血病细胞多处于 G_0 或 G_1 期。S 期细胞百分率（S%）高者对常用周期特异性药物较为敏感，患者的完全缓解率高，但容易复发。S%低者对化疗不敏感，但一旦缓解，不易复发。根据增殖期细胞对周期特异药物比静止期细胞更为敏感，应用 G-CSF 来复苏 G_0 期白血病细胞，有利于提高化疗效果。

四、粒细胞抗体检测

(一)荧光免疫法检测

1.原理

受检血清中的抗体和粒细胞结合后，加标记荧光物质的羊抗人 IgG 血清，可使粒细胞膜显示荧光，然后在荧光显微镜下观察阳性比率和荧光强度。

2.结果

阳性反应表示受检血清中存在粒细胞抗体。

3.临床评价

本法敏感性较好，特异性强，临床上常作为确诊免疫性粒细胞减少症的方法。

(二)化学发光法检测

1.原理

用化学发光技术测定单个核细胞与抗体被覆的粒细胞相互作用产生的代谢反应，间接测定抗粒细胞抗体。

2.结果

用发光仪测定增强的化学发光反应，用发光指数表示结果。

3.临床评价

本法比间接荧光免疫法更灵敏，可用于确诊免疫性粒细胞减少症。

(三)流式细胞技术检测

1.原理

采用正常人“O”型抗凝血分离出单核细胞和粒细胞，经 1%多聚甲醛固定，二者再等量混合制成细胞悬液，加受检血清孵育，再加结合异硫氰酸荧光素(FITC)和抗人 F(ab)2IgG，采用流式细胞分析仪进行分析来检测同种反应性粒细胞抗体。

2.结果

荧光强度与粒细胞抗体量呈线性关系，根据荧光强度的大小即可得出粒细胞抗体的量。

3.临床评价

本法不但可对粒细胞抗体作半定量测定，还可以对抗体类型进行分析，以确定是否存在免疫复合物。

五、白细胞免疫标记检测

(一)荧光显微镜计数检测

1.原理

将抗体标记上荧光素制成的荧光抗体，在一定条件下与细胞表面的分化抗原簇相互作用，洗去游离的荧光抗体后，结合于细胞表面的荧光素在一定波长激发光照射下，发出一定波长的荧光，借此用荧光显微镜就可检测到与荧光抗体特异结合的表面标志。以鼠抗羊 IgG 作阴性对照，标本中有明显荧光现象就证明有相应的抗原存在，借此对标本中的抗原作鉴定和定位。根据

标记物和反应程序的不同分为：①直接荧光法，即将荧光素直接标记在特异性抗体上，直接与相应抗原起反应，根据荧光有无来检测抗原。②间接荧光法：将荧光素标记抗体，待基质标本中的抗原与相应抗体（一抗）反应，再用荧光标记抗抗体（二抗）结合第一抗体，呈现荧光现象。另外还有双标记法，即用两种荧光素分别标记不同抗体，对同一基质标本进行染色，可使两种抗原分别显示不同颜色的荧光。主要用于同时观察细胞表面两种抗原的分布与消长关系。常用异硫氰酸荧光素（FITC）和藻红蛋白作双重标记染色，前者发黄绿色荧光，后者发红色荧光。

2.结果

观察标本的特异性荧光强度一般用＋号表示，－表示无荧光；±为极弱的可疑荧光；＋为荧光较弱但清楚可见；＋＋为荧光明亮；3＋～4＋为荧光闪亮。

3.计算公式

阳性细胞率＝荧光阳性细胞/（荧光阳性细胞＋荧光阴性细胞）×100％。

（二）流式细胞仪计数检测

1.原理

流式细胞仪可看作荧光显微镜的延伸，是将标本细胞用荧光标记制备成悬液，使荧光标记的细胞一个个地通过仪器的毛细管，分别辨认细胞形态大小和荧光特征，称为荧光活化细胞分选法（FACS）。与荧光显微镜相比，流式细胞仪优势是短期可分析数万个细胞，还可用计算机记录处理，对各个细胞进行快速多参数定量分析。多色荧光分析还可识别一个细胞上同时存在的数种荧光颜色。

2.结果

流式细胞术的数据显示以直方图形式表示。

（1）单参数直方图：它是一维数据用得最多的图形，可用来进行定性分析和定量分析。在图中横坐标表示荧光信号或散射光强度的相对值，其单位用“道数”表示。“道”即多道脉冲分析器中的道，亦可看成相对荧光（或散射光）的单位。横坐标可以是线性的，也可以是对数的。直方图的纵坐标通常代表细胞出现的频率或相对细胞数。

（2）二维点阵图：为了显示两个独立数与细胞定量的关系时，可采用二维点阵图的显示方式。例如，在此图上，点阵图横坐标是 CD8 淋巴细胞的相对含量，纵坐标是 CD4 细胞的相对含量。图上每一点代表1 个细胞，每个点与纵轴的距离的交点即表示该点的相对值 CD4 值。可以由点阵图得到两个直方图，但两个直方图无法反演成一个二维点阵图。这说明一个点阵图所携带的信息量大于两个直方图所携带的信息量。此外，用流式细胞仪检测时，为分析一群较纯的细胞的表面标志，也可用门技术把其他细胞排除于被分析的细胞外。

（三）碱性磷酸酶-抗碱性磷酸酶桥联酶标法检测

1.原理

碱性磷酸酶-抗碱性磷酸酶桥联酶标术（APAAP）法是用碱性磷酸酶作为标记物标记已知抗体或抗抗体，进行抗体抗原反应。先用鼠单抗制备一种碱性磷酸酶-抗碱性磷酸酶单克隆抗体（APAAP）复合物，然后按照细胞抗原成分与第 1 抗体（鼠抗人单抗）、第 2 抗体（兔抗鼠抗体）、APAAP 复合物依次结合后，通过碱性磷酸酶水解外来底物显色，达到抗原定位。

2.结果

高倍镜下计数 200 个有核细胞，其中细胞膜上或细胞浆内有红色标记物着染的细胞为阳性，无红色标记为阴性细胞，计算出各片阳性细胞百分率，该百分率即分别代表各单抗所针对抗原的阳性百分率。阳性细胞≥20%为阳性结果。

(四)生物素-亲和素酶标法检测

1.原理

生物素-亲和素酶标(ABC)法是依据亲和素和生物素间有很强的亲和力,生物素可以和抗体相结合,且结合后仍保持与亲和素连接的强大能力。辣根过氧化物酶标记在亲和素与生物素复合物上形成亲和素-生物素-过氧化物酶复合物即 ABC。细胞抗原成分与特异性抗体称第 1 抗体结合后,与已标记上生物素的第 2 抗体起反应,再与 ABC 结合。ABC 上辣根过氧化物酶作用于显色剂,使其产生有色沉淀,指示抗原存在部位。

2.结果

同 APAAP 法。

3.临床评价

抗人白细胞分化抗原 CD 系列单克隆抗体与流式细胞仪和多色荧光染料的联合应用,成为研究造血细胞免疫表型,分化发育、激活增生,生物学功能和恶变关系以及造血细胞分离纯化强有力的手段,大大促进了血液学和免疫学的发展,对造血干、祖细胞的研究/或 $CD34^+$ 造血干细胞(HSC)/祖细胞(HPC)的分析与鉴定。由于 $CD34^+$ HCS/HPC 具有自我更新、多向分化以及重建长期造血的细胞生物学性质与功能,分离纯化造血干/祖细胞具有重要的理论与应用价值,也是研究造血增殖、分化、调控机制、干/祖细胞体外扩增、干细胞库的建立、造血干细胞移植净化以及基因治疗等的条件与手段。目前,CD34 已成为能识别人类最早造血干/祖细胞的重要标志。人类 $CD34^+$ 细胞分别占骨髓、脐血和外周血有核细胞的 1%～4%,0.5%～1.5%和 0.05%～0.1%。用阴性选择(用各种抗成熟血细胞单抗去除成熟细胞)和阳性选择(CD34 单抗选择出 $CD34^+$ 细胞),开展了分离造血干细胞、祖细胞的研究,还可用流式细胞仪或免疫磁珠吸附分离法对 $CD34^+$ 细胞进行亚群的分选和分析。

T 细胞亚群检测:用 CD4 和 CD8 单抗可将外周淋巴器官和血液中的 T 细胞分为 $CD4^+$、$CD8^-$(Th)和 $CD4^-$、$CD8^+$(Ts)两个主要亚群。临床上常用测定全 T(CD3)、Th(CD4)、(CD8)以及计算 Th/Ts(CD4/CD8)比值作为机体免疫状态,某些疾病诊断、病期分析,监测治疗和判断预后的参数。白血病是白细胞在分化到某个阶段受阻滞后呈克隆性异常增殖的结果。它的发病是多阶段的,不同病因引起的白血病其发病机制不同,白血病细胞具有与其对应的正常细胞相同的分化抗原,利用白细胞分化不同阶段出现的细胞表面标记可以对白血病进行免疫分型。使用单克隆抗体和 FCM 检测已成为对血细胞免疫分型的一种有效方法,既客观,重复性又好。该法结合形态学、细胞化学,可大大提高对血细胞的识别能力,对白血病分型诊断的准确性从 60%～70%提高到 97%。

恶性淋巴瘤分类与诊断中的应用:淋巴瘤的正确分类有助于提高诊断治疗效果和预后的客观判断。免疫表型与组织学、细胞学的密切结合,使淋巴瘤的分类与诊断更为合理,更能反映其生物学特性。通过淋巴细胞表面抗原进行连续性评价,可弄清淋巴细胞分化过程各阶段抗原表达情况。一个单一表型淋巴细胞群体的检出,表明某一淋巴细胞亚群的单克隆性增生,这是恶性淋巴瘤的特征。利用 McAb 和细胞免疫标记技术不仅可确定淋巴瘤细胞来源(B 细胞、T 细胞、组织细胞或树突状细胞),而且可对细胞在组织中的分布情况进行精确视察。如 B 细胞淋巴细胞瘤单一细胞群体的标志,是具有某一种类型的轻链或重链和/或某一特定 B 细胞分化抗原的表达。

微量残留白血病诊断：通过检测白血病细胞特异的异常抗原表达来研究微量残留病(MRD)，观察有特异标志的细胞所占的比率大小。还有某些特殊标志，如TdT正常只表达于T细胞上，存在于胸腺和骨髓有限的细胞中，大部分白血病细胞表达TdT，因此，如在外周血或脑脊液中发现TdT阳性细胞，可立即确定其为恶性细胞。应用多种标志组合的方式，包括CD34，CD56，TdT，淋系抗原，结合其抗原密度，也可敏感地检测大部分AML的MRD。FCM结合双标记技术或多参数多色荧光FACS，是可定量地快速而敏感地鉴定MRD的方法，也可根据白血病时白血病细胞在外周增殖、分裂，用FCM检测分裂期SM峰来研究MRD。

在血小板研究中的应用：血小板膜糖蛋白(glycoprotein，GP)是血小板参与止血与血栓形成等多种病理生理反应的基础。用抗GP的单抗作为分子探针对血小板进行免疫荧光标记检测，对临床上诊断先天性、获得性血小板GP异常所致疾病诊断、治疗、预防，尤其是对血栓性疾病的诊断、预防有重要的理论与实践意义。如CD62P(P-选择素)、CD63是活化血小板最为特异灵敏的分子标记物。血小板无力症其CD41、CD61明显缺乏。巨大血小板综合征有CD42b、CD42a的缺乏。

骨髓移植及免疫重建的鉴定：可通过标记的CD34单抗来检测外周血中的干细胞并对其定量。对移植前骨髓细胞免疫表型分析，可清楚地了解骨髓处理情况，如T细胞剔除，化学净化和用免疫磁珠对特殊细胞进行剔除的结果，并能确定为患者进行移植的类型。还可研究各种细胞因子在移植前的变化与并发症产生的因果关系。并可检测活化淋巴细胞来诊断移植排斥反应，若发现$CD8^{+}$ $HLA\text{-}DR^{+}$细胞增加或$CD16^{+}$ $HLA\text{-}DR^{+}$细胞增加，表示可能产生排斥现象。

(乔广梅)

第二节　白细胞计数

白细胞目视计数法和白细胞计数的质量控制。

一、目视计数法

(一)原理

用稀醋酸溶液将血液稀释后，红细胞被溶解破坏，白细胞却保留完整的形态，混匀后充入计数池，在显微镜下计数一定体积中的白细胞，经换算得出每升血液中的白细胞数。

(二)试剂

(1)2%冰醋酸：冰醋酸2 mL，蒸馏水98 mL；10 g/L亚甲蓝溶液3滴。2%冰醋酸稀释液为低渗溶液，可溶解红细胞，醋酸可加速其溶解，并能固定核蛋白，使白细胞核显现，便于辨认。

(2)21%盐酸：浓盐酸1 mL加蒸馏水99 mL。

(三)器材

与红细胞计数相同。

(四)方法

取小试管1支，加白细胞稀释液0.38 mL。用血红蛋白吸管准确吸取末梢血20 μL。擦去管尖外部余血，将吸管插入盛0.38 mL稀释液的试管底部，轻轻吹出血液，并吸取上清液洗涮3次，注意每次不能冲混稀释液，最后用手振摇试管混匀。充液，将计数池和盖玻片擦净，盖玻片盖在计数池上，再用微量吸管迅速吸取混匀悬液充入计数池中，静置2～3 min后镜检。用低倍镜计数四角的4个大方格内的白细胞总数。对于压线的白细胞，应采取数上不数下、数左不数右的原则，保证计数区域的计数结果的一致性和准确性。

(五)计算

白细胞数/L＝4个大方格内白细胞总数/4×10×20×10^6＝4个大方格内白细胞数×50×10^6。式中：÷4得每个大格内白细胞数；×10由0.1 μL换算为1 μL；×20乘稀释倍数，得1 μL血液中白细胞数；×10^6由1 μL换算为1L。

(六)正常参考值

成人，(4～10)×10^9/L(4 000～10 000/μL)；新生儿，(15～20) ×10^9/L(15 000～20 000/μL)；6个月～2岁，(11～12)×10^9/L(11 000～12 000/μL)。

(七)目视计数的质量控制

稀释液和取血量必须准确。向计数池冲液前应先轻轻摇动血样2 min再冲池，但不可产生气泡，否则应重新冲池。白细胞太低者(白细胞＜5×10^9/L)，可计数9个大方格中的白细胞数或计数8个大方格内的白细胞，然后在上面的计算公式中除以9(或除以8)。或取血40 μL，将所得结果除以2，白细胞太高者，可增加稀释倍数或适当缩小计数范围，计算方法则视实际稀释倍数和计数范围而定。计数池中的细胞分布要均匀。判定白细胞在计数池的分布是否均匀，可以采用常规考核标准(RCS)来衡量。

RCS＝(max－min)/$\bar{x}$×100%，max为4个大方格计数值中的最高值，min为其中的最低值，$\bar{x}$为4个大方格计数值中的平均值[即$\bar{x}=(X_1+X_2+X_3+X_4)/4$]，由于计数的白细胞总数不同，对RCS的要求也不一样，见表4-1。

表4-1　白细胞计数(WBC)的常规考核标准(RCS)

WBC(×10^9/L)	RCS(%)
≤4	30～20
4.1～14.9	20～15
≥15	＜15

当RCS大于上述标准时，说明白细胞在计数池中明显大小不均，应重新冲池计数。

当有核红细胞增多时，应校正后再计数，校正方法如下：核准值＝100A/(100＋B)。

A为校准前白细胞值，B为白细胞分类计数时100个白细胞所能见到的有核红细胞数，当B≥10时，白细胞计数结果必须校正。

质量考核与质量要求：根据变异百分数(V)法可以对检验人员进行质量(准确度)考核。V＝|X－T|/T×100%，T为靶值，X为测定值。质量得分＝100－2V，V值越大，说明试验结果的准确度越低。质量评级优90～100分，良80～89分，中70～79分，差60～69分，不及格＜60分。根据两差比值(r)法(见红细胞计数的质量控制)可以对个人技术进行(精密度)考核，若r≥2说明两次检查结果的差异显著。

白细胞分类计数法和质量控制。白细胞分类计数法：先用低倍镜观察全片的染色质量和细胞分布情况，注意血片的边缘和尾部是否有巨大异常细胞和微丝蚴等，然后选择血涂片体尾交界处染色良好的区域，用油镜自血膜的体尾交界处向头部方向迂回检查，线路呈“弓”字形，但不要检查血膜的边缘(大细胞偏多，没有代表性)，将所见白细胞分别记录，共计数 100 或者 200 个白细胞，最后求出各种细胞所占的比值。

正常参考值：中性杆状核粒细胞 0.01～0.05；中性分叶核粒细胞 0.50～0.70；嗜酸性粒细胞 0.005～0.050；嗜碱性粒细胞 0～0.01；淋巴细胞 0.20～0.40；单核细胞 0.03～0.08。

二、白细胞分类计数的质量控制

一般先选血膜体尾交界处或中末 1/3 邻界处用油镜计数，移动线路呈“弓”字形，避免重复计数。

分类计数时应同时注意白细胞、红细胞、血小板的形态是否异常，以及是否有血液寄生虫。

(一)白细胞

白细胞总数超过 $20\times10^9/L$，应分类计数 200 个白细胞，白细胞数明显减少时($<3\times10^9/L$)可检查多张血片。

白细胞分类计数的可信限：在白细胞分类中，中性粒细胞和淋巴细胞所占的比例较大，它们呈正态分布。白细胞分类的可信限可采用分类值$\pm2s$ 的方式。

$s=[Q(1-Q)/n]^{1/2}$

Q：白细胞分类百分比(%)；n：分类所计数的细胞数(一般为 100)

例：中性粒细胞分类结果为 70%，如果计数 100 个白细胞，代入上式得 $s=0.045$，95%的可信限为 70%±4.5%，如果计数 200 个白细胞，那么 $s=0.032$，则 95%可信限为 70%±3.2%。

以上说明，计数的白细胞越多，精密度越高。

白细胞分类计数的质量评价如下。

1.PD 可靠性试验

将同一张血片做两次分类计数，种种白细胞计数的百分数(或小数)之差总数即为 PD 值。根据陈士竹等对 2080 个标本的调查 PD=24%(0.24)为及格，质量得分=100－182PD(182 为失分系数，即40÷22%=182)PD 评分法分级标准见表 4-2。

表 4-2 PD 评价法分级标准

级别	分值	PD(%)	意义
A	85～100	0～8	优
B	70～82	10～16	良
C	60～67	18～22	及格
D	<60	≥24	不及格

2.准确性试验

由中心实验室将同一血液标本制成多张血片并固定，一部分由中心实验室有经验的技师分类计数20 次，求其均值作为靶值，另一部分发至考评者或考评单位，随常规标本一起检查，并将考核者的分类结果与靶值进行比较，计算出被考核者分类计数结果与靶值之差总和。质量评级方法同 PD 可靠性试验。质量要求：PD 可靠性和准确性试验均应在 60 分(C 级)以上。白细胞计数和白细胞分类计数的临床意义：通常白细胞总数高于 10×10^9/L(10 000/mm^3)称白细胞增多，低于 4×10^9/L(4 000/mm^3)称白细胞减少。由于外周血中白细胞的组成主要是中性粒细胞和淋巴细胞，并以中性粒细胞为主。故在大多数情况下，白细胞增多或减少与中性粒细胞的增多或减少有着密切关系。现将各种类型的白细胞增多或减少的临床意义分述如下。

(二)中性粒细胞

1.中性粒细胞增多

(1)生理性中性粒细胞增多：在生理情况下，下午较早晨为高。饱餐、情绪激动、剧烈运动、高温或严寒等均能使中性粒细胞暂时性升高。新生儿、月经期、妊娠 5 个月以上以及分娩时白细胞均可增高。生理性增多都是一过性的，通常不伴有白细胞质量的变化。

(2)病理性中性粒细胞增多：大致上可归纳为反应性增多和异常增生性增多两大类。反应性增多是机体对各种病因刺激的应激反应，是因为骨髓贮存池中的粒细胞释放或边缘池粒细胞进入血液循环所致。因此，反应性增多的粒细胞大多为成熟的分叶核粒细胞或较成熟的杆状核粒细胞。

(3)反应性增多可见于：①急性感染或炎症是引起中性粒细胞增多最常见的原因。尤其是化脓性球菌引起的局部或全身性感染。此外，某些杆菌、病毒、真菌、立克次体、螺旋体、梅毒、寄生虫等都可使白细胞总数和中性粒细胞增高。白细胞增高程度与病原体种类、感染部位、感染程度以及机体的反应性等因素有关。如局限性的轻度感染，白细胞总数可在正常范围或稍高于正常，仅可见中性粒细胞百分数增高，并伴有核左移，严重的全身性感染如发生菌血症、败血症或脓毒血症时，白细胞可明显增高，甚至可达(20～30)$\times10^9$/L，中性粒细胞百分数也明显增高，并伴有明显核左移和中毒性改变。②广泛组织损伤或坏死：严重外伤、手术、大面积烧伤以及血管栓塞(如心肌梗死、肺梗死)所致局部缺血性坏死等使组织严重损伤者，白细胞显著增高，以中性分叶核粒细胞增多为主。③急性溶血：因红细胞大量破坏引起组织缺氧以及红细胞的分解产物刺激骨髓贮存池中的粒细胞释放，致使白细胞增高，以中性分叶核粒细胞升高为主。④急性失血：急性大出血时，白细胞总数常在1～2 h内迅速增高，可达(10～20)$\times10^9$/L，其中主要是中性分叶核粒细胞。内出血者如消化道大量出血、脾破裂或输卵管妊娠破裂等，白细胞增高常较外部出血显著。同时伴有血小板增高。这可能是大出血引起缺氧和机体的应激反应，动员骨髓贮存池中的白细胞释放所致。但此时患者的红细胞数和血红蛋白量仍暂时保持正常范围，待组织液吸收回血液或经过输液补充循环血容量后，才出现红细胞和血红蛋白降低。因此，白细胞增高可作为早期诊断内出血的参考指标。⑤急性中毒：如化学药物中毒、生物毒素中毒、尿毒症、糖尿病酸中毒、内分泌疾病危象等常见白细胞增高，均以中性分叶核粒细胞增高为主。⑥恶性肿瘤：非造血系统恶性肿瘤有时可出现持续性白细胞增高，以中性分叶核粒细胞增多为主。这可能是肿瘤组织坏死的分解产物刺激骨髓中的粒细胞释放造成的；某些肿瘤如肝癌、胃癌等肿瘤细胞还可产生促粒细胞生成因子；当恶性肿瘤发生骨髓转移时可破坏骨髓对粒细胞释放的调控作用。

(4)异常增生性中性粒细胞增多：是因造血组织中原始或幼稚细胞大量增生并释放至外周血中所致，是一种病理性的粒细胞，多见于以下疾病。①粒细胞性白血病：急性髓细胞性白血病(AML)的亚型中，急性粒细胞性白血病(M_1、M_2 型)、急性早幼粒细胞性白血病(M_3 型)、急性粒-单核细胞性白血病(M_4 型)和急性红白血病(M_6 型)均可有病理性原始粒细胞在骨髓中大量

增生，而外周血中白细胞数一般增至$(10\sim50)\times10^9/L$，超过$100\times10^9/L$者较少，其余病例白细胞数在正常范围或低于正常，甚至显著减少。慢性粒细胞性白血病中，多数病例的白细胞总数显著增高，甚至可达$(100\sim600)\times10^9/L$，早期无症状病例约在$50\times10^9/L$以下，各发育阶段的粒细胞都可见到。粒细胞占白细胞总数的90%以上，以中幼和晚幼粒细胞增多为主，原粒及早幼粒细胞不超过10%。②骨髓增殖性疾病：包括真性红细胞增多症、原发性血小板增多症和骨髓纤维化症。慢性粒细胞性白血病也可包括在此类疾病的范畴中。本组疾病是多能干细胞的病变引起，具有潜在演变为急性白血病的趋势。其特点是除了一种细胞成分明显增多外，还伴有一种或两种其他细胞的增生，白细胞总数常在$(10\sim30)\times10^9/L$之间。

2.中性粒细胞减少

白细胞总数低于$4\times10^9/L$称为白细胞减少。当中性粒细胞绝对值低于$1.5\times10^9/L$，称为粒细胞减少症；低于$0.5\times10^9/L$时称为粒细胞缺乏症。引起中性粒细胞减少的病因很多，大致可归纳为以下几个方面。①感染性疾病：病毒感染是引起粒细胞减少的常见原因，如流感、麻疹、病毒性肝炎、水痘、风疹、巨细胞病毒等。某些细菌性感染如伤寒杆菌感染也是引起粒细胞减少的常见原因，甚至可以发生粒细胞缺乏症。②血液系统疾病：如再生障碍性贫血、粒细胞减少症、粒细胞缺乏症、部分急性白血病、恶性贫血、严重缺铁性贫血等。③物理化学因素损伤：如放射线、放射性核素、某些化学物品及化学药物等均可引起粒细胞减少，常见的引起粒细胞减少的化学药物有退热镇痛药、抗生素（如氯霉素）、磺胺类药、抗肿瘤药、抗甲状腺药、抗糖尿病药等，必须慎用。④单核-巨噬细胞系统功能亢进：如脾功能亢进、某些恶性肿瘤、类脂质沉积病等。⑤其他：系统性红斑狼疮、某些自身免疫性疾病、过敏性休克等。

（三）嗜酸性粒细胞

1.嗜酸性粒细胞增多

（1）变态反应性疾病：如支气管哮喘、药物变态反应、荨麻疹、血管神经性水肿、血清病、异体蛋白过敏等疾病时，嗜酸性粒细胞轻度或中度增高。

（2）寄生虫病：如血吸虫、中华分支睾吸虫、肺吸虫、丝虫、包囊虫、钩虫等感染时，嗜酸性粒细胞增高，有时甚至可达0.10或更多。呈现嗜酸性粒细胞型类白血病反应。

（3）皮肤病：如湿疹、剥脱性皮炎、天疱疮、银屑病等疾病时嗜酸性粒细胞可轻度或中度增高。

（4）血液病：如慢性粒细胞性白血病、多发性骨髓瘤、恶性淋巴瘤。真性红细胞增多症等疾病时嗜酸性粒细胞可明显增多。嗜酸性粒细胞白血病时，嗜酸性粒细胞极度增多，但此病在临床上少见。

（5）其他：风湿性疾病、脑垂体前叶功能减退症、肾上腺皮质功能减退、某些恶性肿瘤、某些传染性疾病的恢复期等嗜酸性粒细胞增多。

2.嗜酸性粒细胞减少

见于长期应用肾上腺皮质激素或肾上腺皮质激素分泌增加，某些急性传染病（如伤寒）的急性期，但传染病的恢复期嗜酸性粒细胞应重新出现。如嗜酸性粒细胞持续下降，甚至完全消失，则表明病情严重。

（四）嗜碱性粒细胞

嗜碱性粒细胞增多见于慢性粒细胞白血病、骨髓纤维化症、慢性溶血及脾切除后。嗜碱性粒细胞白血病则为极罕见的白血病类型。

(五)淋巴细胞

1.淋巴细胞增多

(1)生理性增多:新生儿初生期在外周血中大量出现中性粒细胞,到第6～9 d中性粒细胞逐步下降至与淋巴细胞大致相等,以后淋巴细胞又渐增加。整个婴儿期淋巴细胞较高,可达70%。2～3岁后,淋巴细胞渐下降,中性粒细胞渐上升,至4～5岁二者相等,形成变化曲线上的两次交叉,至青春期,中性粒细胞与成人相同。

(2)病理性淋巴细胞增多:见于感染性疾病,主要为病毒感染,如麻疹、风疹、水痘、流行性腮腺炎、传染性单核细胞增多症、传染性淋巴细胞增多症、病毒性肝炎、流行性出血热等。也可见于百日咳杆菌、结核杆菌、布氏杆菌、梅毒螺旋体等的感染。

(3)相对增高:再生障碍性贫血、粒细胞减少症和粒细胞缺乏时因中性粒细胞减少,故淋巴细胞比例相对增高,但淋巴细胞的绝对值并不增高。其他,如淋巴细胞性白血病、淋巴瘤、急性传染病的恢复期、组织移植后的排斥反应或移植物抗宿主病(GVHD)。

2.淋巴细胞减少

主要见于应用肾上腺皮质激素、烷化剂、抗淋巴细胞球蛋白以及接触放射线、免疫缺陷性疾病、丙种球蛋白缺乏症等。

3.异形淋巴细胞

在外周血中有时可见到一种形态变异的不典型的淋巴细胞,称为异形淋巴细胞。Downey根据细胞形态特点将其分为3型。

Ⅰ型(泡沫型):胞体较淋巴细胞稍大,呈圆形或椭圆形,部分为不规则形。核偏位,呈圆形、肾形或不规则形,核染质呈粗网状或小块状,无核仁。胞浆丰富,呈深蓝色,含有大小不等的空泡。胞浆呈泡沫状,无颗粒或有少数颗粒。通常此型最为多见。

Ⅱ型(不规则型):胞体较Ⅰ型大,细胞外形常不规则,似单核细胞,故也有称为单核细胞型。胞浆丰富,呈淡蓝色或淡蓝灰色,可有少量嗜天青颗粒,一般无空泡。核形与Ⅰ型相似,但核染质较Ⅰ型细致,亦呈网状,核仁不明显。

Ⅲ型(幼稚型):胞体大,直径15～18 μm。呈圆形或椭圆形。胞浆量多,蓝色或深蓝色,一般无颗粒,有时有少许小空泡。核圆或椭圆形,核染质呈纤细网状,可见1～2个核仁。

除上述3型外,有时还可见到少数呈浆细胞样或组织细胞样的异形淋巴细胞。外周血中的异形淋巴细胞大多数具有T淋巴细胞的特点(占83%～96%),故认为异形淋巴细胞主要是由T淋巴细胞受抗原刺激转化而来,少数为B淋巴细胞。这种细胞在正常人外周血中偶可见到,一般不超过2%。异形淋巴细胞增多可见于病毒感染性疾病、某些细菌性感染、螺旋体病、立克次体病、原虫感染(如疟疾)、药物过敏、输血、血液透析或体外循环术后、免疫性疾病、粒细胞缺乏症、放射治疗等。

4.单核细胞

正常儿童单核细胞较成人稍高,平均为0.09。2周内婴儿可达0.15或更多。均为生理性增多。病理性增多见于:某些感染,如疟疾、黑热病、结核病、亚急性细菌感染性心内膜炎等;血液病,如单核细胞性白血病、粒细胞缺乏症恢复期;恶性组织细胞病、淋巴瘤、骨髓增生异常综合征等;急性传染病或急性感染的恢复期。

(乔广梅)

第三节　嗜酸性粒细胞直接计数

嗜酸性粒细胞虽然可以从白细胞总数和分类计数中间接求出，但直接计数较为准确，故临床上多采用直接计数法。

一、原理

用适当稀释液将血液稀释一定倍数，同时破坏红细胞和部分其他白细胞，保留嗜酸性粒细胞，并将其颗粒着色，然后患者计数池中，计数一定体积内嗜酸性粒细胞数，即可求得每升血液中嗜酸性粒细胞数。

二、试剂

嗜酸性粒细胞稀释液有多种，现介绍常用的两种。

(一)乙醇-伊红稀释液 20 g/L

伊红10.1 mL，碳酸钾 1.0 g，90%乙醇 30.0 mL，甘油 10.0 mL，柠檬酸钠 0.5 g，蒸馏水加至 100.0 mL。本稀释液中乙醇为嗜酸性粒细胞保护剂，甘油可防止乙醇挥发；碳酸钾可促进红细胞和中性粒细胞破坏，并增加嗜酸性粒细胞着色，柠檬酸钠可防止血液凝固，伊红为染液，可将嗜酸性颗粒染成红色。本试剂对红细胞和其他白细胞的溶解作用较强，即使有少数未被溶解的白细胞也被稀释成灰白色半透明状，视野清晰，与嗜酸性粒细胞有明显区别。嗜酸性粒细胞颗粒呈鲜明橙色，在此稀释液内 2 h 不被破坏。该试剂可保存半年以上，缺点是含 10%甘油，液体比较黏稠，细胞不易混匀，因此计数前必须充分摇荡。

(二)伊红丙酮稀释液 20 g/L

伊红 5 mL，丙酮 5 mL，蒸馏水加至 100 mL。本稀释液中伊红为酸性染料，丙酮为嗜酸性粒细胞保护剂。该稀释液新鲜配制效果好，每周配 1 次。

三、操作

取小试管 1 支，加稀释液 0.36 mL。取血 40 μL，轻轻吹入上述试管底部，摇匀，放置15 min，然后再摇匀。取少量混悬液滴入两个计数池内，静置 5 min，待嗜酸性粒细胞完全下沉后计数。低倍镜下计数2 个计数池中所有的 18 个大方格中的嗜酸性粒细胞数，用下式求得每升血液中的嗜酸性粒细胞数。

四、计算

嗜酸性粒细胞数/L=[18 个大方格中嗜酸性粒细胞数/18]$\times 10 \times 10 \times 10^6$=18 个大方格中嗜酸性粒细胞数$\times 5.6 \times 10^6$。第一个$\times 10$ 表示血液稀释 10 倍，第二个$\times 10$ 表示计数板深 0.1 mm，换算成 1 mm，$\times 10^6$ 表示由每 μL 换算成每升。

五、注意事项

凡造成白细胞计数误差的因素在嗜酸性粒细胞计数时均应注意。如用伊红丙酮稀释液，标本应立即计数（<30 min），否则嗜酸性粒细胞渐被破坏，使结果偏低。血细胞稀释液在混匀过程中，不宜过分振摇，以免嗜酸性粒细胞破碎。若用甘油丙酮之类稀释液，稠度较大，不易混匀，须适当延长混匀时间。注意识别残留的中性粒细胞。若嗜酸性粒细胞破坏，可适当增加乙醇、丙酮剂量；反之，中性粒细胞破坏不全时，可适当减少剂量。住院患者嗜酸性粒细胞计数，应固定时间，以免受日间生理变化的影响。

六、正常参考值

国外报道为（0.04～0.44）$\times 10^9$/L，国内天津地区调查健康成人嗜酸性粒细胞数为（0～0.68）$\times 10^9$/L，平均 0.219$\times 10^9$/L。

七、临床意义

（一）生理变异

一天之内嗜酸性粒细胞波动较大，上午 10 点到中午最低，午夜至凌晨 4 点最高。在劳动、寒冷、饥饿、精神等因素刺激下，由于交感神经兴奋，促肾上腺皮质激素（ACTH）分泌增多，可阻止骨髓内嗜酸性粒细胞释放，并使其向组织浸润，从而使外周血中嗜酸性粒细胞减少。

（二）观察急性传染病的预后

肾上腺皮质激素有促进机体抗感染的能力。急性传染病时，肾上腺皮质激素分泌增加，嗜酸性粒细胞减少，恢复期嗜酸性粒细胞又逐渐增加。若嗜酸性粒细胞持续下降，甚至完全消失，说明病情严重；反之，嗜酸性粒细胞重新出现，则为恢复期的表现。如果临床症状严重，而嗜酸性粒细胞不减少，说明肾上腺皮质功能衰竭。

（三）观察手术和烧伤患者的预后

手术后 4 h 嗜酸性粒细胞显著减少，甚至消失，24～48 h 后逐渐增多，增多速度与病情的变化基本一致。大面积烧伤患者，数小时后嗜酸性粒细胞下降至零，且维持时间较长，若手术或大面积烧伤后，患者嗜酸性粒细胞不下降或持续下降，说明预后不良。

（乔广梅）

第四节　白细胞形态学检验

一、检验原理

血涂片经染色后，在普通光学显微镜下作白细胞形态学观察和分析。常用的染色方法有瑞氏染色法、吉姆萨染色法、May-Grünwald 法、Jenner 法、Leishman 染色法等。

二、方法学评价

（一）显微镜分析法

对血液细胞形态的识别，特别是异常形态，推荐采用人工方法。

（二）血液分析仪法

不能直接提供血细胞质量（形态）改变的确切信息，需进一步用显微镜分析法进行核实。

三、临床意义

（一）正常白细胞形态

瑞氏染色正常白细胞的细胞大小、核和质的特征见表 4-3。

表 4-3　外周血 5 种白细胞形态特征

细胞类型	大小（μm）	外形	细胞核		细胞质	
			核形	染色质	着色	颗粒
中性杆状核粒细胞	10～15	圆形	弯曲呈腊肠样，两端钝圆	深紫红色，粗糙	淡橘红色	量多，细小，均匀布满胞质，浅紫红色
中性分叶核粒细胞	10～15	圆形	分为 2～5 叶，以3 叶为多	深紫红色，粗糙	淡橘红色	量多，细小，均匀布满胞质，浅紫红色
嗜酸性粒细胞	11～16	圆形	分为 2 叶，呈眼镜样	深紫红色，粗糙	淡橘红色	量多粗大，圆而均匀，充满胞质，鲜橘红色
嗜碱性粒细胞	10～12	圆形	核结构不清，分叶不明显	粗而不均	淡橘红色	量少，大小和分布不均，常覆盖核上，蓝黑色
淋巴细胞	6～15	圆形或椭圆形	圆形或椭圆形，着边	深紫红色，粗块状	透明淡蓝色	小淋巴细胞一般无颗粒，大淋巴细胞可有少量粗大不均匀、深紫红色颗粒
单核细胞	10～20	圆形或不规则形	不规则形，肾形，马蹄形，或扭曲折叠	淡紫红色，细致疏松呈网状	淡灰蓝色	量多，细小，灰尘样紫红色颗粒弥散分布于胞质中

（二）异常白细胞形态

1.中性粒细胞

（1）毒性变化：在严重传染病、化脓性感染、中毒、恶性肿瘤、大面积烧伤等情况下，中性粒细胞有下列形态改变：大小不均（中性粒细胞大小相差悬殊）、中毒颗粒（比正常中性颗粒粗大、大小不等、分布不均匀、染色较深、呈黑色或紫黑色）、空泡（单个或多个，大小不等）、Döhle 体（是中性粒细胞胞质因毒性变而保留的嗜碱性区域，呈圆形、梨形或云雾状，界限不清，染成灰蓝色，直径 1～2 μm，亦可见于单核细胞）、退行性变（胞体肿大、结构模糊、边缘不清晰、核固缩、核肿胀、核溶解等）。上述变化反映细胞损伤的程度，可以单独出现，也可同时出现。

毒性指数：计算中毒颗粒所占中性粒细胞（100 个或 200 个）的百分率。1 为极度，0.75 为重度，0.5 为中度，<0.25 为轻度。

（2）巨多分叶核中性粒细胞：细胞体积较大，直径 16～25 μm，核分叶常在5 叶以上，甚至在

10 叶以上，核染色质疏松。见于巨幼细胞贫血、抗代谢药物治疗后。

(3)棒状小体(Auer 小体)：细胞质中出现呈紫红色细杆状物质，长 1～6 μm，一条或数条，见于急性白血病，尤其是颗粒增多型早幼粒细胞白血病(M3 型)，可见数条到数十条呈束棒状小体。急性单核细胞白血病可见一条细长的棒状小体，而急性淋巴细胞白血病则不出现棒状小体。

(4)Pelger-Hüet 畸形：细胞核为杆状或分 2 叶，呈肾形或哑铃形，染色质聚集成块或条索网状。为常染色体显性遗传性异常，也可继发于某些严重感染、白血病、骨髓增生异常综合征、肿瘤转移、某些药物(如秋水仙胺、磺胺二甲基异噁唑)治疗后。

(5)Chediak-Higashi 畸形：细胞质内含有数个至数十个包涵体，直径为 2～5 μm，呈紫蓝、紫红色。见于 Chediak-Higashi 综合征，为常染色体隐性遗传。

(6)Alder-Reilly 畸形：细胞质内含有巨大的、深染的、嗜天青颗粒，染深紫色。见于脂肪软骨营养不良、遗传性黏多糖代谢障碍。为常染色体隐性遗传。

(7)May-Hegglin 畸形：细胞质内含有淡蓝色包涵体。为常染色体显性遗传。

2.淋巴细胞

(1)异型淋巴细胞：在淋巴细胞性白血病、病毒感染(如传染性单核细胞增多症、病毒性肺炎、病毒性肝炎、传染性淋巴细胞增多症、流行性腮腺炎、水痘、巨细胞病毒感染)、百日咳、布鲁菌病、梅毒、弓形虫感染、药物反应等情况下，淋巴细胞增生，出现某些形态学变化，称为异型淋巴细胞。分为 3 型。

Ⅰ型(空泡型，浆细胞型)：胞体比正常淋巴细胞稍大，多为圆形、椭圆形、不规则形。核圆形、肾形、分叶状，常偏位。染色质粗糙，呈粗网状或小块状，排列不规则。胞质丰富，染深蓝色，含空泡或呈泡沫状。

Ⅱ型(不规则型，单核细胞型)：胞体较大，外形常不规则，可有多个伪足。核形状及结构与Ⅰ型相同或更不规则，染色质较粗糙致密。胞质丰富，染淡蓝或灰蓝色，有透明感，边缘处着色较深，一般无空泡，可有少数嗜天青颗粒。

Ⅲ型(幼稚型)：胞体较大，核圆形、卵圆形。染色质细致呈网状排列，可见1～2 个核仁。胞质深蓝色，可有少数空泡。

(2)放射线损伤后淋巴细胞形态变化：淋巴细胞受电离辐射后出现形态学改变，即核固缩、核破碎、双核、卫星核淋巴细胞(胞质中主核旁出现小核)。

(3)淋巴细胞性白血病时形态学变化：在急、慢性淋巴细胞白血病，出现各阶段原幼细胞，并有形态学变化。

3.浆细胞

正常浆细胞直径 8～9 μm，胞核圆、偏位，染色质粗块状，呈车轮状或龟背状排列；胞质灰蓝色、紫浆色，有泡沫状空泡，无颗粒。如外周血出现浆细胞，见于传染性单核细胞增多症、流行性出血热、弓形体病、梅毒、结核病等。异常形态浆细胞有以下 3 种。

(1)Mott 细胞：浆细胞内充满大小不等、直径 2～3 μm 蓝紫色球体，呈桑葚样。见于反应性浆细胞增多症、疟疾、黑热病、多发性骨髓瘤。

(2)火焰状浆细胞：浆细胞体积大，胞质红染，边缘呈火焰状。见于 IgA 型骨髓瘤。

(3)Russell 小体：浆细胞内有数目不等、大小不一、直径 2～3 μm 红色小圆球。见于多发性骨髓瘤、伤寒、疟疾、黑热病等。

(乔广梅)

第五节 白细胞检验在临床检验中的应用

一、慢性粒细胞白血病

慢性粒细胞白血病(CML)简称慢粒,是起源于造血干细胞的克隆性增殖性疾病,以粒系增生为主。本病在亚洲发病率最高,占成人白血病总数的40%,占慢性白血病的95%以上,国内统计资料表明,慢粒仅次于急粒和急淋,占第3位,以20~50岁多见。本病的自然临床过程是慢性期进展为加速期,最后发展成急变期,一旦急变,往往在3~5个月内死亡。慢性期起病缓慢,初期症状不明显,逐渐出现乏力、盗汗、消瘦及低热。最突出的体征是脾肿大,可有中等度肿大,胸骨压痛也较常见,随病程进展出现贫血并逐渐加重。发病1~4年内有70%患者转变为加速期及急变期,总的病程平均为3.5年,常规治疗不能延长生命。本病在细胞遗传学上有恒定的、特征性的Ph染色体及其分子标志bcr/abl融合基因。

(一)检验

1.血常规

红细胞和血红蛋白早期正常,少数甚至稍增高,随病情发展渐呈轻、中度降低,急变期呈重度降低。贫血呈正细胞正色素性,分型中见有核红细胞、多染性红细胞和点彩红细胞。白细胞数显著升高,初期一般为50×10^9/L,多数在$(100\sim300)\times10^9$/L,最高可达$1\ 000\times10^9$/L。可见各阶段粒细胞,其中以中性中幼粒及晚幼粒细胞增多尤为突出,分别可占15%~40%及20%~40%,杆状核及分叶核也增多,原始粒细胞(Ⅰ型+Ⅱ型)低于10%,嗜碱性粒细胞可高达10%~20%,是慢粒特征之一。嗜酸性粒细胞和单核细胞也可增多。随病情进展,原始粒细胞可增多,加速期可>10%,急变期可>20%。血小板增多见于1/3~1/2的初诊病例,有时可高达$1\ 000\times10^9$/L,加速期及急变期,血小板可进行性减少。

2.骨髓象

有核细胞增生极度活跃,粒红比例明显增高可达(10~50):1。粒细胞分类类同于周围血常规,这是慢粒慢性期的特点。显著增生的粒细胞中,以中性中幼粒、晚幼粒和杆状核粒细胞居多。原粒细胞和早幼粒细胞易见,原粒细胞<10%。嗜碱和嗜酸性粒细胞增多,有时可见到与葡萄糖脑苷细胞和海蓝细胞相似的吞噬细胞。幼红细胞早期增生,晚期受抑制,巨核细胞增多,骨髓可发生轻度纤维化。加速期及急变期时,原始细胞逐渐增多。慢粒是多能干细胞水平上突变的克隆性疾病,故可向各系列急性变,以原粒细胞增多者为急粒变,占50%~60%,以原始淋巴细胞(原淋+幼淋)增多者为急淋变,约占30%。此外还可有慢粒急变为原始单核、原始红细胞、原始巨核细胞、早幼粒细胞、嗜酸或嗜碱性粒细胞等急性白血病。急变期红系、巨核系均受抑制。慢粒的粒细胞有形态异常,细胞大小不一,核质发育不平衡,有些细胞核染色质疏松,胞质内有空泡或呈细胞破裂现象,偶见Auer小体,疾病晚期可见到Pelger-Huet异常,分裂细胞增加,可见异常分裂细胞。

（二）慢性粒细胞白血病的临床分期及诊断标准

1.慢性期

具下列四项者诊断成立：①贫血或脾大；②外周血白细胞≥30×10^9/L，粒系核左移，原始细胞（Ⅰ型＋Ⅱ型）＜10％；③嗜酸性粒细胞和嗜碱性粒细胞增多；④可有少量有核红细胞。骨髓象：增生明显活跃至极度活跃，以粒系增生为主，中、晚幼粒和杆状粒细胞增多，原始细胞（Ⅰ型＋Ⅱ型）≤10％；中性粒细胞碱性磷酸酶积分极度降低或消失；Ph 染色体阳性及分子标志 bcr/abl 融合基因；CFU-GM 培养示集落或集簇较正常明显增加。

2.加速期

具下列之二者，可考虑为本期：不明原因的发热、贫血、出血加重和/或骨骼疼痛，脾进行性肿大，非药物引起的血小板进行性降低或增高，原始细胞（Ⅰ型＋Ⅱ型）在血中和/或骨髓中＞10％，外周血嗜碱性粒细胞＞20％，骨髓中有显著的胶原纤维增生出现 Ph 以外的其他染色体异常，对传统的抗慢粒药物治疗无效，CFU-GM 增殖和分化缺陷，集簇增多，集簇和集落的比值增高。

3.急变期

具下列之一者可诊断为本期：原始细胞（Ⅰ型＋Ⅱ型）或原淋＋幼淋，或原单＋幼单在外周血或骨髓中≥20％，外周血中原始粒＋早幼粒细胞≥30％，骨髓中原始粒＋早幼粒细胞≥50％，有髓外原始细胞浸润。此期临床症状、体征比加速期更恶化，CFU-GM 培养呈小簇生长或不生长。

（三）细胞化学染色

NAP 阳性率及积分明显减低，甚至为 0 分。慢粒合并感染、妊娠及急变期，NAP 积分可升高。治疗获得完全缓解时，若 NAP 活力恢复正常，预示预后较好。

（四）免疫学检验

慢粒急变后标记表达较复杂。慢粒髓细胞变多表现 CD33，CD13，CD15，CD14 及 HLA-R 阳性；淋巴细胞变往往有 CD3，CD7，CD2，CD5，CD10，CD19，CD20，CD22，SIg 及 HLA-DR 阳性；巨核细胞变可现 CD41a，CD41b 及 PPO 阳性。

（五）血液生化

血清维生素 B_{12} 浓度及其结合力显著增高是本病特点之一，血及尿液中尿酸含量增高，血清乳酸脱氢酶、溶菌酶和血清钾亦增高。

（六）遗传学及分子生物学检验

Ph 染色体是 CML 的特征性异常染色体，检出率为 90％～95％，其中绝大多数为 t(9;22)(q^{34};q^{11})，称为典型易位。它不仅出现于粒细胞，也出现于幼红细胞、幼稚单核细胞、巨核细胞及 B 细胞，提示 CML 是起源于多能干细胞的克隆性疾病。基因分析发现，其正常位于染色体 $9q^{34}$ 上的癌基因 c-abl 移位至 $22q^{11}$ 的断裂点丛集区 bcr 基因，组成 bcr(break-point cluster)和 abl(同源基因)融合基因，表达具有高酪氨酸蛋白激酶(PTK)活性的 bcr/abl 融合蛋白，该蛋白在本病发病中起重要作用。此外，少数 CML 可有变异移位，包括简单变异易位，即 22 号与非 9 号(2、10、13、17、19、21 号)之间的易位，及繁杂变异易位即3 条或更多条染色体易位，如 t(2;9;22)(q^{15};q^{34};q^{11})。Ph 染色体存在于 CML 的整个病程中，治疗缓解后，Ph 染色体却持续存在，因此采用骨髓移植，消除 Ph 阳性克隆，才可能达到最终治愈。Ph 阴性的 CML 均占 5％～10％。分子水平研究证明，部分 Ph 阴性 CML 同样存在 bcr/abl 融合基因，但仍有小部分不能发现任何 Ph 染色体的分子学证据。此类患者年龄较大，外周血单核细胞相对增多，骨髓病态造血更趋明显，染色体核型异常多见，ras 原癌基因突变发生率高，治疗效果差，有人认为与慢性粒-单细胞白

血病有一定关系。在CML慢性期，出现新增加的染色体异常，如2Ph，i(17q)，+16，+8，+19，+21等常预示急变，核型改变可以在临床急变前2～4个月、甚至18个月之前出现，并发现急变类型与bcr断点亚区有关，bcr断点亚区2多见于急粒变，断点亚区3多见于急淋变。有报道降钙素(CT)基因甲基化异常同CML的进展有关。

(七)诊断

CML诊断不困难，凡有不明原因的持续的细胞数增高、有典型的血常规和骨髓象变化、NAP阴性、脾肿大、骨髓细胞Rh阳性或检测到BCR-ABL基因，诊断即可确定。确诊后应予以准确的分期。慢粒的骨髓常发生轻度纤维化，应与骨髓纤维化相鉴别，见表4-4。

表4-4 慢粒与骨髓纤维化的鉴别

	慢粒	骨髓纤维化
发热	常见急变期	不常见
贫血	明显	不一致
脾肿大	更明显	明显
血常规		
异形红细胞	不明显	明显，见泪滴状红细胞
白细胞计数	增多	正常，减少或增多
有核红细胞	无或少见	常见，量多
NAP(积分)	降低或为零，急变可增高	正常，增多或减少
骨髓涂片	以中、晚、杆粒细胞增生	多为干抽
骨髓活检	粒系增生与脂肪组织取代一致	为纤维组织取代；有新骨髓组织形成，巨核细胞增多
Ph染色体	90%阳性	阴性
bcr/abl融合基因	阳性	阴性

二、恶性组织细胞病

恶性组织细胞病，简称恶组，是异常组织细胞增生所致的恶性疾病，本病任何年龄均可以发病，15～40岁占多数(68.4%)，男女之比约3∶1。本病的病因和发病机制仍不清楚。恶组在病理上表现有异常组织细胞浸润，常累及多个脏器，包括非造血组织。故除常见的肝、脾、淋巴结、骨髓等处侵及以外，其他许多器官和组织如肺、胸膜、心、消化道、胰、胆囊、肾、皮肤、乳房、神经系统及内分泌腺等也可受累。异常的组织细胞呈斑片状浸润，有时也可成粟粒、肉芽肿样或结节状改变，一般不形成肿块，很少见纤维组织增生。有吞噬血细胞现象。无原发灶与转移灶之分，这与实体瘤有所区别。病灶的多形性、异形性及吞噬性是恶组病理组织学的共同特点。临床起病急骤，以高热、贫血、肝、脾、淋巴结肿大、全血细胞减少、出血、黄疸和进行性衰竭为主要特征。其中又以发热最为突出，常为首发和最常见(97.2%)症状。患者多在半年内死亡。有些患者可因某一部位的病变比较突出，而产生相应的表现，如皮下结节、乳房肿块、胸腔积液、胃肠道梗阻、骨质破坏等。由于临床表现的多样性，因此本病极易造成误诊和漏诊。

(一)检验

1.血常规

大多有全血细胞减少,早期即有贫血,多为中度,后呈进行性加重。网织红细胞计数正常或轻度增高。白细胞计数在疾病早期高低不一,疾病中、晚期减少。血小板多数减少。晚期随着疾病的进展,全血细胞减少更加严重。白细胞分类中少数可有中、晚幼粒细胞,部分病例(17.71%)在片尾可找到异常组织细胞和不典型单核细胞。浓缩白细胞涂片,可提高异常组织细胞的检出率。中性粒细胞碱性磷酸酶阳性率和积分明显低于正常或阴性。当大量异常组织细胞在外周血中出现,白细胞数可高至(10～100)$\times 10^9$/L以上,则称为“白血病性恶性组织细胞病”。

2.骨髓象

骨髓多数增生活跃,仍可见各系正常造血细胞。增生低下,病例多已达晚期。常可发现多少不一的异常组织细胞,这是本病的最重要的特征。这类细胞呈分散或成堆分布,由于病变分布不均,多次多部位骨髓穿刺可提高阳性检出率。根据恶性组织细胞的形态学特征,可归纳为以下五个类型。

(1)异常组织细胞:细胞大小不等,一般体积较大,直径可达20～30 μm,形态畸异。核圆形、椭圆形或不规则形,有时有分支状,偶有双核者。染色质呈细致网状。核仁显隐不一,有的较大。胞质较丰富,着色深蓝或浅蓝,深蓝者常无颗粒,浅蓝者可有数目不等的小颗粒,并可出现空泡。该类细胞无吞噬细胞现象。此型细胞对诊断有价值。

(2)多核巨组织细胞:这类细胞与异常组织细胞基本相似,其特点是体积巨大,胞核更多。胞体直径50～95 μm,外形极不规则,通常含核3～6个,彼此贴近或呈分叶状,核仁显隐不一。胞质浅蓝,无颗粒或有少数颗粒,此型细胞较少见,对诊断有重要意义。

(3)淋巴样组织细胞:如淋巴细胞大小、外形和淋巴细胞或内皮细胞相似。细胞呈圆形、椭圆形、不规则圆形或狭长弯曲如拖尾状。胞核常偏于一侧,染色质较细致,偶见核仁,胞质浅蓝色,有时可含细小颗粒。

(4)单核样组织细胞:形似单核细胞,但核染色质较粗,胞质浅蓝色,有时含细小颗粒。

(5)吞噬性组织细胞:体积可以很大,单核或双核,椭圆形偏位,染色质疏松,核仁大而清楚,胞质中含有被吞噬的成熟红细胞或其碎片、幼红细胞、血小板及中性粒细胞等,一个吞噬性细胞最多可吞噬20余个红细胞。以上所列五种形态学类型组织细胞,以异形组织细胞和/或多核巨组织细胞对恶组有诊断意义。吞噬性组织细胞因在其他疾病中也可出现,因此缺乏特异性诊断价值。

(二)细胞化学染色

中性粒细胞碱性磷酸酶积分显著减低,苏丹黑B和β-葡萄糖醛酸酯酶呈阴性反应,恶组细胞酸性磷酸酶、非特异性酯酶呈弥漫性中度到强阳性。以醋酸α-萘酚为基质的特异性酯酶染色,单核细胞和异常组织细胞都为阳性,如改用AS-D萘酚作为基质,单核细胞可被氟化钠所抑制,而恶性组织细胞非特异性酯酶染色仍为阳性。恶组细胞胞质溶菌酶阳性,粒细胞碱性磷酸酶阳性率及积分均明显低于正常值,有助于感染性疾病引起的反应性组织细胞增多的鉴别。

(三)其他检查

恶性组织细胞单克隆抗体表面标记检查为$CD68^{+}$、Ia^{+}、$LeuM^{3+}$、$63D^{3+}$,提示恶组细胞起源于单核-吞噬细胞系统。恶性组织细胞病染色体核型变化常以多倍体为著,有较高比例的亚三倍体和超二倍体,此外可有染色体易位,恶组细胞在第5对染色体长臂有恒定破裂点(5q35bp)。

与5q35有关的染色体易位已在较多的儿童与青年患者中发现，这可能是一种与本病有关的重要标志。本病62%患者有血清谷丙转氨酶增高，54.3%尿素氮增高；47.6%血沉增快；肝功能异常（血LDH显著增高，可超过1 000 U/L）及凝血功能障碍（纤维蛋白原≤1.5 g/L），伴高铁蛋白血症；噬血组织细胞占骨髓涂片有核细胞2%及以上，和/或有累及骨髓、淋巴结、肝脾及中枢神经系统的组织学证据。

三、类白血病反应

类白血病反应是指机体对某些刺激因素所产生的类似白血病表现的血常规反应。类白血病反应简称类白反应。其特点：血常规类似白血病表现但非白血病，白细胞数显著增高，或有一定数量的原始和幼稚细胞出现；绝大多数病例有明显的致病原因，以感染和恶性肿瘤多见，其次是某些药物的毒性作用或中毒；在原发疾病好转或解除后，类白反应也迅速自然恢复，本病预后良好。根据外周血白细胞总数的多少可将类白反应分为白细胞增多性和白细胞不增多性两型，临床以增多性类白反应多见。若按病情的缓急可分为急性和慢性两型。按细胞的类型又可分为以下几种类型。

（一）类白反应的类型

1.中性粒细胞型

此型最常见。粒细胞显著增多，白细胞总数$>50\times10^9/L$，可伴有中幼粒、早幼粒、甚至原始粒细胞出现。中性粒细胞碱性磷酸酶（NAP）积分显著增高。中性粒细胞常见中毒改变，如中毒性颗粒、核固缩、玻璃样变性和空泡等。本型见于各种感染、恶性肿瘤骨髓转移、有机农药或一氧化碳中毒、急性溶血或出血，严重外伤或大面积烧伤等，其中以急性化脓性感染为最常见。

2.淋巴细胞型

白细胞计数常为$(20\sim30)\times10^9/L$，也有超过$50\times10^9/L$者。分类淋巴细胞超过40%，其中多数为成熟淋巴细胞，并见幼稚淋巴细胞和异形淋巴细胞。常见于某些病毒性感染，如传染性单核细胞增多症、百日咳、水痘、风疹等，也可见于粟粒性结核、猩红热、先天性梅毒、胃癌等。本症原淋巴细胞和蓝细胞增多不明显，是与急性淋巴细胞白血病相区别的指标之一。

3.嗜酸性粒细胞型

白细胞计数$>20\times10^9/L$，嗜酸性粒细胞显著增多，超过20%，甚至达90%，但基本上均为成熟型嗜酸性粒细胞。常由寄生虫病、过敏性疾病所致，其他如风湿性疾病、霍奇金淋巴瘤、晚期癌症等也可发生。

4.单核细胞型

白细胞计数常$>30\times10^9/L$，一般不超过$50\times10^9/L$，其中单核细胞常$>30\%$，偶见幼单核细胞，表示单核-吞噬细胞系统受刺激或活性增强。见于粟粒性结核、感染性心内膜炎、细菌性痢疾、斑疹伤寒、风湿病并血管内皮细胞增多症等。对单核细胞增高的病例，需作长期随访观察。白细胞不增多性类白血病反应，报道见于结核、败血症和恶性肿瘤等。不论嗜中性、嗜酸性粒细胞型抑或淋巴、单核细胞型，其外周血有较多该种类型的幼稚细胞。此时均有必要作骨髓检查，以排除相应细胞类型的急性白血病。

（二）检验

1.血常规

外周血白细胞计数除少数病例不增多外大多显著增加，常$>50\times10^9/L$，一般不超过120×

10^9/L,按细胞类型分为中性粒细胞型、淋巴细胞型、嗜酸性粒细胞型、单核细胞型以及浆细胞型等。不同类型的白细胞呈现形态异常,如胞质中常见中毒颗粒、空泡、胞核固缩、分裂异常等。红细胞和血红蛋白无明显变化,血小板正常或增多。

2.骨髓象

类白反应患者骨髓象一般改变不大,除增生活跃及核左移外,常有毒性颗粒改变。少数病例原始和幼稚细胞增多,但形态正常。通常红细胞系和巨核细胞系无明显异常。

3.其他检查

中性粒细胞碱性磷酸酶活性和积分明显增高,Ph染色体阴性以及组织活检、病理学检查有助于排除白血病。

(三)诊断类白反应诊断条件

1.有明确的病因

如严重感染、中毒、恶性肿瘤、大出血、急性溶血、过敏性休克、服药史等。

2.实验室检查

红细胞与血红蛋白测定值一般正常,血小板计数正常。

(1)粒细胞型:白细胞可多达30×10^9/L以上,或外周血出现幼稚细胞;血常规中成熟中性粒细胞胞浆中往往出现中毒颗粒和空泡,骨髓象除了有增生、核左移及中毒性改变外,没有白血病细胞的形态畸形等,没有染色体异常,NAP积分则明显增高。

(2)淋巴细胞型:白细胞计数轻度或明显增多,分类中成熟淋巴细胞占到40%以上,并可有幼稚淋巴细胞出现。

(3)单核细胞型:白细胞计数在30×10^9/L以上,单核细胞>30%,并可有幼稚单核细胞出现。

(4)嗜酸性粒细胞型:血常规中嗜酸性粒细胞明显增加,以成熟型细胞为主,骨髓象原始细胞不增多,也无嗜酸性粒细胞形态异常以及Ph染色体等。

(5)红白血病型:外周血中有幼红及幼粒细胞,骨髓象除红细胞系增生外,尚有粒细胞系增生,但无红白血病中的细胞畸形;此外还需排除其他骨髓疾病(如结核、纤维化、恶性肿瘤转移等)所致的幼粒幼红细胞增多症。

(6)白细胞不增多型类白反应:白细胞计数不增多,但血常规中出现幼稚细胞。

3.治疗结果

原发病经治疗去除后,血常规变化随之恢复正常。另外值得一提的是,确诊前有必要排除真正的白血病和骨髓增生异常综合征(MDS),为此骨髓涂片检查必不可少。

(乔广梅)

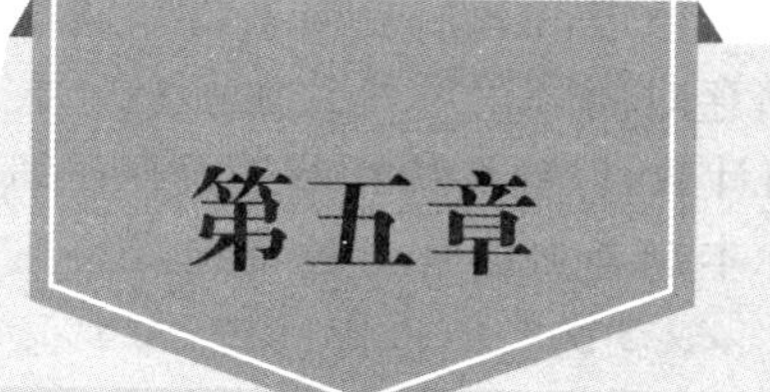

第五章 凝血检验

第一节 血小板计数

一、血小板计数常规法

(一)原理

血小板计数(platelet count,PLT)是测定全血中的血小板数量,与血液红(白)细胞计数相同。普通显微镜直接计数法是根据使用稀释液的不同,血小板计数方法可分为破坏红细胞稀释法和不破坏红细胞稀释法。相差显微镜直接计数法是利用光线通过物体时产生的相位差转化为光强差、从而增强被检物体立体感,有助于识别血小板。

(二)器材和试剂

1.1%草酸铵稀释液

分别用少量蒸馏水溶解草酸铵 1.0 g 和 EDTA-Na_2 0.012 g,合并后加蒸馏水至 100 mL,混匀,过滤后备用。

2.器材

显微镜、改良 Neubauer 计数板和盖玻片、微量吸管等。

(三)操作

(1)取清洁小试管 1 支,加入血小板稀释液 0.38 mL。

(2)准确吸取毛细血管血 20 μL。擦去管外余血,置于血小板稀释液内,吸取上清液洗 3 次,立即充分混匀。待完全溶血后再次混匀 1 min。

(3)取上述均匀的血小板悬液 1 滴,充入计数池内,静置 10～15 min,使血小板下沉。

(4)用高倍镜计数中央大方格内四角和中央共 5 个中方格内血小板数。

(5)计算:血小板数/L=5 个中方格内血小板数×10^9/L。

(四)方法学评价

1.干扰因素

普通光学显微镜直接计数血小板的技术要点是从形态上区分血小板和小红细胞、真菌孢子及其他杂质。用相差显微镜计数经草酸铵稀释液稀释后的血小板,易于识别,还可照相后核对计数结果,因而国内外将本法作为血小板计数的参考方法。

2.质量保证

质量保证原则是避免血小板被激活、破坏,避免杂物污染。①检测前:采血是否顺利(采血时血流不畅可导致血小板破坏，使血小板计数假性减低）、选用的抗凝剂是否合适（肝素不能用于血小板计数标本抗凝；EDTA 钾盐抗凝血标本取血后 1 h 内结果不稳定，1 h 后趋向平稳）、储存时间是否适当（血小板标本应于室温保存，低温可激活血小板，储存时间过久可导致血小板计数偏低）。②检测中：定期检查稀释液质量；计数前先做稀释液空白计数，以确认稀释液是否存在细菌污染或其他杂质。③检测后：核准结果，常用方法：用同 1 份标本制备血涂片染色镜检观察血小板数量，用参考方法核对；同 1 份标本 2 次计数，误差小于 10%，取 2 次均值报告，误差大于 10% 需做第 3 次计数，取 2 次相近结果的均值报告。

二、血小板计数参考方法

血小板计数参考方法见于国际血液学标准委员会 2001 年文件。

（一）血液标本

（1）用合乎要求的塑料注射器或真空采血系统采集健康人的静脉血标本。

（2）使用 EDTA-K_2 抗凝剂，浓度为每升血中含 3.7～5.4 μmol（每毫升血中含 1.5～2.2 mg）。

（3）盛有标本的试管应有足够的剩余空间以便于血标本的混匀操作。标本中不能有肉眼可见的溶血或小凝块。

（4）标本置于 18 ℃～22 ℃室温条件下，取血后 4 h 之内完成检测。

（5）为了保证 RBC 和 PLT 分布的均一性，在预稀释和加标记抗体前动作轻柔地将采血管反复颠倒，充分混匀标本。

（二）试剂和器材

1.器材

为避免血小板黏附于贮存容器或稀释器皿上，在标本检测的整个过程中必须使用聚丙烯或聚苯乙烯容器，不得使用玻璃容器和器皿。

2.稀释液

用磷酸盐缓冲液（PBS）作为稀释液，浓度为 0.01 mol/L，pH 为 7.2～7.4，含 0.1%的牛血清蛋白（BSA）。

3.染色液

使用异硫氰酸荧光素标记的 CD41 和 CD61 抗体，这两种抗体可以与血小板膜糖蛋白Ⅱa/Ⅲb复合物结合，用于检测血小板。实验室应确认该批号抗体是否能得到足够的染上荧光的血小板，抗体应能得到足够高的血小板的荧光信号以便通过 log FL1（528 nm 处的荧光强度）对 log FS（前向散射光）的图形分析，将血小板从噪声、碎片和 RBC 中分辨出来。

（三）仪器性能

（1）使用流式细胞仪，通过前向散射光和荧光强度来检测 PLT 和 RBC。仪器在检测异硫氰酸荧光素标本的直径为 2 μm 的球形颗粒时必须有足够的敏感度。

（2）用半自动、单通道、电阻抗原理的细胞计数仪检测 RBC，仪器小孔管的直径为 80～100 μm，小孔的长度为直径的 70%～100%，计数过程中吸入稀释标本体积的准确度在 1%以内（溯源至国家或国际计量标准）。

（四）检测方法

（1）用加样器加 5 μL 充分混匀（至少轻柔颠倒标本管 8 次）的血标本于 100 μL 已过滤的 PBS-BSA 稀释液中。

（2）加 5 μL CD41 抗体和 5 μL CD61 抗体染液，在室温 18 ℃～22 ℃、避光条件下放

置15 min。

(3)加 4.85 mL PBS-BSA 稀释液制备成 1：1 000 的稀释标本，轻轻颠倒混匀以保证 PLT 和 RBC 充分混匀。

(4)用流式细胞仪检测时，应至少检测 5 000 个信号，其中 PLT 应多于 1 000，流式细胞仪的设定必须保证每秒计数少于 3 000 个信号。如果同时收集到 RBC 散射光的信号和血小板的荧光信号应被视为 RBC-PLT 重叠，计数结果将被分别计入 RBC 和 PLT。直方图或散点图均可被采用，但推荐使用散点图。检测过程中推荐使用正向置换移液器。

(5)血小板计数值的确定：使用流式细胞仪确定 RBC/PLT 的比值。R＝RBC/PLT，用 RBC 数除以 R 值得到 PLT 计数值。

三、参考值

$(100\sim300)\times10^9$/L。

四、临床意义

血小板数量随时间和生理状态的不同而变化，午后略高于早晨；春季较冬季低；平原居民较高原居民低；月经前减低，月经后增高；妊娠中晚期增高，分娩后减低；运动、饱餐后增高，休息后恢复。静脉血血小板计数比毛细血管高 10％。

血小板减低是引起出血常见的原因。当血小板在$(20\sim50)\times10^9$/L 时，可有轻度出血或手术后出血；低于 20×10^9/L，可有较严重的出血；低于 5×10^9/L 时，可导致严重出血。血小板计数超过 400×10^9/L 为血小板增多。病理性血小板减少和增多的原因及意义见表 5-1。

表 5-1　病理性血小板减少和增多的原因及意义

血小板	原因	临床意义
减少	生成障碍	急性白血病、再生障碍性贫血、骨髓肿瘤、放射性损伤、巨幼细胞贫血等
	破坏过多	原发性血小板减少性紫癜、脾功能亢进、系统性红斑狼疮等
	消耗过多	DIC、血栓性血小板减少性紫癜
	分布异常	脾肿大、血液被稀释
	先天性	新生儿血小板减少症、巨大血小板综合征
增多	原发性	慢性粒细胞白血病、原发性血小板增多症、真性红细胞增多症等
	反应性	急性化脓性感染、大出血、急性溶血、肿瘤等
	其他	外科手术后、脾切除等

(李建兵)

第二节　血小板聚集试验

一、原理

(1)浊度法：在富含血小板血浆(PRP)中加入致聚剂，血小板发生聚集，血浆浊度变化，透光度增加，血小板聚集仪将这种浊度变化转换为电信号并记录，形成血小板聚集曲线。根据血小板聚集曲线可了解血小板聚集的程度和速度。

(2)电阻法(阻抗法)：是根据电阻抗原理，通过放大、记录浸泡在全血样品中电极探针间的微小电流或阻抗的变化来测定全血样品血小板聚集性的方法。

近年来，出现了一种采用激光散射法进行血小板聚集检测的仪器。

二、临床意义

(一)PAg T 增高

反映血小板聚集功能增强。见于高凝状态和/或血栓前状态和血栓性疾病，如心肌梗死、心绞痛、糖尿病、脑血管病变、妊娠高血压综合征、静脉血栓形成、肺梗死、口服避孕药、晚期妊娠、高脂血症、抗原-抗体复合物反应、人工心脏和瓣膜移植术等。

(二)PAg T 减低

反映血小板聚集功能减低。见于获得性血小板功能减低，如尿毒症、肝硬化、MDS、原发性血小板减少性紫癜、急性白血病、服用抗血小板药物、低(无)纤维蛋白原血症等。还见于遗传性血小板功能缺陷，不同的血小板功能缺陷病对各种诱导剂的反应不同。①血小板无力症(Glanzmann 病)：ADP、胶原和花生四烯酸诱导的血小板聚集减低和不聚集。②巨大血小板综合征：ADP、胶原和花生四烯酸诱导的血小板聚集正常，但瑞斯托霉素诱导的血小板不凝集。③贮存池病：致密颗粒缺陷时，ADP 诱导的聚集常减低，无二相聚集；胶原和花生四烯酸诱导的血小板聚集正常；α 颗粒缺陷时，血小板凝集和聚集均正常。④血小板花生四烯酸代谢缺陷：ADP 诱导的聚集常减低，无二相聚集，胶原和花生四烯酸诱导的血小板聚集均低下。

三、操作注意事项

(1)采血顺利，避免反复穿刺将组织液抽到注射器内，或将气泡混入。

(2)抗凝剂采用枸橼酸钠抗凝，不能以 EDTA 作为抗凝剂。

(3)阿司匹林、潘生丁、肝素、华法林等药物均可抑制血小板聚集，故采血前一段时间不应服用此类药物。

(4)测定应在采血后 3 h 内完成，时间过长会导致聚集强度和速度降低。

(李建兵)

第三节　血小板形态学检验

一、原理

当血小板离体后，尚有活性时，可用活体染色法将细胞质内结构显示出来，并观察其活动能力。

二、结果

(一)正常形态

呈圆盘状、圆形或椭圆形,少数呈梭形或形态不整齐;一般有1～3个突起。血小板可分为透明区及颗粒区,无明显界线,颗粒区呈深蓝色或蓝绿色折光;透明区为淡蓝色折光,无有形成分。大血小板(＞3.4 μm)占11.1%;中型(2.1～3.3 μm)占67.5%;小型(＜2.0 μm)占21.4%,颗粒一般＜7%。

(二)非典型形态

1.幼年型

大小正常,边缘清晰,浆为淡蓝色或淡紫色,个别含颗粒而无空泡,应与淋巴细胞相区别。

2.老年型

大小正常,浆较少,带红色,边缘不规则,颗粒粗而密,呈离心性,有空泡。

3.病理性幼稚型

通常较大,浆淡蓝色,几乎无颗粒,为未成熟巨核细胞所脱落,无收缩血块作用,可见于原发性和反应性血小板疾病及粒细胞白血病。

4.病理刺激型

血小板可达20～50 μm,形态不一,可呈圆形、椭圆形或香肠型、哑铃形、棍棒形、香烟形、尾形、小链形等。浆蓝色或紫红色,颗粒多。见于血小板无力症。

三、临床意义

血小板形态变化可反映血小板黏附和凝聚功能。形态异常见于再生障碍性贫血、急性白血病、血小板病、血小板无力症、血小板减少性紫癜。巨大血小板综合征中50%～80%的血小板如淋巴细胞大小。

(李建兵)

第四节　血小板功能检验

血小板在止凝血方面具有多种功能。当血小板与受损的血管壁、血管外组织接触或受刺激剂激活,血小板被活化,产生黏附、聚集和释放反应,并分泌多种因子,在止血和血栓形成中起着非常重要的作用。血小板功能检查的各项试验,对血小板疾病的诊断和治疗以及血栓前状态与血栓性疾病的诊断、预防、治疗监测等有着重要的意义。

一、血小板黏附试验

(一)原理

血小板黏附试验(platelet adhension test,PAdT)是利用血小板在体外可黏附于玻璃的原理设计的。可用多种方法,包括玻珠柱法、玻球法等。方法为用一定量的抗凝血与一定表面积的玻璃接触一定时间,计数接触前、后的血中血小板数,计算出血小板黏附率。

$$血小板黏附率(\%)=\frac{黏附前血小板数-黏附后血小板数}{黏附前血小板数}\times100\%$$

(二)参考区间

玻璃珠柱法:53.9%～71.1%;旋转玻球法(12 mL 玻瓶):男性为 28.9%～40.9%,女性为34.2%～44.6%。

(三)临床应用

1.方法学评价

本试验是检测血小板功能的基本试验之一,用于遗传性与获得性血小板功能缺陷疾病的诊断、血栓前状态和血栓性疾病检查及抗血小板药物治疗监测。但由于特异性差,操作较复杂,且易受许多人为因素的影响,如静脉穿刺情况、黏附血流经过玻璃的时间、黏附玻璃的面积、试验过程中所用的容器性能、血小板计数的准确性等,致使其在临床的实际应用受限。

2.临床意义

(1)减低:见于先天性和继发性血小板功能异常(以后者多见),如血管性血友病、巨大血小板综合征、爱-唐综合征、低(无)纤维蛋白血症、异常纤维蛋白血症、急性白血病、骨髓增生异常综合征、骨髓增生性疾病、肝硬化、尿毒症、服用抗血小板药物等。

(2)增加:见于血栓前状态和血栓形成性疾病,如高血压病、糖尿病、妊娠期高血压疾病、肾小球肾炎、肾病综合征、心脏瓣膜置换术后、心绞痛、心肌梗死、脑梗死、深静脉血栓形成、口服避孕药等。

二、血小板聚集试验

(一)原理

血小板聚集试验(platelet aggregation test,PAgT)通常用比浊法测定(即血小板聚集仪法,分为单通道、双通道、四通道)。用贫血小板血浆(platelet poor plasma,PPP)及富含血小板血浆(platelet rich plasma,PRP)分别将仪器透光度调整为100%和0%。在 PRP 的比浊管中加入诱导剂激活血小板后,用血小板聚集仪测定 PRP 透光度的变化(即血小板聚集曲线)。通过分析血小板聚集曲线的最大聚集率(MAR)、达到最大幅度的时间、达到 1/2 最大幅度的时间、2 min 的幅度、4 min 的幅度、延迟时间、斜率参数判断血小板的聚集功能。

(二)参考区间

血小板聚集曲线见图 5-1,血小板聚集曲线常有双峰,第一个峰反映了血小板聚集功能,第二个峰反映了血小板的释放和聚集功能。不同浓度的诱导剂诱导的血小板聚集曲线各不相同。每个实验室的参考区间相差较大,各实验室应根据自己的实验具体情况及实验结果调节诱导剂的浓度,建立自己的参考区间。中国医学科学院血液研究所常用的体外诱导剂测得的 MAR 为 11.2 μmol/L ADP 液 53%～87%;5.4 μmoL/L 肾上腺素 45%～85%;20 mg/L 花生四烯酸 56%～82%;1.5 g/L 瑞斯托霉素 58%～76%;20 mg/L 胶原 47%～73%。

(三)临床应用

1.方法学评价

本试验也是检测血小板功能的基本试验之一,用于血小板功能缺陷疾病的诊断、血栓前状态和血栓性疾病检查以及抗血小板药物治疗监测。

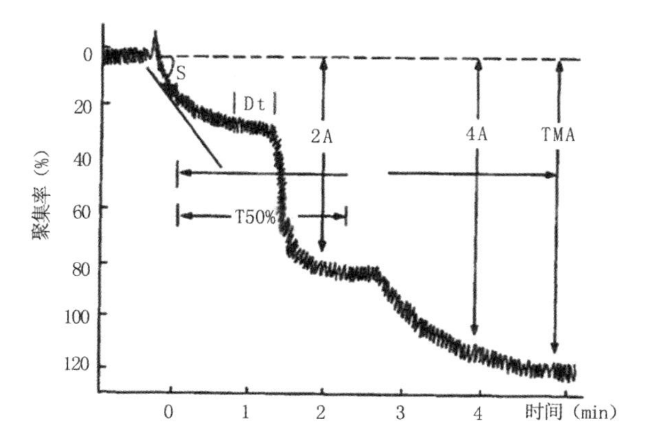

2A：2 min 幅度；4A：4 min 的幅度；TMA：达到最大幅度的时间；T50％：达到 1/2 最大的时间；Dt：延迟时间；S：斜率

图 5-1　血小板聚集曲线的参数分析

本试验在临床上开展比较广泛，简便、快速，成本低廉。但由于操作过程需对标本进行离心，可能导致血小板体外低水平活化，且易受试验过程中所用的容器性能、PRP 中血小板数量、测定温度(25 ℃)、诱导剂的质量及某些药物等影响。在一般疾病的诊断中，以至少使用两种诱导剂为宜。

2.临床意义

(1)减低：血小板无力症、血小板贮存池病(无第二个峰)、血管性血友病(瑞斯托霉素作为诱导剂时，常减低)、巨大血小板综合征、低或无纤维蛋白原血症、急性白血病、骨髓增生异常综合征、骨髓增生性疾病、肝硬化、尿毒症、服用抗血小板药物、特发性血小板减少性紫癜、细菌性心内膜炎、维生素 B_{12} 缺乏症等。

(2)增加：见于血栓前状态和血栓形成性疾病，如糖尿病、肾小球肾炎、肾病综合征、心脏瓣膜置换术后、心绞痛、心肌梗死、脑梗死、深静脉血栓形成、抗原-抗体复合物反应、高脂饮食、口服避孕药、吸烟等。

三、血块收缩试验

(一)原理

血块收缩试验(clot retraction test，CRT)分为定性法、定量法和血浆法。其原理为全血或血浆凝固后，由于血小板收缩使血清从纤维蛋白网眼中挤出而使血块缩小，观察血清占原有全血量(如定量法、试管法)或血浆量(如血浆法)的百分比(即血块收缩率)，可反映血块收缩程度。

(二)参考区间

定性法：1 h 开始收缩，24 h 完全收缩；定量法：48％～64％；血浆法：大于 40％。

(三)临床应用

(1)方法学评价：CRT 除与血小板收缩功能有关外，还与血小板数量、纤维蛋白原、纤维蛋白稳定因子量等有关，而且试管清洁度、试验温度对它影响较大，故有时试验结果与血小板功能障碍程度不一定平行，临床上已较少使用。

(2)临床意义：①下降，见于血小板减少症、血小板增多症、血小板无力症、低或无纤维蛋白原血症、严重凝血功能障碍、异常球蛋白血症、红细胞增多症(定量法及试管法)等；②增加，见于纤维蛋白稳定因子(因子XIII)缺乏症、严重贫血(定量法及试管法)。

四、血小板活化指标检测

健康人循环血液中的血小板基本处于静止状态,当血小板受刺激剂激活或与受损的血管壁、血管外组织接触后,血小板被活化。活化血小板膜糖蛋白重新分布,分子结构发生变化,导致血小板发生黏附、聚集,同时发生释放反应。血小板内的储存颗粒与质膜融合,将其内容物释放入血浆。

(一)血浆β-血小板球蛋白和血小板第4因子检测

1.原理

血小板活化后,α-颗粒内的β-血小板球蛋白(β-TG)和血小板第4因子(PF_4)可释放到血浆中,使血浆中β-TG和PF_4的浓度增高。用双抗体夹心法(ELISA)可进行检测。将β-TG或抗PF_4抗体包被在酶标板上,加入待测标本(或不同浓度的标准液),再加入酶联二抗,最后加底物显色,显色深浅与β-TG、PF_4浓度呈正比。根据标准曲线可得出待测标本的β-TG/PF_4浓度。

2.参考区间

不同试剂盒略有不同,β-TG:6.6~26.2 μg/L;PF_4:0.9~5.5 μg/L。

3.临床应用

(1)方法学评价:β-TG、PF_4的半衰期较短,且易受机体代谢功能和血小板破坏的影响,采血及后续实验步骤必须尽可能保证血小板不被体外激活或破坏。在难以确定β-TG、PF_4浓度增加是来自体内还是体外激活时,可计算β-TG/PF_4比率。一般情况下,来自体内激活者β-TG/PF_4之比约为5∶1,来自体外激活者β-TG/PF_4之比约为2∶1。

(2)临床意义:①减低见于先天性或获得性α-贮存池病;②增高表明血小板活化,释放反应亢进,见于血栓前状态及血栓性疾病,如糖尿病伴血管病变、妊娠期高血压疾病、系统性红斑狼疮、血液透析、肾病综合征、尿毒症、大手术后、心绞痛、心肌梗死、脑梗死、弥散性血管内凝血、深静脉血栓形成等;③β-TG主要由肾脏排泄,肾功能障碍时可导致血中β-TG明显增加,PF_4主要由血管内皮细胞清除,内皮细胞的这种功能受肝素的影响,因此肝素治疗时血中PF_4增加。

(二)血浆P-选择素检测

1.原理

P-选择素又称血小板α-颗粒膜蛋白-140(GMP-140),是位于血小板α-颗粒和内皮细胞Weibel-Palade(W-P)小体的一种糖蛋白,当血小板被活化后,P-选择素在血小板膜表面表达并释放到血中,故测定血浆或血小板表面的P-选择素可判断血小板被活化的情况。血浆P-选择素测定常用ELISA法,原理同血浆中β-TG或PF_4测定。

2.参考区间

9.2~20.8 μg/L。

3.临床应用

(1)方法学评价:由于P-选择素也存在于内皮细胞的W-P小体中,血浆中可溶性P-选择素,除来源于活化血小板外,也可来源于内皮细胞,分析时应加以注意。测定血小板膜表面P-选择素的含量,能更真实地反映血小板在体内活化的情况。

(2)临床意义:增加见于血栓前状态及血栓形成性疾病,如心肌梗死、脑血管病变、糖尿病伴血管病变、深静脉血栓形成、自身免疫性疾病等。

(三)血浆血栓烷 B_2(TXB_2)和 11-脱氢-血栓烷 B_2(11-DH-TXB_2)检测

血小板被激活后,血小板膜磷脂花生四烯酸代谢增强。血栓烷 A_2(TXA_2)是代谢产物之一,是血小板活化的标志物。但由于 TXA_2 半衰期短,不易测定,通常通过测定其稳定代谢物 TXB_2 的血浆浓度来反映体内血小板的活化程度。DH-TXB_2 是 TXB_2 在肝脏氧化酶作用下形成的产物。

1.原理

ELISA 法(双抗夹心法)。

2.参考区间

TXB_2:28.2~124.4 ng/L;DH-TXB_2:2.0~7.0 ng/L。

3.临床应用

(1)方法学评价:血浆 TXB_2 测定是反映血小板体内被激活的常用指标(常与 6-K-$PGF_{1\alpha}$ 同时检测),但采血及实验操作过程中造成的血小板体外活化等因素会影响 TXB_2 的含量。而 DH-TXB_2 不受体外血小板活化的影响,是反映体内血小板活化的理想指标。

(2)临床意义。①减低:见于服用阿司匹林类等非甾体抗炎药物或先天性环氧化酶缺乏等;②增加:见于血栓前状态及血栓形成性疾病,如糖尿病、肾病综合征、妊娠期高血压疾病、动脉粥样硬化、高脂血症、心肌梗死、心绞痛、深静脉血栓形成、大手术后、肿瘤等。

(四)血小板第 3 因子有效性检测

血小板第 3 因子有效性检测(platelet factor 3 availability test,PF3α test),也称血小板促凝活性测定。PF_3 是血小板活化过程中形成的一种膜表面磷脂成分,是血小板参与凝血过程的重要因子,可加速凝血活酶的生成,促进凝血过程。

1.原理

利用白陶土作为血小板的活化剂促进 PF_3 形成,用氯化钙作为凝血反应的启动剂。将正常人和受检者的 PRP(富含血小板血浆)和 PPP(贫血小板血浆)交叉组合(表 5-2),测定各自的凝固时间,比较各组的时间,了解受检者 PF_3 是否有缺陷。

表 5-2 PF_3 有效性测定分组

组别	患者血浆(mL)		正常血浆(mL)	
	PRP	PPP	PRP	PPP
1	0.1			0.1
2		0.1	0.1	
3	0.1	0.1		
4			0.1	0.1

2.参考区间

第 3 组、第 4 组分别为患者和正常人(作为对照组),患者 PF_3 有缺陷或内源凝血因子有缺陷时,第3 组凝固时间比第 4 组长。当第 1 组较第 2 组凝固时间延长 5 s 以上,即为 PF_3 有效性减低。

3.临床应用

(1)减低:见于先天性血小板 PF_3 缺乏症、血小板无力症、肝硬化、尿毒症、弥散性血管内凝血、异常蛋白血症、系统性红斑狼疮、特发性血小板减少性紫癜、骨髓增生异常综合征、急性白血病及某些药物影响等。

(2)增加:见于高脂血症、食用饱和脂肪酸、一过性脑缺血发作、心肌梗死、动脉粥样硬化、糖尿病伴血管病变等。

五、血小板膜糖蛋白检测

血小板膜表面糖蛋白(glucoprotein,GP)是血小板功能的分子基础,主要包括GPⅡb/Ⅲa复合物(CD41/CD61)、GPIb/Ⅸ/Ⅴ复合物(CD42b/CD42a/CD42c)、GPIa/Ⅱa复合物(CD49b/CD29)、GPIc/Ⅱa复合物(CD49c/CD49f/CD29)、GPⅣ(CD36)和GPⅥ。GP分子数量或结构异常均可导致患者发生出血或血栓形成。活化血小板与静止血小板相比,膜糖蛋白的种类、结构、含量等亦呈现显著变化。

(一)原理

以往大都采用单克隆抗体与血小板膜表面糖蛋白结合后,用放免法测定血小板膜糖蛋白含量。现在由于流式细胞技术的发展以及荧光标记的各种血小板特异性单克隆抗体的成功制备,临床工作中已广泛使用流式细胞术(FCM)分析血小板膜糖蛋白。原理是选用不同荧光素标记的血小板膜糖蛋白单克隆抗体与受检者血小板膜上的特异性糖蛋白结合,在流式细胞仪上检测荧光信号,根据荧光的强弱分析,计算出阳性血小板的百分率或者定量检测血小板膜上糖蛋白含量。

(二)参考区间

GPⅠb(CD42b)、GPⅡb(CD41)、GPⅢa(CD61)、GPⅤ(CD42d)、GPⅨ(CD42a)阳性血小板百分率>98%。

定量流式细胞分析:①GPⅢa(CD61),$(53\pm12)\times10^3$分子数/血小板;②GPⅠb(CD42b),$(38\pm11)\times10^3$分子数/血小板;③GPⅠa(CD49b),$(5\pm2.8)\times10^3$分子数/血小板。

(三)临床应用

1.方法学评价

用FCM分析血小板的临床应用还包括循环血小板活化分析、血小板膜CD62P(血小板膜P选择素)、CD63(溶酶体完整膜糖蛋白,LIMP)、PAC-1(活化血小板GPⅡb/Ⅲa复合物)的表达以及血小板自身抗体测定、免疫血小板计数等。

由于血小板极易受到环境因素的影响发生活化,FCM分析血小板功能时需特别注意样本的采集、抗凝剂的选择、血液与抗凝剂的混匀方式、样本的运送与贮存、固定剂的种类和时间等,尤其还要合理设定各种对照,以避免各种因素可能造成的假阳性或假阴性反应。

2.临床意义

GPⅠb(CD42b)缺乏见于巨大血小板综合征,GPⅡb/Ⅲa(CD41/CD61)缺乏见于血小板无力症。

六、血小板自身抗体和相关补体检测

在某些免疫性疾病或因服用某些药物、输血等情况下,机体可产生抗血小板自身抗体或补体(platelet associated complement,PAC),导致血小板破坏过多或生成障碍,使循环血小板数减少,从而引发出血性疾病。血小板自身抗体可分为血小板相关免疫球蛋白(platelet associated immunoglobulin,PAIg),包括PAIgG、PAIgA、PAIgM和特异性膜糖蛋白自身抗体、药物相关自

身抗体、抗同种血小板抗体等。测定血小板自身抗体或补体的表达有助于判断血小板数减少的原因。

(一)原理

血小板免疫相关球蛋白常用的检测方法为 ELISA 及流式细胞术。抗血小板膜糖蛋白抗体一般用 ELISA 检测，FCM 分析方法尚不成熟。

(二)参考区间

ELISA 法：PAIgG (0～78.8) ng/10^7 血小板；PAIgA (0～2) ng/10^7 血小板；PAIgM (0～7) ng/10^7 血小板；PAC_3 (0～129) ng/10^7 血小板。FCM 法：PAIg<10%。

(三)临床应用

(1)90%以上的特发性血小板减少性紫癜(ITP)患者 PAIgG 增加，同时测定 PAIgA、PAIgM 及 PAC_3 阳性率达 100%。治疗后有效者上述指标下降，复发则增加。ITP 患者在皮质激素治疗后，PAIgG 不下降可作为切脾的指征。其他疾病如同种免疫性血小板减少性紫癜(如多次输血)、Evans 综合征、药物免疫性血小板减少性紫癜、慢性活动性肝炎、结缔组织病、系统性红斑狼疮、恶性淋巴瘤、慢性淋巴细胞白血病、多发性骨髓瘤等 PAIg 也可增加。

(2)特异性抗血小板膜糖蛋白的自身抗体阳性对诊断 ITP 有较高的特异性，其中以抗 GPⅡb/Ⅲa、GPⅠb/Ⅸ复合物的抗体为主。

七、血小板生存时间检测

本试验可反映血小板生成与破坏之间的平衡，是测定血小板在体内破坏或消耗速度的一项重要试验。

(一)原理

阿司匹林可使血小板膜花生四烯酸(AA)代谢中的关键酶(环氧化酶)失活，致血小板 AA 代谢受阻，代谢产物丙二醛(MDA)和血栓烷 B_2 (TXB_2)生成减少。而新生血小板未受抑制，MDA 和 TXB_2 含量正常。故根据患者口服阿司匹林后血小板 MDA 和 TXB_2 生成量的恢复曲线可推算出血小板的生存时间。MDA 含量可用荧光分光光度计法测定，TXB_2 可以用 ELISA 法测定。

(二)参考区间

MDA 法：6.6～15 d；TXB_2 法：7.6～11 d。

(三)临床应用

血小板生存期缩短，见于以下疾病。①血小板破坏增多性疾病：如原发性血小板减少性紫癜、同种和药物免疫性血小板减少性紫癜、脾功能亢进、系统性红斑狼疮；②血小板消耗过多性疾病：如 DIC、血栓性血小板减少性紫癜(TTP)、溶血尿毒症综合征(HUS)；③各种血栓性疾病：如心肌梗死、糖尿病伴血管病变、深静脉血栓形成、肺梗死、恶性肿瘤等。

八、血小板钙流检测

血小板活化时，储存于血小板致密管道系统和致密颗粒内的 Ca^{2+} 释放出来，胞质内 Ca^{2+} 浓度升高形成 Ca^{2+} 流。Ca^{2+} 流信号随即促进血小板的花生四烯酸代谢、信号传导、血小板的收缩及活化等生理反应。

(一)原理

利用荧光探针如 Fura2、Fluro3-AM 等标记血小板内钙离子，在诱导剂作用下，血小板的钙离子通道打开，用共聚焦显微镜或流式细胞术观察血小板荧光强度变化，以分析血小板胞内钙流的变化。

(二)参考区间

正常血小板内 Ca^{2+} 浓度为 20～90 nmol/L，细胞外钙浓度为 1.1～1.3 nmol/L。

(三)临床应用

测定血小板胞内 Ca^{2+} 的方法可用于临床诊断与 Ca^{2+} 代谢有关的血小板疾病，也可用于判断钙通道阻滞剂的药理作用。

(孟　月)

第五节　血块收缩试验

血块收缩时间(clot retraction time，CRT)即血块收缩试验，反映血小板血栓收缩蛋白功能的试验。测定方法有常用的全血法和定量法。以下介绍定量法。

一、检验方法学

(一)原理

血液完全凝固后，因血小板血栓收缩蛋白的作用，使纤维蛋白网发生收缩，在网眼中的血清被析出，出现血块变小且坚固，计算析出血清量占原有血量的百分数，即表示血块收缩能力。

(二)器材

水浴箱，试管。

(三)操作

1.取标本血

取静脉血 5 mL，徐徐注入有刻度的 5 mL 离心管内。

2.插入玻棒

使玻棒槌形下端插入血中，用软木塞将玻棒固定于离心管口，并置于 37 ℃水浴箱中温育。

3.分离血块

血液完全凝固后 1 h，轻轻使血块脱离管壁并提出、弃除。

4.离心

将离心管离心后，观察血清及有形成分的量。

(四)结果报告

血块收缩率(％)＝血清量/全血量×100％

二、方法学评价

定量法血块收缩试验结果判断和计算准确，而全血法血块收缩试验观察血块收缩简便，但结果报告粗略。本法用血量太大，目前不常用。

三、参考值

血块收缩率 48%～64%。

四、质量保证

(1)刻度小试管需有清楚和准确的容量刻度。

(2)若需作阳性对照,可在正常含血小板血浆中加入 5 mol/L 的 N-乙基马来酰亚胺,以抑制血小板血栓收缩蛋白的收缩作用。

(3)严重贫血,红细胞减少,可影响结果。

(4)要区别血块收缩和纤维蛋白溶解,后者血块边缘显得不规则,有破碎块,最后血块完全溶解消失,血细胞沉淀。

(5)注射器和试管必须干净,否则血块将黏附于管壁上。

(6)必须在 37 ℃中进行,温度过高或过低血块收缩均受影响。

五、临床意义

(一)血块收缩不良或不收缩

见于血小板减少症、血小板增多症、血小板无力症、严重凝血因子缺乏症、纤维蛋白原减少症、红细胞增多症等。

(二)血块收缩过度

见于严重贫血、Ⅷ因子缺乏症等。

(孟　月)

第六节　凝血系统检验

凝血系统由内源性凝血途径、外源性凝血途径和共同凝血途径三部分组成,各部分常用的凝血系统检测方法介绍如下。

一、内源凝血系统的检验

(一)全血凝固时间测定

1.原理

静脉血与异物表面(如玻璃、塑料等)接触后,因子Ⅻ被激活,启动了内源凝血系统,最后生成纤维蛋白而使血液凝固,其所需时间即凝血时间(coagulation time,CT),是内源凝血系统的一项筛选试验。目前采用静脉采血法,有 3 种检测方法。

(1)活化凝血时间(activated clotting time,ACT)法:在待检全血中加入白陶土-脑磷脂悬液,以充分激活因子Ⅻ和Ⅺ,并为凝血反应提供丰富的催化表面,启动内源凝血途径,引发血液凝固。

(2)硅管凝血时间测定法(silicone clotting time,SCT):涂有硅油的试管加血后,硅油使血液与玻璃隔离,凝血时间比普通试管法长。

(3)普通试管法(Lee-White 法):全血注入普通玻璃试管而被激活,从而启动内源性凝血。

2.参考区间

每个实验室都应建立其所用测定方法的相应参考区间。ACT 为 1.2～2.1 min;SCT 为 15～32 min;普通试管法为 5～10 min。

3.临床应用

(1)方法学评价:静脉采血法由于血液中较少混入组织液,因此对内源凝血因子缺乏的灵敏度比毛细血管采血法要高。①普通试管法:仅能检出 FⅧ促凝活性水平低于 2%的重型血友病患者,本法不敏感,目前趋于淘汰;②硅管法:较敏感,可检出 FⅧ促凝活性水平低于 45%的血友病患者;③ACT 法:是检出内源凝血因子缺陷敏感的筛检试验之一,能检出 FⅧ促凝活性水平低至 45%的血友病患者,ACT 法也是体外监测肝素治疗用量较好的实验指标之一。

上述测定凝血时间的诸方法,在检测内源性凝血因子缺陷方面,ACT 的灵敏度和准确性最好。

(2)质量控制:ACT 试验不是一个标准化的试验,此试验的灵敏度与准确度受多种因素的影响,如激活剂种类、仪器判定血液凝固的原理(如电流法、光学法和磁珠法等)等。不同的激活剂如硅藻土和白陶土,凝固时间不同,较常用硅藻土作激活剂,因白陶土有抵抗抑肽酶(一种抗纤溶药物,可减低外科手术后出血)的作用,不适宜用于与此药有关的患者。各种方法之间必须与现行的标准方法进行相关性和偏倚分析,以便调节 ACT 监测肝素浓度所允许的测定时间。

理论上,CT 能检出活化部分凝血活酶时间(APTT)所能检出的凝血因子以及血小板磷脂的缺陷,而事实上,只要有微量的Ⅱa 形成,就足以发生血液凝固;即使患者有极严重的血小板减低症,少量 PF3 就足以促进Ⅱa 形成,故血小板减低症患者 CT 可正常,只在极严重的凝血因子缺乏时 CT 才延长。CT 的改良方法如塑料试管法、硅化试管法、活化凝固时间法等,虽然灵敏度有所提高,但不能改变上述的局限性。因此,作为内源凝血筛检试验,CT 测定已被更好的检测内源性凝血异常的指标 APTT 所替代。

(3)临床意义:CT 主要反映内源凝血系统有无缺陷。①CT 延长:除 FⅦ和 FⅫ外,所有其他凝血因子缺乏,CT 均可延长,主要见于 FⅧ、FⅨ显著减低的血友病和 FⅪ缺乏症;vWD;严重的 FⅤ、FⅩ、纤维蛋白原和 FⅡ缺乏,如肝病、阻塞性黄疸、新生儿出血症、吸收不良综合征、口服抗凝剂、应用肝素以及低(无)纤维蛋白原血症和纤溶亢进使纤维蛋白原降解增加;DIC,尤其在失代偿期或显性 DIC 时 CT 延长;病理性循环抗凝物增加,如抗 FⅧ抗体或抗 FⅨ抗体、SLE 等。②监测肝素抗凝治疗的用量:行体外循环时,由于 APTT 试验不能反映体内肝素的安全水平,因而用 ACT 监测临床肝素的应用。③CT 缩短见于血栓前状态如 DIC 高凝期等,但敏感性差;血栓性疾病,如心肌梗死、不稳定心绞痛、脑血管病变、糖尿病血管病变、肺梗死、深静脉血栓形成、妊娠期高血压疾病、肾病综合征等。

(二)活化部分凝血活酶时间测定

1.原理

37 ℃条件下,以白陶土(激活剂)激活因子Ⅻ和Ⅺ,以脑磷脂(部分凝血活酶)代替血小板提供凝血的催化表面,在 Ca^{2+} 参与下,观察贫血小板血浆凝固所需时间,即为活化部分凝血活酶时间(activatedpartial thromboplastin time,APTT),是内源凝血系统较敏感和常用的筛选试验。有手工法和仪器法。

仪器法即指血液凝固分析仪,主要有 3 种判断血浆凝固终点的方法。

(1)光学法：当纤维蛋白原逐渐变成纤维蛋白时，经光照射后产生的散射光(散射比浊法)或透射光(透射比浊法)发生变化，根据一定方法判断凝固终点。

(2)电流法(钩方法)：根据纤维蛋白具有导电性，利用纤维蛋白形成时的瞬间电路连通来判断凝固终点。

(3)黏度法(磁珠法)：血浆凝固时血浆黏度增高，使正在磁场中运动的小铁珠运动强度减弱，以此判断凝固终点。

还有一种适用于床边检验的血液凝固仪是采用干化学测定法，其原理是将惰性顺磁铁氧化颗粒(paramagnetic iron oxide particle，PIOP)均匀分布于产生凝固或纤溶反应的干试剂中，血液与试剂发生相应的凝固或纤溶反应时，PIOP 随之摆动，通过检测其引起的光量变化即可获得试验结果。

2.参考区间

20～35 s(通常小于 35 s)，每个实验室应建立所用测定方法相应的参考区间。

3.临床应用

(1)方法学评价：手工法虽重复性差一点，且耗时，但操作简便，有相当程度准确性，现仍作为参考方法。仪器法快速、敏感和简便，所用配套的试剂、质控物、标准品均保证了试验的高精度；但在诊断的准确性方面，仪器法并不比手工法更高；且仪器本身也会产生一定误差。

APTT 是一个临床常用、较为敏感的检测内源凝血因子缺乏的简便试验，已替代普通试管法 CT 测定。但 APTT 对诊断血栓性疾病和血栓前状态缺乏敏感性，也无特异性，临床价值有限。

新生儿由于凝血系统尚未发育完善，多种凝血因子尤其是维生素 K 依赖凝血因子(FⅡ、FⅦ、FⅨ、FⅩ)和接触系统凝血因子(FⅪ、FⅫ、PK、HMWK)血浆水平不到成人的 50%，其 APTT 检测将延长，一般出生后半年凝血因子可达正常成人水平。

(2)质量控制：标本采集、抗凝剂用量、仪器和试剂、实验温度等均对 APTT 试验的准确性产生重要的影响，故对实验的要求基本与 PT 相同(见 PT 测定)。由于缺乏标准的试剂和技术，APTT 测定的参考区间也随所用的检测方法、仪器和试剂而变化，因此，按仪器和试剂要求进行认真检测比选择测定的方法更为重要。①激活剂和部分凝血活酶试剂：来源及制备不同，均可影响测定结果；常用的激活剂有白陶土(此时 APTT 又称为 kaolinpartial thromboplastin time，KPTT)，还可以用硅藻土、鞣花酸；应根据不同目的的检验选用合理的激活剂：对凝血因子相对敏感的激活剂是白陶土，对肝素相对敏感的是硅藻土；对狼疮抗凝物相对敏感的是鞣花酸；部分凝血活酶(磷脂)主要来源于兔脑组织(脑磷脂)，不同制剂质量不同，一般选用 FⅧ、FⅨ和 FⅪ的血浆浓度为 200～250 U/L 时敏感的试剂。②标本采集和处理：基本要求同 PT 试验。注意冷冻血浆可减低 APTT 对狼疮抗凝物以及对 FⅫ、FⅪ、HMWK、PK 缺乏的灵敏度；室温下，FⅧ易失活，须快速检测；高脂血症可使 APTT 延长。

(3)临床意义：APTT 反映内源凝血系统凝血因子(Ⅻ、Ⅺ、Ⅸ、Ⅷ)、共同途径中 FⅡ、FⅠ、FⅤ和FⅩ的水平。虽然，APTT 测定的临床意义基本与凝血时间相同，但灵敏度较高，可检出低于正常水平15%～30%凝血因子的异常。APTT 对 FⅧ和 FⅨ缺乏的灵敏度比对 FⅪ、FⅫ和共同途径中凝血因子缺乏的灵敏度高。必须指出，单一因子(如因子 FⅧ)活性增高就可使 APTT 缩短，其结果则可能掩盖其他凝血因子的缺乏。

APTT 超过正常对照 10 s 以上即为延长。主要见于：①轻型血友病，可检出 FⅧ活性低于

15%的患者,对FⅧ活性超过30%和血友病携带者灵敏度欠佳;在中、轻度FⅧ、FⅨ、FⅪ缺乏时,APTT可正常。②vWD,Ⅰ型和Ⅲ型患者APTT可显著延长,但不少Ⅱ型患者APTT并不延长。③血中抗凝物如凝血因子抑制物、狼疮抗凝物、华法林或肝素水平增高,FⅡ、FⅨ及FⅤ、FⅩ缺乏时灵敏度略差。④纤溶亢进,大量纤维蛋白降解产物(FDP)抑制纤维蛋白聚合,使APTT延长,DIC晚期时,伴随凝血因子大量被消耗,APTT延长更为显著。⑤其他如肝病、DIC、大量输入库血等。

APTT缩短见于血栓前状态及血栓性疾病、DIC早期(动态观察APTT变化有助于DIC的诊断)。APTT对血浆肝素的浓度较敏感,是目前广泛应用的肝素治疗监测指标。此时,要注意APTT测定结果必须与肝素治疗范围的血浆浓度呈线性关系,否则不宜使用。一般在肝素治疗期间,APTT维持在正常对照的1.5~3.0倍为宜。

(三)血浆因子Ⅷ、Ⅸ、Ⅺ和Ⅻ促凝活性测定

1.原理

一期法:受检血浆中分别加入乏FⅧ、FⅨ、FⅪ和FⅫ的基质血浆、白陶土脑磷脂悬液和钙溶液,分别记录开始出现纤维蛋白丝所需的时间。从各自的标准曲线中,分别计算出受检血浆中FⅧ:C、FⅨ:C、FⅪ:C和FⅫ:C相当于正常人的百分率(%)。

2.参考区间

FⅧ:C,103%±25.7%;FⅨ:C,98.1%±30.4%;FⅪ:C,100%±18.4%;FⅫ:C,92.4%±20.7%。

3.临床应用

(1)方法学评价:本试验是在内源凝血筛选试验的基础上,省略以往逐级筛选和纠正试验,直接检测各相应凝血因子促凝活性的较为理想和直观的实验方法,同时也是血友病评价和分型的重要指标之一。

(2)质量控制:急性时相反应及严重肝实质损伤时,FⅧ:C可明显增加,但在vWF缺陷时,FⅧ:C降低,因此需与vWF含量同时测定。加入的基质血浆中缺乏因子应小于1%,而其他因子水平必须正常,放置于-80 ℃~-40 ℃冰箱中保存,每次测定都应作标准曲线,正常标准血浆要求20人以上混合血浆,分装冻干保存于-40 ℃~-20 ℃,可用2~3个月。

(3)临床意义。①增高:主要见于血栓前状态和血栓性疾病,如静脉血栓形成、肺栓塞、妊娠期高血压疾病、晚期妊娠、口服避孕药、肾病综合征、恶性肿瘤等;②减低:见于FⅧ:C减低见于血友病甲(其中重型≤1%;中型2%~5%;轻型6%~25%;亚临床型26%~45%)、血管性血友病(尤其是Ⅰ型和Ⅲ型)、DIC、血中存在因子Ⅷ抗体(此情况少见);FⅨ:C减低见于血友病乙(临床分型同血友病甲)、肝脏疾病、DIC、维生素K缺乏症和口服抗凝剂等;FⅪ:C减低见于FⅪ因子缺乏症、DIC、肝脏疾病等;FⅫ:C减低见于先天性FⅫ缺乏症、DIC和肝脏疾病等。

二、外源凝血系统的检验

(一)血浆凝血酶原时间测定(一期法)

1.原理

在受检血浆中加入过量的组织凝血活酶(人脑、兔脑、胎盘及肺组织等制品的浸出液)和钙离子,使凝血酶原变为凝血酶,后者使纤维蛋白原转变为纤维蛋白。观察血浆凝固所需时间即凝血酶原时间(prothrombin time,PT)。该试验是反映外源凝血系统最常用的筛选试验。有手工和

仪器检测两类方法。仪器法判断血浆凝固终点的方法和原理与APTT检测时基本相同。

2.参考区间

每个实验室应建立所用测定方法相应的参考区间。①成人:10～15 s,新生儿延长2～3 s,早产儿延长3～5 s(3～4 d后达到成人水平);②凝血酶原时间比值(prothrombin time ratio,PTR):0.85～1.15;③国际标准化比值(international normalized ration,INR):口服抗凝剂治疗不同疾病时,需不同的INR。

3.临床应用

(1)方法学评价。①手工法:常用普通试管法,曾用毛细血管微量法,后者虽采血量少,但操作较烦琐,已淘汰;也可用表面玻皿法,尽管准确性较试管法高,但操作不如后者方便;手工法虽重复性差一些,耗时,但仍有相当程度的准确性,且操作简便,故仍在临床应用,并可作为仪器法校正的参考方法。②仪器法:血凝仪可连续记录凝血过程引起的光、电或机械运动的变化,其中,黏度法(磁珠法)可不受影响因素(黄疸、乳糜、高脂血症、溶血等)的干扰。

半自动仪器法(加样、加试剂仍为手工操作)提高了PT测定的精确度和速度,但存在标本交叉污染的缺点。全自动仪器法(加样、加试剂全部自动化)使检测更加精确、快速、敏感和简便;同时,仪器法所用的试剂、质控物、标准品均有可靠的配套来源,保证了试验的高精度。但在临床诊断的准确性方面,仪器法并不比手工法更高。凝血仪干化学法测定,操作简单,特别有助于床边DIC的诊断,但价格较贵,尚未能普及。

(2)质量控制:血液标本采集、抗凝剂用量、仪器和试剂、实验温度以及PT检测的报告方式均对PT试验的准确性和实用性产生重要影响。

标本采集和处理:患者应停用影响止凝血试验的药物至少1周。抗凝剂为10^9 mmol/L枸橼酸钠,其与血液的容积比为1∶9。若血标本的Hct异常增高或异常减低,推荐矫正公式:抗凝剂用量=0.00185×血量(mL)×(100－患者Hct)。在采血技术和标本处理时应注意止血带使用时间要短,采血必须顺利快捷,避免凝血、溶血和气泡(气泡可使Fg、FⅤ、FⅦ变性和引起溶血,溶血又可引起FⅦ激活,使PT缩短);凝血检测用的血标本最好单独采集,并立即分离血浆,按规定的离心力除去血小板;创伤性或留置导管的血标本以及溶血、凝血不适宜做凝血试验;对于黄疸、溶血、脂血标本如用光学法测定,结果应扣除本底干扰,标本送检时应注意储存温度和测定时间。低温虽可减缓凝血因子的失活速度,但可活化FⅦ、FⅪ。如储存血标本,也要注意有效时间,储存时间过长,凝血因子(尤其FⅧ)的活性明显减低,因此,从标本采集到完成测定的时间通常不宜超过2 h。

组织凝血活酶试剂质量:该试验灵敏度的高低依赖于组织凝血活酶试剂的质量。试剂可来自组织抽提物,应含丰富的凝血活酶(TF和磷脂);现也用纯化的重组TF(recombinant-tissue factor,r-TF)加磷脂作试剂,r-TF比动物性来源的凝血活酶对FⅡ、FⅦ、FⅩ灵敏度更高。组织凝血活酶的来源及制备方法不同,使各实验室之间及每批试剂之间PT结果差异较大,可比性差,特别影响对口服抗凝剂患者治疗效果的判断,因此,应使用标有国际敏感指数(international sensitivity index,ISI)的试剂。

国际敏感指数和国际标准化比值:为了校正不同组织凝血活酶之间的差异,早在1967年,世界卫生组织就将人脑凝血活酶标准品(批号67/40)作为以后制备不同来源组织凝血活酶的参考物,并要求计算和提供每批组织凝血活酶的ISI。ISI值越低,试剂对有关凝血因子降低的敏感度越高。目前,各国大体是用国际标准品标化本国标准品。对口服抗凝剂的患者必须使用国际标准化比值(international normalization ratio,INR)作为PT结果报告形式,并用以作为抗凝治疗监护的指标。INR=患者凝血酶原时间/正常人平均凝血酶原时间。

正常对照:必须至少来自20名以上男女各半的混合血浆所测结果。目前,许多试剂制造商能提供100名男女各半的混合血浆作为对照用的标准血浆。

报告方式:一般情况下,可同时报告受检者PT(s)和正常对照PT(s)以及凝血酶原比率(PTR),PTR=被检血浆PT/正常血浆PT。当用于监测口服抗凝剂用量时,则必须同时报告INR值。

(3)临床意义:PT是检测外源性凝血因子有无缺陷较为敏感的筛检试验,也是监测口服抗凝剂用量的有效监测指标之一。

PT延长指PT超过正常对照3 s以上或PTR超过参考区间。主要见于:①先天性FⅡ、FⅤ、FⅦ、FⅩ减低(较为少见,一般在低于参考人群水平的10%以下时才会出现PT延长,PTR增大)、纤维蛋白原缺乏(Fg<500 mg/L)或无纤维蛋白原血症、异常纤维蛋白原血症;②获得性凝血因子缺乏,如DIC、原发性纤溶亢进症、阻塞性黄疸和维生素K缺乏、循环抗凝物质增多等。香豆素治疗(注意药物如氨基水杨酸、头孢菌素等可增强口服抗凝药物的药效,而巴比妥盐等可减弱口服抗凝药物的药效)时,当FⅡ、FⅤ、FⅦ、FⅩ浓度低于正常人水平40%时,PT即延长。

PT对FⅦ、FⅩ缺乏的敏感性较对FⅠ、FⅡ缺乏的要高,但对肝素的敏感性不如APTT。此外,发现少数FⅨ严重缺乏的患者,由于FⅦa活化FⅨ的途径障碍,也可导致PT延长,但其延长程度不如FⅦ、FⅩ、凝血酶原和纤维蛋白原缺乏时显著。

PT缩短见于:①先天性FⅤ增多;②DIC早期(高凝状态);③口服避孕药、其他血栓前状态及血栓性疾病。

PT是口服抗凝药的实验室监测的首选指标。临床上,常将INR为2～4作为口服抗凝剂治疗时剂量适宜范围。当INR大于4.5时,如Fg和血小板数仍正常,则提示抗凝过度,应减低或停止用药。当INR低于4.5而同时伴有血小板减低时,则可能是DIC或肝病等所致,也应减低或停止口服抗凝剂。口服抗凝剂达有效剂量时的INR值:预防深静脉血栓形成为1.5～2.5;治疗静脉血栓形成、肺栓塞、心脏瓣膜病为2.0～3.0;治疗动脉血栓栓塞、心脏机械瓣膜转换、复发性系统性栓塞症为3.0～4.5。

(二)血浆因子Ⅱ、Ⅴ、Ⅶ、Ⅹ促凝活性检测

1.原理

一期法:受检血浆分别与凝血因子Ⅱ、Ⅴ、Ⅶ、Ⅹ基质血浆混合,再加兔脑粉浸出液和钙溶液,分别作血浆凝血酶原时间测定。将受检者血浆测定结果与正常人新鲜混合血浆比较,分别计算出各自的因子FⅡ:C、FⅤ:C、FⅦ:C和FⅩ:C促凝活性。

2.参考区间

FⅡ:C,97.7%±16.7%;FⅤ:C,102.4%±30.9%;FⅦ:C,103%±17.3%;FⅩ:C,103%±19.0%。

3.临床应用

(1)方法学评价:本试验是继外源凝血系统筛选试验异常,进而直接检测诸因子促凝活性更敏感、更可靠指标,也是诊断这些因子缺陷的主要依据。

(2)质量控制:同凝血因子Ⅷ、Ⅸ、Ⅺ和Ⅻ促凝活性测定。

(3)临床意义:活性增高主要见于血栓前状态和血栓性疾病。活性减低见于肝病变、

维生素K缺乏(FⅤ:C除外)、DIC和口服抗凝剂;血循环中存在上述因子的抑制物等;先天性上述因子缺乏较罕见。

目前FⅡ:C、FⅤ:C、FⅦ:C、FⅩ:C的测定主要用于肝脏受损的检查,因子FⅦ:C下降在肝病的早期即可发生;因子FⅤ:C的测定在肝损伤和肝移植中应用较多。

(三)血浆组织因子活性测定

1.原理

发色底物法:组织因子(Tissue factor,TF)与FⅦ结合形成TF-FⅦ复合物,激活FⅩ和FⅨ,活化的FⅩa水解发色底物(S-2222),释放出对硝基苯胺(PNA),405 nm波长下测其吸光度(A),PNA颜色的深浅与血浆组织因子活性(TF:A)成正比。

2.参考区间

81%～114%。

3.临床应用

(1)方法学评价:相比于组织因子含量的测定,组织因子活性测定更能反映组织因子在外源性凝血途径中所发挥的作用。发色底物法,技术成熟,操作简单,适用于临床检测。

(2)质量控制:对于黄疸、溶血、脂血标本,读取结果时应扣除本底吸光度值或重新抽血。每次测定前都应作标准曲线,正常标准血浆要求20人以上混合血浆,分装冻干保存于−40 ℃～−20 ℃,可用2～3个月。

(3)临床意义:组织因子活性增加见于内毒素血症、严重创伤、广泛手术、休克、急性呼吸窘迫综合征(acute respiratory distress syndrome,ARDS)、DIC、急性白血病等。

三、共同凝血途径的检查

(一)纤维蛋白原测定

1.原理

(1)Clauss法(凝血酶法):受检血浆中加入过量凝血酶,将血浆中的纤维蛋白原(fibrinogen,Fg)转变为纤维蛋白,使血浆凝固,其时间长短与Fg含量成负相关。受检血浆的Fg含量可从国际标准品Fg参比血浆测定的标准曲线中获得。

(2)免疫法。①免疫火箭电泳法(Laurell法):在含Fg抗血清的琼脂板中,加入一定量的受检血浆(抗原),在电场作用下,抗原抗体形成火箭样沉淀峰,峰的高度与Fg含量成正比;②酶联免疫法:用抗Fg的单克隆抗体、酶联辣根过氧化酶抗体显色、酶联免疫检测仪检测血浆中的Fg含量。

(3)比浊法(热沉淀比浊法):血浆经磷酸二氢钾-氢氧化钠缓冲液稀释后,加热至56 ℃,使Fg凝集,比浊测定其含量。

(4)化学法(双缩脲法):用12.5%亚硫酸钠溶液将血浆中的Fg沉淀分离,然后以双缩脲试剂显色测定。

2.参考区间

成人,2～4 g/L;新生儿,1.25～3 g/L。

3.临床应用

主要用于出血性疾病(包括肝病)或血栓形成的诊断以及溶栓治疗的监测。

(1)方法学评价:①Clauss法为功能检测,操作简单、结果可靠,故被WHO推荐为测定Fg的参考方法,当凝血仪通过检测PT方法来换算Fg浓度时,结果可疑,则应用Clauss法复核确定;

②免疫法、比浊法和化学法操作较烦琐，均非 Fg 功能检测法，故与生理性 Fg 活性不一定总是呈平行关系。

(2)质量控制：Clauss 法参与血浆必须与检测标本同时测定，以便核对结果；如标本中存在肝素、FDP 增加或罕见的异常 Fg，则 Clauss 法测定的 Fg 含量可假性减低，此时，需用其他方法核实。由于凝血酶的活性将直接影响 Clauss 法所测定的 Fg 含量，因此对凝血酶试剂应严格保存，一般应在低温保存。稀释后，在塑料(聚乙烯)试管中置 4 ℃可保存活性 24 h。

(3)临床意义。①增高：见于急性时相反应，可出现高纤维蛋白原血症，如炎症、外伤、肿瘤等，慢性活动性炎症反应，如风湿病、胶原病等，Fg 水平超过参考区间上限是冠状动脉粥样硬化心脏病和脑血管病发病的独立危险因素之一。②减低：见于纤维蛋白原合成减少或结构异常性疾病，如先天性低(无)蛋白原血症；异常纤维蛋白原血症(但用免疫法检测抗原可正常)；严重肝实质损伤，如肝硬化、酒精中毒等；纤维蛋白原消耗增多，如 DIC(纤维蛋白原定量可作为 DIC 的筛查试验)；原发性纤溶亢进，如中暑、缺氧、低血压等；药物，如雌激素、鱼油、高浓度肝素、纤维蛋白聚合抑制剂等。③可用于溶栓治疗(如用 UK、t-PA)、蛇毒治疗(如用蛇腹抗栓酶、去纤酶)的监测。

(二)凝血因子Ⅻ定性试验和亚基抗原检测

1.凝血因子Ⅻ定性试验

(1)原理：受检血浆加入钙离子后，使 Fg 转变成 Fb 凝块，将此凝块置入 5 mol/L 尿素溶液或 2%单氨(碘)醋酸溶液中，如果受检血浆不缺乏因子Ⅻ，则形成的纤维蛋白凝块不溶于尿素溶液或 2%单氨(碘)醋酸溶液；反之，则易溶于尿素溶液或 2%单氨(碘)醋酸溶液中。

(2)参考区间：24 h 内纤维蛋白凝块不溶解。

(3)临床应用。①方法学评价：本试验简单、可靠，是十分实用的过筛试验，在临床上，若发现伤口愈合缓慢、渗血不断或怀疑有凝血因子Ⅻ缺陷者，均可首先选择本试验；②质量控制：由于凝块对结果判断有直接影响，因此抽血时要顺利，不应有溶血及凝血，且采血后应立即检测，不宜久留，加入的钙离子溶液应新鲜配制；③临床意义：若纤维蛋白凝块在 24 h 内，尤其 2 h 内完全溶解，表示因子Ⅻ缺乏，见于先天性因子Ⅻ缺乏症和获得性因子Ⅻ明显缺乏，后者见于肝病、SLE、DIC、原发性纤溶症、转移性肝癌、恶性淋巴瘤以及抗 FⅫ抗体等。

2.凝血因子Ⅻ亚基抗原检测

(1)原理(免疫火箭电泳法)：分别提纯人血小板和血浆中的Ⅻα 亚基和Ⅻβ 亚基，用以免疫家兔，产生抗体。在含 FⅫα 亚基和 FⅫβ 亚基抗血清的琼脂凝胶板中，加入受检血浆(抗原)，在电场作用下，出现抗原抗体反应形成的火箭样沉淀峰，此峰的高度与受检血浆中 FⅫ亚基的浓度成正比。根据沉淀峰的高度，从标准曲线中计算出 FⅫα：Ag 和 FⅫβ：Ag 相当于正常人的百分率。

(2)参考区间：FⅫα 为 100.4%±12.9%；FⅫβ 为 98.8%±12.5%。

(3)临床应用：血浆凝血因子Ⅻ亚基抗原的检测，对凝血因子Ⅻ四聚体的缺陷性疾病诊断和分类具有十分重要价值。①先天性因子Ⅻ缺乏症：纯合子型者的 FⅫα：Ag 明显减低(≤1%)，FⅫβ：Ag轻度减低；杂合子型者的 FⅫα：Ag 减低(常≤50%)，FⅫβ：Ag 正常。②获得性因子Ⅻ减少症：见于肝疾病、DIC、原发性纤溶症、急性心肌梗死、急性白血病、恶性淋巴瘤、免疫性血小板减少紫癜、SLE 等。一般认为，上述疾病的 FⅫα：Ag 有不同程度的降低，而Ⅻβ：Ag 正常。

(三)凝血酶生成的分子标志物检测

1.血浆凝血酶原片段 1+2(F_{1+2})测定

(1)原理(ELISA 法)：以抗 F_{1+2}抗体包被酶标板，加入标准品或待测标本后，再加入用辣根

过氧化物酶标记的凝血酶抗体，与游离 F_{1+2} 抗原决定簇结合，充分作用后，凝血酶抗体上带有的辣根过氧化物酶在 H_2O_2 溶液存在的条件下分解加入的邻苯二胺，使之显色，溶液颜色的深浅与样本中的 F_{1+2} 含量成正比。

(2)参考区间：0.4～1.1 nmoL/L。

(3)临床应用。①方法学评价：凝血酶的半衰期极短，因此不能直接测定；凝血酶原被凝血酶(由FⅩa、FⅤa、Ca^{2+} 和磷脂组成)作用转化为凝血酶时，凝血酶原分子的氨基端(N 端)释放出 F_{1+2}，通过测定 F_{1+2} 可间接反映凝血酶的形成及活性，是体内凝血酶活化的分子标志物，对血液高凝状态的检查有重要意义；但目前因采用 ELISA 法测定，一般适用于批量标本检测，而且耗时太长，使临床急诊使用时受到一定限制。②质量控制：血液采集与保存将直接影响血浆 F_{1+2} 的测定结果，且止血带太紧或压迫时间太长，都可导致采血过程的人工凝血活化，因此采血过程要求尽量顺利。③临床意义：血浆 F_{1+2} 增高见于高凝状态，血栓性疾病如 DIC、易栓症、急性心肌梗死、静脉血栓形成等；溶栓、抗凝治疗 AMI 时，若溶栓治疗有效，缺血的心肌成功实现再灌注，则 F_{1+2} 可锐减；用肝素治疗血栓性疾病时，一旦达到有效治疗浓度，则血浆 F_{1+2} 可由治疗前的高浓度降至参考区间内；口服华法林，血浆 F_{1+2} 浓度可降至参考区间以下，当用 F_{1+2} 作为低剂量口服抗凝剂治疗的监测指标时，浓度在 0.4～1.2 nmol/L 时，可达到最佳抗凝治疗效果。

2.血浆纤维蛋白肽 A 测定

(1)原理：待检血浆用皂土处理，以除去纤维蛋白原，含纤维蛋白肽 A(FPA)标本先与已知过量的兔抗人 FPA 抗体结合，部分液体被转移至预先包被 FPA 的酶标板上，上步反应中剩余的为结合 FPA 抗体可与 FPA 结合，结合于固相的兔抗人 FPA 抗体被羊抗兔(带有辣根过氧化物酶)IgG 结合，在 H_2O_2 溶液存在的条件下使邻苯二胺(OPD)基质显色，颜色的深浅与 FPA 含量呈负相关关系。

(2)参考区间：男性不吸烟者为(1.83±0.61) μg/L；女性不吸烟、未服用避孕药者为(2.24±1.04) μg/L。

(3)临床应用：FPA 是纤维蛋白原转变为纤维蛋白过程中产生的裂解产物之一，因此，若待检血浆中出现 FPA 则表明有凝血酶生成。FPA 升高见于深静脉血栓形成、DIC、肺栓塞、SLE、恶性肿瘤转移、肾小球肾炎等。

3.可溶性纤溶蛋白单体复合物测定

(1)原理：根据酶免疫或放射免疫的检测原理，用抗纤维蛋白单克隆抗体测定血浆中可溶性纤维蛋白单体复合物(solube fibrin monomer complex，sFMC)的含量。

(2)参考区间：ELISA 法为(48.5±15.6) mg/L；放射免疫法为(50.5±26.1) mg/L。

(3)临床应用：纤维蛋白单体是纤维蛋白原转变为纤维蛋白的中间体，是凝血酶水解纤维蛋白原使其失去 FPA 和 FPB 而产生的。当凝血酶浓度低时，纤维蛋白单体不足以聚合形成纤维蛋白凝块，它们自行和纤维蛋白原或纤维蛋白降解产物结合形成复合物。sFMC 是凝血酶生成的另一标志物。sFMC 升高多见于肝硬化失代偿期、急性白血病(M_3 型)、肿瘤、严重感染、多处严重创伤、产科意外等。

(孟　月)

第七节 抗凝蛋白检验

对抗凝蛋白研究的历史比凝血因子更为悠久，早在20世纪初，研究者们就已经开始了对凝血酶生成抑制的观察，直至目前，关于抗凝蛋白及其作用机制仍在不断深入探索之中。在各种病生理因素的影响下，抗凝血系统通过多种抗凝途径实现对凝血因子的灭活和抑制，以有效防止血栓形成。当抗凝血系统出现先天性或获得性抗凝蛋白缺陷时，可导致血栓风险或静、动脉血栓形成。抗凝血系统的组成成分包括抗凝血酶(AT)、蛋白C(PC)、蛋白S(PS)、蛋白C抑制物、凝血酶调节蛋白(TM)、组织因子途径抑制物(TFPI)、内皮细胞蛋白C受体(EPCR)、蛋白Z和依赖蛋白Z的蛋白酶抑制剂、肝素和肝素辅因子Ⅱ、α_1-抗胰蛋白酶、α_2-巨球蛋白、C_1酯酶抑制物和蛋白酶连接素Ⅰ等。近年来，抗凝血系统在抗炎、抗凋亡、细胞保护和免疫调节等领域的研究逐步深入，对抗凝蛋白的认知已经从基础的病理生理机制逐渐拓展至新型药物的研发，因此预期未来相关的实验室检测将在多种慢性疾病的病情监测和疗效评估中产生积极意义。

一、抗凝血酶检测

AT是血浆中重要的生理性抗凝蛋白质，主要由肝脏合成，在血管内皮细胞、巨核细胞以及其他脏器(如心、脑、脾、肺、肾和肠)也可少量生成。AT不但是凝血酶的主要抑制物，还可以中和凝血途径中的其他丝氨酸蛋白酶，如凝血因子Ⅸa、Ⅹa、Ⅺa和Ⅻa等。AT的抗凝机制是其活性位点被丝氨酸蛋白酶裂解，使AT构象发生改变并与丝氨酸蛋白酶以共价结合形式形成不可逆的1∶1复合物。肝素可与AT的赖氨酸残基结合，改变其蛋白质构象，使其更易与凝血因子结合。肝素-抗凝血酶复合物对FⅦa有缓慢的抑制作用，而对FⅦa-Ca^{2+}-TF复合物的抑制速度则显著加快。

(一)检测指征

AT检测主要用于获得性或遗传性缺陷的诊断、早期DIC的监测、静脉血栓高风险人群的筛查、抗凝血酶替代疗法的监测、肝素类药物和磺达肝癸钠等耐药原因的确认、感染性和变应性炎症的病情监测。

(二)试验原理与方法

AT检测应采用0.105 mol/L枸橼酸钠抗凝的血浆标本，血清标本在血凝块形成的过程中可使AT降低约30%。

1.抗凝血酶活性检测(AT:A，发色底物法)

(1)方法1:在待检血浆中加入过量的凝血酶，凝血酶与血浆中的AT形成1∶1的复合物，剩余的凝血酶(或FⅩa)作用于发色底物显色肽S2238，裂解出显色基团对硝基苯胺(PNA)，显色程度与剩余凝血酶的量呈正相关，而与血浆AT:A呈负相关。

(2)方法2:在有过量肝素的条件下，将FⅩa试剂与待测血浆混合孵育。剩余FⅩa作用于发色底物，裂解出显色基团PNA，在405 nm波长下检测，显色程度与血浆AT:A呈负相关。

2.抗凝血酶抗原含量检测(AT:Ag，ELISA法)

将抗AT抗体包被在固相板上，标本中的AT与固相的抗AT抗体特异性结合，再加入酶标

记的抗AT抗体，形成抗体-抗原-酶标记抗体复合物，加入显色基质后，根据显色深浅判断标本中AT的含量，显色强度与标本中的AT含量呈正相关。

（三）参考区间

健康人AT:A参考区间在不同检测系统间存在差异，多为80%～128%。新生儿和小于1岁的幼儿的AT:A低于成人，16岁前可略高于成人。近年来国内的相关研究显示，AT:A在女性人群随年龄增长而逐步增加，在50岁后男性人群明显下降。目前临床上主要的检测系统均提供健康人群参考区间，但由于人体止凝血功能受到地域、人群、年龄和饮食结构等多方面因素的影响，因此建议每个实验室制定自己的健康人参考区间或对制造商提供的参考区间进行充分验证。

（四）临床意义

1.遗传性抗凝血酶缺乏症

Lane等在1997年将遗传性抗凝血酶缺乏症分为两个类型，其中Ⅰ型特征为AT抗原含量（AT:Ag）和AT蛋白功能平行下降，Ⅱ型特征为AT:Ag正常，但AT蛋白功能异常。根据蛋白功能异常的不同特点，Ⅱ型缺乏症又进一步分为RS、HBS和PE三个亚型。

遗传性AT缺陷患者常在手术、创伤、感染、妊娠期或产褥期发生或反复发生静脉血栓。临床表现主要为静脉血栓形成，部位多在下肢深部静脉，其次为髂静脉、肠系膜静脉，其中约有半数患者发生肺栓塞，少数患者发生缺血性脑卒中，偶见其他类型动脉血栓（如腹主动脉血栓）。明确诊断需要进行实验室检测，一般在尚未进行抗凝、溶栓治疗或在抗凝治疗停止后半个月检查适宜。

2.获得性抗凝血酶缺乏症

（1）合成减少：由于肝脏是合成AT的主要器官，因此肝硬化、重症肝炎、肝癌晚期、急性肝衰竭及营养不良时，抗凝血酶活性与含量均减低，其异常程度通常与疾病严重程度相关，可在伴有或不伴有其他风险因素的情况下诱发静脉、动脉血栓形成。

（2）消耗性减少：高凝状态和血栓性疾病时，凝血系统的过度活化可大量消耗血浆中的AT，常见于脓毒症、弥散性血管内凝血（DIC）、急性静脉血栓形成、恶性肿瘤、普外科手术和骨科大手术后、重度子痫前期、产后和口服避孕药时。脓毒症合并DIC患者的血浆中AT:A持续处于低水平提示不良预后，AT:A越低，病死率越高。采用抗凝血酶替代治疗，可缓解患者AT持续下降的状态，也能降低脓毒症和中毒性休克患者的病死率，但同时出血风险会有不同程度的增加。

（3）丢失过多：肾病综合征时，由于AT的分子量较小，易从尿液中随清蛋白流失，患者尿中清蛋白排出量越大，血浆中AT丢失越多，故可成为促进肾静脉和深静脉血栓形成的重要风险。渗出性胃肠疾病、高血压所致慢性肾功能不全、大面积烧伤和多发性创伤失血等原因也会造成血浆中AT经由不同途径的大量丢失，进而导致严重的高凝状态或血栓形成。

（4）生理性减低：在出生后的最初几日，AT:A会出现生理性下降，约为正常水平的30%。早产儿肝脏合成AT能力不足，降低更为显著。

（5）药物引发的减少：门冬酰胺酶、肝素类药物和磺达肝癸钠、口服避孕药和雌激素、部分抗肿瘤药物（如环磷酰胺、甲氨蝶呤、丝裂霉素、贝伐单抗、沙利度胺和来那度胺）等均可因不同机制降低血浆AT:A水平。

（6）肝素耐药：肝素是AT的辅因子，可提高AT灭活凝血酶速率1 000～2 000倍，当体内AT:A降低时，中等剂量肝素治疗的效果将受到明显影响，并且APTT的监测效果也会随之变差。因此在普通肝素抗凝治疗过程中出现疑似“肝素抵抗”现象时应进行AT:A的检测。当AT:A>80%,肝素可发挥正常的抗凝功能,APTT可实现有效监测;当血浆AT:A为50%~60%时,肝素抗凝效果减低,APTT与肝素用量之间的相关性显著降低;AT:A<30%时,肝素无法发挥抗凝效果,APTT与肝素用量之间几乎无相关性。此外,由于低分子肝素、磺达肝癸钠选择性结合于AT,增强AT对凝血因子Ⅹa的灭活作用,因此其抗凝效果也会受到AT缺陷的影响。

3.AT:A增高

在变应性哮喘、血友病A、血友病B、胆汁淤积和使用黄体酮类药物时,可见AT:A增高。

(五)结果分析及影响因素

1.AT缺陷与止凝血失衡

AT:A处于50%~70%的水平,就可以引起凝血-抗凝血平衡一定程度的失调,血栓形成风险增加。由于AT的消耗比生成更快,所以AT的消耗性减低或凝血酶-抗凝血酶复合物浓度的增高是凝血异常活化的标志。更重要的是,AT缺陷不仅导致血栓风险增加,还可对病程发展产生重要影响。

2.AT与DIC

DIC多继发于脓毒症、创伤或产科并发症,常出现AT显著减低或快速进行性下降的现象,其机制包括抗凝血酶消耗过度、被弹性蛋白酶水解、合成减少、血管壁漏出和肾脏丢失等。在DIC时,AT:A持续处于低水平提示病情未得到有效控制。由于AT:A水平与脓毒症患者病死率明显相关,因此被认为是预测脓毒症患者临床结局的独立评价指标。此外,大面积烧伤患者血浆AT:A显著减低是提示28日内死亡风险增加的重要指标。

3.AT检测的影响因素

AT:A检测可受到获得性因素的影响,如某些生理性因素或急性炎症(感染性炎症或变应性炎症)等,出现一过性减低或增高。因此不应仅凭一次检测结果作为AT缺陷的诊断依据。在静脉血栓事件的急性期,血浆AT:A可因消耗出现短暂降低,此时的检测结果不宜作为鉴别遗传性AT缺陷的依据。肝素类药物抗凝治疗可能会干扰AT:A的检测结果,建议停用肝素类药物至少24 h后进行检测。

二、蛋白C检测

Stenflo在1976年从牛血浆中分离出了一种维生素K依赖的蛋白质,由于属于离子交换层析中的第三洗脱峰,故称为蛋白C(PC)。PC是一种由肝脏合成的血浆糖蛋白,以双链无活性的酶原形式存在于血浆中。在Ca^{2+}存在的情况下,凝血酶-凝血酶调节蛋白复合物在微血管和小血管的内皮细胞表面,将重链氨基末端裂解一段小肽,使PC快速激活。在大血管的内皮细胞表面,内皮细胞蛋白C受体(EPCR)在Ca^{2+}和GIa区的参与下,使PC的活化得到加强。由于EPCR主要在大血管表面高水平表达,而在毛细血管上低表达甚至缺如,因此大血管中PC的活化更大程度上与EPCR有关。活化蛋白C(APC)具有3种主要抗血栓功能,包括对FⅤa和FⅧa产生水解作用,通过灭活血小板表面FⅤa进而抑制FⅩa的凝血酶原活化作用,刺激组织型纤溶酶原激活物(t-PA)的释放以及中和纤溶酶原活化抑制物(PAI)。PC缺陷合并其他血栓风险因素时,可使静脉血栓栓塞风险明显增加。此外,APC还被认为具有独立于抗凝血机制的细胞保护和抗炎功能。临床上,血浆PC活性降低可见于多种慢性疾病中(如2型糖尿病、动脉粥样

硬化、心肌梗死、慢性肠道炎性疾病、慢性肾病和尿毒症等)，目前许多研究正在探索基因重组APC对慢性疾病进行治疗，由于前期研究中APC引发的出血风险较高，因此如何将APC的抗凝特性与细胞保护功能进行剥离已经成为亟待解决的问题。

(一)检测指征

PC检测主要用于获得性或遗传性缺陷的诊断、静脉血栓高风险人群的筛查、口服香豆素类抗凝剂引起的皮肤坏死原因确认、雌激素替代治疗和口服避孕药时血栓风险的监测、PC替代治疗的监测、感染性和变应性炎症的监测。

(二)试验原理与方法

1.蛋白C活性检测(PC:A)

(1)发色底物法:从蝮蛇毒液中提取的Protac为PC特异性的激活剂。将血浆与激活剂进行混合孵育，激活后的PC(APC)作用于特异性发色底物Chromozym-PCA，释放出对硝基苯胺(PNA)而显色，405 nm波长下进行动态检测，颜色深浅与PC:A呈线性正相关。

(2)凝固法:为基于APTT的试验方法，主要是测定PC对FⅤa和FⅧa的灭活能力。由于FⅤ和FⅧ的激活可被APC抑制，因此PC的抗凝活性能使APTT延长。为避免干扰，标本需要稀释并与缺乏PC的血浆混合，加入APTT试剂后，再加入一种来源自铜头蝮蛇毒素的提取酶进行孵育以激活PC，测定凝固时间，从抗凝时间标准曲线上读取结果。

2.蛋白C抗原含量检测(PC:Ag)

(1)ELISA法:将抗PC抗体包被在固相板上，标本中的PC与固相的抗PC抗体特异性结合，再加入酶标记的抗PC抗体，形成抗体-抗原-酶标记抗体复合物，加入显色基质后，显色强度与标本中的PC:Ag呈正相关。

(2)免疫火箭电泳法:将待检血浆在含有抗人PC抗体的琼脂糖凝胶中电泳，血浆中的PC抗原与相应的抗体形成特异性的火箭电泳样免疫沉淀峰，该峰与血浆中PC:Ag浓度成正比。

(三)参考区间

健康人PC:A参考区间在不同检测系统间存在差异，多为70%～140%。新生儿和小于1岁幼儿的PC:A低于成人，青少年阶段达到成人水平。近年来国内的相关研究显示，女性血浆PC:A低于男性，在不同性别人群均随年龄增长而增加，在50岁后男性人群呈下降趋势。目前临床上主要的检测系统均提供健康人群参考区间，但由于人体止凝血功能受到地域、人群、年龄和饮食结构等多方面因素的影响，因此建议每个实验室制定自己的健康人参考区间或对制造商提供的参考区间进行充分验证。

(四)临床意义

1.遗传性蛋白C缺乏症

根据PC的功能和水平的异常特征，遗传性蛋白C缺乏症可分为两个类型，其中Ⅰ型的特征为血浆PC活性与含量平行下降；Ⅱ型特征为PC:Ag正常，但PC:A异常。根据不同活性检测方法，Ⅱ型缺乏症又进一步分为Ⅱa和Ⅱb两个亚型。

遗传性蛋白C缺乏症与静脉血栓发生和再发生密切相关。遗传性蛋白C缺陷合并其他血栓风险诱因(如恶性肿瘤、大手术、妊娠晚期、口服避孕药、肝病、炎性肠病或甲状腺功能亢进等)或年龄增加时，患者血栓形成风险显著增加。

2.获得性蛋白C缺乏症

各类型肝脏疾病时，PC合成减少。DIC时由于微循环中凝血活性增强以及血管内皮损伤，

PC:A 显著降低。由脓毒症或肿瘤引起的急性呼吸窘迫综合征时,PC 活性和浓度降低。口服华法林可引起不同程度的 PC 缺陷,导致患者发生皮肤坏死。

3.PC:A 增高

可见于变应性哮喘以及慢性疾病时的代偿性增加。

(五)结果分析及影响因素

1.PC 的其他生物功能

除抗凝机制外,APC 还具有抗炎、抗凋亡和稳定内皮屏障的作用。近年来的研究显示,PC 系统的功能状态与变应性哮喘病生理发展过程相关。轻度变应性哮喘患者支气管肺泡表面的 APC 水平在支气管过敏发作 4 h 后显著低于健康对照组。在气道表面 APC 减低的同时,哮喘患者血浆中 PC 的活性反而显著增高,该现象被推测可能是机体的代偿反应,有助于减轻患者气道的变应性炎症。国内近期的研究发现,不同病情阶段哮喘患者血浆中的 PC 活性普遍增高,其变化趋势与疾病控制水平相关。

2.PC 检测的影响因素

PC:A 检测可受到获得性因素的影响,如某些生理性因素或急性炎症(感染性炎症或变应性炎症)等,出现一过性减低或增高。因此不应仅凭一次检测结果作为 PC 缺陷的诊断依据。在静脉血栓事件的急性期,血浆 PC:A 可因消耗出现短暂降低,此时的检测结果不宜作为鉴别遗传性 PC 缺陷的依据。口服华法林抗凝治疗可导致血浆 PC 活性水平降低,如需要了解患者 PC:A 的真实水平,应在停药至少 2 周后进行检测。

三、蛋白 S 检测

蛋白 S(PS)是 1977 年在美国西雅图被研究人员发现并成功分离的,故以该城市名称的第一个字母“S”命名。PS 是由肝细胞和血管内皮细胞合成的依赖维生素 K 的蛋白质,是 PC 的辅因子。男性血浆含量高于女性 10%～15%。PS 是经过一系列转译修饰后的复杂蛋白质分子,抗凝血功能是其生物学作用的核心。PS 本身不能灭活 FⅤa 和 FⅧa,但可加速 APC 对 FⅤa 和 FⅧa的灭活作用。PS 也可以与 FⅤa 和 FⅩa 可逆性结合,从而直接抑制凝血酶原激活物的活性。在凝血因子Ⅴa 的三个剪切位点(Arg306、Arg506 和 Arg679)中,APC 对 Arg306 的作用更依赖于蛋白 S 的存在。在血浆中,60%的 PS 与 C_4结合蛋白(C_4bp)结合并失去了 APC 辅因子活性,其余 40%为游离型蛋白 S(FPS),具备 APC 辅因子功能。蛋白 S 缺陷与静脉血栓栓塞密切相关,在亚洲人群中,遗传性 PS 缺陷是发病率较高的易栓症类型。除抗凝血功能外,PS 还参与损伤应答过程的调节,包括凋亡细胞吞噬的调节、细胞保护和激活先天免疫。由于 PS 兼具抗凝和抗炎两种功能,目前正被作为独立于 APC 抗凝机制的新型药物进行深入研发,且颇具临床应用前景。

(一)检测指征

PS 检测主要用于获得性或遗传性缺陷的检测、口服香豆素类抗凝剂引起的皮肤坏死原因的确认、雌激素替代治疗和口服避孕药时血栓风险的监测。

(二)试验原理与方法

1.蛋白 S 活性检测(PS:A,凝固法)

采用血浆中 FPS 增强外源性 APC 抗凝作用的原理,通过延长 APTT、PT 或 Russell 蝰蛇毒时间反映 FPS 的功能活性。标本需稀释并与缺乏 PS 的血浆混合。测定加入凝血激活物和

APC 后的血浆凝固时间。

2.蛋白 S 抗原含量检测(PS:Ag,免疫火箭电泳法)

血浆中总 PS 包括 FPS 和与 C_4bp 结合的 PS(C_4bp-PS)。在待检血浆中加入一定量的聚乙二醇 6 000,将 C_4bp-PS 沉淀下来,上清液中含 FPS。免疫火箭电泳法在琼脂糖凝胶板上可同时检测总 PS 和 FPS。

3.游离型蛋白 S 抗原含量检测(FPS:Ag,乳胶免疫分析)

FPS:Ag 的测定基于对两种乳胶试剂聚集所产生的混浊度进行分析。其中一种是 C_4bp 包被的乳胶试剂,在 Ca^{2+} 存在的条件下,与待检血浆中的 FPS 有高度的亲和反应;与 C_4bp 包被乳胶试剂结合的 FPS 再次与包被了直接抗人 FPS 单克隆抗体的乳胶试剂发生聚集,聚集程度与样本中的 FPS:Ag 直接相关。

(三)参考区间

健康人参考区间在不同检测系统间存在差异,性别和年龄对 PS 有显著影响。女性的总 PS 和 FPS 水平低于男性,女性 PS:A 多为 60%～140%,男性多为 75%～150%;女性 FPS:Ag 多为 95.0%±15.4%,男性多为 111.0%±19.4%。近年来国内的相关研究显示,血浆 PS:A 在 50 岁前的人群中随年龄变化不明显;50 岁后男性呈下降趋势,女性呈上升趋势,男女性之间 PS:A 水平逐步接近。因此在制定参考区间时应注意年龄和性别差异。建议每个实验室制定自己的健康人参考区间或对制造商提供的参考区间进行充分验证。

(四)临床意义

1.遗传性蛋白 S 缺乏症

遗传性蛋白 S 缺乏症的病因是由 FPS 含量和活性降低所致。根据血浆中总 PS 含量、FPS 含量和活性的不同异常特征,本症可分为三个类型(表 5-3)。

表 5-3 遗传性蛋白 S 缺乏症分型(Bertina 分型)

类型	PS 抗原含量		FPS 活性
	总 PS	FPS	
Ⅰ	↓	↓	↓
Ⅱ	正常	正常	↓
Ⅲ	正常	↓	↓

遗传性蛋白 S 缺乏症可导致静脉血栓发生,在<40 岁的年轻患者群中,也常见动脉血栓形成,如心肌梗死、脑梗死和肠系膜动脉血栓等,严重缺陷患者可同时并发多部位动、静脉血栓。

2.获得性蛋白 S 缺乏症

(1)合成减少:肝脏疾病、肠梗阻可引起 PS 降低。

(2)消耗性减少:DIC 时 PS 可降低或正常。急性呼吸窘迫综合征时 FPS 降低。消耗性 PS 缺陷亦可见于自身免疫性疾病或 HIV 感染。

(3)丢失过多:PS 缺陷还被发现与肾病综合征相关,与 C_4bp 结合的 PS 不能从肾小球滤过,而 FPS 可从尿中大量丢失,导致血浆中具有活化功能的 PS 水平显著降低,使肾病综合征患者血栓风险显著增加。

(4)生理性减低:新生儿的 PS 处于低水平。在妊娠期,血浆 PS:A 和 FPS:Ag 降低,妊娠晚期时甚至接近遗传性 PS 缺陷患者的水平。

(5)药物引发的减少：由于PS也是维生素K依赖性蛋白质，所以口服双香豆素类抗凝药物时，可见PS不同程度的降低。应用雌激素可使PS释放减少；口服避孕药可引起PS活性显著降低；绝经前妇女有生理性降低。

(五)结果分析及影响因素

1.PS与C_4bp

PS与C_4bp相互间作用具有非常高的亲和力，FPS相当于PS超过C_4bpβ+的剩余摩尔浓度，PS与C_4bp结合后将丧失作为APC辅因子的活性，因此建议对特定患者PS的分析，应同时进行FPS:Ag的检测。

2.PS与哮喘

病情未控制的变应性哮喘患者的PS:A增高，其病理机制与患者气道的变应性炎症相关，与血浆抗凝血功能无关。

3.PS检测的影响因素

PS:A和FPS:Ag测定可受到获得性因素的影响，如某些生理性因素或急性炎症(感染性炎症或变应性炎症)等，出现一过性减低或增高。因此不应仅凭一次检测结果作为PS缺陷的诊断依据。在静脉血栓事件的急性期，血浆PS:A和FPS:Ag可因消耗出现短暂降低，此时的检测结果不宜作为鉴别遗传性PS缺陷的依据。口服华法林抗凝治疗可导致血浆PS:A水平降低，如需要检测患者PS:A，应在停药至少2周后进行。血小板可引起PS:A假性降低，因此检测时应采用乏血小板血浆。此外，体内雌激素水平可对PS:A产生影响。

四、组织因子途径抑制物检测

组织因子途径抑制物(TFPI)是体内控制凝血启动阶段的一种天然抗凝蛋白质，它对组织因子途径(即外源性凝血途径)具有特异性抑制作用，由于血浆中大部分TFPI存在于脂蛋白组分中，故早期曾称为外源途径抑制物(EPI)或脂蛋白相关的凝血抑制物(LACI)。TFPI主要由血管内皮细胞合成，平滑肌细胞和巨核细胞亦可少量合成。大多数的TFPI(50%～80%)结合在内皮细胞表面，在肝素化后释放入血循环中。TFPI在血浆中有两种形式，其中80%为脂蛋白结合TFPI，20%为游离TFPI，只有游离TFPI与抗凝活性相关。TFPI也被发现存在于血小板(占总TFPI的5%～10%)，在血小板活化过程中释放。成熟的TFPI有氨基末端酸性区域、3个Kunitz结构域以及一个羧基末端碱性区域。TFPI通过截短形式的Kunitz 1和3结构域与FⅩa、FⅦa和TF在Ca^{2+}的参与下形成四联复合物以抑制外源性凝血途径的活性。尽管FⅩa不是必需的，但如无FⅩa的参与，TFPI对FⅦa-TF的抑制则需要更大的浓度。此外，TFPI可直接抑制FⅩa，对凝血酶原酶复合物中的FⅩa作用更强。

(一)检测指征

TFPI检测主要用于大手术或创伤后的血栓风险评估、妊娠晚期血栓风险评估、先兆子痫病情监测、脓毒症合并DIC风险监测和预后评估。

(二)试验原理与方法

1.TFPI活性检测(发色底物法)

血浆标本与定量TF-FⅦa和FⅩa进行孵育，剩余TF-FⅦa-FⅩa作用于高特异性的发色底物，裂解出发色基团对硝基苯胺(PNA)，在405 nm波长下进行吸光度测定，并与TFPI活性标准曲线比较。

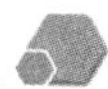

2.总 TFPI 抗原检测(ELISA)

将抗人 TFPI 单克隆抗体作为捕获抗体包被于微孔内壁,将血浆标本和过氧化物酶标记的抗总 TFPI 单克隆抗体加入包被的微孔中。被测血浆中总 TFPI 在被包被于微孔的单克隆抗体捕获的同时,也与标记过氧化物酶的单克隆抗体结合,在反应中形成夹心复合物。过氧化物酶与底物邻苯二胺结合,在规定时间内显示过氧化尿素的存在。用强酸终止反应,产生的颜色强度与血浆标本中总 TFPI 浓度呈正相关。

3.游离 TFPI 抗原检测(ELISA)

将抗人 TFPI 单克隆抗体作为捕获抗体包被于微孔内壁,将血浆标本和过氧化物酶标记的抗游离 TFPI 单克隆抗体加入包被的微孔中。被测血浆中游离 TFPI 在被包被微孔的单克隆抗体捕获的同时,也与标记过氧化物酶的单克隆抗体结合,在反应中形成夹心复合物。过氧化物酶与底物邻苯二胺结合,在规定时间内显示过氧化尿素的存在。用强酸终止反应,产生的颜色强度与血浆标本中游离 TFPI 浓度呈正相关。

4.TFPI 截短形式抗原检测

将稀释的血浆标本加入包被有捕获抗体(抗 Kunitz 1 结构域单克隆抗体)的微孔中进行孵育,加入抗 Kunitz 1 或 Kunitz 3 结构域多克隆抗体,与各种形式的 TFPI 进行反应。以辣根过氧化物酶标记抗体催化底物四甲基联苯胺反应,溶液最初呈蓝色,加入 0.5 mol/L 硫酸增加灵敏度,反应液最终呈黄色。在450 nm波长下进行吸光度测定,根据全长形式 TFPI 标准曲线求得标本中 TFPI 浓度。

(三)参考区间

男性血浆 TFPI 水平高于女性,游离 TFPI 的差异更为显著。在正常血浆中,截短形式 TFPI 约为总 TFPI 的 40%。女性总 TFPI 为(76.0±25.0)ng/mL,男性为(86.0±31.6)ng/mL,平均为(81.2±30.4)ng/mL。女性游离 TFPI 为(8.0±3.8)ng/mL;男性为(11.4±4.2)ng/mL;平均为(10.0±4.8)ng/mL。年龄增加对血浆 TFPI 含量有影响(水平增高),因此老年人群需制定相应的参考区间和医学决定水平。由于 TFPI 水平受到地域、人群、年龄、代谢和饮食结构等多方面因素的影响,因此建议每个实验室制定自己的健康人参考区间或对制造商提供的参考区间进行充分验证。

(四)临床意义

遗传性的 TFPI 缺陷可导致血栓风险增加。创伤、手术或脓毒症合并 DIC 时,血浆 TFPI 含量减低,但其水平的突发性上升与病死率增加相关。慢性肾衰竭时,血浆 TFPI 水平增高。恶性实体肿瘤患者应用普通肝素或低分子肝素后,血浆 TPFI 含量与活性增高。

(五)结果分析及影响因素

TFPI 是血液凝固初始阶段重要的天然抗凝蛋白,而 PS 可作为 TFPI 的辅酶,使 TFPI 介导的 FⅩa 抑制率提高 10 倍;此外由于 PS 与带负电荷的磷脂有高亲和力,可增加 TFPI 与活化血小板表面的亲和力,提高 TFPI 的局部浓度,因此有助于将形成的血栓凝块局限于血管损伤部位。TFPI 水平与总胆固醇和 LDL 胆固醇水平密切相关,近 80%的 TFPI 与 LDL 呈结合状态。他汀类药物已被发现可以降低高脂血症和冠状动脉疾病患者总 TFPI 水平(并不降低游离 TFPI),但总体数据显示,这种影响是相对轻微的。

(乔广梅)

第八节 *D*-二聚体检验

D-二聚体是反映机体高凝状态和继发性纤溶的标志物，在血栓性疾病的早期排除性诊断、弥散性血管内凝血(DIC)的诊断与监测、溶栓治疗监测与疗效评价、恶性肿瘤等疾病的预后判断等方面具有重要的临床价值。

在凝血级联反应过程的后期，可溶性纤维蛋白多聚体经凝血因子ⅩⅢa 交联后形成不溶性纤维蛋白凝块，进而触发纤维蛋白溶解过程，产生一系列降解片段，其中 *D*-二聚体是交联纤维蛋白的特异性降解产物。1975 年 Gaffney 等首先提出 *D*-二聚体可作为凝血活化和纤维蛋白降解的标志物；1983 年 Rylatt 等利用单克隆抗体测定 *D*-二聚体，随后乳胶凝集法定性检测开始应用于临床；20 世纪 90 年代，敏感度更高的乳胶增强免疫分析技术和酶联免疫吸附试验(ELISA)在诊断中的优势逐渐显现并最终成为目前被临床接受的主流检测方法。作为静脉血栓栓塞症(VTE)排除诊断的重要依据，血浆 *D*-二聚体检测与临床风险评估、静脉加压超声和全下肢超声检查共同构成了深静脉血栓的标准诊断流程，广泛应用于国内外临床实践中。此外，由于血浆 *D*-二聚体水平与凝血活化的规模、血栓数量和纤维蛋白负荷密切相关，因此对该指标的动态监测，有助于评估血栓风险人群高凝状态变化趋势、判断血栓再发生风险以及监测抗凝溶栓治疗的效果。

一、检测指征

VTE 的排除诊断；动、静脉血栓和微血栓风险的动态监测；抗凝治疗和溶栓疗效监测；DIC 的实验室诊断。

二、试验方法与原理

(一)酶联免疫吸附试验

包被于固相载体的抗 *D*-二聚体单克隆抗体与待检血浆中的 *D*-二聚体结合，加入酶标抗体后形成夹心复合物，复合物中的标记酶与其特异性底物发生作用，颜色深浅与标本中 *D*-二聚体浓度呈正比。

(二)酶联免疫荧光试验(ELFA)

采用酶联免疫分析夹心两步法和最后的荧光检测相结合的分析方法测定纤维蛋白降解产物(FbDP)。利用包被抗 FbDP 单克隆抗体的固相管将样品吸出，抗原与包被在固相管上的抗 FbDP 抗体结合为复合物，随后将此复合物加入有碱性磷酸酶标记的抗 FbDP 单克隆抗体共轭物的微孔中进一步反应，形成“夹心”结构。底物(磷酸 4-甲基伞形烷)循环进出 SPR。共轭物酶催化水解底物为荧光产物(4-甲基伞形酮)，在 450 nm 处测量其荧光强度。荧光强度与标本中抗原的浓度成正比。

(三)微粒凝集定量检测法

D-二聚体乳胶试剂是包被着特异性抗 *D*-二聚体单克隆抗体的聚苯乙烯乳胶微粒，微粒体积均匀，处于悬浮状态。血浆、乳胶试剂和缓冲液混合后，包被抗体的乳胶微粒发生聚集，聚集程

度与标本中 D-二聚体浓度呈正比。在 405 nm 波长处进行比浊测定。

(四)微粒凝集定性检测法

用抗 D-二聚体特异性抗体包被的乳胶微粒与血浆混合，包被抗体的乳胶微粒与 D-二聚体形成肉眼可见的凝集物。

(五)胶体金法

基于固相载体夹心免疫分析方法。将血浆标本加入检测卡微孔内，血浆中 D-二聚体分子与包被在薄膜中的 D-二聚体特异性单克隆抗体结合。加入 D-二聚体单克隆抗体与胶体金的偶联液，膜中 D-二聚体与偶联液中的金标 D-二聚体单克隆抗体形成夹心式反应，剩余偶联液用洗涤液冲走。标本中存在0.1 mg/L以上的 D-二聚体时，检测膜显色，颜色深浅与标本中 D-二聚体浓度成正比。

(六)化学发光法

采用两步法免疫测定，使用磁性微粒作为固相和化学发光检测系统来定量测定枸橼酸盐抗凝血浆中的 D-二聚体。首先，标本、包被磁性微粒的抗 D-二聚体抗体、反应缓冲液相互混合，标本中存在的 D-二聚体片段可与包被磁性微粒的抗 D-二聚体抗体结合，然后进行磁性微粒分离和洗涤，再加入异氨基苯二酰肼标记的抗 XDP 抗体。第二步，进行孵育，然后进行新的磁性分离和洗涤后，加入两个触发剂并引发化学发光反应，光学系统会检测光能量，光能量与标本中的 D-二聚体浓度呈正比。

三、临床意义

(一)VTE 的排除诊断

VTE 的排除诊断需要结合临床可能性(Wells 评分或 Geneva 评分)，依据具有 VTE 排除诊断功能的 D-二聚体试剂的检测结果进行判断。

(1)初发下肢深静脉血栓(DVT)低度和中度临床可能性的患者，推荐首先进行 D-二聚体检测，如阳性，可进行近端静脉加压超声检查(CUS)。如阴性，不推荐继续进一步检查。

(2)近端 CUS 首次检查结果为阴性的中度临床可疑 DVT 患者，推荐 1 周内复查 CUS 和(或)进行D-二聚体检查。

(3)不推荐 D-二聚体用于临床高度怀疑 DVT 患者的排除诊断。如临床高度可疑患者首次近端 CUS 检查为阴性，推荐立即进行 D-二聚体检测，阳性患者进行全下肢超声检查。

(4)对于怀疑复发性下肢 DVT 患者，首先推荐进行 D-二聚体或近端 CUS 检查以评估情况。如阴性，不推荐进一步检查。

(5)在没有合并高血压和中风的患者群中，血浆 D-二聚体测定联合临床可能性评估可以排除约 30%的疑似 PE 的急诊患者。但在临床高度怀疑 PE 的急诊患者中，D-二聚体由于阴性预测值较低而不推荐首先使用。

(二)血栓后综合征预测

D-二聚体水平增高与血栓后综合征(PTS)关系密切。接受抗凝治疗的 VTE 患者停用口服抗凝药后，血浆 D-二聚体水平的增高提示 VTE 再发生的风险显著增加，而且上调医学决定水平可提高 D-二聚体对 VTE 风险的预测性能。

(三)高凝状态与静脉血栓风险

外科手术、创伤、慢性心力衰竭、恶性肿瘤、脓毒症、肾脏疾病、2 型糖尿病、口服避孕药、遗传性抗凝系统缺陷、妊娠晚期和病理妊娠等均可导致高凝状态、附血管壁或血浆中游离纤维蛋白的形成。血浆 D-二聚体水平增高程度与纤维蛋白栓子大小、栓子数量和凝血系统活化动员的规模密切相关。

有充分的证据显示，男性 VTE 患者抗凝治疗后，血栓复发的风险是女性的 1.75 倍，D-二聚体阳性的患者 VTE 复发风险是阴性患者的 2 倍，同时具备男性和 D-二聚体增高这两种因素的患者风险更高。女性 VTE 患者治疗后 D-二聚体检查呈阴性时，近端 DVT 或 PE 风险较低，因此可作为确定是否延长抗凝治疗的重要依据。存在争议的是，治疗后 D-二聚体检查呈阴性的男性患者，近端 DVT 或 PE 复发风险并未显著减低，D-二聚体水平变化对男性患者治疗方案的选择并不能产生明显影响。

(四)动脉血栓

动脉粥样硬化疾病患者血浆 D-二聚体增高与急性心肌梗死和缺血性卒中风险显著相关。周围动脉闭塞患者出现高水平 D-二聚体时，提示短期内(90 日内)心血管不良事件风险增加。急性冠脉综合征发生后，血浆 D-二聚体水平可迅速增高，其中 ST 段抬高型心肌梗死患者最为显著，而且 D-二聚体持续处于高水平常提示预后不良。此外，在心、脑血管事件发生后，血浆 D-二聚体水平与 t-PA 抗原含量呈负相关，华法林抗凝治疗有效时，可以降低血浆 D-二聚体的水平。

(五)弥散性血管内凝血(DIC)

D-二聚体水平是反映 DIC 时继发性纤溶亢进的敏感指标，恶性实体肿瘤、白血病、脓毒症、创伤、子痫前期和大面积烧伤等均可导致 DIC 发生。由于凝血系统显著活化和继发性纤溶功能亢进，D-二聚体水平可持续性增高，并与病情发展和严重程度密切相关，其敏感性和特异性高于血小板计数、纤维蛋白原和 FDP 等筛选试验，因此已成为 DIC 实验室诊断的重要指标。

(六)鉴别纤溶亢进类型

原发性纤溶亢进时由于纤溶酶降解纤维蛋白原，引起 FDP 增高，一般不会引起 D-二聚体水平的增高，因此 D-二聚体与 FDP 联合使用，可鉴别原发性和继发性纤溶亢进。

(七)溶栓治疗的实验室监测

溶栓治疗时，纤维蛋白降解速度及规模均显著增加，血浆 D-二聚体水平通常在溶栓治疗 48 h后升高 2 倍以上，治疗失败者无明显增高现象。

(八)陈旧性血栓

无论血栓负荷大小，血管内如无新形成的纤维蛋白，血浆 D-二聚体水平不会发生明显变化。

四、结果分析及影响因素

(1)急性静脉血栓形成时发生凝血和纤溶系统活化，血浆 D-二聚体水平显著增高，由于该试验具有很高的阴性预测值，因此可以帮助临床排除不典型的急性 VTE。另一方面，纤维蛋白可在多种病理情况下大量生成，如癌症、感染、出血、创伤、外科术后和坏疽等，导致患者血浆 D-二聚体的阳性预测值降低，在此类患者群中，D-二聚体的排除诊断效果降低，需要调整医学决定水平以改善诊断的敏感性和特异性。

(2)建议针对不同患者群和诊断目的(排除诊断或风险评估)制定相应的医学决定水平。除 D-二聚体排除诊断 VTE 的医学决定水平与其参考区间基本重叠外，D-二聚体针对不同临床目的和人群可有多个医学决定水平，大多数情况下，这些医学决定水平显著高于参考区间。实验室

特别要提示临床医师关于参考区间与医学决定水平之间的概念差异。

(3)引起血浆 *D*-二聚体水平增高的纤维蛋白类型包括血管内形成较大的血栓栓子、较小的附血管壁纤维蛋白凝块和游离于血浆中的纤维蛋白网状结构。除病理因素外，一过性应激反应、焦虑症和某些药物可能会促进血管内纤维蛋白形成。

(4)*D*-二聚体的半寿期为 6～8 h，每 24 h 清除速率为 6%。

(5)不同 *D*-二聚体测定方法间尚未实现标准化，检测数据不具可比性，如需对患者进行连续监测，建议采用来自同一实验室及相同检测系统的数据。

（乔广梅）

第九节　纤维蛋白溶解功能检验

纤维蛋白溶解系统简称纤溶系统，是指纤溶酶原(PLG)在纤溶酶原激活物(PA)作用下转变为纤溶酶(PL)，进而降解纤维蛋白(原)及其他蛋白的系统，也是维持人体正常生理功能的保护性系统。纤溶活性亢进易发生出血，减低则可导致血栓形成。因此，了解纤溶系统的调节机制对相关疾病诊疗与研究具有重要的临床意义和科研价值。

一、纤溶酶原检测

纤溶酶原是一种存在于血浆中的单链糖蛋白，在肝脏合成。PLG 的主要功能是在各种纤溶酶原激活剂的激活下，在精氨酸、缬氨酸处裂解形成具有活性的纤溶酶，纤溶酶的底物是纤维蛋白原及纤维蛋白。降解后形成纤维蛋白(原)降解产物(FDP)，FDP 中具有交联的 *D* 碎片二聚体的部分称为 *D*-二聚体。

纤溶酶的主要功能包括降解纤维蛋白和纤维蛋白原、水解多种凝血因子(Ⅱ、Ⅴ、Ⅶ、Ⅷ、Ⅹ和Ⅺ)以及水解补体等。

(一)检测指征

主要用于疑似原发纤溶或继发纤溶亢进[如有出血表现和(或)FDP、*D*-二聚体、Fbg 减低]的鉴别和诊断。

(二)试验原理与方法

1.纤溶酶原活性检测(PLG:A，发色底物法)

纤溶酶原在过量的链激酶作用下转变为纤溶酶，纤溶酶作用于发色底物 S2251 的酰胺键，使发色底物释放出对硝基苯胺(PNA)而显色，在 405 nm 波长处有吸收峰，显色深浅与 PLG:A 呈正相关，以百分比(%)报告活性。

2.纤溶酶原抗原检测(PLG:Ag，ELISA 法)

根据双抗体夹心原理，将纯化的 PLG 单克隆抗体包被在固相载体上，然后加含有抗原的标本。标本中的 PLG 抗原与固相载体上的抗体形成复合物。此复合物与辣根过氧化物酶标记的 PLG 单克隆抗体发生反应，形成双抗体夹心免疫复合物，其中辣根过氧化物酶可使邻苯二胺底物液呈棕色反应，在 492 nm 波长处测得吸光度值，其颜色深浅与标本中的 PLG 含量呈正比关系，以 mg/L 报告抗原含量。

(三)参考区间

不同检测系统参考区间有差异,纤溶酶原活性的参考区间通常为75%～140%(发色底物法),纤溶酶原抗原含量的参考区间通常为180～250 mg/L(ELISA)。

(四)临床意义

1.纤溶酶原抗原或活性降低

可见于纤溶酶原过度消耗或缺乏,包括以下疾病。

(1)原发性纤溶疾病:如先天性纤溶酶原缺乏症。

(2)继发性纤溶疾病:如DIC、前置胎盘、胎盘早剥、羊水栓塞、恶性肿瘤、白血病、肝硬化、重症肝炎、门静脉高压和肝叶切除手术等。

2.纤溶酶原升高

见于纤溶激活能力不足,如血栓前状态和血栓性疾病。

(五)结果分析及影响因素

抗原检测方法是利用PLG抗血清进行检测,可能包括了不具有纤溶活性的富组氨酸糖蛋白结合位,因此与功能活性检测结果比较可能会高估纤溶酶原水平。当两者出现差异时,可进一步借助交叉免疫电泳进行纤溶酶原变异分析。

二、组织型纤溶酶原激活物检测

组织型纤溶酶原激活物是一种糖蛋白,属于丝氨酸蛋白酶类,是人体纤溶系统的生理性激动剂,在纤溶和凝血的平衡调节中发挥关键性作用。近年来,随着血栓性疾病发病率的上升,基因重组的rt-PA作为一种新型的血栓溶解药物在溶栓治疗中的价值日益凸显,临床需求量也逐年增加。目前关于溶栓药物的各项研究正成为热点,其中又以对t-PA及其突变体、嵌合体的研究最多。

(一)检测指征

主要用于鉴别可能存在的纤溶活性异常(增强或减低)和检测溶栓治疗效果。

(二)试验原理与方法

1.t-PA活性检测(t-PA:A,发色底物法)

(1)方法1:血浆优球蛋白部分含有t-PA和全部凝血因子(但不含PAI)。加入过量的纤溶酶原与纤维蛋白的共价物,样品中t-PA易吸附于纤维蛋白,并将纤溶酶原转化为纤溶酶,后者使发色底物显色,血浆t-PA与显色深浅成正相关。以U/mL报告活性。

(2)方法2:在t-PA及加速剂作用下,纤溶酶原转化为纤溶酶,后者使发色底物S-2390释放出发色基团PNA,PNA显色的深浅与纤溶酶原和t-PA成正相关。以U/mL报告活性。

2.t-PA抗原检测(t-PA:Ag,ELISA法)

根据双抗体夹心原理,将纯化的t-PA单克隆抗体包被在固相载体上,然后加含有抗原的标本。标本中的t-PA抗原与固相载体上的抗体形成复合物。此复合物与辣根过氧化物酶标记的t-PA单克隆抗体发生反应,形成双抗体夹心免疫复合物,其中辣根过氧化物酶可使邻苯二胺底物液呈棕色反应,在492 nm波长处测得吸光度值,其颜色深浅与标本中的t-PA含量呈正比关系。以ng/mL报告抗原含量。

(三)参考区间

不同检测系统参考区间有差异,t-PA:A的参考区间通常为0.3～2.6 U/mL(发色底物法),

 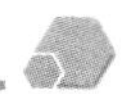

t-PA:Ag 的参考区间通常为 1～12 ng/mL。

(四)临床意义

1.获得性因素

(1)t-PA:A 增高表明纤溶活性亢进,见于原发性纤溶亢进(如某些泌尿生殖系统外科术后)及继发性纤溶症(如急性早幼粒细胞白血病、DIC 后期)等。t-PA:A 减低表明纤溶活性减弱,见于高凝状态和血栓性疾病(如 DIC 早期、冠状动脉粥样硬化性心脏病、缺血性卒中)。

(2)肝细胞坏死常伴有纤溶活性的异常,血浆 t-PA:A 可因由于肝脏清除障碍导致水平增高。

(3)t-PA:Ag 随年龄、剧烈运动和应激反应而增高。

(4)静脉留置针致 t-PA:Ag 增加。

(5)高血脂、肥胖症和口服避孕药时,t-PA:Ag 减低。

2.先天性因素

(1)先天性 t-PA:A 增强已有报道,为常染色体隐性遗传,可无出血表现,或手术及拔牙后出血。

(2)遗传性 t-PA:A 缺乏为常染色体显性遗传。患者可表现为多发性静脉血栓形成。

(五)结果分析及影响因素

(1)血浆中肝素浓度超过 1.5 IU/mL 对本试验有影响。

(2)采血时最好不用止血带,加压后会引起 t-PA:A 过度释放入血。

(3)为了避免 PAI 的影响,根据试剂说明书的要求,必要时对样本进行酸化处理。

三、纤溶酶原激活物抑制物-1 检测

纤溶酶原激活物抑制物-1 是丝氨酸蛋白酶抑制家族成员,是一种分子量为 52 kDa 的单链糖蛋白。生理情况下,PAI-1 是循环血液中 t-PA 和其他纤溶酶原激活物的主要抑制剂。PAI-1 主要是由内皮细胞产生,脂肪组织也可合成。PAI-1 水平升高显示与动脉粥样硬化的风险因素相关。在胰岛素抵抗患者中,由于脂肪组织产生 PAI-1,可观察到血浆 PAI-1 水平升高。此外,胰岛素和前胰岛素均可促进 PAI-1 的合成与表达,代谢综合征和 2 型糖尿病患者有 PAI-1 水平增高的倾向,而减肥及降低三酰甘油和(或)胆固醇水平也可降低血浆 PAI-1 的水平。

(一)检测指征

主要用于评估可能存在的纤溶活性异常、代谢性疾病、高凝状态或血栓风险。

(二)试验原理与方法

1.PAI-1 活性检测(PAI-1:A,发色底物法)

将定量 t-PA 加入待测血浆中,与血浆中 PAI-1 作用,形成无活性的复合物。剩余的 t-PA 作用于纤溶酶原,使其转化为纤溶酶,后者水解发色底物 S2251,释放出发色基团 PNA,PNA 在波长 405 nm 处有强吸收峰,颜色深浅与 t-PA 活性呈正相关,而间接与 PAI-1 呈负相关。以 U/mL报告活性。

2.PAI-1 抗原检测(PAI-1:Ag,ELISA 法)

根据双抗体夹心原理,将纯化的 PAI-1 单克隆抗体包被在固相载体上,然后加含有抗原的标本。标本中的 PAI-1 抗原与固相载体上的抗体形成复合物。此复合物与酶标记的抗体形成双抗体夹心免疫复合物,复合物的标记酶与特异性发色底物作用呈显色反应,在 492 nm 波长处

测得吸光度值，其颜色深浅与标本中的PAI-1含量呈正比关系。以ng/mL报告抗原含量。

(三)参考区间

不同检测系统参考区间有差异，PAI-1:A的参考区间通常为0.1～1.0 U/mL(发色底物法)，PAI-1:Ag的参考区间通常为4～34 ng/mL(ELISA)。

(四)临床意义

PAI-1活性增高多见于高凝状态和血栓性疾病，PAI-1活性降低多见于原发性或继发性纤溶症，但单独检测PAI-1:A和(或)PAI-1:Ag的临床意义有局限性，应与t-PA同时检测，通过观察PAI-1与t-PA之间的比例可以了解体内纤溶系统调节的状态和能力。

(五)结果分析及影响因素

采血过程最好不使用止血带，因为血管阻塞引发的血流淤滞可刺激内皮细胞对PAI的释放，影响检测结果。

四、凝血酶激活的纤溶抑制物检测

凝血酶激活的纤溶抑制物(TAFI)是近年来发现的一种新的凝血和纤溶调控因子，具有下调纤溶系统功能的作用，活化的TAFI能通过使纤溶酶失去与纤维蛋白的作用位点，发挥纤溶抑制作用，从而促进血栓形成。1995年，Bajzar等发现凝血酶的抗纤溶作用源于激活了一种酶原，这种酶原在凝血和纤溶之间起调节作用，称之为“凝血酶激活的纤溶抑制物”。TAFI是肝脏合成的单链糖蛋白，与血浆羧肽酶原B、羧肽酶原U、羧肽酶原R为同一类物质，属于金属锌羧基肽酶家族。最近发现血小板α颗粒中也存在TAFI，表明TAFI不仅在肝脏合成，也可能在巨核细胞中合成。

(一)检测指征

主要用于监测纤溶系统异常。

(二)试验原理与方法

1.TAFI活性检测(TAFI:A，发色底物法)

患者血浆与特异性TAFI的发色底物作用，显色强度与TAFI浓度相关。以百分比(%)报告活性。

2.TAFI抗原检测(TAFI:Ag，ELISA法)

采用双抗体夹心ELISA法进行检测，以鼠抗人TAFI单克隆抗体包被酶标板，加入标准品或样品后，加入辣根过氧化物酶标记的抗人TAFI抗体，充分作用后加入邻苯二胺使之显色，颜色深浅与样本TAFI含量成正比。以μg/mL报告抗原含量。

(三)参考区间

血浆浓度报道不一，各报道差别较大，为4～15 μg/mL，或是41%～259%，或是73～275 nmol/L。

(四)临床意义

(1)TAFI:Ag和TAFI:A增高，会降低纤溶活性，增加血栓形成的风险。TAFI:Ag和TAFI:A减低，导致纤溶活性增强，容易导致出血性风险。

(2)下肢深静脉血栓形成患者的TAFI:Ag水平升高，纤溶活性减低。

(3)冠状动脉粥样硬化性心脏病患者TAFI:Ag和TAFI:A均高于对照组，表明患者纤溶活性减低。

(4)DIC 患者 TAFI:Ag 和 TAFI:A 明显低于对照组时表明纤溶活性明显增高。

(5)TAFI 水平升高还可见于感染、炎症及凝血因子减少(如血友病 A、血友病 B 和 FⅪ缺乏症)。

(6)急性早幼粒细胞性白血病患者血浆 TAFI 的抗原水平正常,但 TAFI 的活性减低。

(五)结果分析及影响因素

抽血后标本应及时检测,避免凝血酶活化,另外抗凝治疗使结果减低。

五、优球蛋白溶解时间检测

在各类型纤溶系统试验中,能够判断总纤溶活性的实验较少,优球蛋白溶解时间(ELT)不是监测具体某个纤溶因子的浓度,而是通过纤维蛋白溶解功能监测判断总纤溶活性。

(一)检测指征

主要用于在止凝血情况复杂时,总体纤维蛋白溶解活性的评估。

(二)试验原理与方法

血浆优球蛋白组分中含纤维蛋白原、纤溶酶原和纤溶酶原激活剂等,可在酸化(醋酸)条件下沉淀析出,离心去除纤溶抑制物,并用缓冲液重悬,加入凝血酶使优球蛋白组分中的纤维蛋白原转化为纤维蛋白而凝固,同时形成的纤维蛋白辅助其中的纤溶酶原激活剂以激活纤溶酶原,促进凝块的快速溶解。

报告凝块完全溶解的时间。若凝块在 1 h 内未完全溶解,可报告为“≥60 min”,也可报告具体时间。阳性质控品的结果应≤35 min,正常人血浆结果应≥60 min。

(三)参考区间

血浆优球蛋白溶解时间参考区间通常为 88～336 min。

(四)临床意义

ELT 缩短(<60 min)提示纤溶活性增强,见于原发性和继发性纤溶亢进。ELT 延长,提示纤溶活性减低,见于血栓前状态和(或)血栓性疾病,对于高凝状态有一定的提示价值,但由于敏感性和特异性均不高,因此在临床上较少应用。

(五)结果分析及影响因素

使用不同的缓冲体系,检测结果有所不同,各实验室应建立自己的参考区间。当血浆纤维蛋白原<0.8 g/L时,优球蛋白凝块较小,ELT 假性缩短,因此待测血浆应使用正常血浆倍比稀释后再进行检测。纤维蛋白原浓度>6.0 g/L 时,优球蛋白凝块较大,ELT 假性延长。血浆中血小板因具有一定抗纤溶活性而对检测结果有一定影响,因此在吸取血浆时要注意吸样尖不要太靠近红细胞层上端的白色絮状带。当患者的纤溶酶原含量过低时,ELT 明显延长,其纤溶活性亦很难检测。因子ⅩⅢ缺乏时,优球蛋白凝块不稳定,ELT 假性缩短。妊娠期纤溶活性增强,ELT 缩短。

六、纤维蛋白(原)降解产物检测

纤溶酶原活化并转变为纤溶酶,降解纤维蛋白原及交联的纤维蛋白,形成不同长度片段的混合物。根据切割纤维蛋白(原)位点的不同,可以形成长度不等的 DD 片段、DDE 片段和 DED 片段,这些片段的混合物称为纤维蛋白(原)降解产物,代表总体纤溶产物;FDP 中含 DD 片段的部分为 *D*-二聚体,代表交联的纤维蛋白的降解产物。

(一)检测指征

主要用于判断纤溶系统功能状态,包括原发性及继发性纤溶亢进。

(二)试验原理与方法

1.乳胶凝集法

以 FDP 特异性抗体标记乳胶颗粒,后者与待测标本(血清、血浆或尿液)混合后。当 FDP 含量大于一定浓度(血清或尿液标本 FDP 浓度>2 μg/mL,血浆标本 FDP 浓度>2.5 μg/mL)时,标记的乳胶颗粒则发生凝集,呈现阳性反应。根据凝集程度,可以进行半定量检测。

2.乳胶比浊法

使用乳胶颗粒,在自动凝血分析仪上进行比浊法检测,可以定量检测。

3.酶联免疫吸附法

包被于固相的抗 FDP 抗体与待测标本中的 FDP 结合,加入酶标抗体后形成夹心复合物,复合物中的标记酶与其特异性底物作用呈显色反应。492 nm 波长处测得的吸光度值与待测血清 FDP 含量呈正相关。

(三)参考区间

1.定性试验

(1)阴性:相当于血清 FDP 含量<10 μg/mL,尿液 FDP 含量<2 μg/mL,血浆 FDP 含量<5 μg/mL。

(2)阳性:相当于血清 FDP 含量≥10 μg/mL,尿液 FDP 含量≥2 μg/mL,血浆 FDP 含量≥5 μg/mL。

2.定量试验

血清 FDP 含量<10 μg/mL(阴性);尿液 FDP 含量<2 μg/mL(阴性);血浆 FDP 含量<5 μg/mL(阴性)。

(四)临床意义

1.血清或血浆 FDP 含量升高

FDP 升高是 DIC 诊断的重要标志。此外,VTE、休克、恶性肿瘤、白血病以及各种类型的原(继)发性纤溶亢进等疾病时,FDP 均可显著升高。

2.尿液 FDP 含量升高

可见于肾病、糖尿病、烧伤及高血压等疾病。

(五)结果分析及影响因素

血清检测应采用 FDP 检测专用管收集标本并尽快分离。乏血小板血浆标本可用 EDTA-Na_2、枸橼酸钠或肝素抗凝。待测标本应于 48 h 内完成检测。检测环境温度应高于 20 ℃,低温环境下进行定性试验应延长 1~2 min 观察结果。试剂盒应置于 2 ℃~8 ℃保存,切勿冻结。血清与尿液标本共用一种试剂盒,而不能用于血浆标本的检测。

七、纤溶酶-抗纤溶酶复合物检测

纤溶酶是纤溶系统的关键因子,其本身不被激活,在血液中半衰期又极短,故不能被直接检测。肝脏产生的 α_2-抗纤溶酶是纤溶酶最重要的抑制因子,也称为 α_2-纤溶酶抑制物(α_2-plasmin inhibitor,α_2-PI)。α_2-AP 与血液中存在的纤溶酶以 1∶1 迅速结合,形成纤溶酶-抗纤溶酶复合物(plasmin-antiplasmin,PAP)实现对纤溶系统的抑制。因此,PAP 是客观反映纤溶状态的分子

 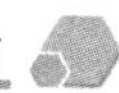

标志物，可评价机体内纤溶激活的程度。PAP在血液中的半衰期较长(6 h)，可被直接检测。

(一)检测指征

主要用于检测可能存在的纤溶活性异常、代谢性疾病、高凝状态、血栓风险或DIC基础疾病等。

(二)试验原理与方法

PAP抗原检测(高敏免疫化学发光法)采用两步夹心法原理，生物素化抗纤溶酶原单克隆抗体与被检样本中的PAP发生特异性反应，再与链霉亲和素磁微粒结合，去除未反应物质后，添加碱性磷酸酶(ALP)标记的抗α_2纤溶酶抑制剂单克隆抗体，再次去除未反应物质后，添加缓冲液和发光底物CDP-Star，经磁微粒上的ALP分解并发光，检测其发光强度。发光强度随被检样本中PAP浓度的增加而增加。事先检测已知浓度的PAP校准品，制作标准曲线，可求出被检样本中PAP的浓度，以μg/mL报告抗原含量。

(三)参考区间

不同检测系统参考区间有差异，PAP的参考区间通常＜0.8 μg/mL。

(四)临床意义

PAP升高见于DIC和DIC前状态；深静脉血栓症、肺栓塞等血栓性疾病的早期诊断。还用于心肌梗死等患者的血栓再发生的监测、进行纤溶治疗(t-PA、尿激酶)时的疗效监测等。

(五)结果分析及影响因素

(1)空腹时静脉采血，防止气泡、泡沫、溶血以及组织凝血活酶混入样本中。

(2)使用新鲜的枸橼酸钠血浆作为样本，避免反复冻融。

八、凝血酶-抗凝血酶复合物检测

凝血酶作用于纤维蛋白原并使之转变成纤维蛋白，其中凝血酶的产生量与凝血激活的程度密切相关。由于凝血酶在血液中的半衰期极短(几秒钟)，很快会被抗凝物质中和，故直接检测凝血酶非常困难，而检测凝血酶和抗凝血酶以1∶1结合的凝血酶-抗凝血酶复合物(TAT)则成为了有效的替代方法。由于TAT的产生直接证实了凝血系统的启动，凝血系统的激活和抗凝系统的消耗又往往是血栓形成的早期变化，因此TAT检测可对预测血栓的形成和复发具有一定临床价值。

(一)检测指征

主要用于检测可能存在的凝血系统异常、代谢性疾病、高凝状态、血栓风险或DIC基础疾病。

(二)试验原理与方法

TAT抗原检测(高敏免疫化学发光法)采用两步夹心法原理，生物素化凝血酶单克隆抗体与被检样本中的TAT发生特异性反应，再与链霉亲和素磁微粒结合。去除未反应物质后，添加ALP标记的抗凝血酶Ⅲ单克隆抗体，其与磁微粒上的TAT发生特异性反应。再次去除未反应物质后，添加缓冲液和发光底物CDP-Star，经磁微粒上的ALP分解并发光，检测其发光强度。发光强度随被检样本中TAT浓度的增加而增加。事先检测已知浓度的TAT校准品，制作标准曲线，可求出被检样本中TAT的浓度，以ng/mL来报告抗原含量。

(三)参考区间

不同检测系统参考区间有差异，TAT的参考区间通常为＜4.0 ng/mL，各实验室引用参考区间时应进行验证，必要时建立本实验室的参考区间。

(四)临床意义

TAT 升高提示血栓风险，见于 DIC 和 DIC 前状态；深静脉血栓形成、肺栓塞、部分房颤、二尖瓣狭窄症合并房颤、其他凝血激活状态等。用华法林进行抗凝治疗时，TAT 有时会降至参考区间下限。

有大量胸腔积液及大量腹水潴留的患者，FDP 及 *D*-二聚体增高，有时难以判定是否是 DIC。此时如患者血浆 TAT 水平正常，可考虑排除 DIC。

(五)结果分析及影响因素

(1)采血极为困难的患者、采血花费时间长的标本，有时出现 TAT 水平的假性增高。

(2)使用新鲜的枸橼酸钠血浆作为样本，避免反复冻融。

九、凝血酶调节蛋白检测

凝血酶调节蛋白(thrombomodulin，TM)是主要存在于血管内皮细胞上的高亲和性凝血酶受体，当血管内皮细胞受到损害时，TM 从内皮细胞游离出来并产生各种生物学效能。一方面，TM 可通过捕获凝血酶发挥抗凝血作用，而被 TM 捕获的凝血酶会丧失凝血活性(如将纤维蛋白原转化为纤维蛋白的作用、激活血小板的作用等)；另一方面，这种凝血酶-凝血酶调节蛋白复合物能激活蛋白 C 并使其转化为活化的蛋白 C，从而灭活活化的Ⅴ因子(FⅤa)及Ⅷ因子(FⅧa)。因此，TM 不仅是反映内皮细胞损伤的分子标志物，同时还能发挥重要的抗凝血作用。

(一)检测指征

主要用于检测可能存在的血管内皮系统损伤(合并血管炎的胶原病)、代谢性疾病(合并呼吸衰竭)、血栓风险、肾功能损伤或 DIC 基础疾病等。

(二)试验原理与方法

TM 抗原检测(高敏免疫化学发光法)采用两步夹心法原理，生物素化抗 TM 单克隆抗体与被检样本中的 TM 发生特异性反应，再与链霉亲和素磁微粒结合。去除未反应物质后，添加 ALP 标记的抗 TM 单克隆抗体，其与磁微粒上的 TM 发生特异性反应。再次去除未反应物质后，添加缓冲液和发光底物 CDP-Star，经磁微粒上的 ALP 分解并发光，检测其发光强度。发光强度随被检样本中 TM 浓度的增加而增加。事先检测已知浓度的 TM 校准品，制作标准曲线，可求出被检样本中 TM 的浓度，以 TU/mL 报告其抗原含量。

(三)参考区间

不同检测系统参考区间有差异，TM 的参考区间通常为 3.8～13.3 TU/mL，各实验室引用参考区间时应进行验证，必要时建立本实验室的参考区间。

(四)临床意义

TM 升高见于自身免疫疾病，如系统性红斑狼疮、DIC、急性呼吸窘迫综合征等。TM 升高不仅能反映血管内皮损伤，当肾功能低下时也会增高。

TM 分布在全身脏器的血管，而脑部血管的 TM 含量较低，这一生物学特点可能与脑出血和脑卒中间的风险差异有某种关联。

(五)结果分析及影响因素

(1)应空腹静脉采血，防止气泡、泡沫、溶血以及组织凝血活酶混入样本中。

(2)使用新鲜的枸橼酸钠血浆作为样本，避免反复冻融。

(乔广梅)

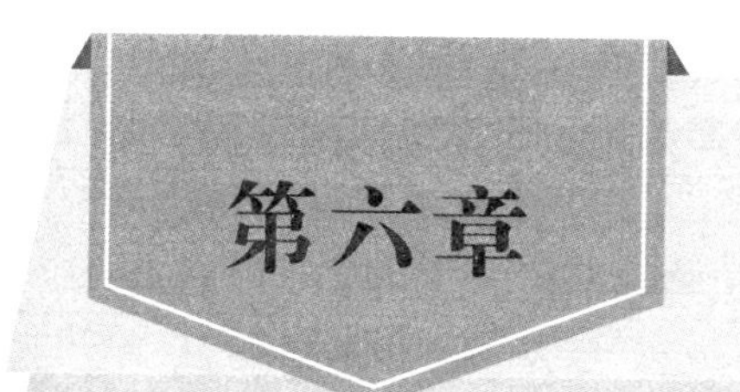

第六章 血型及输血检验

第一节 ABO 血型鉴定

一、ABO 血型鉴定原理

根据红细胞上有或无 A 抗原或/和 B 抗原，将血型分为 A 型、B 型、AB 型和 O 型 4 种。可利用红细胞凝集试验，通过正、反定型准确鉴定 ABO 血型。所谓正定型，是用已知抗-A 和抗-B 分型血清来测定红细胞上有无相应的 A 抗原和/或 B 抗原；所谓反定型，是用已知 A 红细胞、B 红细胞来测定血清中有无相应的抗-A 和/或抗-B。

二、试剂和材料

抗-A(B 型血)，抗-B(A 型血)及抗-A+B(O 型血)分型血清。5%A、B 及 O 型试剂红细胞盐水悬液。(制备方法见附注)。受检者血清。受检者 5%红细胞悬液(制备方法同标准红细胞悬液)。

三、方法

(一)试管法

1.正定型

取试管 3 支做好标记，分别加入抗-A、抗-B 和抗-A+B 标准血清各 1 滴。每管加入被检者 5%红细胞悬液各 1 滴，混匀后在室温放置 5 min。

2.反定型

取清洁小试管 3 支分别标明 A、B、O 细胞。用滴管分别加入被检者血清各 1 滴，A、B 和 O 型 5%标准红细胞悬液各 1 滴，再加入被检者血清各 1 滴，混合，立即以 1 000 r/min 离心 1 min。轻弹试管，观察红细胞有无凝集。对结果可疑标本，应以显微镜观察。

(二)玻片法

1.正定型

取清洁玻片 1 张(或白瓷板用蜡笔画格)，依次标明抗-A、抗-B、抗-A+B。按标记滴加相应的标准分型血清 1 滴，分别滴加被检者 5%红细胞悬液各 1 滴，转动玻片混合。

2.反定型

另取玻片 1 张(或白瓷板 1 块，用蜡笔画格)，做好标记，分别加入被检者血清各 1 滴，再加入标准A、B和O型红细胞悬液各1滴，转动玻片混匀。室温放置10～15 min，转动玻片观察结果，结果见表6-1。

表6-1 ABO血型鉴定的结果观察

标准血清＋被检者红细胞			被检者	标准红细胞＋被检者血清		
抗A	抗B	抗A+B	血型	A细胞	B细胞	O细胞
+	−	+	A	−	+	−
−	+	+	B	+	−	−
−	−	−	O	+	+	−
+	+	+	AB	−	−	−

注：(+)凝集(−)不凝集。

四、注意事项

标准血清质量应符合要求，用毕后应放置冰箱保存，以免细菌污染。试剂红细胞以3个健康者同型新鲜红细胞混合，用生理盐水洗涤3次，以除去存在于血清中的抗体及可溶性抗原。试管、滴管和玻片必须清洁干燥，防止溶血。操作方法应按规定，一般应先加血清，然后再加红细胞悬液，以便容易核实是否漏加血清。离心时间不宜过长或过短，速度不宜过快或过慢，以防假阳性或假阴性结果。观察时应注意区别真假凝集。判断结果后应仔细核对，记录，避免笔误。

五、临床意义

输血已成为临床上必不可少的治疗手段，输血必须输入ABO同型血，如输入异型血，输入的红细胞可能迅速破坏，导致严重的溶血反应，常常威胁生命甚至造成死亡。

（龙安秀）

第二节 Rh血型鉴定

Rh血型是红细胞血型中最复杂的一个血型系统，因为我国人群Rh阳性的人只有0.2%～0.4%，因此常规血型鉴定时不必做Rh血型，但对有输血史、妊娠史的患者在输血前应做Rh血型鉴定。Rh血型系统有5种抗血清，即抗C，抗c，抗D，抗E，抗e，可以检出18种不同的型别，但由于临床实验室很难得到这5种抗血清，况且在Rh抗原中，抗原性最强、出现频率最高、临床上影响最大的是D抗原，所以临床上一般只作D抗原的鉴定，受检者红细胞能与抗D血清凝集者为强阳性，不凝集者为阴性。Rh血型的鉴定方法依抗体的性质而定，完全抗体可用盐水凝集试验，不完全抗体可选用胶体介质、木瓜酶及抗人球蛋白等试验。

一、Rh血型定型

（一）原理

Rh血型抗体多系不完全抗体，属IgG型。因分子短小，与红细胞上的抗原作用后，不能使红细胞靠拢凝集。木瓜酶能破坏红细胞表面上的唾液酸，降低其表面电荷，减少红细胞之间的排

斥力，红细胞得以靠拢，在不完全抗体的作用下，红细胞便出现凝集。

（二）试剂与材料

Rh抗血清常用的为不完全抗D、抗C、抗c、抗E及抗e 5种。5%受检者红细胞盐水悬液。1%菠萝酶（或木瓜酶）溶液称取菠萝酶1.0 g，溶解于100 mL pH5.5磷酸盐缓冲液内。0.067 mol/L磷酸盐缓冲液（pH5.5）Na_2HPO_4 5 mL和KH_2PO_4 95 mL混合而成。已知Rh阳性及Rh阴性5%红细胞悬液各1份。

（三）操作

取试管3支，分别标明受检者及阳、阴性对照。每管各加抗D血清1滴。按标记各管分别加不同的红细胞悬液1滴及1%菠萝酶试剂各1滴，混匀后置37 ℃水浴中1 h，观察结果。

（四）结果判定

阳性对照管凝集，阴性对照管无凝集，被检管凝集为Rh(D)阳性，无凝集为Rh(D)阴性。

（五）注意事项

应严格控制温度和时间，因Rh抗体凝集块比较脆弱，观察结果时，应轻轻侧动试管，不可用力振摇。阳性对照取3人O型红细胞混合而成，阴性对照不易得到。一般设计方法为正常AB型血清1滴，加5%D阳性红细胞悬液1滴和菠萝酶试剂1滴混匀，与受检管一同置37 ℃水浴1 h。

（六）临床意义

1.Rh血型与输血

Rh阴性患者如输入Rh阳性血液，可刺激患者产生免疫性抗体，当第二次再接受Rh阳性血液时，即发生溶血性输血反应。Rh阴性妇女如孕育过Rh阳性胎儿，当输入Rh阳性血液时亦可产生溶血性反应，严重者可导致死亡。

2.Rh血型与妊娠

Rh阴性母亲孕育了Rh阳性胎儿后，在胎盘有小的渗漏时，胎儿血液可渗入母体血循环中，母体受到胎儿红细胞的刺激可产生相应的抗体。此种免疫性抗体能通过胎盘而破坏胎儿红细胞，如果第一胎所产生抗D抗体效价较低，一般对胎儿无明显影响。如再次妊娠Rh阳性胎儿时，抗D效价很快升高。此抗体通过胎盘进入胎儿体内而发生新生儿溶血病。

二、Rh/Du血型鉴定

（一）盐水凝集试验

1.试剂

盐水抗D血清。受检者2%～5%红细胞生理盐水悬液。D阳性、D阴性2%～5%红细胞生理盐水悬液。

2.方法

取3支试管分别注明被检者姓名及阳性和阴性对照。每管加抗D血清1滴。按标明的试管分别加入被检者红细胞、D阳性红细胞、D阴性红细胞悬液各1滴，混匀后置37 ℃水浴中1 h。

3.结果

阳性对照有凝集，阴性对照无凝集。被检管出现凝集为Rh阳性，无凝集者为Rh阴性。

（二）胶体介质试验

1.试剂

不完全抗D血清。AB型血清（选择无不规则抗体和免疫性抗体，促凝能力强，不使红细胞形成缗钱状的血清)。洗涤的被检者、Rh 阴性、Rh 阳性压积红细胞。

2.操作

将上述各种压积红细胞用 AB 型血清分别配成 5%的红细胞悬液。取小试管 4 支分别标明被检者姓名,Rh 阴性、Rh 阳性及 AB 介质对照,按表 6-2 滴加反应物。

表 6-2 胶体介质试验操作表

反应物	被检者	Rh(—)对照	Rh(+)对照	AB 介质对照
抗 D 血清	1 滴	1 滴	1 滴	
AB 血清	—	—	—	2 滴
被检红细胞	1 滴	—	—	1 滴
Rh(—)红细胞	—	1 滴	—	—
Rh(+)红细胞	—	—	1 滴	—

混匀,37 ℃1 h。

3.结果

先看对照管,Rh 阳性对照管凝集,Rh 阴性对照管和 AB 介质对照管均不应凝集,被检管凝集者为 Rh 阳性;不凝集者为 Rh 阴性。

有 Rh 5 种抗血清的实验室,可用下列方法为 Rh 血型定型。

(1)试剂和材料:Rh 抗血清有不完全抗 C、抗 c、抗 D、抗 E 及抗 e。其效价为抗 D 不低于 64,抗 E、抗 C 和抗 e 不低于 16。5%受检者红细胞生理盐水悬液。1%菠萝酶(或木瓜酶)溶液。已知 Rh 阳性和 Rh 阴性 5%红细胞生理盐水悬液各 1 份。

(2)方法:取试管(12 mm×60 mm)5 支,标明抗 C、抗 c、抗 D、抗 E、抗 e,按标明的内容分别加上述5 种抗血清 1 滴,再加 5%受检者红细胞生理盐水悬液及 1%菠萝酶试剂各 1 滴,混匀。另取两支对照管用蜡笔标明阳性和阴性,分别加入不完全抗 D 血清 1 滴,阳性对照管加 Rh 阳性红细胞 1 滴,阴性对照管加 Rh 阴性红细胞 1 滴,再分别加 1%菠萝酶溶液 1 滴,置 37 ℃水浴中 1 h,肉眼观察反应结果。将以上各管放 37 ℃1 h 观察结果。

(3)结果判定:如阳性对照管凝集,阴性对照管不凝集,受检者凝集,即表示受检者红细胞上有相应抗原;受检管不凝集,即表示受检者红细胞上没有相应抗原,用 5 种抗 Rh 血清检查,结果可能有 18 种表型。

(潘宇先)

第三节 输血相容性检验

一、抗体筛选与鉴定

(一)抗体筛选与鉴定的原理及意义

1.抗体筛选的定义

将已知抗原成分的抗体筛选试剂细胞与待检血清混合孵育,可采用盐水介质法、聚凝胺法、

白蛋白介质法、低离子强度介质法、酶技术、抗人球蛋白试验等进行检测。在临床输血前通过使用3个已知红细胞表面抗原的O型红细胞对患者血清中的未知抗体进行筛查，检测患者血清中是否有红细胞同种抗体存在。抗体筛选试剂细胞上至少应包含以下常见抗原：D、C、E、c、e、M、N、S、s、P1、Le^a、Le^b、K、k、Fy^a、Fy^b、Jk^a、Jk^b、Mi^a、Di^a且抗原互补。

2.抗体筛选的目的

确定患者血清中是否存在有临床意义的抗体，但不能确认该抗体的特异性。若抗筛结果阳性，则需要做抗体鉴定来进一步鉴定有临床意义的抗体的特异性，最终选择合适的血液进行配血。抗体筛选应该作为输血前检测的一部分，它提供了比交叉配血更为可靠和灵敏的检测抗体的方法(剂量效应等)，有输血史及经常输血的患者，应增加抗体筛选检测的频次。

3.抗体筛选的影响因素

(1)影响抗原与抗体结合的因素有pH、红细胞表面电荷、抗原与抗体的比例、温度、反应时间、不同反应介质。在不同反应条件下检测是否有不规则抗体，及鉴别不规则抗体的性质(IgG型或IgM型)。若筛查出不规则抗体，则进行抗体鉴定，确定不规则抗体的特异性；输血时要输入无对应抗原的红细胞，避免抗原抗体发生免疫反应，确保输血安全。

(2)抗体筛选试验的完善，取决于抗筛细胞的完善及抗体筛选的方法是否可以筛查具有临床意义的抗体。

(3)由于人种差异，中国人常见的红细胞抗体和外国人不相同，抗筛细胞的抗原组合应涵盖中国人常见的抗原系统，如Rh、Duffy、Kidd、MNSs(包含Mi^a)、P1、Lewis及Diego。国外常造成溶血性输血反应的Kell系统，而中国人的K抗原频率为0，因此不需特别去关注，就算是漏检了Kell系统的抗体抗-K，输血时随机选择的血液也不会找到不相合的血液。但国产或进口的抗筛细胞经常不包括Mi^a、Di^a抗原，容易造成抗体筛选漏检。

(二)抗体鉴定试验

1.抗体鉴定的定义

由10～16人份O型红细胞组成抗体鉴定细胞，该组细胞具有不同血型系统的各种抗原成分，根据反应格局，一般可以鉴定出常见抗体的特异性。当患者抗体筛查阳性，如果时间允许，应做抗体鉴定并评估其临床意义，抗体鉴定结果应记录在患者病历中。鉴定抗体的类型包括IgM、IgG。鉴定抗体的种类主要包括同种抗体、自身抗体。

2.抗体鉴定的常用方法

抗体鉴定时抗体效价弱，或有两种及以上抗体时，可结合吸收放散、酶法、化学药物处理、血型物质抑制法、改变pH、温度及稀释法等试验，对抗体特异性进行分析及鉴定。

3.抗体鉴定的意义

输血科工作人员可根据抗体鉴定的结果判断配血的相合率和选择最佳的交叉配血方法，抗原检测的效率比盲配高。

(三)抗体筛查的方法及注意事项

1.微柱凝胶卡法的注意要点及局限性

(1)微柱凝胶卡法的注意要点。①使用前必须清楚标记试剂卡，以免造成混淆。②对于封口铝箔有破损、管中液体干涸或有气泡的试剂卡不能使用。③微柱凝胶卡的最适保存温度为18 ℃～22 ℃，不能将微柱凝胶试剂卡长期保持在4 ℃，在此温度下，试剂卡中的液体蒸发凝集于封口铝箔下部，胶易干涸。④实验中一定要设阴性对照。⑤在阴性对照微柱管中，红细胞沉降在底部一侧而未在底尖部时，表示离心力方向和微柱管轴线不一致，可适当增加离心转数；在阴性对照呈微弱阳性的反应时，可适当增加离心时间和离心转数。⑥血清标本必须充分去除纤维蛋白，否则易出现假阳性反应。⑦如果使用的是血浆标本，一定要用标准的含抗凝剂的标本管采集血浆，否则血浆中纤维蛋白在微柱离心时析出，阻挡分散的红细胞下降，易出现假阳性反应。⑧应严格按照厂家提供的说明书配制红细胞稀释液，避免标本中纤维蛋白影响反应结果。⑨温度低时，易出现假阳性反应。在实验中要充分考虑温度因素，如室温低于 20 ℃，离心机未调整温度，即使已经 37 ℃孵育，离心时试剂卡温度也已下降，影响检测结果。⑩要避免使用已被污染的红细胞或血清标本，尽可能使用当日采集的新鲜血液标本。若不得不使用陈旧血液标本，则必须用该标本做阴性对照，以确定该标本是否可以使用。未混浊的标本并不表示未污染，不能以标本是否混浊判断是否已被污染。⑪微柱凝胶管中出现溶血现象，即使提示为红细胞抗原抗体阳性反应，也不能排除其他原因所致的溶血。故对此标本一定要认真分析，并向上级主管技术人员报告并讨论。

(2)微柱凝胶卡法的局限性。应用自动判读仪判断结果经常出错，不能正确区分真假阳性结果。

2.聚凝胺法的注意要点及局限性

(1)聚凝胺法的判读比较主观，存在非特异性因素，从有凝集到无凝集的过程受以下几方面影响。①振摇的力度。②解聚的时间。③轻轻转动试管并同时观察结果，凝集先于或同时与阴性对照消失判为阴性结果。④弱凝集用力振摇或放置时间稍长便可能消失。⑤试验结果需在显微镜下观察，增加了结果判断的不确定性。

(2)常出现非特异性凝集，对冷反应抗体特别敏感，常筛检到不具临床意义冷反应抗体(如抗-M、抗-Le^a、抗-P1 等)。聚凝胺阳性结果可以进一步采用抗人球蛋白法对结果进行确认。

3.抗体筛选阳性交叉配血的安全性

(1)明确抗体，选用敏感的方法。一旦鉴定出有临床意义的抗体后，用于输注的红细胞也必须经过筛选，规避相应的抗原。同时必须进行抗人球蛋白法交叉配血试验。一般较少需要再次重复抗体鉴定。美国血库学会关于血库和输血机构的标准中指出，如某患者曾鉴定出抗体，都需要行抗体鉴定实验，以鉴定是否有其他临床意义的抗体；每个实验室均需有鉴定此类患者其他抗体的方法。

(2)当患者(受血者)有输血史、妊娠史或者患者血清已检出有临床意义抗体，只进行盐水交叉配血有很大的危险性，须进行检测不完全抗体的交叉配血试验。而该类试验包括对不完全抗体的筛选及鉴定试验。蛋白酶(主要是木瓜酶)方法、促凝剂方法等都是筛检不完全抗体的方法。而鉴定不完全抗体最可靠的方法仍然是抗人球蛋白试验。

(3)如果抗筛阳性，并没有进行抗体鉴定，直接找盲配交叉相合的血液，其风险和没有做抗筛、直接使用盲配交叉找血是一样的。所以其实若只做了抗体筛查而没有做抗体鉴定，其输血风险仍然存在，并不会因为开展了抗体筛检试验而降低了输血风险。

(四)抗筛细胞和谱细胞

1.抗筛细胞

用于抗体筛选的试剂红细胞称为抗筛细胞。一般由 2～3 组 O 型红细胞组成，应至少包含 D、C、E、c、e、M、N、S、s、P1、Le^a、Le^b、K、k、Fy^a、Fy^b、Jk^a、Jk^b，最好含有中国人常见的抗原 Mur、Di^a 等，且最好抗原互补。抗筛细胞只能初步判断血清中是否含有不规则抗体，大多不包括低频率抗原，不能检出低频率抗原抗体。Rh、MNSs、Duffy、Kidd、Diego 系统的多数抗体如抗-E、

抗-C、抗-M、抗-S均表现有剂量效应，因此试剂红细胞上相应的抗原应为纯合子。

2.谱细胞

用于抗体鉴定的试剂红细胞称为谱细胞，能鉴定出大多数单一抗体和多种混合抗体。它是由10～12人份或16人份的O型红细胞组成，具有不同血型系统的各种抗原成分，根据反应格局，一般可以鉴定出常见抗体。谱细胞至少应包括以下常用血型系统抗原：Rh系统D、C、c、E、e抗原；MNS系统M、N、S、s抗原；P1系统P1抗原；Kell系统K、k抗原；Kidd系统jk^a、jk^b抗原；Duffy系统Fy^a、Fy^b抗原；Lewis系统Le^a、L e^b抗原。Rh、MNS、Duffy和Kidd系统的多数抗体均表现出有剂量效应，如抗-E、抗-C、抗-M、抗-S，故试剂红细胞上相应的抗原应为纯合子。谱细胞能鉴定大多数单一抗体和多种混合抗体，但可能无法区分复合抗体和混合抗体（如复合抗-Ce、混合抗-C、混合抗-e）。

3.抗筛细胞和谱细胞的选择

由于人种与民族之间的血型抗原存在差异，所以在选择不规则抗体筛查或鉴定的抗筛细胞与谱细胞时，应符合本地区不规则抗体的分布特点。出现频率大于3%的抗原皆应出现在抗筛细胞上，中国的抗原最好应含Mur、Di^a抗原，尤其华北地区应含Di^a抗原，华南地区应含Mur抗原。

（五）不规则抗体筛查与鉴定方法

1.抗体筛查与抗体鉴定的试验方法

（1）盐水介质法：指将红细胞悬浮于盐水介质中用于检测红细胞抗体，主要筛查IgM类抗体，而不能检测IgG类的抗体。其灵敏度偏低，温度、抗体效价、反应时间等影响检测结果，一些弱的凝集或稀有抗体不能被检测到。

（2）聚凝胺法：利用低离子溶液让抗体易于接近红细胞表面抗原，通过聚凝胺介质降低红细胞表面的负电荷，从而缩短红细胞之间的正常距离，使正常红细胞形成可逆的非特异性凝集，同时也使IgG类抗体直接凝集红细胞，加入重悬液后非特异性凝集散开，而抗体介导的特异性凝集不会消失。其灵敏度比盐水介质法高，可用来检测IgG类抗体。本方法用时短，试剂及设备成本最低，敏感度高（尤其对Rh系统）。但待测样本不能使用肝素作为抗凝剂，试验温度、加样比例、结果观察时间都会影响实验判读。对Kell系统检测较不灵敏，若需检测Kell系统抗体，须加做抗人球蛋白试验。

（3）抗人球蛋白法：IgG类不规则抗体通过37 ℃孵育，可与相应的红细胞表面抗原结合，抗原抗体作用使红细胞致敏，但不能产生肉眼可见凝集，加入抗人球蛋白试剂，与红细胞上不完全抗体结合，出现可见凝集。反应温度、离子强度、反应时间、抗原与抗体的比例、试剂质量等影响检测结果。

（4）酶法：某些蛋白水解酶能破坏红细胞表面抗原，使一些隐蔽抗原暴露，促进抗原抗体反应，如M、N、S、s、Fy^a、Fy^b等能被显著破坏；能增强血清中Rh、Kidd血型系统抗体的检测效果/检出率。酶试剂活性、酶的选择、酶处理时间等影响检测结果。

2.不规则抗体筛查与鉴定的注意事项

（1）实验方法的选择：抗原抗体的凝集反应的强度与反应条件、检测方法、反应介质相关。IgM类的抗体在4 ℃的凝集强度明显大于室温，37 ℃会有减弱；酶法对Rh、Kidd血型系统的检测效果最好，但会破坏Duffy、MNS等抗原，导致漏检。

（2）抗体的特异性影响抗体的检测。①抗体检测样本应在48 h内完成，避免抗体效价减弱导致漏检。②抗-M抗体的最佳反应pH为6.5，通过用0.1 mol/L盐酸调节pH，可使抗-M的格局更清晰。③有些特异性的Rh抗体只与酶处理过的红细胞才能发生凝集，这种抗体被称为唯酶抗体，如抗-c、抗-e、抗-C^w在常规抗人球蛋白试验中与未处理的红细胞不发生凝集反应，而与酶处理的红细胞产生凝集反应。④抗-Le^a、抗-Jk^a抗体在盐水介质中与相应抗原的红细胞反应导致溶血。

(3)抗体筛查与鉴定实验对照：应设立自身对照并与抗筛细胞做平行试验，排除自身抗体。

(4)不规则抗体的筛查与鉴定时间：在交叉配血之前进行或与交叉配血试验同时进行，以便尽早发现有临床意义的抗体，避免延误病情。

(5)效期和批号：注意抗筛细胞与鉴定细胞的有效期，且结果判读时应注意判读表的批号是否与细胞批号一致。

3.抗体筛选与鉴定试验阴性处理

(1)抗体筛选与鉴定试验阴性不一定意味着被检血清中没有抗体，可能是实验条件和所选用的谱细胞不足而造成的一些低频率抗体或有剂量效应的抗体漏检。

(2)需要使用抗原性更完全和特异性更强的谱细胞做实验，或用敏感度更高的技术做检查。

(3)同时结合临床医师提供的病史资料和其他实验室提供的其他线索，扩大筛查范围。

4.抗体筛查与抗体鉴定试验结果处理

(1)被检血清与自身细胞、抗筛细胞在盐水介质法、聚凝胺法、抗人球蛋白法试验条件下均无凝集，被检血清中未检出不规则抗体。

(2)被检血清和自身细胞无凝集，和一个或几个抗筛细胞有凝集，说明被检血清中含有不规则抗体，判定为抗体筛查阳性。

(3)被检血清和自身细胞、抗筛细胞都有凝集，说明被检血清中含有自身抗体，或同时含有不规则抗体和自身抗体，需要先对自身抗体进行吸收，排除自身抗体干扰后重新做实验，但需注意近期内有无输血史。若自身对照为混合视野，可能是同种抗体对输入的红细胞发生反应，待检血清中仅含有不规则抗体，没有自身抗体。

(4)若抗体筛查为阳性，要进一步鉴定抗体的特异性。鉴定抗体特异性的方法如下。①当被检血清与所有的谱细胞在盐水介质法、聚凝胺法、抗人球蛋白法试验条件下都不反应，则重复抗体筛查试验。如果确实和某个抗筛细胞呈阳性结果，则该抗体可能是低频率抗原或稀有抗原的抗体。②当被检血清与所有的谱细胞都反应，则根据反应的不同强度来决定。如果是在特定的实验阶段，有相等的凝集强度，这一抗体可能是针对某个高频率抗原或公共抗原的，要选择缺乏这种高频率抗原的谱细胞重复实验。如果是在不同的实验条件有不同的反应，被检血清中可能存在混合抗体，有多重特异性。③当被检血清与一些谱细胞凝集而与另一些谱细胞无凝集，则要采用阴性排除、阳性比较、抗原佐证和概率计算四步法进行。

排除不可能的特异性：利用不同温度和不同介质下的阴性结果，排除不可能的抗体种类，如只在盐水中凝集，则判定为IgM类抗体，否则判定为IgG类抗体；利用与一些谱细胞反应阴性的结果，排除这些细胞上带有的抗原的抗体，留下不能排除的抗体。

初步确定特异性：逐一比较未能排除的抗体哪一个符合被检血清与谱细胞的阳性反应格局，从而初步推断出抗体的特异性，可以参考反应的温度和介质。如盐水介质中出现凝集，一般考虑可能是ABO、MNSs、P等血型系统的抗体，这些抗体往往在4 ℃有加强作用；在抗人球蛋白介质中出现凝集多考虑是Duffy、Kell、Kidd等血型系统的抗体等。有时候要参考本民族和本地区的不规则抗体的频率。

验证特异性：红细胞膜上有什么抗原，血清中就不会产生相应的抗体；缺乏什么抗原，才可能会产生什么抗体，因此用相应试剂抗体检测红细胞表面抗原。如对应抗原为阴性，则被检血清中含有该特异性抗体的可能性很大；如为阳性，则可推翻原来判断。但有时确实会出现鉴定出来的特异性抗体与抗原同时存在，此时应怀疑有类抗体的存在。

通常单一特异性抗体的判定比较容易，但多重（有时多达四五种）特异性抗体的鉴定就比较困难。此时要有熟练的技术和丰富的经验，同时借助其他试验，如中和抑制试验、吸收放散试验、化学药剂、酶处理细胞-抗人球蛋白试验等，并需增加不同格局谱细胞的数量、采用不同的温度、不同 pH 进行测定。如果仍不能鉴定，可送检至有相应检测能力的实验室进一步确证。

5.不规则抗体筛查阴性，输血后发生溶血反应

抗体筛查阴性并不一定意味着被检血清中没有抗体，可能是因为实验条件和所选用的谱细胞不足而造成一些有剂量效应的抗体或低频率抗体漏检。

（1）交叉配血试验假阴性：交叉配血方法容易造成弱抗体的漏检，应同时加做抗人球蛋白试验。

（2）抗人球蛋白试验抗体筛查假阴性。①红细胞浓度过高造成凝集减弱或红细胞浓度过低造成凝集不易被观察。②试剂保存不当：抗人球蛋白试剂冷冻保存会失去反应活性，过度加热或反复冻融抗人球蛋白试剂都会使其失效。③洗涤不充分：应充分洗涤红细胞，血清加入量过多同时洗涤不充分时也易造成假阴性。

（六）抗体筛查与鉴定的结果分析

1.与谱细胞反应格局清晰

从反应格局中确定为单一抗体或无法确定为单一抗体时，可用排除法限定抗体特异性范围，并用吸收放散方法分离各种特异性抗体。当使用吸收放散法不能将抗体分离时，可考虑是否存在联合抗体或类特异性抗体。

2.与谱细胞呈弱反应，结果不明确

（1）分析结果。①是否符合剂量效应。②是否可能是某些具有个体差异抗原的抗体。③谱细胞是否新鲜无溶血，浓度是否一致。④抗原在每一个红细胞上表现出的抗原强度是否有差异，例 P1、Vel。

（2）改变实验方法。①采用更为灵敏的方法重复实验。②适当增加血清与红细胞比例，适当增加孵育时间。③使用增强剂后重复实验（如 PEG）。④酶处理谱细胞后重复实验。⑤改变 pH 及反应温度。⑥使用化学药品破坏某些抗原。⑦使用血型物质吸附干扰（如 P1、Lewis、H 等血型物质）。

3.不规则抗体筛查阳性，抗体特异性难以鉴定

（1）抗体筛查假阳性：缗钱状反应干扰判读结果时，应用抗人球蛋白试验做对照，但抗人球蛋白试验也会出现假阳性，多见于以下几种情况。①离心力不当：离心力太大时，压积红细胞不易散开，此时应进行离心机离心力的校正。②试管污染：灰尘、沉淀物、纤维蛋白等能够引起细胞的聚集，从而造成假阳性。③硅胶管引起的细胞聚集。

（2）谱细胞单一：应采用 3 个以上不同生产厂家的谱细胞系，排查测定抗体特异性。

（3）非特异性冷凝集抗体：室温下不产生凝集的抗体无临床意义。冷凝集抗体效价强的，在操作过程中应采用预温技术法，所有试管和试剂需要预温。

（4）低效价抗体低：亲和力抗体造成不规则抗体难以鉴定或易漏检。

4.抗体鉴定时无反应格局

(1)同种抗体和自身抗体同时存在:此时应用自体吸收法、异体吸收法及稀释法来进一步确定。

(2)冷凝集:有些冷凝集素可在30 ℃时存在凝集红细胞,更有些极高效价的冷凝集素引起的红细胞凝集在37 ℃孵育中仍不散开,可以使用冷吸收法去除冷凝集素,或者使用兔细胞基质试验,配合使用预温技术。

(3)假凝集:某些高分子物质、血清蛋白异常、低离子强度及酸性环境等均可影响结果判读。

5.抗体鉴定应掌握的相关临床资料

(1)被检者的年龄、血型。

(2)既往输血史及妊娠史。

(3)临床诊断:尤其是自身免疫性溶血性贫血(AIHA)。

(4)近期药物治疗史(包括抗-D抗体)。

(5)患者民族和所在地区。

(七)自身抗体血型特异性的概念与临床意义

自身抗体是指针对自身抗原产生的抗体,或者是外来抗原与机体内某些成分结合后产生的抗体。人体的生长、发育和生存有完整的自身免疫耐受机制进行维持,正常的免疫反应有保护性防御作用,即对自身组织、成分不发生反应。一旦自身耐受的完整性遭到破坏,则机体视自身组织、成分为“异物”,而发生自身免疫反应,产生自身抗体。正常人体血液中可以有低滴度的自身抗体,但不会发生疾病;如果自身抗体的滴度超过某一水平,就可能对身体产生损伤,诱发疾病。自身免疫性疾病中有许多自身抗体。

自身抗体的产生可能是致病抗原(细菌、病毒等)与自身成分之间存在某些相同的分子结构,出现了与自身抗原发生交叉反应的免疫应答;也可能是某些感染因素使自身抗原变性,免疫系统对这些暴露的新抗原产生自身抗体。患者体内存在的自身抗体大部分没有抗原特异性,在交叉配血的实验中与所有红细胞均产生凝集。自身抗体的类别决定了产生溶血反应的强度,由IgG类的自身抗体致敏红细胞可导致严重溶血反应。但有少部分自身抗体具有特异性如抗-Lewis、抗-Rh。这些自身抗体的产生大约有三分之二与Rh蛋白及Rh抗原蛋白有关,其他的主要和人类红细胞阴离子交换蛋白Ⅰ(带3蛋白)有关。这些抗体在自身免疫性溶血性贫血中常见。

二、交叉配血

(一)交叉配血试验

1.交叉配血的试验内容

(1)主侧配血:受血者血清与供者红细胞反应,检测受血者血液中是否存在针对供者红细胞的抗体。

(2)次侧配血:受血者红细胞与供者血清反应,检测供者血液中是否存在针对受血者红细胞的抗体或ABO不相容抗体。一般输注红细胞的交叉配血,只检测ABO相容问题,次侧配血不具临床意义,因此原则上若要进行次侧交叉配血,只要盐水介质配血即可,可以不使用抗人球蛋白法或微柱凝胶抗人球蛋白卡来进行次侧交叉配血。

(3)自身对照:受血者红细胞与自身血清反应,以排除自身抗体、自身红细胞直接抗人球蛋白试验阳性及红细胞缗钱状假凝集等因素干扰实验结果判读。

2.盐水介质法、抗人球蛋白试管法、聚凝胺法和酶介质法的优点和不足

(1)盐水介质法:是最古老的一种配血实验,当受血者和献血者的细胞与血清经混合并离心后,如有ABO不配合问题,就会很快显示出来,所以常称为“立即离心”配血实验。临床上多与其他能检出不规则抗体的配血实验(如抗人球蛋白试验等)联合使用。①优点:操作简便,检测速度快,成本低。②缺点:只能检测出完全抗体(如天然抗体IgM、一般ABO血型抗体),不能检测出不完全抗体(如免疫性抗体IgG)。而经常会造成急性血管内溶血的抗体或者迟发性溶血性输血反应的抗体常为免疫性IgG抗体,使用盐水介质法交叉配血,无法检测出有临床意义的抗体,容易出现假阴性结果,不能单独用于交叉配血。

(2)抗人球蛋白试管法:又称为Coombs试验,是检测不完全抗体的经典方法,主要用于检测血清中的不完全抗体和(或)补体,避免ABO以外的血型抗体漏检。①优点:检测IgG抗体最为可靠的方法,灵敏度高,特异性好,抗体的检出率高。②缺点:耗时长,对技术要求高,不利于急诊、手术配血;灵敏度很高,假阳性反应的发生率相应升高,若献血者直抗阳性或者患者本身直抗阳性都可能会造成主侧配血的假阳性或次侧配血的假阳性。

(3)聚凝胺法:聚凝胺是一种高价阳离子季铵盐多聚物,溶解产生的正电荷能中和红细胞膜表面带有负电荷的唾液酸,使红细胞的Zeta电位降低,红细胞之间距离缩短,使红细胞发生非免疫性的可逆聚合。当再次加入悬浮液,悬浮液主要是枸橼酸钠,枸橼酸钠的负电荷能参与聚凝胺上的正电荷中和,使非免疫性的可逆聚合现象消失。1983年Fisher比较了用盐水介质法、酶介质法、低离子盐水抗人球蛋白法及聚凝胺法4种不同的方法检出特异性抗体的能力,发现聚凝胺法测出特异性抗体的灵敏度高出其他方法2～250倍,是一种快速、简便检测红细胞不完全抗体的方法,可用来检测IgG抗体,但Kell系统的抗体除外。①优点:敏感性高,操作简便,速度快,准确,应用范围较广,结果易判断。②缺点:多数IgG类抗体能够被检出,但抗-K抗体除外;敏感度高,易筛检出不具临床意义的冷反应抗体。

(4)酶介质法:酶介质法是指利用蛋白水解酶抗原破坏红细胞表面带负电荷的唾液酸,使红细胞失去负电荷,导致红细胞表面Zeta电势减小、排斥力减弱、距离缩短。同时酶介质法可以改变红细胞表面的部分结构,使某些隐蔽的抗原暴露出来。这样,IgG类抗体可与经过酶处理的红细胞在盐水介质中发生凝集。①优点:酶介质交叉配血试验既能检出不相合的完全抗体,又能检出不相合的不完全抗体,从而使ABO系统抗体以外其他血型系统的绝大多数IgG类抗体得以检出,提高了输血的安全性。②缺点:木瓜酶和菠萝蛋白酶不能检出MNS和Duffy血型系统中的某些抗体,导致假阴性结果,存在输血安全隐患,而且酶会产生非特异性凝集,会产生假阳性结果。

3.结果解释及相应处理方案

(1)盐水介质配血法的结果解释及相应处理方案。①阳性结果判读:红细胞出现凝集反应或溶血为阳性结果。②阴性结果判读:红细胞呈游离的混悬状态为阴性结果。③溶血:为阳性结果,与血液凝集具有同样重要的临床意义。有些血型抗体与红细胞表面相应抗原反应后,能够激活补体,引起红细胞溶解,具有这种性质的抗体为溶血素。当补体不存在时,这些抗体往往凝集或致敏具有特异性抗原的红细胞。血型抗体中具有溶血作用的有抗-A、抗-B、抗-A+B、抗-I、抗-i等。

(2)抗人球蛋白试管法配血的结果解释及相应处理方案。①若阳性对照管红细胞凝集,阴性对照管红细胞不凝集,受血者、供血者盐水对照管不凝集,主侧、次侧配血管都不凝集,表明配血相合,可输用。②若阳性对照管红细胞凝集,阴性对照管红细胞不凝集;受血者、供血者盐水对照管不凝集,主侧、次侧配血管中的红细胞在一管或两管内凝集,表明配血不相合,禁忌输血。③若阳性对照管红细胞凝集,阴性对照管红细胞不凝集,但盐水对照管凝集,表明反应体系有问题,实验结果不可信,应当重新实验。④若实验结果阴性,要对该实验进行核实。在实验结束后,在主侧和次侧管中各加入1滴IgG型抗D致敏的O型红细胞,离心后应当出现红细胞凝集现象,表示试管内的抗球蛋白试剂未被消耗,阴性结果可靠;如果没有出现红细胞凝集则表示交叉配血结果无效,须重新实验。

(3)聚凝胺法配血的结果解释及相应处理方案。①若主侧管和次侧管内红细胞凝集散开,则为聚凝胺引起的非特异性反应,表示配血相合,可以输用。②若主侧管和次侧管或单独一管内红细胞凝集不散开,则为抗原抗体结合的特异性反应,表示配血不相合,禁忌输血。③溶血标本不能用于交叉配血,因为配血试管中发生溶血现象,表明有抗原抗体反应,同时还有补体参与,是配血不合的严重情况。④抗体筛选试验与交叉配血试验结果均为阳性,表示受血者血清中有同种抗体,且与此供血者血液不合。如果血清中存在同种异体抗体,该抗体筛查和交叉配血就可能是阳性,只要血清中存在同种异体抗体,就应该选择抗原阴性红细胞输血。建议对受血者血清做抗体鉴定试验,再与相配合的供血者做交叉配血试验。⑤抗体筛选试验阴性,交叉配血试验阳性,主侧阳性表明受血者血清中含有稀有的同种抗体,或者供血者血标本被污染/供血者直抗阳性,建议对受血者血清做抗体鉴定试验、重新留取血袋连接管中的献血者样本及供血者做直抗试验;抗体筛查试验阳性,交叉配血试验阴性,表示受血者血清中有同种抗体,但与此供血者血液配合,建议对受血者血清做抗体鉴定试验。

(二)主侧配血不相合

1.原因

(1)患者血清的原因:①针对供者红细胞同种抗体;②自身抗体;③冷凝集素;④血浆蛋白紊乱(A/G倒置、M蛋白等);⑤药物抗体。

(2)供者红细胞的原因:①全凝集或多凝集;②黏附免疫球蛋白或抗体;③标本污染;④红细胞致敏,直抗阳性。

2.处理方案

(1)首先排除存在以下人为因素或操作失误:①样本被污染,取错或加错样本;②加错试剂,试剂被污染;③操作不规范,或未严格按照试剂说明书操作;④离心力不标准或离心时间过长。

(2)参考自身对照和抗体筛查的结果,分析可能的原因,寻找对策。

(3)实验选取及处理。

同种抗体/AIHA:①抗体筛查,抗体特异性鉴定;②选择不含与抗体特异性对应的抗原的供者红细胞配血。

自身抗体:AIHA患者,如果DAT+、IAT-,一般不干扰主侧配血;如果DAT+、IAT+,血清中存在游离的自身抗体,则主侧配血不合。①自身红细胞吸收除去血清中自身抗体后,做抗体筛查及配血。②同种红细胞吸收(红细胞经酶处理后可增强吸收效果)除去血清中自身抗体后,做抗体筛查及配血。为了避免自身抗体掩盖的同种抗体被吸收,须选用D、C、c、E、e、Fy、Jk、MN、P等抗原与患者相同,或抗原比患者少的供者红细胞吸收。如果个别抗原患者为阴性而供者为阳性,采用化学方法(如ZZAP、2-ME、甘氨酸-HCL/EDTA、二磷酸氯喹)灭活某些抗原。③被检血清倍比稀释至自身抗体消失后,做抗体筛查及配血。此法只适用于同种抗体效价比自

身抗体高的样本。④自身抗体存在，配血总是不相容，单纯自身抗体导致配血不相容不是输血禁忌。但是如果被自身抗体掩盖的同种抗体漏检，则可能发生严重的溶血性输血反应。⑤必须指出的是，采用上述①～③种方法处理样本后，进行抗体筛查的结果可信，但进行配血的意义则值得探讨。因为上述3种方法都是在试管内(体外)除去自身抗体，即便配血“相容”，供者红细胞输入患者体内仍然是不相容的(因为患者体内自身抗体并没有除去)。因此，有专家认为，IAT阳性的AIHA患者如果抗体筛查阴性，则选择ABO和RhD同型血输注；如果含不规则抗体，则选择ABO和RhD同型，不规则抗体对应抗原阴性的红细胞输注，配血并无临床意义。

冷凝集素：实验操作在37 ℃进行。

血清/血浆蛋白紊乱：假凝集，红细胞膜完整，盐水置换法可鉴别。

供者红细胞的原因：如果供者红细胞DAT阳性(正常人1‰DAT阳性)，其红细胞便不宜用于临床输血。

(三)次侧配血不相合

1.原因

(1)供者血清的原因：①针对患者红细胞的同种抗体；②自身抗体；③冷凝集素；④血清(浆)蛋白紊乱。

(2)患者红细胞的原因：①全凝集或多凝集；②黏附免疫球蛋白或抗体。

2.处理方案

由于供者一般为健康人，供者导致配血不相容者少见。一旦发现供者不符合献血要求(如DAT阳性)，所献血液便应淘汰。

(1)受血者DAT阳性，其凝集强度高于次侧凝集强度，显示患者红细胞和供血者血浆反应后，红细胞凝集并未加强，提示次侧凝集系患者DAT阳性所致，非抗原抗体反应所致。

(2)受血者DAT阳性，其凝集强度低于次侧凝集强度，选择其他供血者重配；若次侧凝集强度低于受血者DAT凝集强度，提示首次配血次侧凝集系供者存在不规则抗体(包括低频抗体)所致。

(田鹤锋)

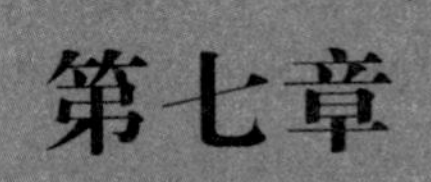

第七章 尿液检验

第一节 尿液理学检验

一、尿量

尿量主要取决于肾小球的滤过率、肾小管重吸收和浓缩与稀释功能。此外尿量变化还与外界因素如每天饮水量、食物种类、周围环境(气温、湿度)、排汗量、年龄、精神因素、活动量等相关。正常成人 24 h 内排尿为 1～1.5 L/24 h。

24 h 尿量＞2.5 L 为多尿，可由饮水过多，特别饮用咖啡、茶或者失眠及使用利尿药、静脉输液过多时引起。病理性多尿常因肾小管重吸收和浓缩功能减退，如尿崩症、糖尿病、肾功能不全、慢性肾盂肾炎等引起。

24 h 尿量＜0.4 L 为少尿，可因机体缺水或出汗。病理性少尿主要见于脱水、血液浓缩、急性肾小球肾炎、各种慢性肾衰竭、肾移植术后急性排异反应、休克、心功能不全、尿路结石、损伤、肿瘤、尿路先天畸形等。

尿量不增多而仅排尿次数增加为尿频。见于膀胱炎、前列腺炎、尿道炎、肾盂肾炎、体质性神经衰弱、泌尿生殖系统处于激惹状态、磷酸盐尿症、碳酸盐尿症等。

二、外观

尿液外观包括颜色及透明度。正常人新鲜的尿液呈淡黄至橘黄色透明，影响尿液颜色的主要物质为尿色素、尿胆原、尿胆素及卟啉等。此外尿色还受酸碱度、摄入食物或药物的影响。

浑浊度可分为清晰、雾状、云雾状浑浊、明显浑浊几个等级。浑浊的程度根据尿中含混悬物质种类及量而定。正常尿浑浊的主要原因是因含有结晶和上皮细胞所致。病理性浑浊可因尿中含有白细胞、红细胞及细菌所致。放置过久而有轻度浑浊可因尿液酸碱度变化，尿内黏蛋白、核蛋白析出所致。淋巴管破裂产生的乳糜尿也可引起浑浊。在流行性出血热低血压期，尿中可出现蛋白、红细胞、上皮细胞等混合的凝固物，称“膜状物”。常见的外观改变有以下几种。

(一)血尿

尿内含有一定量的红细胞时称为血尿。由于出血量的不同可呈淡红色云雾状，淡洗肉水样

或鲜血样，甚至混有凝血块。每升尿内含血量超过 1 mL 可出现淡红色，称为肉眼血尿。主要见于各种原因所致的泌尿系统出血，如肾结石或泌尿系统结石，肾结核、肾肿瘤及某些菌株所致的泌尿系统感染等。洗肉水样外观常见于急性肾小球肾炎。血尿还可由出血性疾病引起，见于血友病和特发性血小板减少性紫癜。镜下血尿指尿液外观变化不明显，而离心沉淀后进行镜检时能看到超过正常数量的红细胞者称镜下血尿。

（二）血红蛋白尿

当发生血管内溶血，血浆中血红蛋白含量增高，超过肝珠蛋白所能结合的量时，未结合的游离血红蛋白便可通过肾小球滤膜而形成血红蛋白尿。在酸性尿中血红蛋白可氧化成为正铁血红蛋白而呈棕色，如含量甚多则呈棕黑色酱油样外观。隐血试验呈强阳性反应，但离心沉淀后上清液颜色不变，镜检时不见红细胞或偶见溶解红细胞之碎屑，可与血尿相区别。卟啉尿症患者，尿液呈红葡萄酒色，碱性尿液中如存在酚红、番茄汁、芦荟等物质，酸性尿液中如存在氨基比林、磺胺等药物也可有不同程度的红色。血红蛋白尿见于蚕豆病、血型不合的输血反应、严重烧伤及阵发性睡眠性血红蛋白尿症等。

（三）胆红素尿

当尿中含有大量的结合胆红素，外观呈深黄色，振荡后泡沫亦呈黄色，若在空气中久置可因胆红素被氧化为胆绿素而使尿液外观呈棕绿色。胆红素见于阻塞性黄疸和肝细胞性黄疸。服用呋喃唑酮、核黄素后尿液亦可呈黄色，但胆红素定性阴性。服用大剂量熊胆粉、牛黄类药物时尿液可呈深黄色。

（四）乳糜尿

外观呈不同程度的乳白色，严重者似乳汁。因淋巴循环受阻，从肠道吸收的乳糜液未能经淋巴管引流入血而逆流进入肾，致使肾盂、输尿管处的淋巴管破裂，淋巴液进入尿液中所致。其主要成分为脂肪微粒及卵磷脂、胆固醇、少许纤维蛋白原和清蛋白等。乳糜尿多见于丝虫病，少数可由结核、肿瘤、腹部创伤或手术引起。乳糜尿离心沉淀后外观不变，沉渣中可见少量红细胞和淋巴细胞，丝虫病者偶可于沉渣中查出微丝蚴。乳糜尿需与脓尿或结晶尿等浑浊尿相鉴别，后二者经离心后上清转为澄清，而镜检可见多数的白细胞或盐类结晶，结晶尿加热加酸后浑浊消失。为确诊乳糜尿还可于尿中加少量乙醚振荡提取，因尿中脂性成分溶于乙醚而使水层浑浊程度比原尿减轻。

（五）脓尿

尿液中含有大量白细胞而使外观呈不同程度的黄色浑浊或含脓丝状悬浮物。见于泌尿系统感染及前列腺炎、精囊炎，脓尿蛋白定性常为阳性，镜检可见大量脓细胞。还可通过尿三杯试验初步了解炎症部位，协助临床鉴别诊断。

（六）盐类结晶尿

外观呈白色或淡粉红色颗粒状浑浊，尤其是在气温寒冷时常很快析出沉淀物。这类浑浊尿可通过在试管中加热、加乙酸进行鉴别。尿酸盐加热后浑浊消失，磷酸盐、碳酸盐则浑浊增加，但加乙酸后二者均变清，碳酸盐尿同时产生气泡。

除肉眼观察颜色与浊度外，还可以通过三杯试验进一步对病理尿的来源进行初步定位。尿三杯试验是在一次排尿中，人为地把尿液分成三段排出，分别盛于 3 个容器内，第 1 杯及第 3 杯每杯约 10 mL，其余大部分排于第 2 杯中。分别观察各杯尿的颜色、浑浊度、并做显微镜检查。多用于男性泌尿生殖系统疾病定位的初步诊断（表 7-1）。

表 7-1 尿三杯试验外观鉴别结果及诊断

第1杯	第2杯	第3杯	初步诊断
有弥散脓液	清晰	清晰	急性尿道炎，且多在前尿道
有脓丝	清晰	清晰	亚急性或慢性尿道炎
有弥散脓液	有弥散脓液	有弥散脓液	尿道以上部位的泌尿系统感染
清晰	清晰	有弥散脓液	前列腺炎、精囊炎、后尿道炎、三角区炎症、膀胱颈部炎症
有脓丝	清晰	有弥散脓液	尿道炎、前列腺炎、精囊炎

尿三杯试验还可鉴别泌尿道出血部位。

1.全程血尿(3 杯尿液均有血液)

血液多来自膀胱颈以上部位。

2.终末血尿(即第 3 杯有血液)

病变多在膀胱三角区、颈部或后尿道(但膀胱肿瘤患者大量出血时，也可见全程血尿)。

3.初期血尿(即第 1 杯有血液)

病变多在尿道或膀胱颈。

三、气味

正常新鲜尿液的气味来自尿内的挥发性酸，尿液久置后，因尿素分解而出现氨臭味。如新排出的尿液即有氨味提示有慢性膀胱炎及慢性尿潴留。糖尿病酮症时，尿液呈烂苹果样气味。此外还有药物和食物，特别是进食蒜、葱、咖喱等，尿液可出现特殊气味。

四、比密

尿比密是指在 4 ℃时尿液与同体积纯水重量之比。尿比密高低随尿中水分、盐类及有机物含量而异，在病理情况下还受尿蛋白、尿糖及细胞成分等影响。如无水代谢失调、尿比密测定可粗略反映肾小管的浓缩稀释功能。

(一)参考值

晨尿或通常饮食条件下：1.015～1.025。

随机尿：1.003～1.035(浮标法)。

(二)临床意义

1.高比密尿

可见于高热、脱水、心功能不全、周围循环衰竭等尿少时，也可见于尿中含葡萄糖和碘造影剂时。

2.低比密尿

可见于慢性肾小球肾炎、肾功能不全、肾盂肾炎、尿崩症、高血压等。慢性肾功能不全者，由于肾单位数目大量减少，尤其伴有远端肾单位浓缩功能障碍时，经常排出比密近于 1.010(与肾小球滤液比密接近)的尿称为等渗尿。

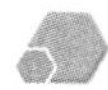

五、血清(浆)和尿渗量的测定

渗量代表溶液中一种或多种溶质中具有渗透活性微粒的总数量，而与微粒的大小、种类及性质无关。只要溶液的渗量相同，都具有相同的渗透压。测定尿渗量可了解尿内全部溶质的微粒总数量，可反映尿内溶质和水的相对排泄速度，以判断肾的浓缩稀释功能。

(一)参考值

血清平均为 290 mOsm/kg H_2O，范围为 280～300 mOsm/kg H_2O。成人尿液 24 h 内为 400～1 400 mOsm/kg H_2O，常见数值为 600～1 000 mOsm/kg H_2O。尿/血清比值应大于 3。

(二)临床意义

(1)血清<280 mOsm/kg H_2O 时为低渗性脱水，>300 mOsm/kg H_2O 时为高渗性脱水。

(2)禁饮 12 h，尿渗量<800 mOsm/kg H_2O 表示肾浓缩功能不全。

(3)急性肾小管功能障碍时，尿渗量降低，尿/血清渗量比值≤1。由于尿渗量仅受溶质微粒数量的影响而改变，很少受蛋白质及葡萄糖等大分子影响。

六、自由水清除率测定

自由水清除率是指单位时间内(每小时或每分钟)尿中排出的游离水量。它可通过血清渗量、尿渗量及单位时间尿量求得。

(一)参考值

−25～−100 mL/h 或−0.4～−1.7 mL/min。

(二)临床意义

(1)自由水清除率为正值代表尿液被稀释，反之为负值时代表尿液被浓缩，其负值越大代表肾浓缩功能越佳。

(2)尿/血清渗量比值常因少尿而影响结果。

(3)急性肾衰竭早期，自由水清除率趋于零值，而且先于临床症状出现之前 2～3 d，常作为判断急性肾衰竭早期诊断指标。在治疗期间，自由水清除率呈现负值，大小还可反映肾功能恢复程度。

(4)可用于观察严重创伤、大手术后低血压、少尿或休克患者肾髓质功能损害的指标。

(5)肾移植时有助于早期发现急性排异反应，此时可近于零。

(6)用于鉴别非少尿性肾功能不全和肾外性氮质血症，后者往往正常。

(李建兵)

第二节　尿液化学检验

一、尿液蛋白质检查

正常人的肾小球滤液中存在小分子量的蛋白质，在通过近曲小管时绝大部分又被重吸收，因此终尿中的蛋白质含量仅为 30～130 mg/24 h。随机 1 次尿中蛋白质为 0～80 mg/L。尿蛋白定性试验为阴性反应。当尿液中蛋白质超过正常范围时称为蛋白尿。含量大于 0.1 g/L 时定性试验可阳性。正常时分子量 7 万以上的蛋白质不能通过肾小球滤过膜，而分子量 1 万至 3 万的低分子蛋白质虽大多可通过滤过膜，但又为近曲小管重吸收。由肾小管细胞分泌的蛋白如 Tamm-Horsfall 蛋白（T-H 蛋白）、SIgA 等以及下尿路分泌的黏液蛋白可进入尿中。尿蛋白质 2/3 来自血浆蛋白，其中清蛋白约占 40%，其余为小分子量的酶如溶菌酶等、肽类、激素等。可按蛋白质的分子量大小分成 3 组。①高分子量蛋白质：分子量大于 9 万，含量极微，包括由肾髓襻升支及远曲小管上皮细胞分泌的 T-H 糖蛋白及分泌型 IgA 等；②中分子量蛋白质：分子量 4 万至9 万，是以清蛋白为主的血浆蛋白，可占尿蛋白总数的 1/2～2/3；③低分子量蛋白质：分子量小于 4 万，绝大多数已在肾小管重吸收，因此尿中含量极少，如免疫球蛋白 Fc 片段，游离轻链、α_1-微球蛋白、β_2-微球蛋白等。

蛋白尿形成的机制有以下几点。

（一）肾小球性蛋白尿

肾小球因受炎症、毒素等的损害，引起肾小球毛细血管壁通透性增加，滤出较多的血浆蛋白，超过了肾小管重吸收能力所形成的蛋白尿，称为肾小球性蛋白尿。其机制除因肾小球滤过膜的物理性空间构型改变导致“孔径”增大外，还与肾小球滤过膜的各层特别是足突细胞层的唾液酸减少或消失，以致静电屏障作用减弱有关。

（二）肾小管性蛋白尿

由于炎症或中毒引起近曲小管对低分子量蛋白质的重吸收功能减退而出现以低分子量蛋白质为主的蛋白尿，称为肾小管性蛋白尿。尿中以 β_2 微球蛋白、溶菌酶等增多为主，清蛋白正常或轻度增多。单纯性肾小管性蛋白尿，尿蛋白含量较低，一般低于 1 g/24 h。常见于肾盂肾炎、间质性肾炎、肾小管性酸中毒、重金属（汞、镉、铋）中毒，应用庆大霉素、多黏菌素 B 及肾移植术后等。

（三）混合性蛋白尿

肾脏病变如同时累及肾小球及肾小管，产生的蛋白尿称混合性蛋白尿。在尿蛋白电泳的图谱中显示低分子量的 β_2-微球蛋白（β_2-MG）及中分子量的清蛋白同时增多，而大分子量的蛋白质较少。

（四）溢出性蛋白尿

血循环中出现大量低分子量（分子量小于 4.5 万）的蛋白质如本周蛋白。血浆肌红蛋白（分子量为1.4 万）增多超过肾小管回吸收的极限于尿中大量出现时称为肌红蛋白尿，也属于溢出性蛋白尿，见于骨骼肌严重创伤及大面积心肌梗死。

（五）偶然性蛋白尿

当尿中混有多量血、脓、黏液等成分而导致蛋白定性试验阳性时称为偶然性蛋白尿。主要见于泌尿道的炎症、药物、出血及在尿中混入阴道分泌物、男性精液等，一般并不伴有肾本身的损害。

（六）生理性蛋白尿或无症状性蛋白尿

由于各种体外环境因素对机体的影响而导致的尿蛋白含量增多，可分为功能性蛋白尿及直立性蛋白尿。

功能性蛋白尿：机体在剧烈运动、发热、低温刺激、精神紧张、交感神经兴奋等所致的暂时性、轻度的蛋白尿。形成机制可能与上述原因造成肾血管痉挛或充血而使肾小球毛细血管壁的通透性增加所致。当诱发因素消失后，尿蛋白也迅速消失。生理性蛋白尿定性一般不超过（+），定量

 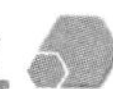

小于 0.5 g/24 h,多见于青少年期。

体位性蛋白尿:又称直立性蛋白尿,由于直立体位或腰部前突时引起的蛋白尿。其特点为卧床时尿蛋白定性为阴性,起床活动若干时间后即可出现蛋白尿,尿蛋白定性可达(++)甚至(+++),而平卧后又转成阴性,常见于青少年,可随年龄增长而消失。其机制可能与直立时前突的脊柱压迫肾静脉,或直立时肾的位置向下移动,使肾静脉扭曲而致肾脏处于淤血状态,与淋巴、血流受阻有关。

1.参考值

尿蛋白定性试验:阴性。尿蛋白定量试验:<0.1 g/L 或≤0.15 g/24 h(考马斯亮蓝法)。

2.临床意义

因器质性病变,尿内持续性地出现蛋白,尿蛋白含量的多少,可作为判断病情的参考,但蛋白量的多少不能反映肾脏病变的程度和预后。

(1)急性肾小球肾炎:多数由链球菌感染后引起的免疫反应。持续性蛋白尿为其特征。蛋白定性检查常为(+)~(++)、定量检查大都不超过 3 g/24 h,但也有超过 10 g/24 h 者。一般于病后 2~3 周蛋白定性转为少量或微量,2~3 个月后多消失,也可呈间歇性阳性。成人患者消失较慢,若蛋白长期不消退,应疑及体内有感染灶或转为慢性的趋势。

(2)急进性肾小球肾炎:起病急、进展快。如未能有效控制,大多在半年至 1 年内死于尿毒症,以少尿、甚至无尿、蛋白尿、血尿和管型尿为特征。

(3)隐匿性肾小球肾炎:临床常无明显症状,但有持续性轻度的蛋白尿。蛋白定性检查多为(±)~(+),定量检查常在 0.2 g/24 h 左右,一般不超过 1 g/24 h,可称为"无症状性蛋白尿"。在呼吸系统感染或过劳后,蛋白可有明显增多,过后可恢复到原有水平。

(4)慢性肾小球肾炎:病变累及肾小球和肾小管,多属于混合性蛋白尿。慢性肾炎普通型,尿蛋白定性检查常为(+)~(+++),定量检查多在 3.5 g/24 h 左右;肾病型则以大量蛋白尿为特征,定性检查为(++)~(++++),定量检查为 3.5~5 g/24 h 或以上,但晚期,由于肾小球大部毁坏,蛋白排出量反而减少。

(5)肾病综合征:是由多种原因引起的一组临床症候群,包括慢性肾炎肾病型、类脂性肾病、膜性肾小球肾炎、狼疮性肾炎肾病型、糖尿病型肾病综合征和一些原因不明确的肾病综合征等。临床表现以水肿、大量蛋白尿、低蛋白血症、高脂血症为特征,尿蛋白含量较高,且易起泡沫,定性试验多为(+++)~(++++),定量试验常为 3.5~10 g/24 h,最多达 20 g 者。

(6)肾盂肾炎:为泌尿系统最常见的感染性疾病,临床上分为急性和慢性两期。急性期尿液的改变为脓尿,尿蛋白多为(±)~(++)。每天排出量不超过 1 g。如出现大量蛋白尿应考虑有否肾炎、肾病综合征或肾结核并发感染的可能性。慢性期尿蛋白可呈间歇性阳性,常为(+)~(++),并可见混合细胞群和白细胞管型。

(7)肾内毒性物质引起的损害:由金属盐类如汞、镉、铀、铬、砷和铋等或有机溶剂如甲醇、甲苯、四氯化碳等以及抗菌药类如磺胺、新霉素、卡那霉素、庆大霉素、多黏菌素 B、甲氧苯青霉素等,可引起肾小管上皮细胞肿胀、退行性变和坏死等改变,故又称坏死性肾病。系因肾小管对低分子蛋白质重吸收障碍而形成的轻度或中等量蛋白尿,一般不超过 1.5 g/24 h,并有明显的管型尿。

(8)系统性红斑狼疮的肾脏损害:本病在组织学上显示有肾脏病变者高达 90%~100%,但以肾脏病而发病者仅为 3%~5%。其病理改变以肾小球毛细血管丛为主,有免疫复合物沉淀和基底膜增厚。轻度损害型尿蛋白常在(+)~(++),定量检查为 0.5~1 g/24 h。肾病综合征型则尿蛋白大量增多。

(9)肾移植:肾移植后,因缺血而造成的肾小管功能损害,有明显的蛋白尿,可持续数周,当循环改善后尿蛋白减少或消失,如再度出现蛋白尿或尿蛋白含量较前增加,并伴有尿沉渣的改变,常提示有排异反应发生。

(10)妊娠和妊娠中毒症:正常孕妇尿中蛋白可轻微增加,属于生理性蛋白尿。此与肾小球滤过率和有效肾血流量较妊娠前增加30%～50%以及妊娠所致的直立性蛋白尿(约占20%)有关。妊娠中毒症则因肾小球的小动脉痉挛,血管腔变窄,肾血流量减少,组织缺氧使其通透性增加,血浆蛋白从肾小球漏出之故。尿蛋白多为(＋)～(＋＋),病情严重时可增至(＋＋＋)～(＋＋＋＋),如定量超过5 g/24 h,提示为重度妊娠中毒症。

二、本周蛋白尿检查

本周蛋白是免疫球蛋白的轻链单体或二聚体,属于不完全抗体球蛋白,分为K型和X型,其分子量分别为22000和44000,蛋白电泳时可在α_2至γ球蛋白区带间的某个部位出现M区带,多位于γ区带及β-γ区。易从肾脏排出称轻链尿。可通过肾小球滤过膜滤出,若其量超过近曲小管所能吸收的极限,则从尿中排出,在尿中排出率多于清蛋白。肾小管对本周蛋白具有重吸收及异化作用,通过肾排泄时,可抑制肾小管对其他蛋白成分的重吸收,并可损害近曲、远曲小管,因而导致肾功能障碍及形成蛋白尿,同时有清蛋白及其他蛋白成分排出。本周蛋白在加热至40 ℃～60 ℃时可发生凝固,温度升至90 ℃～100 ℃时可再溶解,故又称凝溶蛋白。

(一)原理

尿内本周蛋白在加热40 ℃～60 ℃时,出现凝固沉淀,继续加热至90 ℃～100 ℃时又可再溶解,故利用此凝溶特性可将此蛋白与其他蛋白区分。

(二)参考值

尿本周蛋白定性试验:阴性(加热凝固法或甲苯磺酸法)。

(三)临床意义

1.多发性骨髓瘤

多发性骨髓瘤是浆细胞恶性增生所致的肿瘤性疾病,其异常浆细胞(骨髓瘤细胞),在制作免疫球蛋白的过程中,产生过多的轻链且在未与重链装配前即从细胞内分泌排出,经血循环由肾脏排至尿中,有35%～65%的病例本周蛋白尿呈阳性反应,但每天排出量有很大差别,可从1 g至数十克,最高达90 g者,有时定性试验呈间歇阳性,故一次检验阴性不能排除本病。

2.华氏巨球蛋白血症

属浆细胞恶性增殖性疾病,血清内IgM显著增高为本病的重要特征,约有20%的患者尿内可出现本周蛋白。

3.其他疾病

如淀粉样变性、恶性淋巴瘤、慢性淋巴细胞性白血病、转移瘤、慢性肾炎、肾盂肾炎、肾癌等患者尿中也偶见本周蛋白,可能与尿中存在免疫球蛋白碎片有关。

三、尿液血红蛋白、肌红蛋白及其代谢产物的检查

(一)血红蛋白尿的检查

当血管内有大量红细胞破坏,血浆中游离血红蛋白超过1.5 g/L(正常情况下肝珠蛋白最大

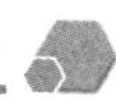

结合力为 1.5 g/L 浓血浆)时,血红蛋白随尿排出,尿中血红蛋白检查阳性,称血红蛋白尿。血红蛋白尿特点,外观呈浓茶色或透明的酱油色,镜检时无红细胞,但隐血呈阳性反应。

1.原理

血红蛋白中的亚铁血红素有类似过氧化物酶活性,能催化过氧化氢放出新生态的氧,氧化受体氨基比林使之呈色,借以识别血红蛋白的存在。

2.参考值

正常人尿中血红蛋白定性试验:阴性(氨基比林法)。

3.临床意义

(1)阳性可见于各种引起血管内溶血的疾病,如葡萄糖-6-磷酸脱氢酶缺乏在食蚕豆或使用药物伯氨喹、磺胺、非那西丁时引起的溶血。

(2)血型不合输血引起的急性溶血,广泛性烧伤、恶性疟疾、某些传染病(猩红热、伤寒、丹毒)、毒蕈中毒、毒蛇咬伤等大都有变性的血红蛋白出现。

(3)遗传性或继发性溶血性贫血,如阵发性寒冷性血红蛋白尿症、行军性血红蛋白尿症及阵发性睡眠性血红蛋白尿症。

(4)自身免疫性溶血性贫血、系统性红斑狼疮等。

(二)肌红蛋白尿的检查

肌红蛋白是横纹肌、心肌细胞内的一种含亚铁血红素的蛋白质,其结构及特性与血红蛋白相似,但仅有一条肽链,分子量为 1.6 万～1.75 万。当肌肉组织受损伤时,肌红蛋白可大量释放到细胞外入血流,因分子量小,可由肾排出。尿中肌红蛋白检查阳性,称肌红蛋白尿。

1.原理

肌红蛋白和血红蛋白一样,分子中含有血红素基团,具有过氧化物酶活性,能用邻甲苯胺或氨基比林与过氧化氢呈色来鉴定,肌红蛋白在 80%饱和硫酸铵浓度下溶解,而血红蛋白和其他蛋白质则发生沉淀,可资区别。

2.参考值

肌红蛋白定性反应:阴性(硫酸铵法)。肌红蛋白定量试验:$<$4 mg/L(酶联免疫吸附法)。

3.临床意义

(1)阵发性肌红蛋白尿:肌肉疼痛性痉挛发作 72 h 后出现肌红蛋白尿。

(2)行军性肌红蛋白尿:非习惯性过度运动。

(3)创伤:挤压综合征、子弹伤、烧伤、电击伤、手术创伤。

(4)原发性肌疾病:肌肉萎缩、皮肌炎及多发性肌炎、肌肉营养不良等。

(5)组织局部缺血性肌红蛋白尿:心肌梗死早期、动脉梗死。

(6)代谢性肌红蛋白尿:酒精中毒、砷化氢、一氧化碳中毒、巴比妥中毒、肌糖原积累等。

(三)含铁血黄素尿的检查

含铁血黄素尿为尿中含有暗黄色不稳定的铁蛋白聚合体,是含铁的棕色色素。血管内溶血时肾在清除游离血红蛋白过程中,血红蛋白大部分随尿排出,产生血红蛋白尿。其中的一部分血红蛋白被肾小管上皮细胞重吸收,并在细胞内分解成含铁血黄素,当这些细胞脱落至尿中时,可用铁染色法检出,细胞解体时,则含铁血黄素颗粒释放于尿中,也可用普鲁士蓝反应予以鉴别。

1.原理

含铁血黄素中的高铁离子,在酸性环境下与亚铁氰化物作用,产生蓝色的亚铁氰化铁,又称普鲁士蓝反应。

2.参考值

含铁血黄素定性试验:阴性(普鲁士蓝法)。

3.临床意义

尿内含铁血黄素检查,对诊断慢性血管内溶血有一定价值,主要见于阵发性睡眠性血红蛋白尿症、行军性肌红蛋白尿、自身免疫溶血性贫血、严重肌肉疾病等。但急性溶血初期,血红蛋白检查阳性,因血红蛋白尚未被肾上皮细胞摄取,未形成含铁血黄素,本试验可呈阴性。

(四)尿中卟啉及其衍生物检查

卟啉是血红素生物合成的中间体,为构成动物血红蛋白、肌红蛋白、过氧化氢酶、细胞色素等的重要成分。它是由4个吡咯环连接而成的环状化合物。血红素的合成过程十分复杂,其基本原料是琥珀酰辅酶A和甘氨酸,B族维生素也参与作用。正常人血和尿中含有少量的卟啉类化合物。卟啉病是一种先天性或获得性卟啉代谢紊乱的疾病,其产物大量由尿和粪便排出,并出现皮肤、内脏、精神和神经症状。

1.卟啉定性检查

(1)原理:尿中卟啉类化合物(金属卟啉、粪卟啉、原卟啉)在酸性条件下用乙酸乙酯提取,经紫外线照射下显红色荧光。

(2)参考值:尿卟啉定性试验阴性(Haining法)。

2.卟胆原定性检查

(1)原理:尿中卟胆原是血红素合成的前身物质,它与对二甲氨基苯甲醛在酸性溶液中起作用,生成红色的缩合物。尿胆原及吲哚类化合物亦可与试剂作用,形成红色。但前者可用氯仿将红色提取,后者可用正丁醇将红色抽提除去,残留的尿液如仍呈红色,提示有卟胆原。

(2)参考值:尿卟胆原定性试验阴性(Watson-Schwartz法)。

(3)临床意义:卟啉病引起卟啉代谢紊乱,导致其合成异常和卟啉及其前身物与氨基-γ-酮戊酸及卟胆原的排泄异常,在这种异常代谢过程中产生的尿卟啉、粪卟啉大量排出。其临床应用主要有:①肝性卟啉病呈阳性;②鉴别急性间歇性卟啉病。因患者出现腹疼、胃肠道症状、精神症状等,易与急性阑尾炎、肠梗阻、神经精神疾病混淆,检查卟胆原可作为鉴别诊断参考。

四、尿糖检查

临床上出现在尿液中的糖类,主要是葡萄糖尿,偶见乳糖尿、戊糖尿、半乳糖尿等。正常人尿液中可有微量葡萄糖,每天尿内排出<2.8 mmol/24 h,用定性方法检查为阴性。糖定性试验呈阳性的尿液称为糖尿,尿糖形成的原因:当血中葡萄糖浓度大于8.8 mmol/L时,肾小球滤过的葡萄糖量超过肾小管重吸收能力(“肾糖阈”)即可出现糖尿。

尿中出现葡萄糖取决于三个因素:①动脉血中葡萄糖浓度;②每分钟流经肾小球中的血浆量;③近端肾小管上皮细胞重吸收葡萄糖的能力即肾糖阈。肾糖阈可随肾小球滤过率和肾小管葡萄糖重吸收率的变化而改变。当肾小球滤过率减低时可导致“肾糖阈”提高,而肾小管重吸收减少时则可引起肾糖阈降低。葡萄糖尿除因血糖浓度过高引起外,也可因肾小管重吸收能力降低引起,后者血糖可正常。

(一)参考值

尿糖定性试验:阴性(葡萄糖氧化酶试带法)。尿糖定量试验:<2.8 mmol/24 h(0.5 g/24 h),浓

度为0.1～0.8 mmol/L。

(二)临床意义

1.血糖增高性糖尿

(1)饮食性糖尿：因短时间摄入大量糖类(大于200 g)而引起。确诊须检查清晨空腹的尿液。

(2)持续性糖尿：清晨空腹尿中呈持续阳性，常见于因胰岛素绝对或相对不足所致糖尿病，此时空腹血糖水平常已超过肾阈，24 h尿中排糖近于100 g或更多，每天尿糖总量与病情轻重相平行。如并发肾小球动脉硬化症，则肾小球滤过率减少，肾糖阈升高，此时血糖虽已超常，尿糖亦呈阴性，进食后2 h由于负载增加则可见血糖升高，尿糖阳性，对于此型糖尿病患者，不仅需要检查空腹血糖及尿糖定量，还需进一步进行糖耐量试验。

(3)其他疾病血糖增高性糖尿见于：①甲状腺功能亢进，由于肠壁的血流加速和糖的吸收增快，因而在饭后血糖增高而出现糖尿；②肢端肥大症，可因生长激素分泌旺盛而致血糖升高，出现糖尿；③嗜铬细胞瘤，可因肾上腺素及去甲肾上腺素大量分泌，致使磷酸化酶活性增强，促使肝糖原降解为葡萄糖，引起血糖升高而出现糖尿；④库欣综合征，因皮质醇分泌增多，使糖原异生旺盛，抑制己糖磷酸激酶和对抗胰岛素作用，因而出现糖尿。

(4)一过性糖尿：又称应激性糖尿，见于颅脑外伤、脑血管意外、情绪激动等情况下，脑血糖中枢受到刺激，导致肾上腺素、胰高血糖素大量释放，因而可出现暂时性高血糖和糖尿。

2.血糖正常性糖尿

肾性糖尿属血糖正常性糖尿，因近曲小管对葡萄糖的重吸收功能低下所致。其中先天性者为家族性肾性糖尿，见于范可尼综合征，患者出现糖尿而空腹血糖、糖耐量试验均正常；新生儿糖尿是因肾小管功能还不完善；后天获得性肾性糖尿可见于慢性肾炎和肾病综合征时。妊娠后期及哺乳期妇女，出现糖尿可能与肾小球滤过率增加有关。

3.尿中其他糖类

尿中除葡萄糖外还可出现乳糖、半乳糖、果糖、戊糖等，除受进食种类不同影响外，可能与遗传代谢紊乱有关。

(1)乳糖尿：有生理性和病理性两种，前者出现在妊娠末期或产后2～5 d，后者见于消化不良的患儿尿中，当乳糖摄取量在150 g以上时因缺乏乳糖酶1，则发生乳糖尿。

(2)半乳糖尿：先天性半乳糖血症是一种常染色体隐性遗传性疾病。由于缺乏半乳糖-1-磷酸尿苷转化酶或半乳糖激酶，不能将食物内半乳糖转化为葡萄糖所致，患儿可出现肝大、肝功损害、生长发育停滞、智力减退、哺乳后不安、拒食、呕吐、腹泻、肾小管功能障碍等，此外还可查出氨基酸尿(精、丝、甘氨酸等)。由半乳糖激酶缺乏所致白内障患者也可出现半乳糖尿。

(3)果糖尿：正常人尿液中偶见果糖，摄取大量果糖后尿中可出现暂时性果糖阳性。在肝脏功能障碍时，肝脏对果糖的利用下降，导致血中果糖升高而出现果糖尿。

(4)戊糖尿：尿液中出现的主要是L-阿拉伯糖和L-木糖。在食用枣、李子、樱桃及其他果汁等含戊糖多的食品后，一过性地出现在尿液中，后天性戊糖增多症，是因为缺乏从L-木酮糖向木糖醇的转移酶，尿中每天排出木酮糖4～5 g。

五、尿酮体检查

酮体是乙酰乙酸、β-羟丁酸及丙酮的总称，为体内脂肪酸代谢的中间产物。正常人血中丙酮浓度较低，为2.0～4.0 mg/L，其中乙酰乙酸、β-羟丁酸、丙酮分别约占20%、78%、2%。一般检查方法为阴性。在饥饿，各种原因引起糖代谢发生障碍、脂肪分解增加及糖尿病酸中毒时，因产生酮体速度大于组织利用速度，可出现酮血症，继而产生酮尿。

(一)原理

尿中丙酮和乙酰乙酸在碱性溶液中与硝普钠作用产生紫红色化合物。

(二)参考值

尿酮体定性试验：阴性(Rothera 法)。

(三)临床意义

1.糖尿病酮症酸中毒

由于糖利用减少、分解脂肪产生酮体增加而引起酮症，尿内酮体呈强阳性反应。当肾功能严重损伤而肾阈值增高时，尿酮体可减少，甚至完全消失。

2.非糖尿病性酮症者

如感染性疾病发热期、严重腹泻、呕吐、饥饿、禁食过久、全身麻醉后等均可出现酮尿。妊娠妇女常因妊娠反应，呕吐、进食少，以致体脂降解代谢明显增多，发生酮病而致酮尿。

3.中毒

如氯仿、乙醚麻醉后、磷中毒等。

4.服用双胍类降糖药

如苯乙双胍等，由于药物有抑制细胞呼吸的作用，可出现血糖降低、但酮尿阳性的现象。

六、脂肪尿和乳糜尿检查

尿液中混有脂肪小滴时称为脂肪尿。尿中含有淋巴液、外观呈乳糜状称乳糜尿。由呈胶体状的乳糜微粒和蛋白质组成，其形成原因是经肠道吸收的脂肪皂化后成乳糜液，由于种种原因致淋巴引流不畅而未能进入血液循环，以至逆流在泌尿系统淋巴管中时，可致淋巴管内压力升高、曲张破裂、乳糜液流入尿中呈乳汁样。乳糜尿中混有血液，则称乳糜血尿。乳糜尿中主要含卵磷脂、胆固醇、脂酸盐及少量纤维蛋白原、清蛋白等。如合并泌尿道感染，则可出现乳糜脓尿。

(一)原理

乳糜由脂肪微粒组成，较大的脂粒在镜下呈球形，用苏丹Ⅲ染成红色者为乳糜阳性。过小的脂粒，不易在镜下观察，可利用其溶解乙醚的特性，加乙醚后使乳白色浑浊尿变清，即为乳糜阳性。

(二)参考值

乳糜定性试验：阴性。

(三)临床意义

1.淋巴管阻塞

常见于丝虫病，乳糜尿是慢性期丝虫病的主要临床表现之一。这是由丝虫在淋巴系统中，引起炎症反复发作，大量纤维组织增生，使腹部淋巴管或胸导管广泛阻塞所致。

2.过度疲劳、妊娠及分娩后等因素

诱发出现间歇性乳糜尿，偶尔也见少数病例呈持续阳性。

3.其他

先天性淋巴管畸形、腹内结核、肿瘤、胸腹部创伤、手术伤、糖尿病、高脂血症、肾盂肾炎、棘球蚴病、疟疾等也可引起乳糜尿。

 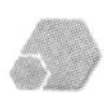

七、尿液胆色素检查

尿中胆色素包括胆红素、尿胆原及尿胆素。由于送检多为新鲜尿，尿胆原尚未氧化成尿胆素，故临床多查尿胆红素及尿胆原。

（一）胆红素检查

胆红素是血红蛋白分解代谢的中间产物，是胆汁中的主要成分，可分为未经肝处理的未结合胆红素和经肝与葡萄糖醛酸结合形成的结合胆红素。未结合胆红素不溶于水，在血中与蛋白质结合不能通过肾小球滤膜。结合胆红素分子量小，溶解度高，可通过肾小球滤膜，由尿中排出。由于正常人血中结合胆红素含量很低（小于 4 μmol/L），滤过量极少，因此尿中检不出胆红素，如血中结合胆红素增加可通过肾小球滤膜使尿中结合胆红素增加，尿胆红素试验阳性反应。

1.原理

尿液中的胆红素与重氮试剂作用，生成红色的偶氮化合物。红色的深浅大体能反应胆红素含量的多少。

2.参考值

胆红素试验：阴性（试带法）。

（二）尿胆原检查

1.原理

尿胆原在酸性溶液中与对二甲氨基苯甲醛作用，生成樱红色化合物。

2.参考值

尿胆原定性试验：正常人为弱阳性，其稀释度在 1∶20 以下（改良 Ehrlich 法）。

（三）尿胆素检查

1.原理

在无胆红素的尿液中，加入碘液，使尿中尿胆原氧化成尿胆素，当与试剂中的锌离子作用，形成带绿色荧光的尿胆素-锌复合物。

2.参考值

尿胆素定性试验：阴性（Schilesinger 法）。

3.临床意义

临床上根据黄疸产生的机制可区分为溶血性黄疸、肝细胞性和阻塞性黄疸三型。尿三胆检验在诊断鉴别三型黄疸上有重要意义。

（1）溶血性黄疸：见于体内大量溶血时，如溶血性贫血、疟疾、大面积烧伤等。由于红细胞破坏时未结合胆红素增加，使血中含量增高，未结合胆红素不能通过肾，尿中胆红素检查为阴性。未结合胆红素增加，导致肝细胞代偿性产生更多的结合胆红素。当将其排入肠道后转变为粪胆原的量亦增多，尿胆原的形成也增加，而肝脏重新利用尿胆原的能力有限（肝功能也可能同时受损），所以尿胆原的含量也增加可呈阳性或强阳性。

（2）肝细胞性黄疸：肝细胞损伤时其对胆红素的摄取、结合、排除功能均可能发生障碍。由于肝细胞坏死、肝细胞肿胀、毛细胆管受压，而在肿胀与坏死的肝细胞间弥散经血窦使胆红素进入血液循环，导致血中结合胆红素升高，因其可溶于水并经肾排出，使尿胆红素试验呈阳性。但由于肝细胞处理未结合胆红素及尿胆原的能力下降，故血中未结合胆红素及尿胆原均可增加，此外经肠道吸收的粪胆原也因肝细胞受损不能将其转变为胆红素，而以尿胆原形式由尿中排出，因此在肝细胞性黄疸时尿中胆红素与尿胆原均呈明显阳性，而粪便中尿胆原则往往减少。在急性病毒性肝炎时，尿胆红素阳性可早于临床黄疸。其他原因引起的肝细胞性黄疸，如药物、毒物引起的中毒性肝炎也出现类似结果。

(3)阻塞性黄疸：胆汁淤积使肝胆管内压增高，导致毛细胆管破裂，结合胆红素不能排入肠道而逆流入血由尿中排出，尿胆红素检查呈阳性。由于胆汁排入肠道受阻，故尿胆原、粪胆原均显著减少。可见于各种原因引起的肝内外完全或不完全梗阻，如胆石症、胆管癌、胰头癌、原发性胆汁性肝硬化等。

八、尿液氨基酸检查

尿中有一种或数种氨基酸增多称为氨基酸尿。随着对遗传病的认识，氨基酸尿的检查已受到重视。由于血浆氨基酸的肾阈较高，正常尿中只能出现少量氨基酸。即使被肾小球滤出，也很易被肾小管重吸收。尿中氨基酸分为游离和结合二型，其中游离型排出量约为 1.1 g/24 h，结合型约为 2 g/24 h。结合型是氨基酸在体内转化的产物如甘氨酸与苯甲酸结合生成马尿酸；N-乙酰谷氨酸与苯甲酸结合生成苯乙酰谷氨酸。正常尿中氨基酸含量与血浆中明显不同，尿中氨基酸以甘氨酸、组氨酸、赖氨酸、丝氨酸及氨基乙磺酸为主。排泄量在年龄组上有较大差异，某些氨基酸儿童的排出量高于成人，可能由于儿童肾小管发育未成熟，重吸收减少之故。但成人的β-氨基异丁酸、甘氨酸、门冬氨酸等又明显高于儿童。尿氨基酸除与年龄有关外，也因饮食、遗传和生理变化而有明显差别，如妊娠期尿中组氨酸、苏氨酸可明显增加。检查尿中氨基酸及其代谢产物，可作为遗传性疾病氨基酸异常的筛选试验。血中氨基酸浓度增加，可溢出在尿中，见于某些先天性疾病。如因肾受毒物或药物的损伤，肾小管重吸收障碍，肾阈值降低，所致肾型氨基酸尿时，患者血中氨基酸浓度则不高。

(一)胱氨酸尿检查

胱氨酸尿是先天性代谢病，主要原因是肾小管对胱氨酸、赖氨酸、精氨酸和鸟氨酸的重吸收障碍导致尿中这些氨基酸排出量增加。由于胱氨酸难溶解，易达到饱和，易析出而形成结晶，反复发生结石，尿路梗阻并发尿路感染；严重者可形成肾盂积水、梗阻性肾病，最后导致肾衰竭。

1.原理

胱氨酸经氰化钠作用后，与亚硝基氰化钠产生紫红色反应。

2.参考值

胱氨酸定性试验：阴性或弱阳性。胱氨酸定量试验：正常尿中胱氨酸、半胱氨酸为 83～830 μmol(10～100 mg)/24 h尿(硝普钠法)。

3.临床意义

定性如呈明显阳性为病理变化，见于胱氨酸尿症。

(二)酪氨酸尿检查

酪氨酸代谢病是一种罕见的遗传性疾病。由于缺乏对羟基苯丙酮酸氧化酶和酪氨酸转氨酶，尿中对羟基苯丙酮酸和酪氨酸显著增加，临床表现为结节性肝硬化、腹部膨大、脾大、多发性肾小管功能障碍等。

1.原理

酪氨酸与硝酸亚汞和硝酸汞反应生成一种红色沉淀物。

2.参考值

尿酪氨酸定性试验:阴性(亚硝基苯酚法)。

3.临床意义

临床见于急性磷、氯仿或四氯化碳中毒,急性重型肝炎或肝硬化、白血病、糖尿病性昏迷或伤寒等。

(三)苯丙酮尿检查

苯丙酮尿症是由于患者肝脏中缺乏苯丙氨酸羟化酶,使苯丙氨酸不能氧化成酪氨酸,只能变成苯丙酮酸。大量苯丙氨酸和苯丙酮酸累积在血液和脑脊液中,并随尿液排出。

1.原理

尿液中的苯丙酮酸在酸性条件下,与三氯化铁作用,生成蓝绿色。

2.参考值

尿液苯丙酮酸定性试验:阴性(三氯化铁法)。

3.临床意义

苯丙酮酸尿见于先天性苯丙酮酸尿症。大量的苯丙酮酸在体内蓄积,对患者的神经系统造成损害并影响体内色素的代谢。此病多在小儿中发现,患者的智力发育不全,皮肤和毛发颜色较淡。

(四)尿黑酸检查

尿黑酸是一种罕见的常染色体隐性遗传病,本病是由于患者体内缺乏使黑酸转化为乙酰乙酸的尿黑酸氧化酶,而使酪氨酸和苯丙氨酸代谢终止在尿黑酸阶段。尿黑酸由尿排出后,暴露在空气中逐渐氧化成黑色素。其早期临床症状为尿呈黑色,皮肤色素沉着,在儿童期和青年期往往被忽视,但在中老年期常发生脊柱和大关节炎等严重情况。

1.原理

尿液中的尿黑酸与硝酸银作用,遇上氨产生黑色沉淀,借以识别尿黑酸的存在。

2.参考值

尿黑酸定性试验:阴性(硝酸银法)。

3.临床意义

黑酸尿在婴儿期易观察,因其尿布上常有黑色污斑。患者一般无临床症状,至老年时可产生褐黄病(即双颊、鼻、巩膜及耳郭呈灰黑色或褐色),是尿黑酸长期在组织中储积所致。

(五)Hartnup 病的检查

Hartnup 病是一种先天性常染色体隐性遗传病。由于烟酰胺缺乏,患者常表现为糙皮病性皮疹及小脑共济失调。这是由于肾小管对色氨酸重吸收发生障碍所致。可用薄层法予以确证,在层析图上可见 10 种以上的氨基酸。

1.原理

2,4-二硝基苯肼与尿中存在的 α-酮酸(由异常出现的单氨基单羧基中性氨基酸经代谢所致)作用生成一种白色沉淀物。

2.参考值

Hartnup 病的检查:阴性(2,4-二硝基苯肼法)。

3.临床意义

当发生先天性或获得性代谢缺陷时,尿中一种或数种氨基酸量比正常增多,称为氨基酸尿。

(1)肾性氨基酸尿:这是由于肾小管对某些氨基酸的重吸收发生障碍所致。非特异性:Fanconi综合征(多发性肾近曲小管功能不全)、胱氨酸病、Wilson病(进行性肝豆状核变性)、半乳糖血症。特异性:胱氨酸尿、甘氨酸尿。

(2)溢出性氨基酸尿:由于氨基酸中间代谢的缺陷,导致血浆中某些氨基酸水平的升高,超过正常肾小管重吸收能力,使氨基酸溢入尿中。非特异性:肝病、早产儿和新生儿、巨幼细胞性贫血、铅中毒、肌肉营养不良、Wilson病及白血病等。遗传性或先天性:槭糖尿病、Hartnup病(遗传性烟酰胺缺乏)、苯丙酮尿。

(3)由氨基酸衍生物的异常排泄所致:黑酸尿、草酸盐沉积症、苯丙酮尿及吡哆醇缺乏。

九、尿酸碱度检查

尿液酸碱度即尿的pH,可反映肾脏调节体液酸碱平衡的能力。尿液pH主要由肾小管泌H^+,分泌可滴定酸、铵的形成、重碳酸盐的重吸收等因素决定,其中最重要的是酸性磷酸盐及碱性磷酸盐的相对含量,如前者多于后者,尿呈酸性反应,反之呈中性或碱性反应。尿pH受饮食种类影响很大,如进食蛋白质较多,则由尿排出的磷酸盐及硫酸盐增多,尿pH较低;而进食蔬菜多时尿pH常大于6。当每次进食后,由于胃黏膜要分泌多量盐酸以助消化,为保证有足够的H^+和Cl^-进入消化液,则尿液泌H^+减少和Cl^-的重吸收增加,而使尿pH呈一过性增高,称之为碱潮。其他如运动、饥饿、出汗等生理活动,夜间入睡后呼吸变慢,体内酸性代谢产物均可使尿pH降低。药物、不同疾病等多种因素也影响尿液pH。

(一)原理

甲基红和溴麝香草酚蓝指示剂适当配合可反映pH 4.5~9.0的变异范围。

(二)参考值

尿的pH:正常人在普通膳食条件下尿液pH为4.6~8.0(平均6.0)(试带法)。

(三)临床意义

1.尿pH降低

酸中毒、慢性肾小球肾炎、痛风、糖尿病等排酸增加;呼吸性酸中毒,因二氧化碳潴留等,尿多呈酸性。

2.尿pH升高

频繁呕吐丢失胃酸、服用重碳酸盐、尿路感染、换氧过度及丢失二氧化碳过多的呼吸性碱中毒,尿呈碱性。

3.尿液pH一般与细胞外液pH变化平行

但应注意:①低钾血症性碱中毒时,由于肾小管分泌H^+增加,尿酸性增强,反之,高钾性酸中毒时,排K^+增加,肾小管分泌H^+减少,可呈碱性尿;②变形杆菌性尿路感染时,由于尿素分解成氨,呈碱性尿;③肾小管性酸中毒时,因肾小管形成H^+、排出H^+及H^+-Na^+交换能力下降,尽管体内为明显酸中毒,但尿pH呈相对偏碱性。

十、尿路感染的过筛检查

尿路感染的频度仅次于呼吸道感染,其中有70%~80%因无症状而忽略不治,成为导致发展成肾病的一个原因。无症状性尿路感染的发生率很高,18%的妇女有潜在性尿路感染。

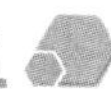

(一)氯化三苯四氮唑还原试验

此法是利蒙(Limon)在1962年提出的一种尿路感染诊断试验。当尿中细菌在每毫升10^5个时,本试验为阳性,肾盂肾炎的阳性为68%～94%。

原理:无色的氯化三苯四氮唑,可被大肠埃希菌等代谢产物还原成三苯甲腙,呈桃红色至红色沉淀。

(二)尿内亚硝酸盐试验

本试验又称Griess试验。当尿路感染的细菌有还原硝酸盐为亚硝酸盐的能力时,本试验呈阳性反应。大肠埃希菌属、枸橼酸杆菌属、变形杆菌属、假单胞菌属等皆有还原能力,肾盂肾炎的阳性率可达69%～80%。

原理:大肠埃希菌等革兰阴性杆菌,能还原尿液中的硝酸盐为亚硝酸盐,使试剂中的对氨基苯磺酸重氮化,成为对重氮苯磺酸。对氨基苯磺酸再与α-萘胺结合成N-α-萘胺偶氮苯磺酸,呈现红色。

十一、泌尿系统结石检查

泌尿系统结石是指在泌尿系统内因尿液浓缩沉淀形成颗粒或成块样聚集物,包括肾结石、输尿管结石、膀胱结石和尿路结石,为常见病,好发于青壮年,近年来发病率有上升趋势。尿结石病因较复杂,近年报道的原因:①原因不明、机制不清的尿结石称为原发性尿石;②微小细菌引起的尿石:近年由芬兰科学家证明形成肾结石的原因是由自身能够形成矿物外壳的微小细菌;③代谢性尿石:是由体内或肾内代谢紊乱而引起,如甲状腺功能亢进、特发性尿钙症引起尿钙增高、痛风的尿酸排泄增加、肾小管酸中毒时磷酸盐大量增加等,其形成结石多为尿酸盐、碳酸盐、胱氨酸、黄嘌呤结石;④继发性或感染性结石:主要为泌尿系统细菌感染,特别是能分解尿素的细菌如变形杆菌将尿素分解为游离氨使尿液碱化,促使磷酸盐、碳酸盐以菌团或脓块为核心而形成结石。此外,结石的形成与种族(黑人发病少)、遗传(胱氨酸结石有遗传趋势)、性别、年龄、地理环境、饮食习惯、营养状况以及尿路本身疾病如尿路狭窄、前列腺增生等均有关系。

结石的成分主要有6种,按所占比例高低依次为草酸盐、磷酸盐、尿酸盐、碳酸盐、胱氨酸及黄嘌呤。多数结石混合两种或两种以上成分。因晶体占结石重量常超过60%,因此临床常以晶体成分命名。

(李建兵)

第三节　尿液沉渣检验

尿沉渣检查是用显微镜对尿沉淀物进行检查,识别尿液中细胞、管型、结晶、细菌、寄生虫等各种病理成分,辅助对泌尿系统疾病作出诊断、定位、鉴别诊断及预后判断的重要试验项目。

一、尿细胞成分检查

(一)红细胞

正常人尿沉渣镜检红细胞为0～3/HP。若红细胞>3/HP以上,尿液外观无血色者,称为镜下血尿，应考虑为异常。

新鲜尿中红细胞形态对鉴别肾小球源性和非肾小球源性血尿有重要价值，因此除注意红细胞数量外还要注意其形态，正常红细胞直径为 7.5 μm。异常红细胞：小红细胞直径＜6 μm；大红细胞直径＞9 μm；巨红细胞＞10 μm。用显微镜观察，可将尿中红细胞分成四种。

1.均一形红细胞

红细胞外形及大小正常，以正常红细胞为主，在少数情况下也可见到丢失血红蛋白的影细胞或外形轻微改变的棘细胞，整个尿沉渣中不存在两种以上的类型。一般通称为 O 型细胞。

2.多变形红细胞

红细胞大小不等，外形呈两种以上的多形性变化，常见以下形态：胞质从胞膜向外突出呈相对致密小泡，胞膜破裂，部分胞质丢失；胞质呈颗粒状，沿细胞膜内侧间断沉着；细胞的一侧向外展，类似葫芦状或发芽的酵母状；胞质内有散在的相对致密物，成细颗粒状；胞质向四周集中形似炸面包圈样以及破碎的红细胞等，称为Ⅰ型。

3.变形红细胞

多为皱缩红细胞，主要为膜皱缩、血红蛋白浓缩，呈高色素性，体积变小，胞膜可见棘状突起，棘突之间看不到膜间隔，有时呈桑葚状、星状、多角形，是在皱缩基础上产生的，称为Ⅱ型。

4.小形红细胞

直径约在 6 μm 以下，细胞膜完整，血红蛋白浓缩，呈高色素性。体积变小，细胞大小基本一致称为Ⅲ型。

肾小球源性血尿多为Ⅰ、Ⅱ、Ⅲ型红细胞形态，通过显微镜诊断，与肾活检的诊断符合率可达 96.7%。非肾小球疾病血尿，则多为均一性血尿，与肾活检诊断符合率达 92.6%。

肾小球性血尿红细胞形态学变化的机制目前认为可能是由于红细胞通过有病理改变的肾小球滤膜时，受到了挤压损伤；以后在通过各段肾小管的过程中又受到不同的 pH 和不断变化着的渗透压的影响；加上介质的张力，各种代谢产物（脂肪酸、溶血、卵磷脂、胆酸等）的作用，造成红细胞的大小、形态和血红蛋白含量等变化。而非肾小球性血尿主要是肾小球以下部位和泌尿通路上毛细血管破裂的出血，不存在通过肾小球滤膜所造成的挤压损伤，因而红细胞形态正常。来自肾小管的红细胞虽可受 pH 及渗透压变化的作用，但因时间短暂，变化轻微，多呈均一性血尿。

临床意义：正常人特别是青少年在剧烈运动、急行军、冷水浴、久站或重体力劳动后可出现暂时性镜下血尿，这种一过性血尿属生理性变化范围。女性患者应注意月经污染问题，需通过动态观察加以区别。引起血尿的疾病很多，可归纳为三类原因。

(1)泌尿系统自身疾病：泌尿系统各部位的炎症、肿瘤、结核、结石、创伤、肾移植排异、先天性畸形等均可引起不同程度的血尿，如急、慢性肾小球肾炎、肾盂肾炎、肾结石等都是引起血尿的常见原因。

(2)全身其他系统疾病：主要见于各种原因引起的出血性疾病，如特发性血小板减少性紫癜、血友病、DIC、再生障碍性贫血和白血病合并有血小板减少时，某些免疫性疾病如系统性红斑狼疮等也可发生血尿。

(3)泌尿系统附近器官的疾病：如前列腺炎、精囊炎、盆腔炎等患者尿中也偶尔见到红细胞。

(二)白细胞、脓细胞、闪光细胞

正常人尿沉渣镜检白细胞＜5/HP，若白细胞超过 5/HP 即为增多，称为镜下脓尿。白细胞系指无明显退变的完整细胞，尿中以中性粒细胞较多见，也可见到淋巴细胞及单核细胞。其细胞

质清晰整齐,加1%醋酸处理后细胞核可见到。中性粒细胞常分散存在。脓细胞系指在炎症过程中破坏或死亡的中性粒细胞,外形不规则,细胞质内充满颗粒,细胞核不清,易聚集成团,细胞界限不明显,此种细胞称为脓细胞。急性肾小球肾炎时,尿内白细胞可轻度增多。若发现多量白细胞,表示泌尿系统感染如肾盂肾炎、膀胱炎、尿道炎及肾结核等。肾移植手术后1周内尿中可出现较多的中性粒细胞,随后可逐渐减少而恢复正常。成年女性生殖系统有炎症时,常有阴道分泌物混入尿内。除有成团脓细胞外,并伴有多量扁平上皮细胞及一些细长的大肠埃希菌。闪光细胞是一种在炎症感染过程中,发生脂肪变性的多形核白细胞,其胞质中充满了活动的闪光颗粒,这种颗粒用Sternheimer-Malbin法染色时结晶紫不着色而闪闪发光,故称为闪光细胞,有时胞质内可有空泡。

临床意义有以下几点。

(1)泌尿系统有炎症时均可见到尿中白细胞增多,尤其在细菌感染时多见,如急、慢性肾盂肾炎、膀胱炎、尿道炎、前列腺炎、肾结核等。

(2)女性阴道炎或宫颈炎、附件炎时可因分泌物进入尿中,而见白细胞增多,常伴大量扁平上皮细胞。

(3)肾移植后如发生排异反应,尿中可出现大量淋巴及单核细胞。

(4)肾盂肾炎活动期或慢性肾盂肾炎的急性发作期可见闪光细胞,膀胱炎、前列腺炎、阴道炎时也偶尔可见到。

(5)尿液白细胞中单核细胞数增多,可见于药物性急性间质性肾炎及新月形肾小球肾炎,急性肾小管坏死时单核细胞减少或消失。

(6)尿中出现大量嗜酸性粒细胞时称为嗜酸性粒细胞尿,见于某些急性间质性肾炎患者,药物所致变态反应,在尿道炎等泌尿系统其他部位的非特异性炎症时,也可出现嗜酸性粒细胞。

(三)混合细胞群

混合细胞群是一种泌尿系统上尿路感染后多种细胞黏附聚集成团的细胞群体,在上尿路感染过程中特殊条件下多种细胞的组合,多为淋巴细胞、浆细胞、移行上皮细胞及单核细胞紧密黏附聚集在一起,经姬瑞染色各类细胞形态完整。荧光染色各类细胞出现较强的橘黄色荧光,机械振荡不易解离,我们命名为混合细胞群(MCG)。这种混合细胞群多出现在上尿路感染的尿液中,尤其在慢性肾盂肾炎患者的尿中,阳性检出率达99.8%。

(四)巨噬细胞

巨噬细胞比白细胞大,卵圆形、圆形或不规则形,有一个较大不明显的核,核常为卵圆形偏于一侧,胞质内有较多的颗粒和吞噬物,常有空泡。在泌尿道急性炎症时出现,如急性肾盂肾炎、膀胱炎、尿道炎等,并伴有脓细胞,其出现的多少,决定于炎症的程度。

(五)上皮细胞

由于新陈代谢或炎症等原因,泌尿生殖道的上皮细胞脱落后可混入尿中排出,从组织学上讲有来自肾小管的立方上皮,有来自肾、肾盂、输尿管、膀胱和部分尿道的移行上皮,也有来自尿道中段的假复层柱状上皮以及尿道口和阴道的复层鳞状上皮,其形态特点及组织来源如下。

1.小圆上皮细胞

来自肾小管立方上皮或移行上皮深层,在正常尿液中不出现,此类细胞形态特点为较白细胞略大,呈圆形或多边形,内含一个大而明显的核,核膜清楚,胞质中可见脂肪滴及小空泡。因来自肾小管,故亦称肾小管上皮细胞或肾细胞。肾小管上皮细胞,分曲管上皮与集合管上皮,二者在形态上有不同，曲管上皮为肾单位中代谢旺盛的细胞，肾小管损伤时，最早出现于尿液中，其特征为曲管上皮胞体(20～60 μm)，含大量线粒体，呈现多数粗颗粒，结构疏松如网状，核偏心易识别。集合管上皮胞体小，8～12 μm，核致密呈团块，着色深，单个居中央，界膜清楚。浆内有细颗粒。这种细胞在尿液中出现，常表示肾小管有病变，急性肾小球肾炎时最多见。成堆出现，表示肾小管有坏死性病变。细胞内有时充满脂肪颗粒，此时称为脂肪颗粒细胞或称复粒细胞。当肾脏慢性充血、梗死或血红蛋白沉着时，肾小管细胞内含有棕色颗粒，亦即含铁血黄素颗粒也可称为复粒细胞，此种颗粒呈普鲁士蓝反应阳性。肾移植后1周内，尿中可发现较多的肾小管上皮细胞，随后可逐渐减少而恢复正常。当发生排异反应时，尿液中可再度出现成片的肾上皮细胞，并可见到上皮细胞管型。

2.变性肾上皮细胞

这类细胞常见在肾上皮细胞内充满粗颗粒或脂肪滴的圆形细胞，胞体较大，核清楚，称脂肪颗粒变性细胞。苏丹Ⅲ染色后胞质中充满橙红色脂肪晶体和脂肪滴，姬瑞染色后胞质中充满不着色似空泡样脂肪滴。这种细胞多出现于肾病综合征、肾炎型肾病综合征及某些慢性肾脏疾病。

3.尿液肾小管上皮细胞计数

参考值：正常人尿液＜0。肾小管轻度损伤曲管上皮细胞＞10个/10HP；肾小管中度损伤曲管上皮细胞＞50个/10HP；肾小管严重损伤曲管上皮细胞＞100个/10HP；肾小管急性坏死曲管上皮细胞＞200个/10HP。

临床意义：正常人尿液一般见不到肾上皮、肾小管上皮的脱落，其数量与肾小管的损伤程度有关。在感染、炎症、肿瘤、肾移植或药物中毒累及肾实质时，都会导致肾小管上皮细胞的脱落。

4.移行上皮细胞

正常时少见，来自肾盂、输尿管、近膀胱段及尿道等处的移行上皮组织脱落而来。此类细胞由于部位的不同和脱落时器官的缩张状态的差异，其大小和形态有很大的差别。

(1)表层移行上皮细胞：在器官充盈时脱落，胞体大，为正常白细胞4～5倍，多呈不规则的圆形，核较小常居中央，有人称此为大圆形上皮细胞。如在器官收缩时脱落，形成细胞体积较小，为正常白细胞的2～3倍，多呈圆形，自膀胱上皮表层及阴道上皮外底层皆为此类形态的细胞。这类细胞可偶见于正常尿液中，膀胱炎时可成片脱落。

(2)中层移行上皮细胞：体积大小不一，呈梨形、纺锤形，又称尾形上皮细胞，核稍大，呈圆形或椭圆形。多来自肾盂，也称肾盂上皮细胞，有时也可来自输尿管及膀胱颈部，此类细胞在正常尿液中不易见到，在肾盂、输尿管及膀胱颈部炎症时，可成片地脱落。

(3)底层移行上皮细胞：体积较小，反光性强，因与肾小管上皮细胞相似，有人称此细胞也为小圆上皮细胞，为输尿管、膀胱、尿道上皮深层的细胞。此细胞核较小，但整个胞体又较肾上皮细胞为大，以此加以区别。

5.复层鳞状上皮

复层鳞状上皮又称扁平上皮细胞，来自尿道口和阴道上皮表层，细胞扁平而大，似鱼鳞样，不规则，细胞核较小呈圆形或卵圆形。成年女性尿液中易见，少量出现无临床意义，尿道炎时可大量出现，常见片状脱落且伴有较多的白细胞。

6.多核巨细胞及人巨细胞病毒包涵体

为20～25 μm，呈多角形、椭圆形，有数个椭圆形的核，可见嗜酸性包涵体。一般认为是由尿道而来的移形上皮细胞。多见于麻疹、水痘、腮腺炎、流行性出血热等病毒性感染者的尿中。巨

细胞病毒是一种疱疹病毒，含双股 DNA，可通过输血、器官移植等造成感染，婴儿可经胎盘、乳汁等感染，尿中可见含此病毒包涵体的上皮细胞。

二、尿管型检查

管型是蛋白质在肾小管、集合管中凝固而成的圆柱形蛋白聚体。原尿中少量的清蛋白和由肾小管分泌的 Tamm-Horsfall 黏蛋白（TH 黏蛋白）是构成管型的基质。1962 年 Mcqueen 用免疫方法证实透明管型是由 TH 黏蛋白和少量清蛋白为主的血浆蛋白沉淀而构成管型的基质。TH 黏蛋白是在肾单位髓襻的上行支及远端的肾小管所分泌，仅见于尿中。正常人分泌很少（每天 40 mg）。在病理情况下，因肾小球病变，血浆蛋白滤出增多或肾小管回吸收蛋白质的功能减退等原因，使肾小管内的蛋白质增高，肾小管有使尿液浓缩（水分吸收）酸化（酸性物增加）能力及软骨素硫酸酯的存在，蛋白质在肾小管腔内凝聚、沉淀，形成管型。

（一）透明管型

透明管型主要由 TH 蛋白构成，也有清蛋白及氯化钠参与。健康人参考值为 0～1/HP。为半透明、圆柱形、大小、长短很不一致，通常两端平行、钝圆、平直或略弯曲，甚至扭曲。在弱光下易见。正常人在剧烈运动后或老年人的尿液中可少量出现。发热、麻醉、心功能不全、肾受到刺激后尿中也可出现。一般无临床意义，如持续多量出现于尿液中，同时可见异常粗大的透明管型和红细胞及肾小管上皮细胞有剥落现象，说明肾有严重损害。见于急、慢性肾小球肾炎、肾病、肾盂肾炎、肾瘀血、恶性高血压、肾动脉硬化等。此管型在碱性尿液中或稀释时，可溶解消失。

近年来有人将透明管型分单纯性和复合性两种，前者不含颗粒和细胞，后者可含少量颗粒和细胞（如红细胞、白细胞和肾上皮细胞）以及脂肪体等，但其量应低于管型总体的一半。复合性透明管型的临床意义较单纯性透明管型为大。透明红细胞管型是肾出血的主要标志，透明白细胞管型是肾炎症的重要标志，透明脂肪管型是肾病综合征的特有标志。

（二）颗粒管型

管型基质内含有颗粒，其量超过 1/3 面积时称为颗粒管型，是因肾实质性病变之变性细胞的分解产物或由血浆蛋白及其他物质直接聚集于 TH 蛋白管型基质中形成的。可分为粗颗粒管型和细颗粒管型两种。开始是多数颗粒大而粗，由于在肾停留时间较长，粗颗粒碎化为细颗粒。

1.粗颗粒管型

在管型基质中含有多数粗大而浓密的颗粒，外形较宽、易吸收色素呈淡黄褐色。近来也有人认为粗颗粒管型是由白细胞变性而成，因粗颗粒过氧化物酶染色一般为阳性；而细颗粒管型是由上皮细胞衍化而成，因粒细胞脂酶染色阳性而过氧化物酶染色一般为阴性。多见于慢性肾小球肾炎、肾病综合征、肾动脉硬化、药物中毒损伤肾小管及肾移植术发生急性排异反应时。

2.细颗粒管型

在管型基质内含有较多细小而稀疏的颗粒，多见于慢性肾小球肾炎、急性肾小球肾炎后期，偶尔也出现于剧烈运动后、发热及脱水正常人尿液中。如数量增多，提示肾实质损伤及肾单位内淤滞的可能。

（三）细胞管型

管型基质内含有多量细胞，其数量超过管型体积的 1/3 时，称细胞管型。这类管型的出现，常表示肾病变在急性期。

1.红细胞管型

管型基质内含有较多的红细胞,通常细胞多已残损,此种管型是由于肾小球或肾小管出血,或血液流入肾小管所致。常见于急性肾小球肾炎、慢性肾小球肾炎急性发作期、急性肾小管坏死、肾出血、肾移植后急性排异反应、肾梗死、肾静脉血栓形成等。

2.白细胞管型

管型基质内充满白细胞,由退化变性坏死的白细胞聚集而成,过氧化物酶染色呈阳性,此种管型表示肾中有中性粒细胞的渗出和间质性炎症。常见于急性肾盂肾炎、间质性肾炎、多发性动脉炎、红斑狼疮肾炎、急性肾小球肾炎、肾病综合征等。

3.肾上皮细胞管型

管型基质内含有多数肾小管上皮细胞。此细胞大小不一,并呈瓦片状排列。此种管型出现,多为肾小管病变,表示肾小管上皮细胞有脱落性病变。脂酶染色呈阳性,过氧化物酶染色呈阴性。常见于急性肾小管坏死、急性肾小球肾炎、间质性肾炎、肾病综合征、子痫、重金属、化学物质、药物中毒、肾移植后排异反应及肾淀粉样变性等。

4.混合细胞管型

管型基质内含有白细胞、红细胞、肾上皮细胞和颗粒等,称为混合型管型。此管型出现表示肾小球肾炎反复发作,出血和缺血性肾坏死,常见于肾小球肾炎、肾病综合征进行期、结节性动脉周围炎、狼疮性肾炎及恶性高血压,在肾移植后急性排异反应时,可见到肾小管上皮细胞与淋巴细胞的混合管型。

5.血小板管型

管型基质内含有血小板,称为血小板管型。由于在高倍镜下难以鉴别,需用4.4%清蛋白液洗渣,以4.0%甲醛液固定涂片后瑞-吉姆萨染色液染色。此管型是当弥散性血管内凝血(DIC)发生时,大量血小板在促使管型形成的因素下,组成血小板管型,随尿液排出。对确诊DIC有重要临床意义,尤其在早期更有价值。

(四)变形管型

包括脂肪管型、蜡样管型及血红蛋白管型。

1.脂肪管型

管型基质内含有多量脂肪滴称脂肪管型。脂肪滴大小不等,圆形、折光性强,可用脂肪染色鉴别。此脂肪滴为肾上皮细胞脂肪变性的产物。见于类脂性肾病、肾病综合征、慢性肾炎急性发作型、中毒性肾病等。常为病情严重的指征。

2.蜡样管型

蜡样管型常呈浅灰色或淡黄色,折光性强、质地厚、外形宽大,易断裂,边缘常有缺口,有时呈扭曲状。常与肾小管炎症有关,其形成与肾单位慢性损害、阻塞、长期少尿、无尿,透明管型、颗粒管型或细胞管型长期滞留于肾小管中演变而来,是细胞崩解的最后产物;也可由发生淀粉样变性的上皮细胞溶解后形成,见于慢性肾小球肾炎晚期、肾功能不全及肾淀粉样变性时;亦可在肾小管炎症和变性、肾移植慢性排异反应时见到。

3.血红蛋白管型

管型基质中含有破裂的红细胞及血红蛋白,多为褐色呈不整形,常见于急性出血性肾炎、血红蛋白尿、骨折及溶血反应引起的肝胆系统疾病等患者的尿液中,肾出血、肾移植术后产生排异反应时,罕见于血管内溶血患者。

（五）肾功能不全管型

该管型又称宽幅管型或肾衰竭管型。其宽度可为一般管型2～6倍，也有较长者，形似蜡样管型但较薄，是由损坏的肾小管上皮细胞碎屑在明显扩大的集合管内凝聚而成，或因尿液长期淤积使肾小管扩张，形成粗大管型，可见于肾功能不全患者尿中。急性肾功能不全者在多尿早期这类管型可大量出现，随着肾功能的改善而逐渐减少消失。在异型输血后由溶血反应导致急性肾衰竭时，尿中可见褐色宽大的血红蛋白管型。挤压伤或大面积烧伤后急性肾功能不全时，尿中可见带色素的肌红蛋白管型。在慢性肾功能不全，此管型出现时，提示预后不良。

（六）微生物管型

常见的包括细菌管型和真菌管型。

1.细菌管型

管型的透明基质中含大量细菌。在普通光镜下呈颗粒管形状，此管型出现提示肾有感染，多见于肾脓毒性疾病。

2.真菌管型

管型的透明基质中含大量真菌孢子及菌丝。需经染色后形态易辨认。此管型可见于累及肾的真菌感染，对早期诊断原发性及播散性真菌感染和抗真菌药物的药效监测有重要意义。

（七）结晶管型

管型透明基质中含尿酸盐或草酸盐等结晶，1930年Fuller Albright首先描述甲状旁腺功能亢进患者的尿中可有结晶管型。常见于代谢性疾病、中毒或药物所致的肾小管内结晶沉淀伴急性肾衰竭，还可见于隐匿性肾小球肾炎、肾病综合征等。

（八）难以分类管型(不规则管型)

外形似长方形透明管型样物体，边缘呈锯齿样凸起，凸起间隔距离规律似木梳，极少数还可见到未衍变完全的细胞及上皮，免疫荧光染色后，形态清晰。多见于尿路感染或肾受到刺激时，有时也可在肾小球肾炎患者的尿液沉渣中发现。

（九）易被认为管型的物质

1.黏液丝

形为长线条状，边缘不清，末端尖细卷曲。正常尿中可见，尤其妇女尿中可多量存在，如大量存在时表示尿道受刺激或有炎症反应。

2.类圆柱体

外形似透明管型，尾端尖细，有一条尖细螺旋状尾巴。可能是肾小管分泌的物体，其凝固性发生改变，而未能形成形态完整的管型。常和透明管型同时存在，多见于肾血循环障碍或肾受到刺激时，偶见于急性肾炎患者尿中。

3.假管型

黏液状纤维状物黏附于非晶形尿酸盐或磷酸盐圆柱形物体上，形态似颗粒管型，但两端不圆、粗细不均、边缘不整齐，若加温或加酸可立即消失。

三、尿结晶检查

尿中出现结晶称晶体尿。尿液中是否析出结晶，取决于这些物质在尿液中的溶解度、浓度、pH、温度及胶体状况等因素。当种种促进与抑制结晶析出的因子和使尿液过饱和状态维持稳定动态平衡的因素失衡时，则可见结晶析出。尿结晶可分成代谢性的盐类结晶，多来自饮食，一般无临床意义。但要经常出现在尿液中伴有较多的新鲜红细胞，应考虑有结石的可能；另一种为病理性的结晶如亮氨酸、酪氨酸、胱氨酸、胆红素和药物结晶等，具有一定的临床意义。

（一）酸性尿液中结晶

1.尿酸结晶

尿酸为机体核蛋白中嘌呤代谢的终末产物，常以尿酸、尿酸钙、尿酸铵、尿酸钠的盐类形式随尿排出体外。其形态光镜下可见呈黄色或暗棕红色的菱形、三棱形、长方形、斜方形、蔷薇花瓣形的结晶体，可溶于氢氧化钠溶液。正常情况下如多食含高嘌呤的动物内脏可使尿中尿酸增加。在急性痛风症、小儿急性发热、慢性间质性肾炎、白血病时，因细胞核大量分解，也可排出大量尿酸盐。如伴有红细胞出现时，提示有膀胱或肾结石的可能，或肾小管对尿酸的重吸收发生障碍等。

2.草酸钙结晶

草酸是植物性食物中的有害成分，正常情况下与钙结合，形成草酸钙经尿液排出体外。其形态为哑铃形、无色方形、闪烁发光的八面体，有两条对角线互相交叉等。可溶于盐酸但不溶于乙酸内，属正常代谢成分，如草酸盐排出增多，患者有尿路刺激症状或有肾绞痛合并血尿，应考虑尿路结石症的可能性。

3.硫酸钙结晶

形状为无色针状或晶体状结晶，呈放射状排列，无临床意义。

4.马尿酸结晶

形状为无色针状、斜方柱状或三棱状，在尿沉渣中常有色泽。为人类和草食动物尿液中的正常成分，是由苯甲酸与甘氨酸结合而成，一般无临床意义。

5.亮氨酸和酪氨酸结晶

尿中出现亮氨酸和酪氨酸结晶为蛋白分解产物，亮氨酸结晶为淡黄色小球形油滴状，折光性强，并有辐射及同心纹，溶于乙酸，不溶于盐酸。酪氨酸结晶为略带黑色的细针状结晶，常成束成团，可溶于氢氧化铵而不溶于乙酸。正常尿液中很少出现这两种结晶。可见于急性磷、氯仿、四氯化碳中毒、急性重型肝炎、肝硬化、糖尿病性昏迷、白血病或伤寒的尿液中。

6.胱氨酸结晶

形状无色六角形片状结晶，折光性很强，系蛋白质分解产物。可溶于盐酸，不溶于乙酸，迅速溶解于氨水中。正常尿中少见，在先天性氨基酸代谢异常，如胱氨酸病时，可大量出现有形成结石的可能性。

7.胆红素结晶

形态为黄红色成束的小针状或小片状结晶，可溶于氢氧化钠溶液中，遇硝酸可显绿色，见于阻塞性黄疸、急性重型肝炎、肝硬化、肝癌、急性磷中毒等。有时在白细胞及上皮细胞内可见到此种结晶。

8.胆固醇结晶

形状为无色缺角的方形薄片状结晶，大小不一，单个或叠层，浮于尿液表面，可溶于乙醚、氯仿及乙醇。见于乳糜尿内、肾淀粉样变、肾盂肾炎、膀胱炎、脓尿等。

（二）碱性尿液中结晶

1.磷酸盐类结晶

磷酸盐类一部分来自食物一部分来自含磷的有机化合物（磷蛋白类、核蛋白类），在组织分解

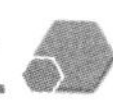

时生成，属正常代谢产物。包括无定形磷酸盐、磷酸镁铵、磷酸钙等。其形状为无色透明闪光，呈屋顶形或棱柱形，有时呈羊齿草叶形，可溶于乙酸。如长期在尿液中见到大量磷酸钙结晶，则应与临床资料结合考虑甲状旁腺功能亢进、肾小管性酸中毒，或因长期卧床骨质脱钙等。如患者长期出现磷酸盐结晶，应考虑有磷酸盐结石的可能。有些草酸钙与磷酸钙的混合结石，与碱性尿易析出磷酸盐结晶及尿中黏蛋白变化因素有关。感染引起结石，尿中常出现磷酸镁铵结晶。

2.碳酸钙结晶

形态为无色哑铃状或小针状结晶，也可呈无晶形颗粒状沉淀。正常尿内少见，可溶于乙酸并产生气泡，无临床意义。

3.尿酸铵结晶

形状为黄褐色不透明，常呈刺球形或树根形，是尿酸和游离铵结合的产物，又称重尿酸铵结晶。见于腐败分解的尿中，无临床意义。若在新鲜尿液中出现此种结晶，表示膀胱有细菌感染。

4.尿酸钙结晶

形状为球形，周围附有突起或呈菱形。可溶于乙酸及盐酸，多见于新生儿尿液或碱性尿液中，无临床意义。

(三)药物结晶

随着化学治疗的发展，尿中可见药物结晶日益增多。

1.放射造影剂

使用放射造影剂患者如合并静脉损伤时，可在尿中发现束状、球状、多形性结晶。可溶于氢氧化钠，不溶于乙醚、氯仿。尿的比密可明显升高(>1.050)。

2.磺胺类药物结晶

磺胺类药物的溶解度小，在体内乙酰化率较高，服用后可在泌尿道内以结晶形式排出。如在新鲜尿内出现大量结晶体伴有红细胞时，有发生泌尿道结石和导致尿闭的可能。应即时停药予以积极处理。在出现结晶体的同时除伴有红细胞外可见到管型，表示有肾损害，应立即停药，大量饮水，服用碱性药物使尿液碱化。现仅将2000年中国药典记载的允许使用的几种磺胺药物的结晶形态介绍如下。

(1)磺胺嘧啶(SD)：其结晶形状为棕黄不对称的麦秆束状或球状，内部结构呈紧密的辐射状，可溶于丙酮。

(2)磺胺甲基异噁唑：结晶形状为无色透明、长方形的六面体结晶，似厚玻璃块，边缘有折光阴影，散在或集束成“+”“X”形排列，可溶于丙酮。

(3)磺胺多辛：因在体内乙酰化率较低，不易在酸性尿中析出结晶。

3.解热镇痛药

退热药如阿司匹林等也可在尿中出现双折射性斜方形或放射状结晶。由于新药日益增多，也有一些可能在尿中出现结晶如诺氟沙星等，应识别其性质及来源。

四、其他有机沉淀物

(一)寄生虫

尿液检查可发现丝虫微丝蚴、血吸虫卵、刚地弓形虫滋养体、溶组织阿米巴滋养体、并殖吸虫幼虫、蛔虫(成虫、幼虫)、棘颚口线虫幼虫、蛲虫(成虫、幼虫)、肾膨结线虫(卵、成虫)、裂头蚴、棘头蚴、某蝇类幼虫及螨。常在妇女尿中见到阴道毛滴虫，有时男性尿中也可见到。

(二)细菌

在新鲜尿液中发现多量细菌,表示泌尿道有感染。在陈旧性尿液中出现细菌或真菌时应考虑容器不洁及尿排出时间过久又未加防腐剂,致细菌大量繁殖所致,无临床意义。

(三)脂肪细胞

尿液中混有脂肪小滴时称为脂肪尿,脂肪小滴在显微镜下可见大小不一圆形小油滴,用苏丹Ⅲ染成橙红色者为脂肪细胞。用瑞吉染色脂肪不着色呈空泡样。脂肪细胞出现常见于糖尿病高脂血症、类脂性肾病综合征、脂蛋白肾病、肾盂肾炎、腹内结核、肿瘤、棘球蚴病、疟疾、长骨骨折骨髓脂肪栓塞及先天性淋巴管畸形等。

五、尿液沉渣计数

尿液沉渣计数是尿液中有机有形沉淀物计数,计算在一定时间内尿液各种有机有形成分的数量,借以了解肾损伤情况。正常人尿液也含有少数的透明管型、红细胞及白细胞等有形成分。在肾疾病时,其数量可有不同程度的增加,增加的幅度与肾损伤程度相关,因此,通过定量计数尿中的有机有形成分,为肾疾病的诊断提供依据。

(一)12 h 尿沉渣计数(Addis 计数)

Addis 计数是测定夜间 12 h 浓缩尿液中的红细胞、白细胞及管型的数量。为防止沉淀物的变性需加入一定量防腐剂,患者在晚 8 时,排尿弃去,取以后 12 h 内全部尿液,特别是至次晨 8 时,必须将尿液全部排空。

1.参考值

红细胞:$<0.5\times10^6$(500 000)/12 h;白细胞及肾上皮细胞:$<1\times10^6$(1 000 000)/12 h;透明管型:<5 000/12 h。

2.临床意义

(1)肾炎患者可轻度增加或显著增加。

(2)肾盂肾炎患者尿液中的白细胞显著增高,尿路感染和前列腺炎等患者的尿中白细胞也明显增高。

(二)1 h 细胞排泄率检查

准确留取 3 h 全部尿液,将沉渣中红细胞、白细胞分别计数,再换算成 1 h 的排泄率。检查时患者可照常生活,不限制饮食,但不给利尿药及过量饮水。

1.参考值

男性:红细胞<30 000/h;白细胞<70 000/h。女性:红细胞<40 000/h;白细胞<140 000/h。

2.临床意义

(1)肾炎患者红细胞排泄率明显增高。

(2)肾盂肾炎患者白细胞排泄率增高,可达 0.5×10^6/h。

(李建兵)

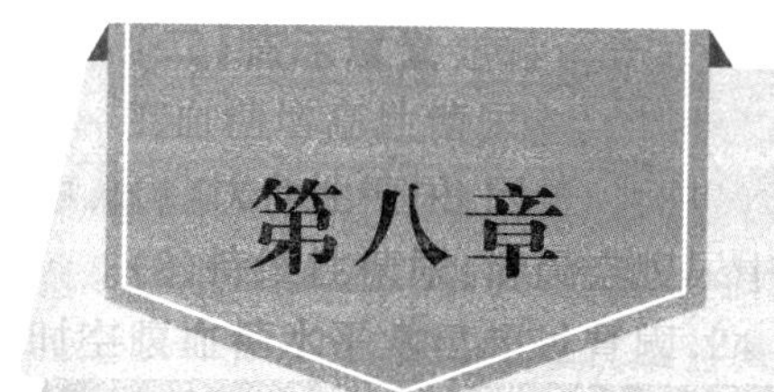

第八章　粪便检验

第一节　粪便理学检验

一、量

正常成人大多每天排便一次，其量为100～300 g，随食物种类、食量及消化器官的功能状态而异。摄取细粮及肉食为主者，粪便细腻而量少；进食粗粮特别是多量蔬菜后，因纤维素多致粪便量增加。当胃、肠、胰腺有炎症或功能紊乱时，因炎性渗出，肠蠕动亢进，消化吸收不良，可使粪便量增加。

二、外观

粪便的外观包括颜色与性状。正常成人的粪便为黄褐色成形便，质软；婴儿粪便可呈黄色或金黄色糊状。久置后，粪便的胆色素被氧化可致颜色加深。病理情况下可见如下改变。

（一）黏液便

正常粪便中的少量黏液，因与粪便均匀混合不易察觉，若有肉眼可见的黏液，说明其量增多。小肠炎时增多的黏液均匀地混于粪便之中；如为大肠炎，由于粪便已逐渐成形，黏液不易与粪便混合；来自直肠的黏液则附着于粪便的表面。单纯黏液便黏液无透明、稍黏稠，脓性黏液则呈黄白色不透明，见于各类肠炎、细菌性痢疾、阿米巴痢疾、急性血吸虫病。

（二）溏便

便呈粥状且内容粗糙，见于消化不良、慢性胃炎、胃窦潴留。

（三）胨状便

肠易激综合征患者常于腹部绞痛后排出黏胨状、膜状或纽带状物，某些慢性菌痢疾病者也可排出类似的粪便。

（四）脓性及脓血便

说明肠道下段有病变。常见于痢疾、溃疡性结肠炎、局限性肠炎、结肠或直肠癌。脓或血多少取决于炎症的类型及其程度，在阿米巴痢疾以血为主，血中带脓，呈暗红色稀果酱样，此时要注意与食入大量咖啡、巧克力后的酱色粪便相鉴别。细菌性痢疾则以黏液及脓为主，脓中带血。

（五）鲜血便

直肠息肉、结肠癌、肛裂及痔疮等均都可见鲜红色血便。痔疮时常在排便之后有鲜血滴落，而其他疾病多见鲜血附着于粪便的表面。过多地食用西瓜、番茄、红辣椒等红色食品，粪便亦可呈鲜血色，但很易与以上鲜血便鉴别。

（六）柏油样黑便

上消化道出血时，红细胞被胃肠液消化破坏，释放血红蛋白并进一步降解为血红素、卟啉和铁等产物，在肠道细菌的作用下铁与肠内产生的硫化物结合成硫化铁，并刺激小肠分泌过多的黏液。上消化道出血为50～75 mL时，可出现柏油样便，粪便呈褐色或黑色，质软，富有光泽，宛如柏油。如见柏油样便，且持续2～3 d，说明出血量至少为500 mL。当上消化道持续大出血时，排便次数可增多，而且稀薄，因而血量多，血红素不能完全与硫化物结合，加之血液在肠腔内推进快，粪便可由柏油样转为暗红色。服用活性炭、铁剂等之后也可排黑色便。但无光泽且隐血试验阴性。

（七）稀糊状或稀汁样便

常因肠蠕动亢进或分泌物增多所致，见于各种感染或非感染性腹泻，尤其是急性胃肠炎。小儿肠炎时肠蠕动加速，粪便很快通过肠道，以致胆绿素来不及转变为粪便胆素而呈绿色稀糊样便。遇大量黄绿色的稀汁样便并含有膜状物时应考虑到伪膜性肠炎；艾滋病伴发肠道隐孢子虫感染时也可排出大量稀汁样便。副溶血性弧菌食物中毒可排洗肉水样便，出血性小肠炎可见红豆汤样便。

（八）米泔样便

呈淘米水样，内含黏液片块，量大，见于重症霍乱、副霍乱患者。

（九）白陶土样便

由于各种原因引起的胆管梗阻，进入肠内的胆汁减少或缺失，以致无粪便胆素产生，使粪便呈灰白色，主要见于梗阻性黄疸。钡餐造影术后可因排出钡剂使粪便呈黄白色。

（十）干结便

常由于习惯性便秘，粪便在结肠内停留过久，水分过度吸收而排出羊粪便样的硬球或粪便球积成的硬条状粪便。于老年排便无力时多见。

（十一）细条状便

排便形状改变，排出细条或扁片状粪便，说明直肠狭窄，常提示有直肠肿物存在。

（十二）乳凝块

婴儿粪便中见有黄白色乳凝块，亦可能见蛋花样便，提示脂肪或酪蛋白消化不完全，常见于消化不良、婴儿腹泻。

三、气味

正常粪便有臭味，主要因细菌作用的产物如吲哚、粪臭素、硫醇、硫化氢等引起的。

肉食者臭味重，素食者臭味轻，粪便恶臭且呈碱性反应时，乃因未消化的蛋白质发生腐败所致；患者患慢性肠炎、胰腺疾病、消化道大出血，结肠或直肠癌溃烂时，粪便亦有腐败恶臭味。阿米巴性肠炎粪便呈鱼腥臭味，如脂肪及糖类消化或吸收不良时，由于脂肪酸分解及糖的发酵而使粪便呈酸臭味。

四、酸碱反应

正常人的粪便为中性、弱酸性或弱碱性。食肉多者呈碱性，高度腐败时为强碱性，食糖类及脂肪多时呈酸性，异常发酵时为强酸性。细菌性痢疾、血吸虫病粪便常呈碱性；阿米巴痢疾粪便常呈酸性。

五、病毒

目前研究最多的是轮状病毒和甲型肝炎病毒的检验。有研究报告指出轮状病毒是我国婴幼儿秋冬季节流行性腹泻的主要致病病原，由于这种腹泻没有特征性的病变指标，从大便中检出轮状病毒就是重要的诊断依据。而粪便中甲肝病毒的检出则是该患者具有传染性的可靠依据。由于病毒体积微小、生命形式不完善，这使得普通显微镜和无生命培养基在病毒检验中无用武之地。可用的检验方法有：血清学方法、电镜观察与分离培养（用动物接种、组织培养、细胞培养等）等。临床上往往采用免疫学方法进行快速诊断，且准确性和灵敏度都较高。电子显微镜或分离培养的方法比较费时、费事，往往在研究中采用。

六、寄生虫

在目视检查和显微镜检查中，已经有大部分寄生虫感染能被检出。蛔虫、蛲虫、带绦虫等较大虫体或其片段肉眼即可分辨，钩虫虫体须将粪便冲洗过方可看到。但是，由于虫卵和虫体在粪便中的分布高度不均一，使得目视检查和普通的涂片镜检结果重复性很差。在高度怀疑寄生虫感染的病例，应采用集卵法以及虫卵孵化实验等以提高检出率和重复性。服驱虫剂后应查找有无虫体，驱绦虫后应仔细寻找其头节。

七、结石

粪便中可见到胆石、胰石、粪石等，最重要且最多见的是胆石。常见于应用排石药物或碎石术之后，较大者肉眼可见到，较小者需用铜筛淘洗粪便后仔细查找才能见到。

（牛　鑫）

第二节　粪便化学检验

一、隐血试验

隐血是指消化道出血量很少，肉眼不见血色，而且少量红细胞又被消化分解致显微镜下也无从发现的出血状况而言。隐血试验对胃癌和大肠癌等消化道肿瘤持续的消化道出血可能是其早期出现的唯一特征，且大便隐血检查属无创检查，试验方便、费用低廉，适合进行长期观察，因而大便隐血试验则目前仍旧是消化道疾病早期发现的较好试验。

（一）方法学评价

隐血试验（occult blood test，OBT）目前主要采用化学法。如邻联甲苯胺法、还原酚酞法、联苯胺法、氨基比林法、无色孔雀绿法、愈创木酯法等。其实验设计原理基于血红蛋白中的含铁血红素部分有催化过氧化物分解的作用，能催化试剂中的过氧化氢，分解释放新生态氧，氧化上述色原物质而呈色。呈色的深浅反映了血红蛋白多少，亦即出血量的大小。经上试验方法虽然原理相同，但在实际应用中却由于粪便的成分差别很大，各实验室具体操作细节如粪便取材多少、试剂配方、观察时间等不同，而使结果存在较大差异。多数文献应用稀释度的血红蛋白液对这些方法灵敏度的研究表明，邻联甲苯胺法、还原酚酞法最灵敏，可检测 0.2～1 mg/L 的血红蛋白，只要消化道有 1～5 mL 的出血就可检出。还原酚酞法由于试剂极不稳定，放置可自发氧化变红而被摒弃。高度灵敏的邻联甲苯胺法常容易出现假阳性结果，中度灵敏的试验包括联苯胺法、无色孔雀绿法，可检出 1～5 mg/L 的血红蛋白，消化道有 5～10 mL 出血即为阳性。联苯胺法由于有致癌作用，而无色孔雀绿法在未加入异喹啉时灵敏度差，需 20 mg/L 血红蛋白，试剂配制和来源均不如匹拉米洞方法方便。愈创木酯法灵敏度差，需 6～10 mL/L 血红蛋白才能检出，此时消化道出血可达 20 mL 但假阳性很少，如此法为阳性，基本可确诊消化道出血。目前国内外生产应用四甲基联苯胺和愈创木酯为显色基质的隐血试带，使隐血试验更为方便。

以上各种隐血试验化学法虽简单易行，但均基于血红蛋白中的血红素可促使双氧水分解释放新生态氧，使色原物质氧化这一原理，方法上缺乏特异准确性。此外，化学试剂不稳定，久置后可使反应减弱。外源性动物食品如含有血红蛋白、肌红蛋白，其血红素的作用均可使试验呈阳性，大量生食蔬菜中含有活性的植物过氧化物酶也可催化双氧水分解，出现假阳性反应，所以除愈创木酯法外均要求素食 3 d，为此有人提出将粪便用水作 1∶3 稀释加热煮沸再加冰乙酸和乙醚提取血红蛋白测定可排除干扰。此法虽然可靠，但不适用于常规工作。另外，血液如在肠道停留过久，血红蛋白被细菌降解，血红素不复存在，则会出现与病情不符的阴性结果，患者服用大量维生素 C 或其他具有还原作用的药物，在实验中可使过氧化物还原，不能再氧化色原物质，亦可使隐血试验呈假阴性。除上述干扰隐血试验外亦可由于检验人员取材部位不同，标本反应时间不同，检验员对显色判断不同，故在不同方法的试验中，还可产生误差等，致使目前国内外尚无统一公认的推荐的方法，更谈不到实验的标准化。

为解决传统隐血试验的特异性问题及鉴别消化道出血部位，人们探索了一些新的隐血试验方法，如同位素铬（^{51}Cr）法等同位素法和各种免疫学方法。

1.同位素方法

（1）铬（^{51}Cr）法测定大便隐血量。①原理：^{51}Cr-红细胞经静脉注射后，正常不进入消化道，消化道出血时则进入并不被吸收，随大便排出；将大便中的放射性与每毫升血液中放射性比较计算可求出胃肠道出血量。②方法：静脉注射^{51}Cr-RBC 7.4 MBq 后，收集 72 h 大便，称重测放射性，并在开始时和收集大便结束时抽静脉血测每毫升放射性计数。按公式计算结果：72 h 出血量（mL）＝大便总放射性/每毫升血放射性。

（2）锝标记红细胞法定位诊断胃肠道出血。①原理：当胃肠道出血时，锝标记红细胞或胶体随血液进入胃肠道；②方法：静脉注射显像剂后以 2～5 min 一帧的速度连续显像 0.5～1 h，必要时延迟显像；③临床应用：适应于活动性胃肠道出血的诊断和大致定位。急性活动出血用锝标胶体显像，间歇出血者用锝标 RBC 显像。诊断准确率在 80%左右，能够探测出血率高于每分钟 0.1 mL的消化道出血。

尽管同位素方法的灵敏度和特异性无可非议，甚至还可以对出血点进行准确定位，但临床很难接受将一种应用放射性同位素的、操作复杂的、需要特殊仪器的方法普遍用来进行一个没有特异性的指标的检验。

2.免疫学方法

免疫学方法以其特异性和灵敏度而广受临床检验的欢迎，如免疫单扩法、免疫电泳、酶联免

 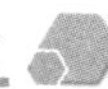

疫吸附试验、免疫斑点法、胶乳免疫化学凝聚法,放射免疫扩散法、反向间接血凝法、胶体金标记夹心免疫检验法等。此类试验所用抗体分为两大类,一种为抗人血红蛋白抗体,另一种为抗人红细胞基质抗体。免疫学方法具有很好的灵敏度,一般血红蛋白为0.2 mg/L、0.03 mg/g粪便就可得到阳性结果,且有很高的特异性。据赫索格和卡梅隆等研究,正常人24 h胃肠道生理性失血量为0.6 mL,若每天多于2 mL,则属于病理性出血。由于免疫学方法的高度敏感性,又由于有正常的生理性失血,如此高的灵敏度,要在某些正常人特别是服用刺激肠道药物后可造成假阳性。但免疫学方法隐血试验主要检测下消化道的优点,目前被认为是对大肠癌普查最适用的试验。免疫学方法隐血试验主要检测下消化道出血,约有40%~50%的上消化道出血不能检出。原因是:①血红蛋白或红细胞经过消化酶降解或消化殆尽已不具有原来免疫原性;②过量大出血而致反应体系中抗原过剩出现前带现象;③患者血红蛋白的抗原与单克隆抗体不配。因此,有时外观为柏油样便而免疫法检查却呈阴性或弱阳性,此需将原已稀释的粪便再稀释50~100倍重做或用化学法复检。此外,免疫学的方法也从检测血红蛋白与人红细胞基质扩展到测定粪便中其他随出血而出现的带有良好的抗原性而又不易迅速降解的蛋白质,如清蛋白、转铁蛋白等,灵敏度达2 mg/L。

为了使免疫学方法在检测粪便潜血时尽可能简便,以适应大规模大肠癌普查的需要和临床快速报告的要求,有的公司已经推出单克隆抗体一步法试验,如美国万华普曼生物工程有限公司。他们所采用的粪便潜血免疫一步法是一种快速简便、无嗅无味的三明治夹心免疫检验法。具有特异性强、高灵敏度(0.03 mgHb/g粪)、检验快速(1~5 min)、操作简单(一步检验)、试剂易保存(室温)和结果简单易读的优点,在诊断和治疗引起胃肠道出血的疾病有重要意义,特别是消化道癌肿患者87%大便隐血为阳性。

3.其他方法

近年来某些实验室还采用卟啉荧光法血红蛋白定量试验,用紫草酸试剂使血红素变为卟啉进行荧光检测,这样除可测粪便未降解的血红蛋白外,可对上、下消化道出血同样敏感,但外源性血红素、卟啉类物质具有干扰性,且方法较复杂,故不易推广使用。

(二)临床意义

粪便隐血检查对消化道出血的诊断有重要价值。消化性溃疡、药物致胃黏膜损伤(如服用吲哚美辛、糖皮质激素等)、肠结核、克罗恩病、溃疡性结肠炎、结肠息肉、钩虫病及胃癌、结肠癌等消化肿瘤时,粪便隐血试验均常为阳性,故须结合临床其他资料进行鉴别诊断。在消化性溃疡时,阳性率为40%~70%,呈间断性阳性。消化性溃疡治疗后当粪便外观正常时,隐血试验阳性仍可持续5~7 d,此后如出血完全停止,隐血试验即可转阴。消化道癌症时,阳性率可达95%,呈持续性阳性,故粪便隐血试验常作为消化道恶性肿瘤诊断的一个筛选指标。尤其对中老年人早期发现消化道恶性肿瘤有重要价值。此外,在流行性出血热患者的粪便中隐血试验也有84%的阳性率,可作为该病的重要佐证。

二、粪胆色素检查

正常粪便中无胆红素而有粪胆原及粪胆素。粪胆色素检查包括胆红素、粪胆原、粪胆素检查。

(一)粪胆红素检查

婴儿因正常肠道菌群尚未建立或成人因腹泻致肠蠕动加速,使胆红素来不及被肠道菌还原时，粪便可呈金黄色或深黄色，胆红素定性试验为阳性，如部分被氧化成胆绿素。为快速检测粪便中的胆红素可用 Harrison 法，如呈绿蓝色为阳性。

（二）粪胆原定性或定量

粪便中的粪胆原在溶血性黄疸时，由于大量胆红素排入肠道被细菌还原而明显增加；梗阻性黄疸时由于排向肠道的胆汁少而粪便胆原明显减少；肝细胞性黄疸时粪胆原则可增加也可减少，视肝内梗阻情况而定。粪便胆原定性或定量对于黄疸类型的鉴别具有一定价值。无论定性或定量均采用 Ehrlich 方法，生成红色化合物，正常人每 100 g 粪便中胆原量为 75～350 mg。低于或高于参考值可助诊为梗阻性或溶血性黄疸。

（三）粪胆素检查

粪便胆素是由粪便胆原在肠道中停留被进一步氧化而成，粪便由于粪胆素的存在而呈棕黄色，当胆管结石、肿瘤而致完全阻塞时，粪便中因无胆色素而呈白陶土色。可用氯化汞试剂联合检测胆红素及粪便胆素，如粪便悬液呈砖红色表示粪胆素阳性，如显绿色则表示有胆红素被氧化为胆绿素，如不变色，表示无胆汁入肠道。

三、消化吸收功能试验

消化吸收功能试验是一组用以检查消化道功能状态的试验。近年来由于采用了各种放射性核素技术而取得了很大进展，这组试验包括脂肪消化吸收试验，蛋白质消化吸收试验和糖类消化吸收试验等，但操作技术复杂，不便常规使用。因此更要强调在粪便一般镜检中观察脂肪小滴，以此作为胰腺功能不全的一种筛选指标。

此外，还可做脂肪定量测定，即在普通膳食情况下，每人每 24 h 粪便中的总脂肪为 2～5 g（以测定的总脂肪酸计量）或为干粪便的 7.3%～27.6%。粪便脂质主要来源是食物，小部分系来源于胃肠道分泌、细胞脱落和细菌的代谢产物。在疾病情况下，由于脂肪的消化或吸收能力减退，粪便中的总脂量可以大为增加，若 24 h 粪便中总脂量超过 6 g 时，称为脂肪泻。慢性胰腺炎、胰腺癌、胰腺纤维囊性变等胰腺疾病，梗阻性黄疸，胆汁分泌不足的肝胆疾病，小肠病变如肠性脂质营养不良病，蛋白丧失性肠病时均可引起脂肪泻。

脂肪定量可协助诊断以上疾病。常用的方法有称量法和滴定法。称量法是将粪便标本经盐酸处理后，使结合脂肪酸变为游离的脂肪酸，再用乙醚萃取中性脂肪及游离脂肪酸，经蒸发除去乙醚后在分析天平上精确称其重量。滴定法原理是将粪便中脂肪与氢氧化钾溶液一起煮沸皂化，冷却后加入过量的盐酸使脂皂变为脂酸，再以石油醚提取脂酸，取一份提取液蒸干，其残渣以中性乙醇溶解，以氢氧化钠滴定，计算总脂肪酸含量。

利用脂肪定量也可计算脂肪吸收率，以估计消化吸收功能。具体做法是在测定前 2～3 d 给予脂肪含量为 100 g 的标准膳食，自测定日起，仍继续给予标准膳食连续 3 d，每天收集 24 h 晨粪便做总脂测定。

脂肪吸收率（%）＝（膳食总脂量－粪便总脂量）/膳食总脂量×100%。

正常人每天摄入脂肪 100 g，其吸收率在 95%以上，脂肪泻吸收率明显减低。

目前检测有无胰蛋白缺乏的试验有 X 线胶消化法。由于该法准确度和精密性都很差，而很少应用。

（牛　鑫）

 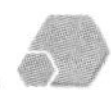

第三节 粪便显微镜检验

粪便直接涂片显微镜检查是临床常规检验项目。可以从中发现病理成分，如各种细胞、寄生虫卵、真菌、细菌、原虫等，并可通过观察各种食物残渣以了解消化吸收功能。为此，必须熟悉这些成分的形态。

一般采用生理盐水涂片法，以竹签取含黏液脓血的部分，若为成形便则取自粪便表面，混悬于载有一滴生理盐水的载玻片上，涂成薄片，厚度以能透视纸上字迹为度，加盖玻片，先用低倍镜观察全片有无虫卵、原虫包囊、寄生虫幼虫及血细胞等，再用高倍镜详细检查病理成分的形态及结构。

一、细胞

(一)白细胞

正常粪便中不见或偶见，多在带黏液的标本中见到，主要是中性分叶核粒细胞。肠炎一般少于15/HP，分散存在。具体数量多少与炎症轻重及部位有关。小肠炎症时白细胞数量不多，均匀混于粪便内，且因细胞部分被消化而不易辨认。结肠炎症如细菌性痢疾时，可见大量白细胞或成堆出现的脓细胞，亦可见到吞有异物的吞噬细胞。在肠易激综合征、肠道寄生虫病(尤其是钩虫病及阿米巴痢疾)时，粪便涂片还可见较多的嗜酸性粒细胞，可伴有夏科-莱登结晶。

(二)红细胞

正常粪便中无红细胞。肠道下段炎症或出血可出现，如痢疾、溃疡性结肠炎、结肠癌、直肠息肉、急性吸虫病等。粪便中新鲜红细胞为草黄色、稍有折光性的圆盘状。细菌性痢疾红细胞少于白细胞，多分散存在且形态正常；阿米巴痢疾者红细胞多于白细胞，多成堆存在并有残碎现象。

(三)巨噬细胞(大吞噬细胞)

为一种吞噬较大异物的单核细胞，在细菌性痢疾和直肠炎症时均可见到。其胞体较中性粒细胞为大，或为其 3 倍或更大，呈圆形、卵圆形或不规则形，胞核为 1～2 个，大小不等，常偏于一侧。无伪足伸出者，内外质界限不清。常含有吞噬的颗粒及细胞碎屑，有时可见含有红细胞、白细胞、细菌等，此类细胞多有不同程度的退化变性现象。若其胞质有缓慢伸缩时，应特别注意与溶组织内阿米巴滋养体区别。

(四)肠黏膜上皮细胞

整个小肠、大肠黏膜的上皮细胞均为柱状上皮，只有直肠齿状线处由复层立方上皮、未角化的复层鳞状上皮所被覆。生理情况下，少量脱落的柱状上皮多已被破坏，故正常粪便中见不到。结肠炎症时上皮细胞增多，呈卵圆形或短柱形状，两端钝圆，细胞较厚，结构模糊，夹杂于白细胞之间，伪膜性肠炎的肠黏膜小块中可见到成片存在的上皮细胞，其黏液胨状分泌物中亦可大量存在。

(五)肿瘤细胞

取乙状结肠癌、直肠癌患者的血性粪便及时涂片染色，可能见到成堆的具异形性的癌细胞。

在进行细胞镜检时，至少要观察 10 个高倍镜视野，然后就所见对各类细胞的多少给予描述，报告方式见表 8-1。

表 8-1 粪便涂片镜检时细胞成分的报告方式

10 个高倍视野(HP)中某种细胞所见情况	报告方式(某种细胞数/HP)
10 个高倍视野中只看到 1 个	偶见
10 个高倍视野中有时不见,最多在一个视野见到 2～3 个	0～3
10 个高倍视野中每视野最少见 5 个,多则 10 个	5～10
10 个高倍视野中每视野都在 10 个以上	多数
10 个高倍视野中细胞均匀分布满视野,难以计数	满视野

二、食物残渣

正常粪便中的食物残渣均系已充分消化后的无定形细小颗粒,可偶见淀粉颗粒和脂肪小滴等未经充分消化的食物残渣,常见有以下几种。

(一)淀粉颗粒

一般为具有同心性纹或不规则放射线纹的大小不等的圆形、椭圆形或棱角状颗粒,无色,具有一定折光性。滴加碘液后呈黑蓝色,若部分水解为糊精者则呈棕红色,腹泻者的粪便中常易见到,在慢性胰腺炎、胰腺功能不全、碳水化合物消化不良时可在粪便中大量出现,并常伴有较多的脂肪小滴和肌肉纤维。

(二)脂肪

粪便中的脂肪有中性脂肪、游离脂肪酸和结合脂肪酸三种形式,中性脂肪亦即脂肪小滴,呈大小不一、圆形折光强的小球状。用苏丹Ⅲ染色后呈朱红色或橘色。大量存在时,提示胰腺功能不全,因缺乏脂肪酶而使脂肪水解不全所致,见于急、慢性胰腺炎,胰头癌,吸收不良综合征,小儿腹泻等。游离脂肪酸为片状、针束状结晶,加热溶化。片状者苏丹Ⅲ染为橘黄色,而针束状者不染色。其增多表示脂肪吸收障碍,可见于阻塞性黄疸,肠道中缺乏胆汁时。结合脂肪酸是脂肪酸与钙、镁等结合形成不溶性物质,呈黄色不规则块状或片状,加热不溶解,不被苏丹Ⅲ染色。

正常人食物中的脂肪经胰脂肪酶消化分解后大多被吸收,粪便中很少见到。如镜检脂肪小滴>6 个/高倍视野,视为脂肪排泄增多,如大量出现称为脂肪泻,常见于腹泻患者。此外,食物中脂肪过多,胆汁分泌失调,胰腺功能障碍也可见到,尤其在慢性胰腺炎患者排出有特征性的粪便:量多,呈泡沫状,灰白色有恶臭,镜检有较多的脂肪小滴。

(三)肌纤维

日常食用的肉类主要是动物的横纹肌,经蛋白酶消化分解后多消失。大量肉食后可见到少量肌纤维,但在一张盖片范围内(18 mm×18 mm)不应超过 10 个,为淡黄色条状、片状、带纤维的横纹,如加入伊红可染红色。在肠蠕动亢进、腹泻或蛋白质消化不良时可增多,当胰腺外分泌功能减退时,不但肌肉纤维增多,且其纵横纹均易见,甚至可见到细胞核,这是胰腺功能严重不全的佐证。

(四)胶原纤维和弹性纤维

为无色或微黄色束状边缘不清晰的线条状物,正常粪便中很少见到。有胃部疾病而缺乏胃蛋白酶时可较多出现。加入 30%醋酸后,胶原纤维膨胀呈胶状而弹性纤维的丝状形态更为清晰。

(五)植物细胞及植物纤维

正常粪便中仅可见少量的形态多样化。植物细胞可呈圆形、长圆形、多角形、花边形等,无色或淡黄色、双层细胞壁,细胞内有多数叶绿体,须注意与虫卵鉴别。植物纤维为螺旋形或网格状结构。植物毛为细长、有强折光、一端呈尖形的管状物,中心有贯通两端的管腔。肠蠕动亢进、腹泻时此类成分增多,严重者肉眼即可观察到粪便中的若干植物纤维成分。

三、结晶

在正常粪便中,可见到少量磷酸盐、草酸钙、碳酸钙结晶,均无病理意义。夏科-莱登结晶为无色透明的菱形结晶,两端尖长,大小不等,折光性强,常在阿米巴痢疾、钩虫病及过敏性肠炎粪便中出现,同时可见到嗜酸性粒细胞。血晶为棕黄色斜方形结晶,见于胃肠道出血后的粪便内,不溶于氢氧化钾溶液,遇硝酸呈蓝色。

四、细菌

(一)正常菌群与菌群失调

正常菌群与菌群失调粪便中细菌极多,占干重1/3,多属正常菌群。在健康婴儿粪便中主要有双歧杆菌、拟杆菌、肠杆菌、肠球菌、少量芽孢菌(如梭状菌属)、葡萄球菌等。成人粪便中以大肠埃希菌、厌氧菌和肠球菌为主要菌群,约占80%;产气杆菌、变形杆菌、铜绿假单胞菌等多为过路菌,不超过10%。此外,尚可有少量芽孢菌和酵母菌。正常人粪便中菌量和菌谱处于相对稳定状态,保持着细菌与宿主间的生态平衡。若正常菌群突然消化或比例失调,临床上称为肠道菌群失调症。其确证方法需通过培养及有关细菌学鉴定。但亦可作粪便涂片,行革兰染色后油浸镜观察以初步判断。正常粪便中球菌和杆菌的比例大致为1∶10。长期使用广谱抗生素、免疫抑制剂及慢性消耗性疾病患者,粪便中球/杆菌比值变大,若比值显著增大,革兰阴性杆菌严重减少,甚至消失,而葡萄球菌或真菌等明显增多,常提示有肠道菌群紊乱或发生二重感染,此种类型菌群失调症称伪膜性肠炎,此时粪便多呈稀汁样,量很大,涂片革兰染色常见培养证明为金黄色溶血性葡萄球菌,其次为假丝酵母菌。由厌氧性难辨梭状芽孢杆菌引起的伪膜性肠炎近年来日渐增多,应予以重视。

(二)霍乱弧菌初筛

霍乱在我国《急性传染病管理条例》中列为“甲类”,其发病急,病程进展快,因此要求快速、准确报告。霍乱弧菌肠毒素具有极强的致病力,作用于小肠黏膜引起肠液大量分泌,导致严重水、电解质平衡紊乱而死亡。用粪便悬滴检查和涂片染色有助于初筛此菌。取米泔样粪便生理盐水悬滴检查可见呈鱼群穿梭样运动活泼的弧菌,改用霍乱弧菌抗血清悬滴检查,即做制动试验时呈阳性反应弧菌不再运动。粪便黏液部分涂片革兰染色及稀释苯酚品红染色后,油浸镜观察若见到革兰阴性红色鱼群样排列,呈现逗点状或香蕉样形态的弧菌,则需及时报告和进行培养与鉴定。

(三)其他致病菌分离培养

目前已认识到的能从粪便中发现的病原微生物达数十种之多,如沙门氏菌属、志贺氏菌属、酵母菌以及致病性大肠埃希菌和绿脓杆菌等。要从大便标本的大量菌群中分离这几十种致病菌,检验科一般采用选择性培养基如SS琼脂、GN增菌液、麦康凯琼脂等。但是目前没有一种能用于所有致病菌的选择培养基(事实上很难或不可能做到),因此临床上往往采用多种选择性培养基联用以提高检出率。

五、肠道真菌

(一)普通酵母菌

普通酵母菌是一种环境中常见的真菌,可随环境污染而进入肠道,也可见于服用酵母片后。胞体小,常呈椭圆形,两端略尖,微有折光性,不见其核,如繁殖可见侧芽,常见于夏季已发酵的粪便中。其形态有时与微小阿米巴包囊或红细胞相混合但加入稀醋酸后不消失,而红细胞则被溶解。在菌群失调症患者,尚需与白色假丝酵母菌相区别,后者须见到假菌丝与厚膜孢子方可诊断,否则只能报告酵母菌。

(二)人体酵母菌

为一种寄生于人体中的真菌,亦称人体酵母菌。呈圆形或卵圆形,直径 5～15 μm,大小不一。内含一个大而透明的圆形体,称为液泡。此菌幼稚期液泡很小,分散于胞质之中,成熟时液泡聚合成一个大球体,占细胞的大部分。在液泡周围的狭小的胞质带,内有数颗反光性强的小点。此菌有时易与原虫包囊,特别有人芽囊原虫和白细胞相混淆,可用蒸馏水代替生理盐水进行涂片,此时人体酵母菌迅速破坏消失而原虫包囊及白细胞则不被破坏。亦可用碘染色,液泡部分不着色,胞质内可见 1～2 核,此菌一般无临床意义。大量出现时可致轻微腹泻。

(三)假丝酵母菌

过去也译作念珠菌。正常粪便中极少见,如见到首先应排除由容器污染或粪便在室温放置过久引起的污染,病理粪便中出现的假丝酵母菌以白色假丝酵母菌最为多见,常见于长期使用广谱抗生素、激素、免疫抑制剂和放、化疗之后。粪便中可见卵圆形、薄壁、折光性强、可生芽的酵母样菌,革兰染色阳性,可见分支状假菌丝和厚壁孢子。

六、寄生虫卵

从粪便中检查寄生虫卵,是诊断肠道寄生虫感染的最常用的化验指标。粪便中常见的寄生虫的卵有蛔虫卵、钩虫卵、鞭虫卵、蛲虫卵、华支睾吸虫卵、血吸虫卵、姜片虫卵、带绦虫卵等。寄生虫卵的检验一般用生理盐水涂片法,除华支睾吸虫需用高倍镜辨认外,其他均可经低倍镜检出。在识别寄生虫卵时应注意虫卵大小、色泽、形态,卵壳的厚薄、内部结构特点,认真观察予以鉴别,观察 10 个低倍视野,以低倍镜所见虫卵的最低数和最高数报告。为了提高寄生虫卵的检出阳性率,还可采用离心沉淀法,静置沉淀集卵法,通过去除粪渣、洗涤沉淀后涂片镜检,此种集卵法适用于检出各种虫卵,也可采用饱和盐水浮聚法,此法适用于检查钩虫卵、蛔虫卵及鞭虫卵。

七、肠寄生原虫

肠寄生原虫包括阿米巴原虫、隐孢子虫、鞭毛虫、纤毛虫和人芽囊原虫。

(一)肠道阿米巴

包括溶组织内阿米巴、脆弱双核阿米巴和结肠米巴内阿米巴等。检查阿米巴时可直接用生理盐水涂片查滋养体,用碘染色法查包囊。溶组织内阿米巴性痢疾病者粪便中可见大滋养体;带虫者和慢性间歇型阿米巴痢疾粪便中常见小滋养体、包囊前期及包囊,应注意与结肠内阿米巴鉴别。脆弱双核阿米巴通常寄生在人体结肠黏膜腺窝里,只有滋养体,尚未发现包囊,具有一定的致病力,可引起腹泻,易与白细胞混淆,应注意鉴别。结肠内阿米巴寄生在大肠腔,为无致病性共

生阿米巴，对人感染较溶组织阿米巴普遍，无论滋养体或包囊均需与后者区分。

(二)隐孢子虫

属肠道完全寄生性原虫。主要寄生于小肠上皮细胞的微绒毛中。目前至少存在着大型种和小型种两种不同形态的种别，在人体和多种动物体内寄生的均属小型种，即微小隐孢子虫。自1982 年为获得性免疫缺陷综合征的重要病原。已列为艾滋病重要检测项目之一。人体感染隐孢子虫其临床表现因机体免疫状况而异，在免疫功能健全的人主要为胃肠炎症状，呕吐、腹痛、腹泻，病程1～2 周可自愈；在免疫功能缺陷或 AIDS 患者则有发热、嗳气、呕吐，持续性腹泻，排稀汁样大便，每天多达 70 多次，排水量每天达12～17 L，导致严重脱水、电解质紊乱和营养不良而死亡。隐孢子虫病的诊断主要靠从粪便中查该虫卵囊。由于卵囊直径仅为 4.5～5.5 μm，且透明反光，不易识别，需用比密 1.20 蔗糖水浓集法于 600 倍放大条件下始可看到，换用 1 000～1 500 倍放大，易于看到内部结构(有 4 个弯曲密迭的子孢子及一个圆形的球状残体)。吉姆萨染色卵囊呈淡蓝色，伴有红色颗粒状内含物。用相差显微镜观察时效果更佳。

(三)鞭毛虫和纤毛虫

人体常见的鞭毛虫及纤毛虫有蓝氏贾第鞭毛虫、迈氏唇鞭毛虫、人肠毛滴虫、肠内滴虫、中华内滴虫和结肠小袋纤毛虫等。蓝氏贾第鞭毛虫寄生在小肠内(主要在十二指肠)，可引起慢性腹泻；如寄生在胆囊，可致胆囊炎。结肠小袋纤毛虫寄生于结肠内，多呈无症状带虫状态。当滋养体浸入肠壁可引起阿米巴样痢疾。人肠毛滴虫一般认为列致病性，迈氏唇鞭毛虫及中华肠内滴虫较少见，一般不致病，除人肠毛滴虫仅见到滋养体外，其他鞭毛虫、纤毛虫都可见到滋养体与包囊。在粪便直接涂片观察时要注意它们的活动情况，并以鞭毛、波动膜、口隙、细胞核等作为鉴别的依据，必要时可在涂片尚未完全干燥时用瑞特染色或碘液、铁苏木精染色进行形态学鉴别。

(四)人芽囊原虫

人芽囊原虫于 1912 年由 Brumpt 首先命名，其后分类位置一直很乱。1967 年以前曾被误认为酵母菌、鞭毛虫的包囊等。目前认为人芽囊原虫是寄生在高等灵长类动物和人体消化道内的原虫。可引起腹泻。其形态多样，有空泡型、颗粒型、阿米巴型和复分裂型虫体，只有阿米巴型为致病性虫体。

(牛　鑫)

第四节　粪便基因检验

近年来，大肠癌发病率有上升趋势，全世界每年新增病例高达 57 万，占全部确诊癌症的4%。大肠癌的症状、体征均无特异性，致使临床上确诊的大肠癌大部分为中、晚期，临床治疗效果差，5 年生存率极低。如能早期诊断出大肠癌，可使 90%以上的患者得到治愈。因此，大肠癌的筛选诊断工作非常重要。既往应用最普遍的筛选检查是大便潜血实验(FOBT)，虽然 FOBT在筛选大肠癌方面取得一些进展，但有很高的假阳性率和假阴性率。纤维结肠镜检查是检出大肠癌的可靠方法，但该方法为侵入性且需要一定的设备和仪器，操作要求也较高，目前尚不能用于大范围人群筛选普查。肿瘤标志物检查，如癌胚抗原(CEA)、CA19-9 及肿瘤相关抗原 T、Tn 及TAG-T2 等，虽然对大肠癌的临床诊断及预后判断有帮助，但对早期大肠癌诊断的特异性及敏感性均不高。随着分子生物学的发展，人们认识到肿瘤的发生发展归因于相关基因突变，而粪便中的脱落细胞包含着与大肠癌关系密切的突变基因，粪便中基因检测可望成为筛选诊断大肠癌的新方法。

一、粪便基因筛检的分子生物学基础

分子生物学研究表明，肿瘤的产生是多能干细胞向正常细胞增殖、分化的过程中，受环境因素和遗传因素的影响，相关基因发生改变的结果。肿瘤细胞的基因与基因表达与正常细胞有显著区别，因此如能检出这种基因改变就能为肿瘤的诊断和预防提供条件。肿瘤不是单基因疾病，肿瘤的发生发展是肿瘤相关基因的多阶段积累的改变过程，涉及多种癌基因激活和多种抑癌基因失活。如能在早期检出基因突变信息，就可以获得细胞癌变的信号，从而对肿瘤的早期诊断和预防带来积极意义。

目前认为一种肿瘤的产生需要4～5个相关癌基因的改变；与大肠癌相关的癌基因主要有*ras*、*c-myc*、*c-erb*2等，与大肠癌相关的抑癌基因主要有*APC*/*MCC*、*DCC*、*p*53及*RB*等。在大肠癌形成过程中，*ras*、*c-myc*癌基因和*APC*、*MCC*抑癌基因的改变是早期事件。*Ras*基因改变主要发生在12、13或16密码子，大约50%的大肠癌和50%的大肠腺癌（直径>1 cm）发现有*ras*基因突变。等位基因的丢失最常见于17p染色体等位基因的缺失。虽然这种缺失在大肠腺瘤的各个时期都很少见到，但有人发现17p等位基因丢失与腺瘤向癌转变有关。17p染色体等位基因丢失的常见部位为*p*53基因，*K-ras*、*p*53基因是人类癌症最常见的突变基因，两者的检出对大肠癌的诊断很有帮助。包含*APC*基因和*MCC*基因的5q等位基因的缺失占散发性大肠癌的35%。这些基因的特异性改变可成为诊断肿瘤的标记。

人们很早就发现，结肠黏膜上皮不断脱落入肠腔随粪便排出，其更新周期约为每小时1%，整个大肠黏膜3～4 d即可重新更换一次，而生长旺盛的肿瘤组织更新更快。虽然这些黏膜细胞脱落后很快从粪便中排出，但由于粪便物质的存在，用脱落细胞学手段难以发现异常细胞。要进行细胞学分析，只有从直肠、结肠的灌洗液中才能得到比较干净的细胞，这无疑又增加了方法的难度和患者的痛苦。然而，应用分子生物学技术检测粪便中的相关基因突变，则不受粪便其他物质的影响，且可以批量筛查，可望成为大肠癌的筛选和早期诊断的一种敏感而有效的方法。

二、粪便基因突变检测方法

有学者于1992年首次阐述可以从大肠癌粪便脱落细胞检出*K-ras*基因突变，但他所采用的方法比较复杂，因而不能用于常规例行诊断。目前检测粪便基因突变的方法主要有：①免疫组织化学检测（IHC）；②印迹杂交；③DNA直接测序；④PCR产物单链DNA泳动变位技术和错配PCR技术。传统的印迹杂交和DNA直接测序，虽然可准确地确定突变的类型及部位，但操作复杂、技术要求高、时间长、费用较高，不适用于临床筛检基因突变。目前多采用的是免疫组织化学法检测癌相关基因产物，如检测p53蛋白、*ras*基因的p21蛋白及*c-myc*的p62蛋白。虽然该技术简单，但有相当一部分基因改变检测不到，且运用不同的抗体需要不同的解释标准，临床意义也不同。用免疫组化（IHC）检测p53蛋白和用PCR-SSCP检测*p*53基因突变发现，IHC对大肠癌的p53蛋白检测率为23%，而PCR-SSCP分析技术检出*p*53基因突变率为39%，两者的符合率为68%，不符合率为32%，说明p53蛋白积累不能代表有*p*53基因突变，反之亦然。有研究者

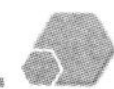

认为 p53 蛋白免疫组化阳性并不一定是突变的 *p*53 积累，还可能是稳定的野生型 p53 蛋白在起作用。因为当正常细胞的 DNA 受损害时，野生型 p53 蛋白也会过量表达。在其他种类的癌组织中也发现 p53 蛋白增加并没有相应的 *p*53 基因突变。

PCR 及其相关技术的迅速发展也为快速、简便、灵敏地筛选突变基因带来了可能。其中 PCR 产物的单链 DNA 泳动变位技术(mobility shifls)在诊断基因突变方面有满意的敏感性(90%～100%)并能筛选大量样本。该技术包括变性梯度凝胶电泳(DGGE)、温度梯度凝胶电泳(TGGE)、限制性片段多态性分析(RFCP)、单链构象多态性分析(SSCP)，其中，DGGE 和 TGGE 法价格昂贵，其临床应用受限制。

目前，PCR-SSCP 是最受重视的分析技术，该技术利用相同长度的单链 DNA 在非变性的凝胶电泳中不同迁移位置仅取决于单链二级空间构象——碱基排列结构，从而将突变基因片断与正常基因片断区分开来。其优点为：①操作简单，不需要特殊仪器，技术容易掌握；②实验周期短，最快可在 24 h 内得到检测结果，并不受 PCR 扩增差错的影响；③不仅可检查出单碱基置换，还可检出数个碱基插入或缺失；④可采用放射性同位素标记，使其更容易在临床上推广使用。日本学者于 1996 年开始对粪便标本中的 *p*53 基因进行 PCR-SSCP 分析，结果发现在 11 例有 *p*53 基因突变的手术标本中有 7 例在粪便中查出 *p*53 基因突变；在 5 例潜血试验阳性的患者中有 3 例粪便标本检出 *p*53 基因突变，故认为利用 PCR-SSCP 对粪便肿瘤脱落细胞的基因突变进行分析可在临床推广应用。但该技术易产生假阳性，为其不足之处。这可能是由于在扩增的片断中，大部分为正常的基因片段，突变的基因片段较少，因此在电泳泳动变位上显示不佳。为了确定 PCR-SSCP 检测的敏感性，将肿瘤细胞混以正常细胞，浓度依次由 0%～90%递增，然后进行 PCR-SSCP 分析，结果发现当采用放射性标记时肿瘤细胞浓度须达 5%，PCR-SSCP 分析才能检出 *p*53 基因突变，而当用非放射性标记时肿瘤细胞浓度必须达到 10%～15%才能显示出阳性结果。

在大肠癌患者粪便中，特别是早期癌患者的粪便中，正常的 DNA 片断常超出异常 DNA 片段100～1 000 倍，使用 SSCP 分析时肿瘤相关基因的泳动变位不清楚。

近年有人用特异等位基因 PCR 扩增(ASA)可以解决这一难题。其主要原理是当特异性引物与模板之间出现错配(mismatch)，特别是 3′末端碱基与模板之间出现错配时，由于 TagDNA 聚合酶缺乏 3′-5′核酸外切酶活性，因此对错误配对的碱基不能进行修改，故该引物的 PCR 扩增速率将急剧下降甚至扩增中断。有人设计出一个能与突变的基因片段正常配对而与正常片段错误配对的引物，主要是在 3′末端的碱基进行修改。该方法的优点是敏感性、特异性很高，可以从 10 000 个正常和不正常细胞中检出一个突变细胞。此外，该技术不需要限制性酶消化及与特异性等位基因相结合的寡核苷酸，也不需要对 PCR 产物进行测序分析。由该原理还可产生其他方法，如 misnatched PCR/ARMS(amplificatation refraitory mulation system)、mutent enriched PCR。该技术对单基因疾病如遗传病效果好，但肿瘤涉及多基因改变，并且每个基因有多种突变，如 p53 突变种类达 350 种，因此目前该技术主要应用于对 *K-ras* 基因突变的检测。因为 *K-ras* 基因的突变几乎总是发生于三个密码中的一个，所以设计检出 *K-ras* 基因的敏感试验比设计检出其他肿瘤相关基因改变要简单得多。德国学者于 1996 年应用突变体富集 PCR 技术检测粪便中 *K-ras* 基因的 12、13 密码子的基因改变，16 例大肠癌手术标本经用 PCR-SSCP 分析后证实无 *K-ras* 突变的患者粪便中，经突变体富集 PCR 技术检测有 2 例 *K-ras* 突变，通过对手术标本再次作 PCR-SSCP 分析检测发现，确有 1 例手术标本中有 *K-ras* 突变。该学者认为该技术具有简便、灵敏性、特异性高等优点，临床上可用于检测粪便中的 *K-ras* 突变，有助于大肠癌的早期诊断。

除在粪便中检出基因突变以期早期诊断大肠癌外，人们还开始在尿液、胰液、痰液、支气管肺泡灌洗液、CSF 等排泄物、分泌物中查找相关基因突变，以便能早期诊断相关部位癌症。相信随着技术的改进，应用分子生物学技术检测肿瘤特异性基因将成为诊断肿瘤的重要方法。

（牛　鑫）

第九章 体液及分泌物检验

第一节 脑脊液检验

一、颜色检查

(一)适应证

用于中枢神经系统疾病的辅助诊断、鉴别诊断和监测。

(二)参考区间

无色、透明的液体。

(三)临床意义

病理状态下脑脊液颜色可能发生变化,不同颜色常反映一定的疾病。但是脑脊液颜色正常不能排除神经系统疾病。脑脊液可有如下颜色改变。

1.红色

因出血引起,主要见于穿刺损伤、蛛网膜下腔或脑室出血。前者在留取3管标本时,第1管为血性,以后2管颜色逐渐变浅,离心后红细胞全部沉至管底,上清液则无色透明。如为蛛网膜下腔或脑室出血,3管均呈血性,离心后上清液为淡红色或黄色。

2.黄色

常因脑脊液中含有变性血红蛋白、胆红素或蛋白量异常增高引起,见于蛛网膜下腔出血,进入脑脊液中的红细胞溶解、血红蛋白破坏,释放氧合血红蛋白而呈现黄变;血清中胆红素超过256 μmol/L或脑脊液中胆红素超过8.6 μmol/L时,可使脑脊液黄染;椎管阻塞(如髓外肿瘤)、多神经炎和脑膜炎时,由于脑脊液中蛋白质含量升高(>1.5 g/L)而呈黄变症。

3.乳白色

因白细胞增多所致,常见于各种化脓性菌引起的化脓性脑膜炎。

4.微绿色

见于铜绿假单胞菌、肺炎链球菌、甲型链球菌引起的脑膜炎等。

5.褐色或黑色

见于脑膜黑色素瘤等。

二、透明度检查

(一)适应证

用于中枢神经系统疾病的辅助诊断、鉴别诊断和监测。

(二)参考区间

正常脑脊液清晰透明。

(三)临床意义

病毒性脑膜炎、流行性乙型脑膜炎、中枢神经系统梅毒等由于脑脊液中细胞数仅轻度增加，脑脊液仍清晰透明或微浊；结核性脑膜炎时细胞数中度增加，呈毛玻璃样浑浊；化脓性脑膜炎时，脑脊液中细胞数极度增加，呈乳白色浑浊。

三、凝块或薄膜检查

(一)适应证

用于中枢神经系统疾病的辅助诊断、鉴别诊断和监测。

(二)参考区间

放置 24 h 后不形成薄膜及凝块。

(三)临床意义

当有炎症渗出时，因纤维蛋白原及细胞数增加，可使脑脊液形成薄膜及凝块。急性化脓性脑膜炎时，脑脊液静置 1～2 h 即可出现凝块或沉淀物；结核性脑膜炎的脑脊液静置 12～24 h 后，可见液面有纤细的薄膜形成，取此膜涂片检查结核分枝杆菌阳性率极高。蛛网膜下腔阻塞时，由于阻塞远端脑脊液蛋白质含量常高达 15 g/L，使脑脊液呈黄色胶冻状。

四、蛋白质测定

(一)适应证

用于中枢神经系统疾病的辅助诊断、鉴别诊断和监测。

(二)参考区间

(1)Pandy 试验：阴性或弱阳性。

(2)定量测定腰椎穿刺：0.20～0.45 g/L；小脑延髓池穿刺：0.10～0.25 g/L；脑室穿刺：0.05～0.15 g/L。

(三)临床意义

在生理状态下，由于血-脑屏障的作用，脑脊液中蛋白含量甚微，不到血浆蛋白含量的 1%，主要为清蛋白。病理情况下脑脊液中蛋白质含量增加，通过对脑脊液中蛋白质的测定，有助于对神经系统疾病的诊断。

蛋白含量增高：见于脑膜炎(化脓性脑膜炎时显著增加，结核性脑膜炎时中度增加，病毒性脑膜炎时轻度增加)、出血(蛛网膜下腔出血和脑出血等)、内分泌或代谢性疾病(糖尿病性神经病变，甲状腺及甲状旁腺功能减退，尿毒症及脱水等)、药物中毒(酒精、吩噻嗪、苯妥英中毒等)、脑部肿瘤或椎管内梗阻(脊髓肿瘤、蛛网膜下腔粘连等)、鞘内免疫球蛋白合成增加伴血-脑屏障通透性增加(如格林-巴利综合征、胶原血管疾病、慢性炎症性脱髓鞘性多发性神经根病等)。

五、葡萄糖测定

(一)适应证

用于中枢神经系统疾病的辅助诊断、鉴别诊断和监测。

(二)参考区间

成年人:2.8～4.5 mmol/L;儿童:3.1～4.4 mmol/1;婴儿:3.9～5.0 mmol/L。

(三)临床意义

脑脊液中葡萄糖主要来自血糖,其含量约为血糖的60%,它受血糖浓度、血-脑屏障通透性及脑脊液中糖酵解速度的影响。较理想的脑脊液中糖检测应在禁食4 h后作腰穿检查。

1.降低

见于化脓性脑膜炎、结核性脑膜炎、脑膜的肿瘤(如脑膜白血病)、结节病、梅毒性脑膜炎、风湿性脑膜炎、症状性低血糖等。

2.增高

见于病毒性神经系统感染、脑出血、下丘脑损害、糖尿病等。

六、氯化物测定

(一)适应证

用于中枢神经系统疾病的辅助诊断、鉴别诊断和监测。

(二)参考区间

成人:120～130 mmol/L;儿童:111～123 mmol/L;婴儿:110～122 mmol/L。

(三)临床意义

由于正常脑脊液中的蛋白质含量较少,为了维持脑脊液和血液渗透的平衡,脑脊液中氯化物的含量较血浆高20%左右。病理情况下脑脊液中氯化物含量可发生变化。

1.降低

见于结核性脑膜炎(脑脊液中氯化物明显减少,可降至102 mmol/L以下)、化脓性脑膜炎(减少不如结核性脑膜炎明显,多为102～116 mmol/L)、非中枢系统疾病(如大量呕吐、腹泻、脱水等造成血氯降低时,脑脊液中氯化物亦可减少)。

2.增高

见于慢性肾功能不全、肾炎、尿毒症、呼吸性碱中毒等。

七、蛋白电泳

(一)适应证

用于中枢神经系统疾病的辅助诊断、鉴别诊断和监测。

(二)参考区间

前清蛋白:0.02～0.07(2%～7%);清蛋白:0.56～0.76(56%～76%);α_1-球蛋白:0.02～0.07(2%～7%);α_2-球蛋白:0.04～0.12(4%～12%);β-球蛋白:0.08～0.18(8%～18%);γ-球蛋白:0.03～0.12(3%～12%)。

(三)临床意义

1.前清蛋白增加

见于脑积水、脑萎缩及中枢神经系统变性疾病。

2.清蛋白增加

见于脑血管病变、椎管阻塞及脑肿瘤等。

3.α_1-球蛋白和 α_2-球蛋白增加

见于急性化脓性脑膜炎、结核性脑膜炎急性期、脊髓灰质炎等。

4.β-球蛋白增加

见于动脉硬化、脑血栓等脂肪代谢障碍性疾病,若同时伴有 α_1-球蛋白明显减少或消失,多见于中枢神经系统退行性病变,如小脑萎缩或脊髓变性等。

5.γ-球蛋白增加

见于脱髓鞘病,尤其是多发性硬化症。寡克隆蛋白带大多见于多发性硬化症、亚急性硬化性全脑炎、病毒性脑炎等。

八、谷氨酰胺定量测定

(一)适应证

用于中枢神经系统疾病的辅助诊断、鉴别诊断和监测。

(二)参考区间

谷氨酰胺定量测定参考区间为 0.4～0.96 mmol/L。

(三)临床意义

增高见于肝硬化晚期,进入肝昏迷期时可高达 3.4 mmol/L,出血性脑膜炎患者呈轻度增高。

九、乳酸脱氢酶测定

(一)适应证

用于中枢神经系统疾病的辅助诊断、鉴别诊断和监测。

(二)参考区间

成年人乳酸脱氢酶(LDH)参考区间为 3～40 U/L。

(三)临床意义

LDH 活性增高见于细菌性脑膜炎、脑血管病、脑瘤及脱髓鞘病等有脑组织坏死时。

十、细胞总数检查

(一)适应证

用于中枢神经系统疾病的辅助诊断、鉴别诊断和监测。

(二)参考区间

成年人:(0～8)$\times10^6$/L;儿童:(0～15)$\times10^6$/L;新生儿:(0～30)$\times10^6$/L。

(三)临床意义

正常脑脊液中无红细胞,仅有少量白细胞,当穿刺损伤引起血性脑脊液时,白细胞计数须经校正后才有价值。

1.细胞数明显增高($>200\times10^6$/L)

见于化脓性脑膜炎、流行性脑脊髓膜炎。

2.中度增高($<200\times10^6$/L)

见于结核性脑膜炎。

3.正常或轻度增高

见于浆液性脑膜炎、流行性脑炎(病毒性脑炎)、脑水肿等。

十一、白细胞计数

(一)适应证

用于中枢神经系统疾病的辅助诊断、鉴别诊断和监测。

(二)参考区间

成年人:(0～8)×10^6/L;儿童:(0～15)×10^6/L;新生儿:(0～30)×10^6/L。

(三)临床意义

1.各种脑膜炎、脑炎

化脓性脑膜炎细胞数显著增加,白细胞总数常在(1 000～20 000)×10^6/L,以中性粒细胞为主;结核性和真菌性脑膜炎时亦增高,但多不超过500×10^6/L,早期以中性粒细胞为主,后期以淋巴细胞为主;病毒性脑膜炎细胞数仅轻度增加,一般不超过100×10^6/L,以淋巴细胞为主,其中流行性乙型脑炎的早期以中性粒细胞为主。

2.脑出血或蛛网膜下腔出血

亦见白细胞增多,但其来源于血液。对于血性脑脊液,白细胞计数须经校正后才有价值。

3.中枢神经系统肿瘤性疾病

细胞数可正常或稍高,以淋巴细胞为主,脑脊液中找到白血病细胞,可诊断为脑膜白血病。

4.脑寄生虫病或过敏性疾病

脑脊液中细胞数可升高,以嗜酸性粒细胞增高为主。脑脊液离心沉淀镜检可发现血吸虫卵、阿米巴原虫、弓形虫、旋毛虫的幼虫等。

十二、细胞分类计数

(一)适应证

用于中枢神经系统疾病的辅助诊断、鉴别诊断和监测。

(二)参考区间

红细胞:无或少量;淋巴及单核细胞:少量;间皮细胞:偶见;其他细胞:无。

(三)临床意义

(1)红细胞增多:见于脑出血、蛛网膜下腔出血、脑血栓、硬膜下血肿等。

(2)淋巴细胞增多:见于结核性脑膜炎、真菌性脑膜炎、病毒性脑膜炎、乙型脑炎后期、脊髓灰质炎、脑肿瘤、脑出血、多发性神经炎等。

(3)中性粒细胞增多:见于化脓性脑膜炎、流行性脑脊髓膜炎、流行性脑炎、脑出血、脑脓肿、结核性脑膜炎早期。

(4)嗜酸性粒细胞增多:见于寄生虫性脑病等。

(5)单核细胞增多:见于浆液性脑膜炎。

(6)吞噬细胞:见于麻痹性痴呆、脑膜炎。

(7)肿瘤细胞:见于脑、脊髓肿瘤。

(8)白血病细胞:见于中枢神经系统白血病。

十三、肿瘤细胞检查

(一)适应证

用于中枢神经系统肿瘤性疾病的辅助诊断、鉴别诊断和监测。

(二)参考区间

肿瘤细胞检查参考区间为阴性。

(三)临床意义

脑脊液中发现肿瘤细胞,对诊断中枢神经系统肿瘤或转移性肿瘤有重要临床价值。

十四、细菌及真菌检查

(一)适应证

用于中枢神经系统疾病的辅助诊断、鉴别诊断和监测。

(二)参考区间

细菌及真菌检查参考区间为阴性。

(三)临床意义

脑脊液中有细菌,可引起细菌性脑膜炎。如急性化脓性脑膜炎常由脑膜炎奈瑟菌、肺炎链球菌、溶血性链球菌、葡萄球菌等引起;病程较慢的脑膜炎常由结核分枝杆菌、新型隐球菌等引起。

十五、寄生虫检查

(一)适应证

用于中枢神经系统寄生虫疾病的辅助诊断、鉴别诊断和监测。

(二)参考区间

寄生虫检查参考区间为阴性。

(三)临床意义

脑脊液中若发现血吸虫卵或肺吸虫卵等,可诊断为脑型血吸虫病或脑型肺吸虫病等。

(王文花)

第二节 痰液检验

一、量测定

(一)适应证

用于呼吸系统疾病的辅助诊断和监测。

(二)参考区间

无痰或仅有少量泡沫痰。

(三)临床意义

当呼吸道有病变时痰量增多,见于慢性支气管炎、支气管扩张、肺脓肿、肺结核等。在疾病过程中如痰量逐渐减少,表示病情好转;反之,则表示病情有所发展。痰量突然增加并呈脓性,见于肺脓肿或脓胸破入支气管腔。

二、颜色检查

(一)适应证

用于呼吸系统疾病的辅助诊断和监测。

(二)参考区间

无色或灰白色。

(三)临床意义

病理情况下痰色改变如下。

1.红色或棕红色

红色或棕红色是痰液中含有血液或血红蛋白。血性痰见于肺癌、肺结核、支气管扩张等;粉红色泡沫样痰见于急性肺水肿;铁锈色痰是由于血红蛋白变性所致,见于大叶性肺炎、肺梗死等。

2.黄色或黄绿色

黄痰见于呼吸道化脓性感染,如化脓性支气管炎、金黄色葡萄球菌肺炎、支气管扩张、肺脓肿及肺结核等。黄绿色痰见于铜绿假单胞菌感染或干酪性肺炎时。

3.棕褐色

见于阿米巴肺脓肿及慢性充血性心力衰竭肺淤血时。

4.灰色、黑色

见于矿工及长期吸烟者。

三、黏稠度检查

(一)适应证

用于呼吸系统疾病的辅助诊断和监测。

(二)参考区间

无色或灰白色黏液痰。

(三)临床意义

1.黏液性痰

黏稠外观呈灰白色,见于支气管炎、支气管哮喘和早期肺炎等。

2.浆液性痰

稀薄而有泡沫,是肺水肿的特征,或因血浆由毛细血管渗入肺泡内致痰液略带淡红色,见于肺淤血。

3.脓性痰

将痰液静置,分为三层,上层为泡沫和黏液,中层为浆液,下层为脓细胞及坏死组织。见于呼吸系统化脓性感染,如支气管扩张、肺脓肿及脓胸向肺组织溃破等。

4.血性痰

痰中混有血丝或血块。如咳出纯粹的血液或血块称为咯血,外观多为鲜红色泡沫状,陈旧性痰呈暗红色凝块。血性痰常提示肺组织有破坏或肺内血管高度充血,见于肺结核、支气管扩张、肺癌、肺吸虫病等。

四、气味检查

(一)适应证

用于呼吸系统疾病的辅助诊断和监测。

(二)参考区间

无特殊气味。

(三)临床意义

血性痰可带有血腥气味，见于各种原因所致的呼吸道出血。肺脓肿、支气管扩张合并厌氧菌感染时痰液有恶臭，晚期肺癌的痰液有特殊臭味。

五、异物检查

(一)适应证

用于呼吸系统疾病的辅助诊断和监测。

(二)参考区间

异物检查无参考区间。

(三)临床意义

痰中可见的异物主要如下所示。

(1)支气管管型：见于支气管炎、纤维蛋白性支气管炎、大叶性肺炎等。

(2)干酪样小块：见于肺结核、肺坏疽等。

(3)硫黄样颗粒：见于放线菌感染。

(4)虫卵或滋养体：可见相应的寄生虫感染。

六、结石检查

(一)适应证

用于呼吸系统疾病的辅助诊断和监测。

(二)参考区间

结石检查正常人为阴性。

(三)临床意义

阳性：见于肺石。肺石为淡黄色或白色的碳酸钙或磷酸钙结石小块，表面不规则，呈丘状突起。可能为肺结核干酪样物质的钙化产生，亦可由侵入肺内的异物钙化而成。

七、白细胞检查

(一)适应证

用于呼吸系统疾病的辅助诊断和监测。

(二)参考区间

白细胞检查正常值为 0～5/HP。

(三)临床意义

(1)中性粒细胞增多：见于呼吸系统有细菌感染时，常成堆存在。

(2)淋巴细胞增多：见于肺结核时。

(3)嗜酸性粒细胞增多：见于支气管哮喘、过敏性支气管炎、肺吸虫病时。

八、红细胞检查

(一)适应证

用于呼吸系统疾病的辅助诊断和监测。

(二)参考区间

红细胞检查无参考区间。

(三)临床意义

红细胞增多:见于支气管扩张、肺癌及肺结核时。

九、上皮细胞检查

(一)适应证

用于呼吸系统疾病的辅助诊断和监测。

(二)参考区间

偶见。

(三)临床意义

急性喉炎、咽炎和支气管黏膜发炎时可有大量上皮细胞混入痰液;当肺组织遭到严重破坏时还可出现肺泡上皮细胞。

十、肿瘤细胞检查

(一)适应证

用于呼吸系统恶性肿瘤的诊断、鉴别诊断和监测。

(二)参考区间

肿瘤细胞检查无参考区间。

(三)临床意义

肺癌及其他肺部转移性肿瘤时可检出肿瘤细胞。

十一、吞噬细胞检查

(一)适应证

用于呼吸系统疾病的辅助诊断和监测。

(二)参考区间

吞噬细胞检查无参考区间。

(三)临床意义

吞噬细胞增多可见于肺炎、肺梗死及肺出血等。

十二、结晶检查

(一)适应证

用于呼吸系统疾病的辅助诊断和监测。

(二)参考区间

结晶检查无参考区间。

(三)临床意义

1.夏科-雷登结晶

见于支气管哮喘、肺吸虫病时。

2.胆固醇结晶

见于肺结核、肺脓肿、肺部肿瘤时。

十三、病原体检查

(一)适应证

用于呼吸系统感染性疾病的辅助诊断和监测。

(二)参考区间

病原体检查无参考区间。

(三)临床意义

相应病原体感染时,可在显微镜下观察到相应病原体,如金黄色葡萄球菌、链球菌、放线菌、结核分枝杆菌、寄生虫等。

(王文花)

第三节 胃液检验

一、量测定

(一)适应证

用于胃、十二指肠等疾病的辅助诊断、鉴别诊断和监测。

(二)参考区间

正常空腹 12 h 后胃液残余量约为 50 mL。

(三)临床意义

1.增多

胃液大于 100 mL,多见于十二指肠溃疡、卓-艾综合征、胃蠕动功能减退及幽门梗阻。

2.减少

胃液量少于 10 mL,主要见于胃蠕动功能亢进、萎缩性胃炎等。

二、颜色检查

(一)适应证

用于胃、十二指肠等疾病的辅助诊断、鉴别诊断和监测。

(二)参考区间

无色透明液体。

(三)临床意义

胃液如有大量黏液,则呈浑浊灰白色;如有鲜红血丝,多系抽胃液时伤及胃黏液所致。病理性出血时,血液与胃液均匀混合,且多因胃酸作用及出血量多少而呈深浅不同的棕褐色,可见于胃炎、溃疡、胃癌等。咖啡残渣样外观提示胃内有大量陈旧性出血,常见于胃癌,可用隐血试验证实。插管时引起恶心呕吐、幽门闭锁不全、十二指肠狭窄等均可引起胆汁逆流。胃液混有新鲜胆

汁呈现黄色，放置后则变为绿色。

三、黏液检查

(一)适应证

用于胃、十二指肠等疾病的辅助诊断、鉴别诊断和监测。

(二)参考区间

正常胃液含有少量分布均匀的黏液。

(三)临床意义

黏液增多提示胃可能有炎症。

四、食物残渣检查

(一)适应证

用于胃、十二指肠等疾病的辅助诊断、鉴别诊断和监测。

(二)参考区间

无食物残渣及微粒。

(三)临床意义

空腹胃液中出现食物残渣及微粒，提示胃蠕动功能不足，如胃下垂、幽门梗阻、胃扩张等。

五、酸碱度测定

(一)适应证

用于胃、十二指肠等疾病的辅助诊断、鉴别诊断和监测。

(二)参考区间

pH 为 0.9～1.8。

(三)临床意义

胃液 pH 在 3.5～7.0 时，见于萎缩性胃炎、胃癌、继发性缺铁性贫血、胃扩张、甲状腺功能亢进等。pH 大于 7 时，见于十二指肠壶腹部溃疡、胃泌素瘤、幽门梗阻、慢性胆囊炎、十二指肠液反流等。

六、组织碎片检查

(一)适应证

用于胃、十二指肠等疾病的辅助诊断、鉴别诊断和监测。

(二)参考区间

组织碎片检查正常人为阴性。

(三)临床意义

胃癌、胃溃疡患者胃液中可见多少不等的组织碎片。

七、胃酸分泌量测定

(一)适应证

用于胃、十二指肠等疾病的辅助诊断、鉴别诊断和监测。

(二)参考区间

(1)基础胃酸排泌量(BAO):(3.9±2.0)mmol/h,很少超过 5 mmol/h。

(2)最大胃酸分泌量(MAO):3～23 mmol/L,女性略低。

(3)高峰胃酸分泌量(PAO):(20.6±8.4)mmol/h。

(4)BAO/MAO 比值:0.2。

(三)临床意义

1.胃酸分泌增加

见于十二指肠溃疡。高酸是十二指肠溃疡的临床特征,其 BAO 与 MAO 多明显增高。BAO 超过40 mmol/h时对十二指肠溃疡有诊断意义。胃泌素瘤或称卓-艾综合征以 BAO 升高为特征,可以高达10～100 mmol/h 或更高,MAO 一般比 BAO 高出 40%～60%。胃已经接近于最大的被刺激状态。BAO/MAO 比值大于 0.6 是胃泌素瘤病理表现之一。此外,在诊断胃泌素瘤时还应测定血中胃泌素浓度。

2.胃酸分泌减少

与胃黏膜受损害的程度及范围有关。胃炎时 MAO 轻度降低,萎缩性胃炎时可明显下降,严重者可无酸,部分胃溃疡患者胃酸分泌也可降低。胃癌时胃酸分泌减少或缺如,但胃酸测定对鉴别良性溃疡或胃癌意义不大。胃酸减少还可见于恶性贫血。

八、乳酸测定

(一)适应证

用于胃、十二指肠等疾病的辅助诊断、鉴别诊断和监测。

(二)参考区间

乳酸测定参考区间为＜5 g/L。

(三)临床意义

增高见于胃癌、幽门梗阻、萎缩性胃炎、慢性胃炎、慢性胃扩张等。

九、隐血试验

(一)适应证

用于胃、十二指肠等疾病的辅助诊断、鉴别诊断和监测。

(二)参考区间

隐血试验参考区间为阴性。

(三)临床意义

胃炎、胃溃疡、胃癌时可因不同程度的出血而使隐血试验呈阳性。

十、胆汁检查

(一)适应证

用于胃、十二指肠等疾病的辅助诊断、鉴别诊断和监测。

(二)参考区间

胆汁检查参考区间为阴性。

(三)临床意义

阳性：见于幽门闭锁不全、十二指肠乳头以下梗阻等。

十一、尿素检查

(一)适应证

用于胃幽门螺杆菌感染的辅助诊断、鉴别诊断和监测。

(二)参考区间

尿素检查参考区间为＞1 mmol/L。

(三)临床意义

幽门螺杆菌是人胃内唯一产生大量尿素酶的细菌。利用尿素酶可以分解尿素的原理，测定胃液中尿素浓度可以判断是否感染幽门螺杆菌。感染幽门螺杆菌的患者胃液中尿素浓度明显降低。如胃液中尿素浓度低于 1 mmol/L 提示有感染，尿素浓度为“0”时可以确诊。

十二、红细胞检查

(一)适应证

用于胃、十二指肠等疾病的辅助诊断、鉴别诊断和监测。

(二)参考区间

红细胞检查参考区间为阴性。

(三)临床意义

出现大量红细胞时，提示胃部可能有溃疡、恶性肿瘤等。

十三、白细胞检查

(一)适应证

用于胃、十二指肠等疾病的辅助诊断、鉴别诊断和监测。

(二)参考区间

少量(每微升 100～1 000 个)，多属中性粒细胞。

(三)临床意义

每微升胃液白细胞数增加，＞1 000 个时多属病理现象，见于胃黏膜各种炎症时。鼻咽部分泌物和痰液混入时可见成堆白细胞，同时还可见柱状上皮细胞，无临床意义。胃酸高时细胞质被消化只剩裸核，低酸或无酸时其白细胞形态完整。

十四、上皮细胞检查

(一)适应证

用于胃、十二指肠等疾病的辅助诊断、鉴别诊断和监测。

(二)参考区间

可见少量鳞状上皮细胞，不见或偶见柱状上皮细胞。

(三)临床意义

胃中鳞状上皮细胞来自口腔、咽喉、食管黏膜，无临床意义。柱状上皮细胞来自胃黏膜，胃炎时增多。胃酸高时上皮细胞仅见裸核。

十五、肿瘤细胞检查

(一)适应证

用于胃恶性肿瘤的诊断、鉴别诊断和监测。

(二)参考区间

肿瘤细胞检查参考区间为阴性。

(三)临床意义

镜检时如发现有成堆的大小不均、形态不规则、核大、多核的细胞时,应该高度怀疑是癌细胞,需做染色等进一步检查。

十六、细菌检查

(一)适应证

用于胃、十二指肠等疾病的辅助诊断、鉴别诊断和监测。

(二)参考区间

细菌检查参考区间为阴性。

(三)临床意义

胃液有高酸性不利于细菌生长,正常胃液中检不出确定的菌群。胃液中能培养出的细菌,通常反映是吞咽的唾液或鼻咽分泌物中的细菌,无临床意义。在低酸、有食物滞留时可出现一些有意义的细菌,如八叠球菌可见于消化性溃疡及幽门梗阻时;博-奥杆菌可见于胃酸缺乏合并幽门梗阻时,对胃癌的诊断有一定的参考价值;抗酸杆菌多见于肺结核患者;化脓性球菌培养阳性,若同时伴有胃黏膜柱状上皮细胞增多时,提示胃黏膜有化脓性感染;若伴有胆道上皮细胞则可能有胆道炎症。

(王文花)

第四节　关节腔积液检验

一、理学检查

关节腔积液理学检查主要包括肉眼观察颜色、透明度、黏稠度及做凝块形成试验。

(一)颜色

正常关节液呈淡黄色或无色,且清澈。关节液呈红色和棕色是因有新鲜或陈旧性关节出血,或与关节穿刺术引起损伤有关,或与损伤滑膜疾病相关,如关节骨折、肿瘤、创伤性关节炎。采样时发现关节液内血量少,或观察到关节液里有少量血,提示操作过程引起创伤。有些关节病(如关节炎)时,关节液会呈绿色或脓状。有些疾病,如结核性关节炎、系统性红斑狼疮,关节液可呈乳白色。

(二)透明度

多种物质会影响关节液透明度,如白细胞、红细胞、滑膜细胞、结晶、脂肪颗粒、纤维蛋白、细

胞碎片、米粒样小体和尿黑酸。关节腔积液浑浊多表明可能存在微生物、白细胞或结晶等。通过镜检可鉴别这些引起关节液浑浊的物质。有些甚至肉眼也可见。米粒样小体是白色、悬浮的、由胶原纤维组织构成，形似发光的米粒、体积差异较大。多种关节炎都可见米粒样小体，但在类风湿性关节炎中最多见。尿黑酸是黑色粉末状颗粒，见于褐黄病性关节病，是尿黑酸尿症的特征，这些黑色粉末状颗粒侵蚀软骨并进入关节液。

（三）黏稠度

关节液含高浓度透明质酸，因此其黏稠度比水高。滑膜细胞分泌这种高分子聚合物是由两个双糖单位组成的大型多糖类，可起到润滑关节作用。炎症时，中性粒细胞透明质酸酶和一些细菌（如金黄色葡萄球菌、化脓性链球菌、产气荚膜梭菌）都可水解透明质酸。此外，部分疾病会抑制滑膜细胞分泌透明质酸。

可通过观察关节液从采集针筒中推出时的拉丝长度来评估其黏稠度。正常关节液一滴就可拉出4 cm长黏丝，如不到 4 cm，或性状呈不连续水滴样，则认为黏稠度异常偏低。对黏稠度更精确检测的临床意义不大。低黏度可见于炎症性关节炎。

过去认为黏蛋白凝块形成试验可显示透明质酸含量，是一种间接评估黏稠度的方法，但该试验已被更精确方法取代。

（四）凝块形成试验

关节液发生自凝说明存在异常纤维蛋白原。纤维蛋白原分子量大（340 000），不能通过正常滑膜。穿刺创伤或病理情况下，血液中纤维蛋白原进入关节液，引起凝块形成。为防止凝块影响镜检，采集后关节液标本应使用肝素或液体 EDTA 抗凝。

二、显微镜检查

关节腔积液显微镜检查，对细胞计数、分类，以及结晶识别尤为重要。区分炎症性和非炎症性关节病和确定特定性疾病均有极大价值。关节腔积液细胞学检查可早期诊断炎症性疾病、快速诊断急性关节病，尤其临床鉴别诊断急性化脓性关节炎和急性结晶性关节病。

使用血细胞计数板可对充分混匀的、未经稀释处理的关节液进行手工显微镜检查。如关节液非常浑浊，须用0.85%的生理盐水或透明质酸缓冲液对其进行稀释。不可使用乙酸，会引起透明质酸形成黏蛋白凝块，使血细胞聚集，影响镜检。因关节液黏稠度高，计数前要让标本在血细胞计数板上静置一段时间，使细胞稳定。可使用透明质酸缓冲液来稀释标本，以降低黏稠度，使细胞均匀分布在计数池内。

为鉴别关节液细胞应进行染色。可使用细胞离心机浓缩关节腔积液细胞，涂片经特殊染色可评估不同类别细胞。细胞涂片制备推荐方法：将关节腔积液用无菌生理盐水稀释成细胞400 个/微升，100 mL 悬浮液置入滤纸和玻片离心室，80 rpm，离心 30 min，玻片上形成干/湿单层细胞。空气干燥后甲醇固定至少 5 min。稀释液可用于显微镜细胞计数，同时，还可除去透明质酸钠，以免染色时遮掩细胞，使背景减少、染色更清晰。单层细胞固定后用吉姆萨或其他方法染色。如诊断为化脓性关节炎，则有必要用革兰染色。

湿片制备检查单层染色细胞：随计算机成像技术发展，细胞计数更为准确。如有核细胞用吖啶橙溶液染色，取 20 μL 细胞悬液充入一次性塑料计数板，后者置于仪器上，使用紫外光照射，获取成像并自动计数，较手工法计数快速、准确。

(一)细胞计数

正常情况下,关节液中红细胞计数＜2 000个/微升。血性积液含大量红细胞,外观红棕色,有些是采样过程引起的。红细胞数量过多时,可用低渗盐水(0.3%)稀释标本,因其可选择性地溶解红细胞,保留白细胞,而不影响白细胞计数和分类计数。

正常关节液中WBC计数＜200个/微升。计数WBC可评估炎症程度。关节腔积液有核细胞增高是炎症的主要指标。WBC＜500个/微升,认为非炎症性关节病,而WBC＞1 500个/微升,表明为炎症性关节病。细胞数在两者之间,如中性粒细胞计数＞50%为炎症性,如中性粒细胞计数＜50%则为非炎症性。WBC＞2 000个/微升常与细菌性关节炎有关,WBC增多也与急性痛风性关节炎、类风湿性关节炎有关。所以,WBC计数对特定疾病诊断价值很有限。

(二)分类计数

关节腔积液与其他体液的细胞学分析有3点不同:首先,滑膜关节极少受原发肿瘤影响;其次,关节腔积液显微镜检查,许多诊断特征非细胞性,而是颗粒性如软骨、结晶和关节置换后磨损;第三,诊断信息主要来自各细胞类型识别及其数量变化。

滑膜上有两种滑膜细胞。关节细胞在滑膜上排列松散,不同于其他内衬膜,没有基底膜,相邻细胞没有桥粒连接。关节细胞下是薄薄的结缔组织层,含大量血管、淋巴管、神经和许多单个核细胞。

浓缩关节液通常采用细胞离心机制片,比常规离心技术能更好保留细胞形态。正常关节液中约60%白细胞是单核细胞或巨噬细胞,约30%是淋巴细胞,约10%是中性粒细胞。分类计数的临床价值有限,因细胞比例在病程中及疾病各阶段中会发生变化。

1.中性粒细胞

炎症性关节病和关节内出血;化脓性关节炎中性粒细胞的比例＞95%,细胞计数＞30 000个/微升时,即使未见微生物,也有诊断性。无论细胞总数多少,中性粒细胞＞80%与细菌性关节炎和痛风相关。类风湿关节炎早期可见淋巴细胞比例增加,后期以中性粒细胞为主。

2.淋巴细胞

可为典型小淋巴型,在炎症性关节炎约占10%,在风湿病表明长期预后较好。如同时见到狼疮细胞,强烈提示系统性红斑狼疮。转化中的淋巴细胞体积可达30 μm,核质比例约为1∶1。

3.单核(巨噬)细胞

可见于所有类型关节炎,在非炎症性关节炎最常见,出现结晶时,特别是一些骨关节炎,或置换关节的分解,有核细胞计数很高,以巨噬细胞为主;其次,应疑为病毒性关节炎。巨噬细胞伴嗜酸性粒细胞,表明关节出血缓解。吞噬细胞的单个核细胞(cytophagocytic mononuclear cells,CPM)吞噬凋亡的中性粒细胞,是关节去除中性粒细胞的主要途径。然而,在血清阴性脊柱关节病时,可见有核细胞计数,中性粒细胞＜50%。此组疾病包括周围关节炎相关疾病,如银屑病、炎症性肠病、白塞病和强直性脊柱炎;如中性粒细胞＞50%,出现CPM,为反应性关节炎,与关节外特别是胃肠道和泌尿生殖道感染相关的单关节病。此型也见于儿童全身性病毒性疾病后,如CPM＞5%则可诊断血清阴性脊柱关节病,CPM未见于类风湿疾病。

4.嗜酸性粒细胞

增加(＞2%)与多种疾病相关,最常见于关节内出血、关节病及药物注射变态反应如人工关节腔积液;以及风湿热、寄生虫感染、转移癌、莱姆病、关节摄片后和放疗后。

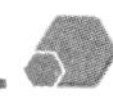

5.狼疮细胞(lupus erythematosus cell,LE)

此细胞吞噬胞质含核物质的包涵体,并不少见,但与血液中所见并无相同意义。然而,如关节腔积液淋巴细胞增多,强烈提示系统性红斑狼疮。

6.滑膜细胞

滑膜组织的组成,内层为滑膜细胞,为1～3个细胞的厚度,内层下为结缔组织、血管、淋巴管和神经,并混合有外部关节囊的纤维组织。滑膜液衬里细胞呈不连续分布,其间充满独特理化性质的底物。滑膜组织没有基底膜。滑膜上有两种滑膜细胞。最常见细胞有吞噬功能和合成降解酶功能(如胶原酶),另一种细胞合成透明质酸(含2%蛋白质的黏多糖)。电镜下,A型细胞具有丰富高尔基体、大量空泡、胞饮泡和丝状伪足,可产生具润滑作用的透明质酸;B型细胞具有丰富内质网,不常见。

A型滑膜细胞功能为巨噬细胞,胞体>20 μm,胞质常有空泡,核小,约为细胞的20%。B型滑膜细胞为成纤维细胞,参与专门的基质物质如透明质酸的生成,约20 μm,胞质嗜碱性点彩样,周边淡嗜酸性,胞核占20%～50%。最常见于血清阴性的关节病。

7.肥大细胞

可见于大多数关节病,最常见于血清阴性脊柱关节病和创伤相关的非炎症性关节病。

8.肿瘤细胞

原发性关节肿瘤特别罕见,但有关节腔积液细胞形态改变。关节腔积液偶见白血病细胞。肿瘤浸润关节甚少见,有时可见细胞有丝分裂,但无论有丝分裂形态如何怪异,通常无诊断或预后意义。

9.类风湿细胞

可用薄湿片检查类风湿细胞。此细胞为胞质内含折射球形物,可随显微镜聚焦不同呈黑色到绿色变化。原认为是类风湿疾病的一个标志物,随着治疗改善,现不常见到此类细胞。类风湿细胞计数,按湿片法有核细胞计数百分率报告;如>90%,则强烈疑似化脓性关节炎。

关节腔积液检查还可见溶血引起的细胞内含铁血黄素颗粒、骨关节炎时的多核软骨细胞等。

(三)结晶检查

关节液镜检的一项重要工作是查找结晶。识别关节病出现特征性结晶有助于快速诊断。关节液标本应放置于室温,采集后应尽快送检,因温度和pH改变会影响结晶形成和溶解。镜检前延误时间太长会导致白细胞数减少(细胞溶解),并降低白细胞对结晶吞噬作用。偏振光显微镜可区分结晶类型,针状尿酸钠结晶见于痛风,焦磷酸钙结晶与假痛风有关。

1.涂片制备

关节液可通过细胞离心机制片或湿片进行镜检。细胞离心机制片有许多优点。首先,细胞离心可使体液成分聚集在玻片上很小一块区域,可提高含结晶量少的标本检出率,并增加仪器回收细胞灵敏性。其次,制片可长久保存,用于镜检、示教及能力评估。最后,对经染色或未染色的细胞离心涂片采用偏光镜镜检,其结晶外观和双折射比湿片中观察到的更典型。唯一缺点是成本较高。

手工制作涂片时将1滴关节液滴在无乙醇玻片上,加1块盖玻片,标本应充满盖玻片覆盖区域,标本量过多会引起盖玻片浮动。盖玻片边缘可用指甲油或石蜡封住,防止液体蒸发,为充分镜检做好时间上的准备,并增强生物安全性,因关节腔积液有潜在感染性。

有观察背景的对照对识别形态帮助很大。如在黑色下,易发现软骨碎片。很重要的是,见到纤维蛋白凝块多次出现，而非游离关节腔积液中。第二次制片应更薄一些，避免颗粒干扰，并仅数微升关节腔积液。如使用盖玻片，则可见类风湿细胞胞质内的包涵体。筛检结晶时，玻片中应包括纤维蛋白和其他颗粒，因这些微小凝块常含有结晶，即使周围可能无液体和细胞。

对关节液涂片镜检依赖于检验人员专业技术，以保证关节液结晶正确鉴别。这项检查很有必要，理由为：①不同疾病结晶数量差距很大（如有的疾病只有少量结晶）；②不同结晶形态可能很相似，区分有难度；③游离结晶可能被纤维蛋白或细胞碎片包裹，易被忽视；④许多人为污染物也有双折光性，须正确识别。此外，感染性关节炎和晶体性关节炎检查结果很相似，所以镜检结晶是鉴别疾病的重要方法。

可直接用偏光镜和补偿偏光镜对涂片镜检。偏光镜下有双折光物质在黑色背景下呈现光亮。不同物质双折光强度也不同。如单钠尿酸盐结晶和胆固醇结晶的双折光很亮，比焦磷酸钙结晶更易识别。使用偏光镜可根据结晶与偏光方向平行还是垂直，以及所呈颜色不同，来鉴别和区分负性双折射和正性双折射。

2.特征性结晶

（1）单钠尿酸盐结晶：关节液中单钠尿酸盐结晶（monosodium urate，MSU）提示痛风性关节炎。急性期位于白细胞内，可使胞质肿胀，呈细针样、细杆状结晶，或丛集的结晶呈中心放射状，沙滩球样。也有游离的结晶被纤维蛋白包裹。偏光镜下，发出强烈的双折射，在黑色背景下呈现光亮。加红光补偿后，尿酸盐结晶方向与偏光方向平行时呈黄色，与偏光方向垂直时呈蓝色。据此特性与其他形状相似的结晶（如 EDTA 结晶、醋酸倍他米松结晶）相鉴别。结晶常常被细胞吞噬，成为细胞内含物。如 WBC >1 500 个/微升，诊断为急性痛风，如 WBC<1 000 个/微升，则诊断为间歇性痛风。

（2）焦磷酸钙结晶：许多关节病与焦磷酸钙结晶（calcium pyrophosphate dehydrate，CPPD）相关。此病（常称假痛风或软骨钙化症）与关节软骨钙化相关，包括退行性关节炎、关节炎联合代谢性疾病（如甲状腺功能减退、甲状旁腺功能亢进、糖尿病）。CPPD 结晶与 MSU 结晶有许多不同，焦磷酸钙结晶体积更小，棒状不尖细，常呈斜长方形或立方形。用补偿偏光镜观察，CPPD 结晶呈弱正性双折射，颜色与 MSU 结晶相反。CPPD 结晶方向与偏光方向平行时呈蓝色，与偏光方向垂直时呈黄色。如 WBC>1 500 个/微升时，可见于假痛风，而 WBC<1 000 个/微升时，则见于骨关节炎。如在<50 岁患者中确定为假痛风，则应排除系统性代谢性疾病如甲状腺功能减低症、血色素病或低镁血症。MSU 和 CPPD 两种结晶如同时存在见于混合型关节病。

（3）胆固醇结晶：胆固醇结晶最好鉴别方式是对湿片或未经染色涂片镜检，因瑞氏染色会使胆固醇结晶溶解。胆固醇结晶扁平状、形状为有缺角矩形。但关节液中也曾观察到类似于 MSU 和 CPPD 结晶类似的针状和偏菱形胆固醇结晶。偏光镜下其双折射会随晶体厚度而变。胆固醇结晶与慢性感染（如类风湿性关节炎）相关，没有特异性诊断价值，慢性病时也存在于其他体腔体液中。

（4）羟基磷灰石结晶：罕见于关节腔积液。羟基磷灰石结晶位于白细胞内，体积非常小、细针状、无双折射性，须使用电镜观察。羟基磷灰石结晶与钙沉积类疾病相关统称为磷灰石关节病。磷灰石是骨的主要成分，软骨中也有。羟基磷灰石结晶可诱导急性炎症反应，与 MSU 结晶和 CPPD 结晶相似。

（5）类固醇结晶：关节内注射类固醇后，可连续数月在关节液内找到类固醇结晶。类固醇结晶形态上与 MSU 或 CPPD 结晶类似，但双折射相反。可使用醋酸倍他米松结晶作为镜检质控

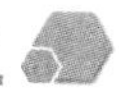

晶，与 MSU 结晶形态上最相近，呈负性双折射。类固醇结晶没有临床意义，只是显示过去关节处注射过药物。

(6)人为污染物：关节液中许多人为污染物在偏光镜下有双折光性，须区分人为污染物和结晶。双折光性污染物包括抗凝剂形成结晶、手套中淀粉颗粒、软骨和假肢碎片、胶原纤维、纤维蛋白和灰尘。有经验检验人员可凭借不规则或模糊的形态来辨别人为污染物。注意抗凝剂(如草酸钙、粉末状 EDTA)形成结晶在采样和储存后会被白细胞吞噬。只有肝素或液体 EDTA 不会形成结晶，可作为关节液抗凝剂。

抽吸关节腔积液时，滑膜绒毛可进入关节。在骨关节炎，滑膜绒毛形成蕨状或叶状。镜检分析可识别个体假体失效。假体磨损典型特征是出现塑料成分碎片或缠结，通常是由超高分子量聚乙烯塑料成分组成。粒子可见折射、有时双折射，通常在纤维蛋白凝块内。

三、病原体检查

关节腔积液病原体检查主要包括微生物革兰染色和培养。

(一)微生物检验

1.革兰染色

为帮助诊断关节病，常规检测方法包括革兰染色和微生物培养。革兰染色显微镜下可直接观察细菌或真菌。革兰染色结果阳性，可快速为临床诊断提供信息。大多数关节液感染微生物是细菌，且源于血液。其他微生物还包括真菌、病毒和分枝杆菌。革兰染色结果敏感性取决于感染微生物。感染率为葡萄球菌约 75%，革兰阴性菌约 50%，淋球菌约 40%，是通过革兰染色鉴别。其他与感染性关节炎相关细菌，包括化脓性链球菌、肺炎链球菌和流感嗜血杆菌。

2.微生物培养和药敏试验

无论革兰染色结果如何，关节液标本应行微生物培养。大多数细菌性关节炎培养结果是阳性的。采样须谨慎并使用新鲜采集关节液标本，使微生物复苏繁殖。如疑为真菌、分枝杆菌和厌氧菌感染，应使用特殊培养基。临床医师与检验人员的沟通很关键。微生物培养可指导抗菌治疗。如未见微生物，也不排除感染；可能之前因使用抗生素治疗而抑制细菌之故。现不常使用抗酸杆菌涂片及培养诊断结核病，而用分子生物学方法检测结核分枝杆菌，比传统培养更灵敏、更特异。

关节化脓可危及生命，细菌可从术后感染关节播散进入血循环，或可导致潜在致命性败血症。关节腔积液经细胞离心机离心后，用显微镜仔细检查，可识别 87%临床感染性关节炎的微生物。研究表明，只有 2%炎性关节病为化脓性，故只有败血症临床指证较强，实验室关节腔积液检查才可能有所发现。应注意，炎性关节腔积液合并类胆红素结晶表明关节内长期化脓。

(二)分子生物学方法

使用聚合酶链式反应(polymerase chain reaction，PCR)分子生物学方法，目前用于鉴别难以用常规方法检测的微生物，如引起莱姆关节炎的伯氏疏螺旋体，引起结核性关节炎的结核分枝杆菌。

四、化学与免疫学检查

关节液中可检测的化学成分很多，但对临床诊断有价值的并不多。无论关节是何种病变，有些物质(如尿酸)在血浆和关节液中浓度相同，常对血浆进行检测。而有些关节病部分分析物(如葡萄糖)血浆和关节液中浓度不同。对此类疾病,检测血液和关节液浓度差值对诊断和鉴别诊断有帮助。目前,对关节液中脂类(胆固醇、甘油三酯)和酶类检测临床意义不大,因此很少开展。

在关节液检验中,葡萄糖、尿酸、乳酸、脂类(胆固醇和甘油三酯)、蛋白质和各种酶成分的化学分析可能有助于对特定病例的诊治。除非炎症性关节积液外,总蛋白质水平均超过 30 g/L,所以总蛋白质诊断和预后临床价值不大。因此,不推荐对关节积液中总蛋白质水平进行检测。

(一)葡萄糖

与脑脊液一样,对关节积液葡萄糖水平与同期血清/血浆水平作对比相当有效。餐后血浆与关节液间重新恢复动态平衡需几小时。在动态平衡状态下,关节液葡萄糖水平在 5.5 mmol/L(100 mg/dL)或略低于血浆水平。正常关节腔液葡萄糖略低于血葡萄糖,而炎症和感染明显降低。通常,非炎症性和出血性关节病变(如骨关节炎、色素沉着绒毛结节性滑膜炎、外伤、血管瘤等)关节液葡萄糖水平在 5.5～11.1 mmol/L(100～200 mg/dL),或相应略低于同时检测血浆水平。炎症性关节病中关节液葡萄糖水平为 0～22.2 mmol/L(0～400 mg/dL),低于血浆水平,感染或由结晶引发的关节病的关节液葡萄糖水平在 11.1～55.5 mmol/L(200～1 000 mg/dL)和 0～44.4 mmol/L(0～800 mg/dL),相应低于同期血浆水平。

关节液和血浆葡萄糖检测并非常规检测,当怀疑感染性或结晶引发关节病时,革兰染色检测呈阴性或未检出结晶,检测其葡萄糖水平可能有助于鉴别诊断。需引起重视的是,因白细胞分解反应会引起检测值略低现象,关节液葡萄糖水平检测应在 1 h 内完成。如血清和关节液中葡萄糖水平差距在 11.1～13.9 mmol/L(200～250 mg/dL)甚至更大,表明可能出现了上述病变中某种情况。在细菌培养结果出来前,应考虑针对细菌性感染的治疗手段。

要评估关节液葡萄糖浓度,必须在采样时,同时采集血液。正常情况下,空腹血糖和关节液葡萄糖浓度应相同。也就是说,血糖和关节液葡萄糖差值应＜5.5 mmol/L(100 mg/dL)。因体内达到动态平衡需时间,所以不空腹情况下,血糖和关节液葡萄糖差值可＞5.5 mmol/L(100 mg/dL)。

发生关节病时,关节液葡萄糖浓度降低,血糖和关节液葡萄糖差值加大。非炎性和出血性关节病,血糖和关节液葡萄糖差值＜11.1 mmol/L(200 mg/dL)。当差值＞11.1 mmol/L(200 mg/dL)时,提示炎性关节炎或化脓性关节炎。非空腹时检测,如关节液葡萄糖浓度低于血糖浓度一半时,认为关节液葡萄糖浓度过低。

关节液葡萄糖浓度检测须在采样后 1 h 内完成,如在规定时间内不能完成检测,应将标本放置在氟化钠抗凝管。以免白细胞对糖分解引起检测值假性减低。

(二)尿酸

通过镜下对针状尿酸盐结晶进行确认,对痛风诊断相当可靠。对关节炎检验不仅在小型实验室不常见,在没有合适显微镜设备(有红光补偿偏振光显微镜)的实验室也同样少见。此外,检验人员缺少结晶识别技术和经验。即使由结晶引发关节炎,镜检也可能为阴性。关节液结晶检测需在室温中操作。某些报道建议,冷藏能提高检测率,但也有些研究反对,认为此手段针对痛风确诊并不可靠。有关节液结晶检测质量调查发现,约 21%标本未检出尿酸盐,定量尿酸分析可能有助于某些痛风诊断验证。

血清中尿酸水平常会反映关节液尿酸水平,早期研究发现,在伴有痛风关节积液中尿酸盐浓度基本与血清尿酸盐浓度一致。但也有其他研究发现,痛风患者关节液中尿酸水平通常会超过血清尿酸水平,因此,尿酸水平是一个更佳标志物。Beutle 等认为,关节液中尿酸盐水平相比血

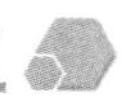

清高，很大程度上反映晶体在关节中溶解情况。

关节液和血浆尿酸浓度基本相同，因此血浆尿酸水平增高，结合患者症状，医师就能确诊痛风。痛风时关节液常含单钠尿酸盐结晶，镜下未检出结晶，血浆或关节液尿酸检测很重要。须注意许多痛风患者血浆尿酸不增高。

（三）乳酸

早期研究发现，单关节化脓性关节炎相比非化脓性关节炎，关节液中乳酸水平常会增高。Brook 等在一项 27 例非淋球菌性化脓性关节炎研究中发现，平均乳酸浓度为 112 mmol/L（约为参考区间 40 倍），在45 例炎症性关节炎和关节退变病中平均乳酸浓度仅为 3.4 mmol/L。在 12 例淋球菌性化脓性关节炎中均值（2.7 mmol/L）是正常的，这一结果也被其他研究证实。同样，Borenstein 等研究发现，除淋病奈瑟菌病变外，其他所有化脓性关节炎的关节液乳酸水平超过 25 mmol/L（参考区间 9～10 倍）。当关节液乳酸水平超过11.2 mmol/L（参考区间 4 倍）时，大部分病变都能被确诊。

近期研究证实了早期研究，关节液乳酸水平检测是一种针对细菌性关节炎快速、可靠的诊断检测。如 65 例关节液细菌培养阳性病例进行乳酸分析，发现其均值为 13.5 mmol/L，而细菌培养阴性病例中均值为 5.5 mmol/L。因此，一旦均值超过 9 mmol/L，细菌性关节炎概率非常高，并建议尽快予以治疗。

关节液乳酸浓度增高认为是滑膜糖无氧酵解引起。炎症时对能量需求增加，会发生组织缺氧。关节液乳酸浓度检测操作简单，临床用途不明。目前认为，有些关节病，特别是化脓性关节炎的关节液乳酸水平明显增高。淋球菌性关节炎乳酸水平正常或偏低。虽研究很多，但关节液中乳酸定量检测的临床价值不明。

（四）总蛋白

正常关节液总蛋白浓度约为血浆总蛋白浓度 1/3。关节液蛋白量增高是因滑膜渗透性改变或关节内蛋白合成增加。许多关节病（如类风湿性关节炎、结晶性关节炎、化脓性关节炎）蛋白浓度常会增高。关节液蛋白检测对关节病鉴别或对其预后意义不大。关节液总蛋白浓度增加仅提示关节有炎症。所以，关节液蛋白测定不必作为常规检测。

（五）脂类（胆固醇和甘油三酯）

关节液中普遍存在各种脂类物质，其浓度明显低于血浆中脂类物质。实际上，脂蛋白测定均值约为血浆中 40%。在出现炎症和晶体性关节炎（如类风湿性关节炎、系统性红斑狼疮、痛风）时，脂类水平明显高于非炎症性关节炎（如骨关节炎）。脂类溢出大致分为 3 种情况：①高胆固醇；②高脂类微粒；③乳糜型。

Viilari 等对 30 例类风湿性关节炎患者胆固醇和甘油三酯水平进行检测，发现胆固醇均值为（1.063±0.313）g/L（为血清均值的 51%），甘油三酯均值为（0.283±0.115）g/L（为血清均值的 35%）。实际上，关节液中胆固醇水平可从血清胆固醇水平增高到 26 g/L 水平（为血清均值的 10～15 倍）。

乳糜型关节积液很少伴类风湿性关节炎、系统性红斑狼疮、外伤、丝虫病和胰腺炎（胰腺炎关节炎综合征）。但这些积液渗出可能会出现化脓，白细胞计数仅轻微增高。此时，甘油三酯定量可确定积液渗出类型，因水平可达血清 2～3 倍。在类风湿性关节炎患者中，化脓性关节积液同样可能伴高胆固醇积液溢出。

(六)酶

在不同关节炎中对乳酸脱氢酶(lactate dehydrogenase,LDH)、天冬氨酸氨基转移酶、酸性磷酸酶(acid phosphatase,ACP)、碱性磷酸酶、γ-谷氨酰基转移酶、腺苷脱氨酶(adenosine deaminase,ADA)、溶菌酶和胞核嘧啶核苷脱氨酶已有长期研究。目前,对关节液中酶的检测常认为不具临床价值,部分研究发现,部分酶的检测有助于预测关节炎程度和判断预后。

Pejovic 等对类风湿性关节炎患者血清和关节液中 LDH 及同工酶进行检测,发现 LDH 在 400~700 U/L 水平相当于中度病变,超过 750 U/L 表明出现重度炎症。因中性粒细胞富含 LDH4 和 LDH5 两种同工酶,重度炎症与轻度炎症相比,这些同工酶含量显著增高。

Messieh 曾对关节液中 LDH 活性有助于无菌性关节置换术聚乙烯磨损术前评估的可能性进行研究,发现关节液 LDH 水平可用于关节炎标志。在使用 LDH 作为关节炎标志物研究发现,在膝关节造型术失败病例中,相比于封闭膝盖骨关节炎,其 LDH 水平有明显增高,LDH 可作为正在进行关节造型术患者有用的预后指标。

研究发现,类风湿性关节炎患者 ACP 水平增高。Luukkainen 等人研究了 30 例膝关节水肿类风湿性关节炎患者,对 15 例关节液检测,发现总蛋白和 ACP 水平增高预示预后较差。对 29 例腐蚀性类风湿性关节炎患者长达 7 年半跟踪研究发现,ACP 水平增高在受类风湿影响的关节中预后较差。在一项独立研究,对 82 例关节炎患者关节液中 ACP 进行检测,其中 39 位腐蚀性类风湿性关节炎呈血清阳性,其他43 位呈阴性。阳性患者组平均关节液水平为 11.6 U/L,而阴性患者组平均关节液水平为 6.5 U/L。研究证明,ACP 是类风湿性关节炎严重程度和预后判断非常有效标志物。

ADA 也常在不同关节病变中测出,如关节液 ADA 活性在类风湿性关节炎、反应性关节炎和骨关节炎患者中进行检测,其中 ADA 活性最高值出现在类风湿性关节炎,在反应性关节炎患者 ADA 活性也会增加,比类风湿性关节炎患者偏低。与正常对照相比,骨关节炎患者 ADA 活性未明显增高。研究者对 98 位不同原因关节渗出患者进行 ADA 活性检测,同骨关节炎相比,在类风湿性关节炎、慢性血清阴性多关节炎、幼年型关节炎和反应性关节炎患者中,ADA 活性显著增高。研究者认为,关节液 ADA 活性结合一般病症,可提供判断关节病中炎症程度的一个补充手段。但 ADA 在临床实验室内很少检测,因为 LDH 和 ACP 两者普遍存在,所以某些病例作为关节炎程度和预后评价标志更为有用。

(七)pH

通常,关节液 pH 和动脉血相同。炎症性关节积液中,由于葡萄糖利用增加,乳酸浓度增高,氢离子浓度增加。pH 下降与白细胞计数呈负相关。临床上,pH 检测不能为患者诊断和治疗增加更多信息,近期研究不推荐检测 pH。

五、关节腔积液检验与疾病诊断

关节腔积液首选检验为理学检查、显微镜检查和微生物学检查。其中,理学检查包括观察积液量、外观和黏稠度,病理情况下通常液体量会增多、黏稠度会减低、外观呈黄色、白色、红色浑浊;显微镜检查可发现与疾病相关特征性细胞,如类风湿细胞、Reiter 细胞和 LE 细胞等,最重要的检查是偏光镜下观察各类病理性结晶,若出现尿酸单钠、二水合焦磷酸钙结晶等常用于痛风和假痛风诊断;微生物涂片和培养常见致病菌包括链球菌、葡萄球菌、大肠埃希菌和厌氧菌等。

次选检验为化学检查和免疫学检查等。其中,化学检查血浆与关节液葡萄糖差值增大常提示炎症性病变,乳酸增高可用于细菌性关节炎诊断,尿酸增高常有助于痛风诊断,LDH 增高是关节炎标志物,是评价关节成形术预后指标,ACP 增高能反映类风湿性关节炎严重程度和预后差,ADA 增高与关节病活动性和严重程度相关。免疫学检查包括流式细胞术对调节性 T 细胞免疫表型分析和抗原特异性细胞特征分析,比浊法或化学法测定 C3、C4 和 CH50,补体活性减低与类风湿性关节炎和系统性红斑狼疮等疾病有关。

关节腔积液(滑膜积液)检验主要用于诊断关节因疼痛和/或肿胀等症状所致的各种炎症性、非炎症性关节炎等。关节腔积液分析包括一组基本试验,根据其结果可进一步选择有关试验。基本试验主要是理学检查,主要用于评价关节腔积液外观;化学检查,检测关节腔积液部分化学成分的变化;显微镜检查,对可能存在的细胞和结晶进行计数或识别;微生物检查,主要是检测感染性疾病可能存在的微生物。关节腔积液性疾病可主要分为以下 4 大类。①感染性疾病:由细菌、真菌或病毒引起,可能源于关节或由人体其他部位播散至关节,包括急、慢性化脓性关节炎;②出血性疾病:出血性疾病和/或关节损伤可导致关节腔积液出血,如血友病或血管性血友病;③炎症性疾病:如导致结晶形成和积聚的痛风结晶(有针状尿酸结晶和假痛风),引起关节炎症如滑膜炎,其他免疫应答性关节炎,如对自身免疫性疾病的反应,包括类风湿性关节炎、系统性红斑狼疮;④退行性疾病:如骨关节炎。

(一)常见关节炎和关节病分类

关节炎和其他关节病很常见,实验室对关节液检测有助于临床对这类疾病的诊断与分类。常见关节炎和关节病分为四大类:非炎性、炎症性、化脓性和出血性,分类有助于鉴别诊断。须注意几点:①不同类型部分内容有重叠;②可同时患几种关节病;③检测结果会随疾病不同阶段而变。此分类原则只是为临床评估和诊断关节病提供大致方向。关节液中发现微生物(化脓性关节炎)或结晶(结晶性关节炎)时,则可明确诊断。

在各种病因引起急性关节炎的鉴别诊断中,关节腔积液检查结果的变化情况见表 9-1。

表 9-1 急性关节炎关节腔积液检查结果

疾病	WBC	补体活性	类风湿因子	结晶和其他
急性痛风	增高	增高	阴性	单钠尿酸盐结晶
急性软骨钙质沉着症	增高	增高	阴性	焦磷酸钙结晶
Reiter 综合征	明显增高	明显增高	阴性	出现巨噬细胞
类风湿性关节炎	增高	减低	阳性	—
青年型类风湿性关节炎	增高	减低	阴性	出现大量淋巴细胞、反应性淋巴细胞
系统性红斑狼疮	明显减低	明显减低	不定	出现 LE 细胞
银屑病、强直性关节炎、溃疡性关节炎	增高	增高	—	—

(二)炎症性和非炎症性关节腔积液诊断

炎症性和非炎症性关节腔积液诊断流程见图 9-1 和图 9-2。

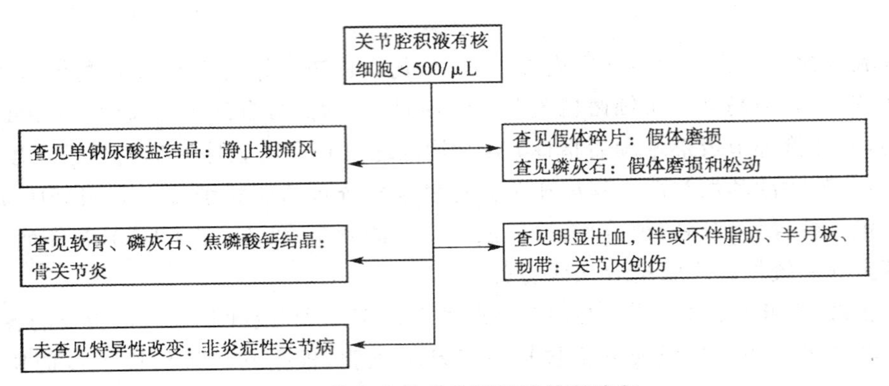

图 9-1　非炎症性关节腔积液诊断流程

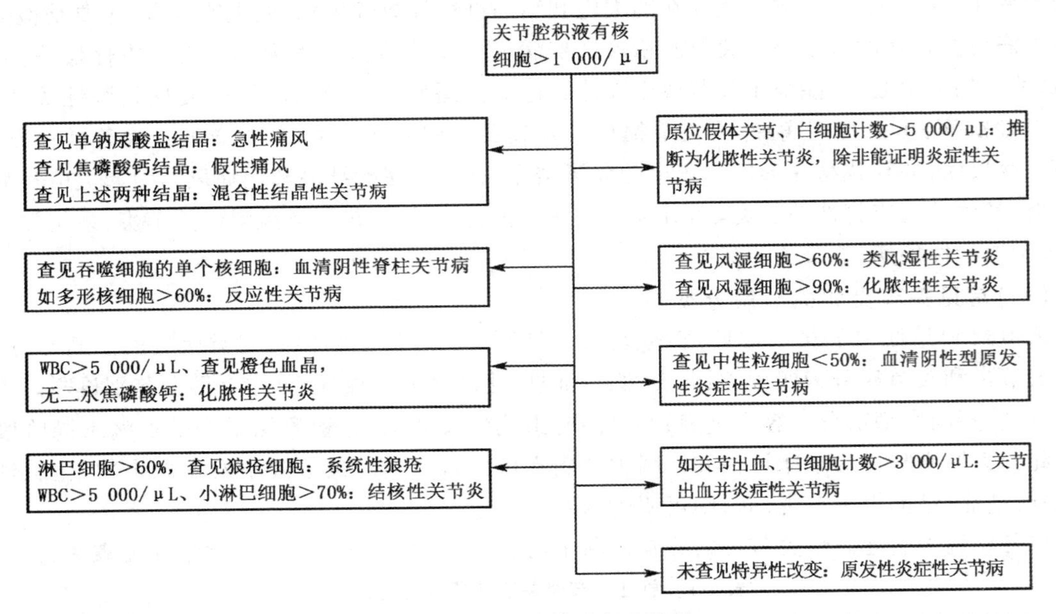

图 9-2　炎症性关节腔积液诊断

（王文花）

第五节　精 液 检 验

一、量测定

（一）适应证

用于男性不育症、生殖系统疾病的诊断、鉴别诊断和监测。

（二）参考区间

一次射精量为 2～5 mL。

(三)临床意义

1.减少

(1)精液减少:数天未射精而精液量少于1.5 mL者。可致不孕,但不能肯定为男性不育症的原因。

(2)无精液症:精液量减少至1～2滴,甚至排不出。精液量减少常见于睾丸功能不全、睾丸炎、精囊炎、淋病、前列腺切除等。

2.增多

一次射精的精液量超过8 mL,称为精液过多。精液过多可导致精子数量相对减少,影响生育。常由于垂体促性腺激素分泌功能亢进,雄激素水平增高所致,也可见于长时间禁欲者。

二、外观检查

(一)适应证

用于男性不育症、生殖系统疾病的诊断、鉴别诊断和监测。

(二)参考区间

灰白色或乳白色黏稠状,久未射精者可呈淡黄色。

(三)临床意义

(1)血性:见于前列腺和精囊的非特异性炎症、生殖系统结核、肿瘤、结石,也可见于生殖系统损伤等。

(2)脓性:呈黄色或棕色,常见于精囊炎、前列腺炎等。

三、液化时间检查

(一)适应证

(1)用于男性不育症、生殖系统疾病的诊断、鉴别诊断和监测。

(2)用于计划生育、科研、精子库筛选优质精子。

(二)参考区间

室温下<60 min。

(三)临床意义

精液不液化见于前列腺炎。

四、黏稠度检查

(一)适应证

(1)用于男性不育症、生殖系统疾病的诊断、鉴别诊断和监测。

(2)用于计划生育、科研、精子库筛选优质精子。

(二)参考区间

精液拉丝长度不超过2 cm或在移液管口形成连续的小滴。

(三)临床意义

(1)增高:与附属性腺功能异常有关。见于前列腺炎、附睾炎。

(2)降低:刚射出的精液黏稠度低,似米汤,可能为先天性精囊缺如、精囊液流出受阻所致,也可见于生殖系统炎症所致的精子数量减少或无精子症。

五、酸碱度检查

(1)适应证:①用于男性不育症、生殖系统疾病的诊断、鉴别诊断和监测;②用于计划生育、科研、精子库筛选优质精子。

(2)参考区间:7.2～8.0。

(3)临床意义:弱碱性的精液射入阴道后可中和阴道分泌物中的有机酸,利于精子游动。当pH<7并伴少精子症,可能是由于输精管、精囊或附睾发育不全所致。当pH>8时,可能为急性附属性腺炎或附睾炎所致。

六、精子活动率检查

(一)适应证

(1)用于男性不育症、生殖系统疾病的诊断、鉴别诊断和监测。

(2)用于计划生育、科研、精子库筛选优质精子。

(二)参考区间

射精30～60 min内应>60%。

(三)临床意义

精子活动率和精子活动力与受精关系密切。当精子活动率<40%,可致不育。

下降:常见于精索静脉曲张、生殖系统感染(如淋病、梅毒等)、物理因素(如高温环境、放射线因素等)、化学因素(如应用某些抗代谢药物、抗疟药、雌激素、氧化氮芥、乙醇等)、免疫因素(如存在抗精子抗体)等。

七、精子存活率检查

(一)适应证

(1)用于男性不育症、生殖系统疾病的诊断、鉴别诊断和监测。

(2)用于计划生育、科研、精子库筛选优质精子。

(二)参考区间

射精30～60 min应>50%。

(三)临床意义

下降:见于精索静脉曲张,生殖道非特异性感染及使用某些抗代谢药、抗疟药、雌激素、氧化氮芥时。

八、精子活动力检查

(一)适应证

(1)用于男性不育症、生殖系统疾病的诊断、鉴别诊断和监测。

(2)用于计划生育、科研、精子库筛选优质精子。

(二)参考区间

射精后60 min内,精子总活动力(前向运动和非前向运动)≥40%,前向运动≥32%。

(三)临床意义

精子活动力减弱或死精子过多是导致不育的主要原因。精子活动力下降,主要见于以下几

种情况。

(1)睾丸生精上皮不完全成熟或受损，产生的精子质量差，活动能力弱。

(2)精液量少。

(3)精浆变异，如附睾、精囊、前列腺等有炎症时，酸碱度、供氧、营养、代谢等均不利于精子的活动和存活；若存在抗精子抗体，可以使精子凝集，从而失去了活动能力。

九、精子数量检查

(一)适应证

(1)用于男性不育症、生殖系统疾病的诊断、鉴别诊断和监测。

(2)用于计划生育、科研、精子库筛选优质精子。

(二)参考区间

精子浓度：$\geq 15\times 10^9$/L；精子总数：$\geq 39\times 10^6$/次。

(三)临床意义

正常人的精子数量存在着明显的个体差异。精子浓度持续$<15\times 10^9$/L 时为少精子症，连续 3 次检查(离心沉淀物)无精子时为无精子症。少精子症、无精子症常见于精索静脉曲张，先天性或后天性睾丸疾病(如睾丸畸形、萎缩、结核、炎症、肿瘤等)，理化因素损伤(如抗癌药、重金属、乙醇、放射线等损伤)，输精管、精囊缺陷，长期食用棉酚等，内分泌疾病(如垂体、甲状腺、性腺功能亢进或减退、肾上腺病变等)。

十、精子形态检查

(一)适应证

(1)用于男性不育症、生殖系统疾病的诊断、鉴别诊断和监测。

(2)用于计划生育、科研、精子库筛选优质精子。

(二)参考区间

精子形态检查参考区间为$>4\%$。

(三)临床意义

正常精子由头部、体部和尾部组成。凡是精子头部、体部和尾部任何部位出现变化，均为异常精子。正常形态精子低于 15%时，体外受精率降低。

异常形态精子增多：常见于精索静脉曲张，睾丸、附睾功能异常，生殖系统感染，应用某些化学药物(如卤素、乙二醇、重金属、雌激素等)，放射线损伤等。

十一、非精子成分检查

(一)适应证

用于男性不育症、生殖系统疾病的诊断、鉴别诊断和监测。

(二)参考区间

未成熟生殖细胞：$<1\%$；红细胞：偶见；白细胞：少量(<5/HP)；上皮细胞：少量。

(三)临床意义

1.未成熟生殖细胞

即生精细胞。增多见于睾丸曲细精管受到某些药物或其他因素影响或损害时。

2.红细胞增多

常见于睾丸肿瘤、前列腺癌等，此时精液中还可出现肿瘤细胞。

3.白细胞

当白细胞大于5/HP时为异常，常见于前列腺炎、精囊炎和附睾炎等。当精液中白细胞数大于1×10^9/L，称为脓精症或白细胞精液症。白细胞通过直接吞噬作用或释放和分泌细胞因子、蛋白酶以及自由基等破坏精子，引起精子的活动率和活动力降低，导致男性不育。

十二、精子凝集检查

（一）适应证

用于男性不育症、生殖系统疾病的诊断、鉴别诊断和监测。

（二）参考区间

阴性。

（三）临床意义

凝集的精子团数超过10个为阳性。阳性提示可能存在免疫性不育。

十三、精子低渗肿胀试验

（一）适应证

用于男性不育症、生殖系统疾病的诊断、鉴别诊断和监测。

（二）参考区间

精子低渗肿胀率＞60％。

（三）临床意义

精子低渗肿胀试验（HOS）可作为体外精子膜功能及完整性的评估指标，预测精子潜在的受精能力。精子尾部肿胀现象是精子膜功能的正常表现，不育症男性的精子肿胀试验肿胀率明显降低。

十四、病原微生物检查

（1）适应证：用于男性生殖系统感染性疾病的诊断、鉴别诊断和监测。

（2）参考区间：阴性。

（3）临床意义：阳性，提示存在生殖系统感染。

十五、精浆果糖测定

（1）适应证：用于精囊腺炎、无精子症的辅助诊断、鉴别诊断和监测。

（2）参考区间：9.11～17.67 mmol/L。

（3）临床意义：精液中的果糖由精囊产生，为精子的代谢提供营养，供给精子能量，维持精子的活动力。同时，它与雄性激素相平行，可间接反映睾酮水平。果糖阴性可见于先天性双输精管完全阻塞及精囊缺如时；精浆果糖含量降低，见于精囊腺炎时。

在无精子症和射精量少于1 mL者，若精浆中无果糖为精囊阻塞；有果糖，则为射精管阻塞。

十六、精浆α-葡糖苷酶测定

（1）适应证：用于无精子症、远端输精管阻塞的辅助诊断、鉴别诊断和监测。

(2)参考区间:35.1～87.7 U/mL。

(3)临床意义:α-葡糖苷酶主要由附睾上皮细胞分泌,该酶对鉴别输精管阻塞和睾丸生精障碍所致的无精子症有一定意义。当输精管结扎后,该酶活力显著降低;阻塞性无精子症时,该酶活性下降。

十七、精浆游离左旋肉毒碱测定

(1)适应证:用于附睾功能评价和监测。

(2)参考区间:(461.56±191.63)nmol/L。

(3)临床意义:精浆肉毒碱是评价附睾功能的指标,精浆肉毒碱含量正常,表明附睾功能正常。精浆中肉毒碱含量下降,表示附睾功能发生障碍。若将精浆肉毒碱与果糖联合检测,对附睾和精囊腺功能判断更有价值。

十八、精浆乳酸脱氢酶同工酶 X 测定

(一)适应证

用于男性不育症、生殖系统疾病的诊断、鉴别诊断和监测。

(二)参考区间

$LDH\text{-}X_1$:248～1 376 U/L;$LDH\text{-}X_2$:10.96～32.36 mU/10^6精子。精浆/全精子 LDH-X 比值:0.21～0.56。

(三)临床意义

LDH-X 活性与精子浓度特别是活精子浓度呈良好的正相关,活性降低可致生育力下降,是评价睾丸生精功能的良好指标。

LDH-X 活性下降:见于睾丸萎缩、精子生成缺陷及少精或无精子症患者。精子发生障碍时,则无 LDH-X 形成。

十九、精浆酸性磷酸酶测定

(1)适应证:用于前列腺疾病的辅助诊断和监测。

(2)参考区间:48.8～208.6 U/mL。

(3)临床意义:①酸性磷酸酶(ACP)活性降低见于前列腺炎,另外,ACP 有促进精子活动的作用,精浆中 ACP 降低,精子活动力减弱,可使受孕率下降;②ACP 活性增高见于前列腺癌和前列腺肥大。

二十、精子顶体酶活性测定

(1)适应证:用于男性不育症的辅助诊断和监测。

(2)参考区间:48.2～218.7 μU/10^6精子。

(3)临床意义:顶体酶对于精子的运动和受精过程都是不可缺少的,顶体酶活力不足可导致男性不育。因此精子顶体酶活性测定可作为精子受精能力和诊断男性不育症的参考指标。

二十一、精浆锌测定

(一)适应证

用于男性不育症、睾丸萎缩等疾病的辅助诊断和监测。

(二)参考区间

一次射精≥2.4 μmol。

(三)临床意义

1.缺乏

可影响性腺的发育,使性功能减退,睾丸萎缩,精子数目减少、弱精、死精等。

2.严重缺乏

可使精子发生处于停顿状态,造成不育。

3.青春期缺锌

影响男性生殖器官和第二性征的发育。

此外,锌含量与前列腺液杀菌能力和抗菌机制有关,前列腺能合成具有抗菌作用的含锌多肽。

二十二、精浆抗精子抗体检查

(1)适应证:用于男性免疫性不育的辅助诊断和监测。

(2)参考区间:阴性。

(3)临床意义:抗精子抗体的出现及滴度升高无论在男性或女性,均可导致不育。因此,抗精子抗体的检测可以作为不育症患者临床治疗及预后判断的重要指标。阳性:提示存在免疫性不育。

二十三、精浆免疫抑制物测定

(1)适应证:用于男性免疫性不育的辅助诊断和监测。

(2)参考区间:(430±62)U/mL。

(3)临床意义:精浆免疫抑制物活性降低与不育、习惯性流产、女性对配偶精液过敏的发生有密切关系。

二十四、精浆免疫球蛋白测定

(1)适应证:用于男性免疫性不育的辅助诊断和监测。

(2)参考区间:IgA,(90.3±57.7)mg/L;IgG,(28.6± 16.7)mg/L;IgM,(90.3±57.7)mg/L;补体 C3、C4,无。

(3)临床意义:抗精子抗体浓度增高者,其精浆免疫球蛋白也升高,生殖系统感染者精浆免疫球蛋白升高。

(王文花)

 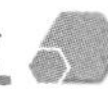

第六节　前列腺液检验

一、量测定

(1)适应证:用于前列腺疾病的辅助诊断。

(2)参考区间:数滴至1 mL。

(3)临床意义:减少见于前列腺炎。多次按摩无前列腺液排出,提示前列腺分泌功能严重不足,见于前列腺的炎性纤维化和某些功能低下。

二、外观检查

(1)适应证:用于前列腺疾病的辅助诊断。

(2)参考区间:稀薄、不透明、乳白色液体。

(3)临床意义。①黄色浑浊:呈脓性或脓血性,见于严重的化脓性前列腺炎;②血性:见于精囊炎、前列腺炎、前列腺结核、结石和肿瘤等,也可为按摩前列腺用力过重所致。

三、酸碱度测定

(1)适应证:用于前列腺疾病的辅助诊断。

(2)参考区间:弱酸性,pH在6.3～6.5。

(3)临床意义:增高见于50岁以上者或混入较多精囊液时。

四、红细胞检查

(1)适应证:用于前列腺疾病的辅助诊断。

(2)参考区间:偶见(<5/HP)。

(3)临床意义:增多见于前列腺结核、结石和恶性肿瘤等,也可为按摩前列腺用力过重所致。

五、白细胞检查

(1)适应证:用于前列腺疾病的辅助诊断。

(2)参考区间:<10/HP,散在。

(3)临床意义:增多见于前列腺炎。若WBC>10/HP,成簇分布,即可诊断为前列腺炎。

六、磷脂酰胆碱小体检查

(1)适应证:用于前列腺疾病的辅助诊断。

(2)参考区间:数量较多,分布均匀。

(3)临床意义:前列腺炎时磷脂酰胆碱小体减少,分布不均,有成簇分布现象;严重者磷脂酰胆碱小体可消失。

七、前列腺颗粒细胞检查

(1)适应证:用于前列腺疾病的辅助诊断。

(2)参考区间:<1/HP。

(3)临床意义:增多见于老年人或前列腺炎。

八、淀粉样小体检查

(1)适应证:用于前列腺疾病的辅助诊断。

(2)参考区间:少量。

(3)临床意义:前列腺液中的淀粉样小体随年龄增长递增,一般无临床意义。

(王文花)

第七节 阴道分泌物检验

一、外观检查

(一)适应证

用于女性生殖系统疾病的辅助诊断、鉴别诊断。

(二)参考区间

白色、糊状,无气味;近排卵期:清澈透明,稀薄似蛋清,量多;排卵期 3 d 后:浑浊黏稠,量减少;经前:量增加;妊娠期:量较多。

(三)临床意义

阴道分泌物是女性生殖系统分泌的液体,又称为白带。

1.黄色脓性

见于滴虫性阴道炎、化脓性细菌感染、慢性子宫颈炎、老年性阴道炎、子宫内膜炎和阴道内有异物等。

2.红色血性

见于肿瘤、息肉、子宫黏膜下肌瘤、老年性阴道炎、严重的慢性子宫颈炎和子宫内节育器产生的不良反应等。

3.豆腐渣样

见于真菌性阴道炎。

4.黄色水样

见于子宫黏膜下肌瘤、子宫颈癌、子宫癌和输卵管癌等。

5.大量、无色透明

见于卵巢颗粒细胞瘤或女性激素分泌功能异常。

6.脓血样白带

脓血样白带为阿米巴性阴道炎的特征。

二、pH 测定

(1)适应证:用于女性生殖系统疾病的辅助诊断、鉴别诊断。

(2)参考区间:3.8～4.5。

(3)临床意义:增高见于以下情况。①阴道炎:由于病原微生物消耗糖原,阴道杆菌酵解糖原减少所致;②幼女和绝经期女性:由于缺乏雌激素,阴道上皮变薄,且上皮细胞不含糖原,以及阴道内无阴道杆菌所致。

三、清洁度检查

(一)适应证

(1)用于女性生殖系统疾病的辅助诊断、鉴别诊断。

(2)用于雌激素水平的判断。

(二)参考区间

Ⅰ～Ⅱ度。

(三)临床意义

阴道清洁度是阴道炎症和生育期女性卵巢性激素分泌功能的判断指标。

当卵巢功能低下,雌激素水平降低时,阴道上皮细胞增生较差,阴道分泌物中的阴道杆菌减少,易感染杂菌,使阴道清洁度分度增高。当阴道分泌物清洁度为Ⅳ、Ⅲ度,且有大量病原生物,如细菌、真菌或寄生虫时,见于各种原因的阴道炎。

四、阴道毛滴虫检查

(1)适应证:①用于女性生殖系统疾病的辅助诊断、鉴别诊断;②用于性传播疾病的诊断和监测。

(2)参考区间:阴性。

(3)临床意义:阳性见于滴虫性阴道炎。

五、真菌检查

(1)适应证:①用于女性生殖系统疾病的辅助诊断、鉴别诊断;②用于性传播疾病的诊断和监测。

(2)参考区间:阴性。

(3)临床意义:阳性见于真菌性阴道炎。真菌性阴道炎的阴道分泌物呈凝乳状或"豆腐渣"样。

六、加德纳氏菌检查

(1)适应证:①用于女性生殖系统疾病的辅助诊断、鉴别诊断;②用于性传播疾病的诊断和监测。

(2)参考区间:阴性。

(3)临床意义:阳性见于由阴道加德纳氏菌(GV)和某些厌氧菌共同引起的细菌性阴道病。除引起阴道病外,尚可引起早产、产褥热、新生儿败血症、绒毛膜羊膜炎、产后败血症和脓毒血症等。寻找阴道分泌物中的线索细胞，是诊断加德纳氏菌性阴道病的重要指标。

七、淋病奈瑟菌检查

(1)适应证：①用于女性生殖系统疾病的辅助诊断、鉴别诊断；②用于性传播疾病的诊断和监测。

(2)参考区间：阴性。

(3)临床意义：阳性见于淋病患者。

八、衣原体检查

(1)适应证：①用于女性生殖系统疾病的辅助诊断、鉴别诊断；②用于性传播疾病的诊断和监测。

(2)参考区间：阴性。

(3)临床意义：阳性见于沙眼衣原体感染引起的急性阴道炎和子宫颈炎。

九、病毒检查

(1)适应证：①用于女性生殖系统疾病的辅助诊断、鉴别诊断；②用于性传播疾病的诊断和监测。

(2)参考区间：阴性。

(3)临床意义：阳性见于由单纯疱疹病毒(HSV)、人巨细胞病毒(HCMV)、人乳头状病毒(HPV)引起的生殖道感染。

十、梅毒螺旋体检查

(1)适应证：①用于女性生殖系统疾病的辅助诊断、鉴别诊断；②用于性传播疾病的诊断和监测。

(2)参考区间：阴性。

(3)临床意义：阳性见于梅毒螺旋体感染所致的梅毒。可引起胎儿死亡或流产。

十一、阴道分泌物五联试验

(一)适应证

用于阴道炎性疾病的辅助诊断、鉴别诊断。

(二)参考区间

干化学酶法 pH 为 3.8～4.5；过氧化氢：阴性；白细胞酯酶：阴性；唾液酸苷酶：阴性；脯氨酸氨基肽酶：阴性；乙酰氨基葡糖糖苷酶：阴性。

(三)临床意义

1.pH

pH>4.5，提示细菌性阴道炎；pH>5，提示滴虫性阴道炎；pH 在 4.0～4.6，提示真菌性阴道炎。

2.过氧化氢

阴性：表示乳酸杆菌多；阳性：提示阴道环境处于病理或亚健康状态。

3.白细胞酯酶

阳性:表示白细胞多于15/HP,提示有阴道炎。

4.唾液酸苷酶

阳性:提示为细菌性阴道炎。

5.脯氨酸氨基肽酶

阳性:提示为细菌性阴道炎。

6.乙酰氨基葡糖糖苷酶

阳性:若同时 $pH \geqslant 4.8$,提示滴虫感染;若同时 $pH \leqslant 4.6$,提示真菌感染。

(牛　鑫)

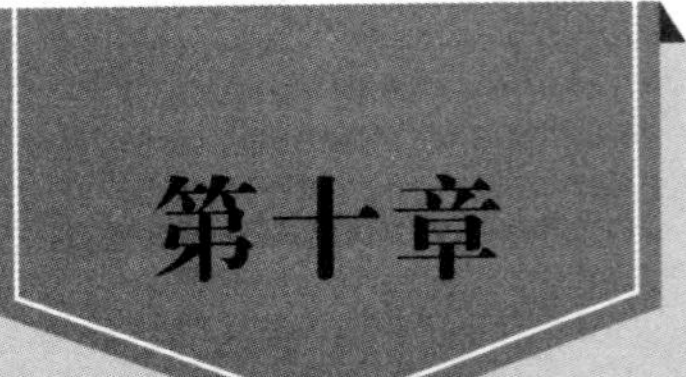

第十章 蛋白质检验

第一节 血清总蛋白检验

一、双缩脲常规法

(一)原理

凡分子中含有两个氨基甲酰基(-$CONH_2$)的化合物都能与碱性铜溶液作用,形成紫色复合物,这种反应称双缩脲反应。蛋白质分子中有许多肽键都能起此反应,而且各种血浆蛋白显色程度基本相同,因此,在严格控制条件下,双缩脲反应可作为血浆蛋白总量测定的理想方法,从测定的吸光度值计算出蛋白含量。

(二)试剂

1.6 mol/L 氢氧化钠

溶解 240 g 优质纯氢氧化钠于新鲜制备的蒸馏水或刚煮沸冷却的去离子水中,稀释至 1 L,置聚乙烯瓶内盖紧保存。

2.双缩脲试剂

称取未风化没有丢失结晶水的硫酸铜($CuSO_4 \cdot 5H_2O$)3 g,溶于 500 mL 新鲜制备的蒸馏水或刚煮沸冷却的去离子水中,加酒石酸钾钠 9 g,碘化钾 5 g,待完全溶解后,加入 6 mol/L 氢氧化钠 100 mL,并用蒸馏水稀释至 1 L。置聚乙烯瓶内盖紧保存。

3.双缩脲空白试剂

溶解酒石酸钾钠 9 g,碘化钾 5 g,于新鲜制备的蒸馏水中。加 6 mol/L 氢氧化钠 100 mL,再加蒸馏水稀释至 1 L。

4.蛋白标准液

收集混合血清,用凯氏定氮法测定蛋白含量,亦可用定值参考血清或清蛋白标准血清。

混匀,置 25 ℃水浴中 30 min(或 37 ℃ 10 min),在波长 540 nm 处,以空白调零,读取各管的吸光度。

高脂血症、高胆红素血症及溶血标本,应做“标本空白管”,即血清 0.1 mL 加双缩脲空白试剂 5 mL,以测定管吸光度减去标本空白管吸光度为测定管的标准吸光度。

(三)操作

见表 10-1。

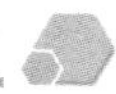

表 10-1 血清总蛋白测定(mL)

加入物	测定管	标准管	空白管
待测血清	0.1	—	—
蛋白标准	—	0.1	—
蒸馏水	—	—	0.1
双缩脲试剂	5.0	5.0	5.0

$$血清总蛋白(g/L)=\frac{测定管(或校正)吸光度}{标准管吸光度}\times 标准蛋白液浓度(g/L)$$

(四)参考值

健康成人走动后血清总蛋白浓度为 64～83 g/L,静卧时血清总蛋白浓度为 60～78 g/L。

(五)附注

(1)血清蛋白质的含量一般用 g/L 表示,因为各种蛋白质的分子量不同,不能用 mol/L 表示。

(2)酚酞、溴磺肽钠在碱性溶液中呈色,影响双缩脲测定的结果,右旋糖酐可使测定管浑浊影响结果,理论上这些干扰均可用相应的标本空白管来消除,但如标本空白管吸光度太高,可影响结果准确度。

(3)含脂类极多的血清,呈色后浑浊不清,可用乙醚 3 mL 抽提后再进行比色。

二、双缩脲比吸光度法

(一)原理

按照 Doumas 方法所规定的配方配制双缩脲试剂、在控制反应条件和校准分光光度计的情况下,双缩脲反应的呈色强度是稳定的,可以根据蛋白质双缩脲复合物的比吸光度,直接计算血清总蛋白质浓度。

(二)试剂

同双缩脲法。

(三)操作

(1)取试管 2 支,标明“测定管”及“试剂空白管”,各管准确加入双缩脲试剂 5.0 mL。

(2)于“测定管”中准确加 100 μL 血清,于“试剂空白管”中加入蒸馏水 100 μL。

(3)另取第 3 支试管做“标本空白”管,加入双缩脲空白试剂 5.0 mL 及血清 100 μL。

(4)各管立即充分混匀后,置(25±1)℃水浴中保温 30 min。

(5)用经过校准的高级分光光度计,在波长 540 nm、比色杯光径 1.0 cm 处读取各管吸光度。读“测定管”及“试剂空白管”吸光度时,用蒸馏水调零点。读“标本空白管”吸光度时,用双缩脲空白试剂调零点。

(四)计算

校正吸光度(Ac)$=A_t-(A_r+A_s)$式中,A_t 为测定管吸光度;A_r 为试剂空白管吸光度;A_s 为标本空白管吸光度。

如测定所用的分光光度计波长准确,带宽≤2 nm、比色杯光径准确为 1.0 cm 时,血清总蛋白含量可以根据比吸光度直接计算:

$$血清总蛋白(g/L)=\frac{Ac}{0.298}\times\frac{5.1}{0.1}=\frac{Ac}{0.298}\times 51$$

式中 0.298 为蛋白质双缩脲复合物的比吸光系数，是指按 Doumas 双缩脲试剂的标准配方，在上述规定的测定条件下，双缩脲反应溶液中蛋白质浓度为 1.0 g/L 时的吸光度。

检查比色杯的实际光径可按下述方法进行。

(1)每升含$(NH_4)_2Co(SO_4)_2\cdot 6H_2O$ 43 g 的水溶液，在比色杯光径 1.0 cm、波长 510 nm 处，吸光度应为 0.556。

(2)每升含量重铬酸钾 0.050 g 的水溶液（溶液中含数滴浓硫酸）在比色杯光径 1.0 cm、波长 350 nm 处，吸光度应为 0.535。

(3)如测出的吸光度与上述不符，表示比色杯光径并非 1.0 cm，计算结果时需进行校正。校正系数$F=A_s/A_m$，A_s 为钴盐的吸光度（0.556）或重铬酸钾的吸光度（0.535），A_m 为实测的吸光度。F 可取两个校正系数的均值，用下式计算蛋白的含量：

$$血清总蛋白(g/L)=\frac{Ac}{0.298}\times 51\times F$$

三、临床意义

(一)血清总蛋白浓度增高

(1)血清中水分减少，而使总蛋白浓度相对增高。凡体内水分排出大于水分的摄入时，均可引起血液浓缩，尤其是急性失水时（如呕吐、腹泻、高热等）变化更为显著，血清总蛋白浓度有时可达 100～150 g/L。又如休克时，由于毛细血管通透性的变化，血液也可发生浓缩。慢性肾上腺皮质功能减退患者，由于钠的丢失而致继发性水分丢失，血浆也可出现浓缩现象。

(2)血清蛋白合成增加，大多数发生在多发性骨髓瘤患者，此时主要是球蛋白增加，其量可超过50 g/L，总蛋白可超过 100 g/L。

(二)血清总蛋白浓度降低

(1)合成障碍，主要为肝功能障碍。肝脏是合成蛋白质的唯一场所，肝功能严重损害时，蛋白质的合成减少，以清蛋白的下降最为显著。

(2)蛋白质丢失。如严重灼伤时，大量血浆渗出；或大出血时，大量血液的丢失；肾病综合征时，尿液中长期丢失蛋白质；溃疡性结肠炎可从粪便中长期丢失一定量的蛋白质，这些可使血清总蛋白浓度降低。

（曹延晖）

第二节　血清前清蛋白检验

前清蛋白(PA)分子量 54000，由肝细胞合成，PA 除了作为组织修补的材料外，可视为一种运载蛋白，它可结合 T_4 与 T_3，而对 T_3 的亲和力更大。PA 还可与维生素 A 结合蛋白形成复合物，具有运载维生素 A 的作用。在电泳分离时，PA 常显示在清蛋白的前方，其半衰期很短，约 12 h。因此，测定其在血浆中的浓度对于了解蛋白质的营养状况、肝脏功能，比清蛋白和转铁蛋

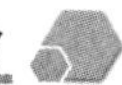

白具有更高的灵敏度。

测定血清前清蛋白大都用免疫化学技术，常用的方法有免疫扩散法、散射比浊法和透射比浊法。其中免疫扩散法简单、方便，不需特殊设备，适合所有单位使用，但精密度和准确性均较差。散射比浊法灵敏度较高，但需要专用免疫分析仪（如特种蛋白分析仪）和配套的试剂盒。透射比浊法的灵敏度可满足常规工作的要求，且可在 340 nm 波长的任何生化分析仪上进行，适用性较广。

一、方法

透射比浊法。

二、原理

血清中的 PA 与抗 PA 抗体在液相中反应生成抗原抗体复合物，使反应液呈现浊度。当一定量抗体存在时，浊度与血清中 PA（抗原）的含量呈正比。利用散射比浊或透射比浊技术，与同样处理的 PA 标准比较，求得样品中的 PA 含量。

三、试剂

（1）抗 PA 抗体血清工作液。

（2）PA 标准血清（冻干品）根据说明书指定的量，加蒸馏水复溶。以上试剂均需置 2 ℃～8 ℃冰箱保存，在有效期内使用。

四、操作

（1）手工、半自动生化分析仪按表 10-2 进行操作。混匀，置 37 ℃保温 10 min，波长340 nm，以空白管调零，读取各管吸光度。

（2）如用全自动生化分析仪测定，必须按照仪器说明书设定参数和操作程序进行测定（表 10-2）。

表 10-2　血清 PA 测定操作程序

加入物	测定管	标准管	空白管
待检血清（μL）	20	—	—
PA 标准液（μL）	—	20	—
生理盐水（μL）	—	—	20
PA 抗体工作液（mL）	1.0	1.0	1.0

五、计算

$$\text{血清 PA(mg/L)} = \frac{\text{测定管吸光度}}{\text{标准管吸光度}} \times \text{PA 标准液浓度(mg/L)}$$

六、参考值

健康成人血清 PA 浓度为 250～400 mg/L，儿童约为成人水平的一半，青春期则急剧增加达成人水平。散射比浊法结果稍低，为160～350 mg/L。也可根据本单位条件建立本实验室的参考值。

七、临床意义

(一)血清前清蛋白浓度降低

(1)血清前清蛋白是一种负急性时相反应蛋白，在炎症和恶性疾病时其血清水平下降。据报告，手术创伤后24 h即可见血清前清蛋白水平下降，2～3 d时达高峰，其下降可持续1周。

(2)前清蛋白在肝脏合成，各类肝炎、肝硬化致肝功能损害时，由于合成减少，血清前清蛋白水平降低，是肝功能障碍的一个敏感指标，对肝病的早期诊断有一定的价值。

(3)前清蛋白和维生素A结合蛋白可作为蛋白质营养状况的指征。由于它们的半衰期短，对蛋白摄入量的改变很敏感，一旦体内出现营养不良，血清前清蛋白即迅速下降，严重营养不良时可完全缺如。其他营养素的状况也影响血清前清蛋白浓度，如缺锌时前清蛋白可降低，短期补锌后，其值即升高。

(4)蛋白消耗性疾病或肾病时，血清前清蛋白浓度下降。

(5)妊娠或高雌激素血症时，血清前清蛋白浓度也下降。

(二)血清前清蛋白浓度增高

可见于Hodgkin病。肾病综合征患者在蛋白食物充足时血清前清蛋白可轻度升高。

(曹延晖)

第三节　血清肌红蛋白检验

血清肌红蛋白(Mb)存在于心肌与其他肌肉组织中，其分子量为17500，血清肌红蛋白是急性心肌梗死(AMI)患者升高的最早标志物之一。血清肌红蛋白测定方法有很多，由于分光光度法、电泳法及层析法不能测定低于微克水平的Mb，现已不使用。免疫化学法较灵敏，但抗血清必须是对Mb特异的。放射免疫试验灵敏度高，对流免疫电泳是一种定性方法，且灵敏度较低，不适宜检测心肌梗死。乳胶凝集试验是个半定量试验，是用肉眼判断终点，具有一定的主观性，而且一些含有高浓度类风湿因子的血清会产生干扰。放射免疫试验灵敏度高，特异性强，但使用放射性核素，现已少用。胶乳增强透射比浊法灵敏度高，特异性好，测定速度快，适用于各型生化自动分析仪，现已在临床上普遍采用。

一、原理

Mb致敏胶乳颗粒是大小均一的聚苯丙烯乳胶颗粒悬液，颗粒表面包被有兔抗人Mb抗体。样本中的Mb与胶乳颗粒表面的抗体结合后，使相邻的胶乳颗粒彼此交联，发生凝集反应产生浊度。该浊度与样本中的Mb浓度呈正比，在570 nm处测定吸光度，可计算样本中Mb的浓度。

二、试剂

(1)试剂Ⅰ：甘氨酸缓冲液(pH为9.0)，NaN_3 1.0 g/L。

(2)试剂Ⅱ:致敏胶乳悬液,兔抗人 Mb IgG 致敏胶乳颗粒,NaN_3 1.0 g/L。
(3)Mb 校准品。

三、操作

(一)测定条件

温度:37 ℃。波长:570 nm。比色杯光径:1.0 cm。反应时间:5 min。

(二)进行操作

按表 10-3 进行操作。

表 10-3　血清 Mb 测定(μL)

	测定管	标准管	空白管
试剂Ⅰ	200	200	200
待检血清	20	—	—
Mb 校准品	—	20	—
蒸馏水	—	—	20
混匀,保温 5 min,以空白管调零,测得各管吸光度为 A_1			
试剂Ⅱ	150	150	150
混匀,保温 5 min,以空白管调零,测得各管吸光度为 A_2			

五、参考值

(1)健康成年人肌红蛋白<70 μg/L。
(2)建议各实验室根据自己的条件,建立本地的参考值。

六、附注

(1)本法适用于各种类型的半自动、全自动生化分析仪,严格按照仪器说明书设定参数进行操作。
(2)本法试剂应避光,于 2 ℃～8 ℃可保存 12 个月,－20 ℃可保存更长时间,但不宜反复冻融。

七、临床意义

(1)血清肌红蛋白是早期诊断 AMI 的敏感指标,在 AMI 发作后 1～2 h,在患者血清中的浓度即迅速增加。6～9 h 几乎所有的 AMI 患者 Mb 都升高。Mb 在血液中清除的速度很快,在发病 24 h 内可恢复到正常,所以连续检测血清中的 Mb 对评价患者在治疗期间是否有心肌梗死再次发生具有很重要的意义。患者在发作后第 1 天内血清肌红蛋白即可返回到基线浓度,当有再梗死时,则又迅速上升,形成“多峰”现象,可以反映局部缺血心肌周期性自发的冠状动脉再梗死和再灌注。

(2)心脏外科手术患者血清肌红蛋白升高,可以作为判断心肌损伤程度及愈合情况的一个重要客观指标。

(3)在临床肌病研究中发现假性肥大型肌营养不良患者血清肌红蛋白也升高。

(曹延晖)

第四节　血清肌钙蛋白检验

肌钙蛋白是肌肉收缩的调节蛋白，由三个结构不同的亚基组成，即肌钙蛋白 T(TnT)，肌钙蛋白I(TnI)和肌钙蛋白 C(TnC)，它附在收缩的横纹肌细微组织上，TnI 是一种结构蛋白，它与肌动蛋白及原肌球蛋白互相作用。TnI 与肌动球蛋白在静止状态时相结合，抑制肌动球蛋白的 ATP 酶(ATPase)活性。TnC 有四个能结合钙离子的结合点，当它与细胞内的钙离子结合时，能导致整个肌钙蛋白构造上的变化。肌钙蛋白放松了肌动球蛋白，让肌动球蛋白与肌浆球蛋白互起作用，而造成肌肉收缩。肌钙蛋白有三种同分异构体，其中两种同分异构体是骨骼肌所特有的，另一种同分异构体是心肌所特有的，这三种肌钙蛋白的同分异构体存在着结构上的差异。心肌中的 T 和 I 亚基结构不同于其他肌肉组织，心肌肌钙蛋白 T、I(cTnT、cTnI)由于分子量小，分别为 37000 和 24000，所以发病后血中浓度迅速升高。

应用免疫层析与酶免技术可进行快速检测与定量测定，具有快速、灵敏、特异的特点。但对于单个标本检查有不便之处。胶乳增强透射比浊法，目前已有试剂盒供应，可在各型自动生化分析仪上使用，通用性强，已在临床上使用，不同型号的生化分析仪应严格按照说明书设定参数进行操作。

一、心肌肌钙蛋白 T、I 的快速检测

(一)原理

应用免疫层析方法测定样品中的特异抗原(cTnT、cTnI)。测试时滴加血清样品于样品槽，样品通过毛细管效应沿试纸膜运动，如果样品中含有特异抗原，试验部位就出现色带，在对照区域内应该有另一颜色条带作为实验对照。

(二)试剂

(1)cTnT 免疫层析试纸条。

(2)cTnI 免疫层析试纸条。

(三)操作

(1)将包装纸打开，标记上样品编号。

(2)加 5～6 滴血清样品到样品槽中。

(3)在 10～15 min 内观察色带出现情况。

(四)结果判断

(1)阳性：在试验区和对照区均有色带出现。

(2)阴性：仅在对照区有色带出现。

(3)无效：试验区和对照区都没有色带出现。

(五)附注

(1)试纸条只能用 1 次，重复使有无效。

(2)试纸条试验区和对照区均不出现色带，取另一试纸条重复检测仍无结果，则表示试纸条失效。

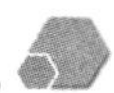

(3)免疫层析技术测定 cTnT、cTnI 适合床边快速试验，但只是定性或半定量，要真正了解病情严重程度及治疗措施的选择还需定量测定。

二、心肌肌钙蛋白 T 的 ELISA 法测定

(一)原理

生物素与亲和素作用下的双抗体夹心 ELISA，用链霉亲和素-生物素化的抗 TnT 单克隆抗体作包被物，依次与样品中 TnT 抗原和酶标 TnT 单克隆的抗体反应，然后加入底物色原。酶催化底物显色，由系列 TnT 标准制定的校正曲线，定量测定 cTnT 含量。

(二)试剂

(1)生物素-亲和素 cTnT 单克隆抗体包被板。

(2)孵育缓冲液。

(3)浓缩洗涤液。

(4)酶标结合物。

(5)cTnT 标准品。

(6)底物色原：ABTS(二氨 2.2 叠氮)。

(三)操作

(1)在包被板中分别加入标准血清、对照血清和患者标本于相应的孔内各 50 μL。

(2)每孔各加孵育缓冲液 50 μL，并轻轻混匀。

(3)室温下孵育 60 min 后洗涤 3 次，10 min 内完成。在吸水纸上用力拍打微孔，以除去残留水滴。

(4)每孔各加入酶结合物 100 μL，轻轻混匀。

(5)倒空微孔板中的孵育液，用洗涤液将微孔洗 3 次，在吸光纸上用力拍打微孔，以除去残留水滴。

(6)将 200 μL 色原底物溶液加入相应的孔中，避光直射，轻轻混匀，静置 30 min。

(7)用酶标仪在 10 min 内，于 405 nm 和 630 nm 双波长下测定吸光度值(OD 值)。

(四)计算

(1)计算每一标准品、对照血清和患者标本的平均 OD 值。

(2)以标准品 OD 值对 cTnT 浓度绘制校正曲线。

(3)根据校正曲线计算未知样品中 cTnT 浓度。

(五)附注

(1)cTnT 待测标本最好用血清，不要用抗凝血浆，因为抗凝剂如肝素、EDTA 等对 cTnT 有影响。

(2)由于 cTnT 是心肌细胞损伤释放出来的指标，所以尽量避免标本溶血，如果标本溶血很可能造成检测结果增高。

(3)配制好孵育液不要冷冻保存，应放在 2 ℃～8 ℃冷藏。

(4)实验前应注意试剂有无失效，比如底物色原液如变质，其颜色加深。

(5)为了提高 cTnT 检测的可靠性，应注意加样及其他操作过程，比色最好选用双波长。

(六)参考值

＜0.1 μg/L。

三、心肌肌钙蛋白 I 的 ELISA 法测定

(一)原理

双抗体夹心 ELISA 法。先将抗 cTnI 单抗包被于微孔板上,加入标准品、患者血清和孵育缓冲液,如果血清中有 cTnI,则将与孔中的抗体结合,然后将孔中剩余的样品洗去,加入辣根过氧化物酶标记的cTnI抗体,让酶联抗体与孔中的 cTnI 结合。这样,cTnI 分子就被固相抗体和酶联抗体夹在中间。孵育和洗涤之后,酶反应显色,吸光度 OD 值与血清 cTnI 浓度成正比。

(二)试剂

(1)抗 cTnI 抗体包被板。

(2)孵育缓冲液。

(3)浓缩洗液。

(4)抗体和酶结合物。

(5)cTnI 标准品。

(6)显色剂 A、显色剂 B。

(7)2 mol/L(2N) HCl 终止剂。

(三)操作

(1)将 50 μL 标准品、对照血清和患者标本加入相应孔内。

(2)将 50 μL 孵育液加入相应的孔中,轻轻混合 30 s,此步混匀是关键。

(3)将微孔板放在室温孵育 30 min。

(4)倒空微孔中的孵育混合液,用洗液将微孔洗 5 次,在吸水纸上用力拍打,以除去残留水滴。

(5)将 100 μL 酶结合物加入相应的孔中,轻摇混匀。

(6)将微孔板放在室温孵育 30 min。

(7)倒空微孔中的孵育液,用洗液将微孔洗 5 次,在吸水纸上用力拍打微孔,以除去残留水滴。

(8)将 20 μLTMB(3,3′,5,5′-四甲基联苯胺)底物溶液加入相应的孔中,轻轻混合 5 s,在室温避光条件下静置20 min。

(9)每孔加入 50 μL 2 mol/L HCl,终止反应,轻轻混合 5~30 s 以保证蓝色转变成黄色。

(10)用酶标仪在 10 min 内,于 450 nm 波长下测定吸光度 OD 值。

(四)计算

(1)计算每一对标准品,对照血清和患者标本的平均 OD 值。

(2)在坐标纸上绘制吸光度(OD)与 cTnI 浓度的校正曲线(查看试剂盒内说明书注明的实际 cTnI 浓度)。

(3)根据校正曲线计算未知样品中 cTnI 浓度。

(五)附注

(1)一套试剂盒最多可做 4 次检测。

(2)本试剂盒可用于检测血清样品,但不能使用出现肉眼可见的溶血、脂血或浑浊的血清标本。

(3)利用血清标本,应在采集标本后 6 h 内进行检测,也可将血清冷冻保存于−20 ℃或更低

 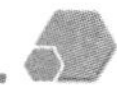

温度，这样至少可保存 3 个月，应注意切勿进行反复冻融。

(4)将浓缩的洗液稀释后备用，稀释的洗液可在 4 ℃下贮存两周。

(5)在孵育缓冲液中稀释具有预期浓度的心肌肌钙蛋白 I 的血清进行检测。

(6)用 10 个孔建立标准品的校准曲线。

(7)全部试剂包括启封的微孔都必须在使用前恢复至室温，未使用的试剂必须贮存于 4 ℃。

(六)参考值

1.5～3.1 μg/L。

(七)临床意义

(1)急性心肌梗死(AMI)，发病后血中浓度很快增高，cTnT 和 cTnI 3～6 h 超过参考值上限值，cTnT 10～24 h 达峰值，10～15 d 恢复正常。cTnI 14～20 h 达峰值，5～7 d 恢复正常。据报道 cTnT 在诊断 AMI 时比 CK-MB 更为灵敏，但有报到在肾脏疾病患者血样中发现 cTnT，所以特异性较差。而cTnI在诊断 AMI 中更为灵敏，且在肾病及其他疾病患者血液中未发现 cTnI，所以 cTnI 是心脏受损的特异性标志物，可用于评价不稳定心绞痛。另外，cTnI 水平升高可预示有较高的短期死亡危险性，连续监测 cTnI 有助于判断血栓溶解和心肌再灌注。由于 cTnT 和 cTnI 消失慢，所以，可作为心肌梗死后期标志物。

(2)cTnT 和 cTnI 可作为心脏手术中的心肌梗死症状出现的指示物，当患者接受动脉搭桥手术时，若 cTnT 和 cTnI 含量增加，表明出现心肌梗死，而此时 CK-MB 含量并无变化。

(曹延晖)

第五节　血清转铁蛋白检验

血清转铁蛋白(Tf)是一种重要的 β_1-球蛋白，分子量为 77000，含 6%糖类的化合物，具有运输铁的功能，每个分子的转铁蛋白可运载 2 个铁原子，每毫克转铁蛋白能结合 1.25 μg 的铁。

一、免疫散射比浊法

(一)原理

以聚乙烯二醇(PEG)与兔抗人 Tf 血清结合后，再与待测血清中的 Tf 发生特异性抗原抗体反应。所形成极细的乳白色抗原抗体复合物颗粒，悬浮于溶液中，利用散射比浊原理，与标准浓度管相比较，求得未知血清中 Tf 含量。

(二)试剂

(1)4%PEG 盐水溶液：称取 PEG(6 000)40 g，NaCl 9 g，溶于去离子水 1 000 mL 中，调 pH 至 4.5。

(2)工作抗血清溶液：用 4%PEG 盐水溶液稀释商品化抗血清。一般以 1∶60 稀释，可根据抗血清效价而定。配制后静置 30 min，经直径 450 nm 微孔膜过滤。

(3)Tf 标准液(52.5 mg/L)：取商品标化 Tf(42 g/L)液 1 μL，用生理盐水稀释至 800 μL(可根据商品化 Tf 的浓度酌情稀释)。

(三)操作

待测血清用生理盐水稀释100倍,以表10-4操作。

表10-4 Tf比浊法操作步骤

加入物(mL)	稀释空白管	抗体空白管	标准管	测定管
工作抗血清	—	2.0	2.0	2.0
4%PEG盐水溶液	2.0	—	—	—
Tf标准液	—	—	0.04	—
1∶100待测血清	—	—	—	0.04
生理盐水	0.04	0.04	—	—

混匀,置室温30 min,激发光和散射光均为450 nm,以稀释空白校正荧光度为零,分别读取各管荧光读数。

(四)计算

$$血清转铁蛋白(mg/L)=\frac{测定管读数-抗体空白管读数}{标准管读数-抗体空白管读数}\times 52.5\times 100$$

(五)参考值

2～4 g/L。

(六)附注

(1)本法用血量少,可用外周血测定,标本溶血、黄疸、脂血无干扰。

(2)形成浊度后0.5～1 h内读取荧光读数,否则会影响结果。

(3)在20 g/L内线性良好,回收率为92%～102%。

二、血清总铁结合力计算

(一)原理

能与100 mL血清中全部转铁蛋白结合的最大铁量称为总铁结合力,可间接反映体内转铁蛋白情况。

(二)参考值

血清铁:14.3～26.9 μmol/L。

总铁结合力:男性,44.6～69.3 μmol/L;女性,35.5～76.8 μmol/L。

(三)临床意义

蛋白丢失性疾病如肾病综合征,随血清蛋白的下降血清转铁蛋白也下降(可降至0.4 g/L),严重肝病(如肝硬化)可显著下降。严重缺铁性贫血时血清转铁蛋白明显升高,提示血清铁缺乏。

(曹延晖)

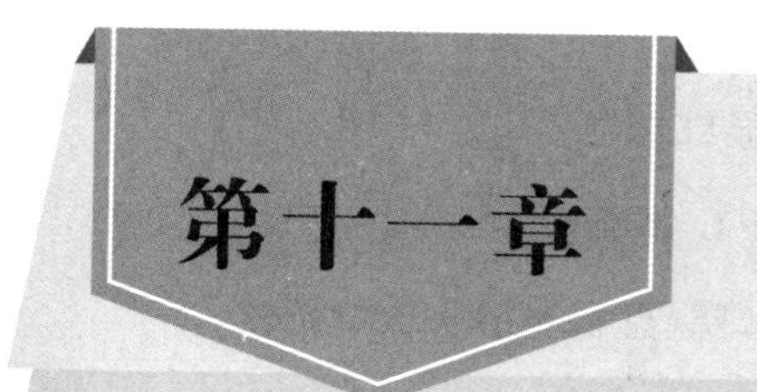

第十一章 酶及同工酶检验

第一节 肝脏酶及同工酶检验

肝脏是人体内最大的实质性腺体，具有重要而复杂的功能。它具有肝动脉和门静脉双重血液供应，且由肝静脉和胆道系统出肝，加上丰富的血窦及精巧的肝小叶结构，尤其是肝细胞中富含线粒体、内质网、核蛋白体和大量酶类，因而能完成复杂多样的代谢功能。肝细胞的胞质中含有三羧酸循环、糖酵解、磷酸戊糖通路、氨基酸激活、脂肪酸和胆固醇合成的多种酶类，当肝脏发生病变时，必然会造成这些酶合成异常或从受损的肝细胞中释放增多，导致血清中酶活力的改变。目前临床应用较多的肝脏酶及其同工酶：①反映肝细胞损伤的 ALT、AST、GLDH 和 ChE 等；②反映胆道梗阻的 ALP、GGT 和 5′-核苷酸酶；③反映肝纤维化、肝硬化的 MAO、ADA 等。下面分别介绍这几种临床常用肝脏酶及其同工酶。

一、氨基转移酶及其同工酶

氨基转移酶是氨基酸代谢的重要催化剂，机体内存在着大约 60 种氨基转移酶，ALT 和 AST 是其中最重要的两种，也是临床上测定频率最多的酶。磷酸吡哆醛（维生素 B_6）为其辅基，不含磷酸吡哆醛的酶蛋白称为脱辅基酶蛋白，它丧失了催化活性。转氨酶从组织细胞释放到血液的过程中，一部分脱去辅基，所以测定时如果试剂成分中加入磷酸吡哆醛，所测结果明显高于无磷酸吡哆醛者。

（一）丙氨酸氨基转移酶

丙氨酸氨基转移酶（alanine aminotransferase，ALT）催化 L-丙氨酸与 α-酮戊二酸之间的氨基转移，生成丙酮酸和 L-谷氨酸，在人体内反应向右进行，丙酮酸进入三羧酸循环被利用，谷氨酸被脱氨为尿素循环提供氨源。ALT 在各组织的含量由高到低为肝脏＞肾脏＞心脏＞骨骼肌＞胰腺。健康情况下，血清中此酶活力很低。当这些组织病变、细胞坏死或通透性增强时，细胞内的酶即释放入血，使之不同程度地增高。

1.测定方法

ALT 的测定方法主要有手工分析的改良赖氏法以及用于自动生化分析仪的连续监测法。改良赖氏法曾经作为经典方法在 1990 年之前得到了广泛应用，但该方法属于定时法，测定的并非酶促反应的“零级反应期”，所测结果并非代表酶的真正活性，并且影响因素颇多，操作烦琐，自从自动生化分析仪在临床上普及以来，该方法逐渐被连续监测法取代了。但由于某些基层医院实验室还在应用，因此在此作一简单介绍。

(1)改良赖氏法：血清中的 ALT 催化基质中 L-丙氨酸和 α-酮戊二酸生成丙酮酸和 L-谷氨酸。丙酮酸与 2,4-二硝基苯肼作用生成苯腙，在碱性条件下显红棕色。

$$\text{L-丙氨酸}+\alpha\text{-酮戊二酸}\xrightleftharpoons{\text{ALT}}\text{丙酮酸}+\text{L-谷氨酸}$$

$$\text{丙酮酸}+2,4\text{-二硝基苯肼}\xrightarrow{\text{碱性条件下}}2,4\text{-二硝基苯腙(红棕色},\lambda=505\ \text{nm)}$$

(2)连续监测法：为目前 IFCC 推荐的参考方法。

$$\text{L-丙氨酸}+\alpha\text{-酮戊二酸}\xrightleftharpoons{\text{AST}}\text{草酰乙酸}+\text{L-谷氨酸}$$

$$\text{草酰乙酸}+\text{NADH}+\text{H}^{+}\xrightleftharpoons{\text{MDH}}\text{L-苹果酸}+\text{NAD}^{+}$$

上述偶联反应中，NADH 的氧化速率与标本中 ALT 活性成正比，可在 340 nm 波长处监测吸光度下降速率，计算出 ALT 的活力单位。

2.参考区间

改良赖氏法：5～25 卡门单位(卡门单位定义：1 mL 血清，反应液总体积 3 mL，波长340 nm，光径 1 cm，25 ℃，1 min 内生成的丙酮酸，使 NADH 氧化成 NAD^{+} 而引起吸光度每下降 0.001 为一个卡门单位)。

连续监测法：5～40 U/L(国际单位)。

3.临床意义

ALT 主要用于肝病的诊断。

(1)急性肝炎增高明显，一般升高至正常浓度的 5～50 倍。80%患者 ALT 升高 3～4 d 后可降至正常，如果持续不降，提示转化为迁延性肝炎。

(2)黄疸性肝炎 ALT 升高比胆红素早 20～30 d。

(3)活动性肝硬化、慢性肝炎、中毒性肝炎(乙醇)、甲亢、吸毒均可见 ALT 不同程度地升高。梗阻性黄疸、充血性心力衰竭、心肌炎、心肌梗死、肌病、白血病等 ALT 增高 5 倍左右。

(4)肝病早期 ALT 高于 AST，如果 AST>ALT，提示预后不良。

(5)重症肝炎时大面积肝细胞坏死，血中 ALT 逐渐下降，而胆红素却进行性升高，出现所谓"胆酶分离"现象，常为肝坏死的征兆。

(6)异烟肼、利福平、氯丙嗪、地吧唑等药物会损害肝细胞，造成 ALT 增高。

4.评价

ALT 为肝细胞损伤最敏感的指标之一，且血清 ALT 的增高程度同临床病情轻重相平行。检测 ALT 对于隐性感染及潜伏期肝炎患者的发现有重要意义，故为健康查体、疾病筛查等必然检测项目。缺点是对肝病诊断的特异性还不够理想。

(二)门冬氨酸氨基转移酶

门冬氨酸氨基转移酶(aspartate aminotransferase，AST)催化 L-门冬氨酸和 α-酮戊二酸之间的氨基转移，生成草酰乙酸和 L-谷氨酸，谷氨酸经脱氨供尿素循环和 α-酮戊二酸的再生。AST 在各组织的含量由高到低为心脏>肝脏>骨骼肌>肾脏>胰腺。健康人血清中此酶活力很低。AST 有两种受不同基因控制的同工酶 ASTs 和 ASTm，它们分别存在于细胞质和线粒体中，并且 ASTm 占 70%左右。细胞轻度损伤时 AST_s 升高显著，而严重损伤时，则 AST_m 大量出现于血清中。正常血清所含 AST 的同工酶主要为 AST_s，但在病理状态下，如细胞坏死，则血清

中以 AST_m 为主。血清 AST 活性升高，多来自心肌或肝脏损伤；肾脏或胰腺细胞损伤时，也可出现很高的 AST 活性。

1.测定方法

测定方法与 ALT 相同，AST 的测定方法主要有手工分析的改良赖氏法以及用于自动生化分析仪的连续监测法。

(1)改良赖氏法：血清中的 AST 催化基质中的 L-天冬氨酸和 α-酮戊二酸，生成草酰乙酸和谷氨酸，草酰乙酸脱羧生成丙酮酸，丙酮酸与 2,4-二硝基苯肼作用生成苯腙，在碱性条件下显红棕色。

$$\text{L-门冬氨酸}+\alpha\text{-酮戊二酸}\xrightleftharpoons{AST}\text{草酰乙酸}+\text{L-谷氨酸}$$

草酰乙酸脱羧生成丙酮酸

$$\text{丙酮酸}+2,4\text{-二硝基苯肼}\xrightarrow{\text{碱性条件下}}2,4\text{-二硝基苯腙(红棕色},\lambda=505\ \text{nm)}$$

(2)连续监测法：为目前 IFCC 推荐的参考方法。

$$\text{L-门冬氨酸}+\alpha\text{-酮戊二酸}\xrightleftharpoons{AST}\text{草酰乙酸}+\text{L-谷氨酸}$$

$$\text{草酰乙酸}+NADH+H^+\xrightleftharpoons{MDH}\text{L-苹果酸}+NAD^+$$

上述偶联反应中，NADH 的氧化速率与标本中 AST 活性成正比，可在 340 nm 波长处监测吸光度下降速率，计算出 AST 的活力单位。

2.参考区间

改良赖氏法：8～28 卡门单位。

连续监测法：5～40 U/L。

3.临床意义

AST 主要用于心、肝受损的诊断和疗效观察。

(1)心肌梗死发病 6 h 后开始升高，48～60 h 达到峰值，一般高 4～6 倍，4～5 d 降至正常，如不降说明再次出现心肌梗死或病情恶化。

(2)急性心肌炎患者 AST 中度增高，慢性心肌炎可正常。

(3)心力衰竭伴有肝出血时，AST、ALT 均明显升高。

(4)对于肝病来说，其意义基本与 ALT 相似，但一般 ALT＞AST，如 AST 显著高于 ALT，提示后果严重。

(5)急性黄疸性肝炎、肝细胞性黄疸可高达正常 10 倍左右，梗阻性黄疸可高 5 倍左右。

4.评价

AST 组织特异性不如 ALT，对肝病的诊断特异性及灵敏度均不如 ALT，但对于疾病的预后判断、疗效观察等优于 ALT。AST/ALT 对急、慢性肝炎的诊断、鉴别诊断以及判断转归较有价值。急性肝炎，AST/ALT＜1.0；肝硬化时，AST/ALT≥2.0；肝癌时，AST/ALT≥3.0。

由于 AST 在心肌梗死时升高比 CK 晚，恢复又比 LD 早，所以对心肌梗死的诊断价值不大，已有学者建议将 AST 从传统的心肌酶谱中去除。

二、γ-谷氨酰基转移酶及其同工酶

γ-谷氨酰基转移酶(gamma-glutamyltransferase，GGT)曾称为 γ-谷氨酰基转肽酶，是含巯基的线粒体酶，催化谷氨酰残基从谷胱甘肽(GSH)或其他肽链上转移至其他氨基酸或肽链上，γ-谷氨酰基的供体是GSH，受体是L-氨基酸。GGT的主要生理功能是催化GSH的分解，调节GSH的含量，参与氨基酸的吸收、转移和利用。人体各组织均含有GGT，组织分布以肾脏含量最多，其次为前列腺、胰、肝、脾、肠、脑等。红细胞中几乎没有GGT，溶血对其测定影响不大。GGT以分泌和吸收能力强的细胞膜最为丰富，如远端肾小管、胆管上皮细胞、肝毛细胆管、胰腺细胞和小肠刷状缘细胞等。胆汁、尿液及胸腔积液中均含有此酶。健康人血清GGT活力很低，主要为肝源性的，并由肝清除，经胆道排出。此酶底物特异性不高，可作用于多种含谷氨酰基的化合物。GGT是一种诱导酶，乙醇及多种药物如巴比妥类药物、苯妥英纳、解热镇痛类的对乙酰氨基酚、含雌激素的避孕药等都可诱导肝细胞线粒体，导致血清GGT增高。

用醋酸纤维素薄膜电泳可分离出四种同工酶：GGT_1、GGT_2、GGT_3 和 GGT_4。正常人往往只见 GGT_2 和 GGT_3。重症肝胆疾病和肝癌时常有 GGT_1 出现，酒精性肝坏死、胆总管结石及胰腺炎时常见 GGT_2 增加。GGT_4 与胆红素增高关系密切。

(一)测定方法

GGT测定方法有数种，主要在于所用底物、缓冲液和pH的不同，如重氮反应比色法、对硝基苯胺比色法等，目前国内多采用连续监测法。

1.对硝基苯胺比色法

基质中γ-谷氨酰对硝基苯胺在GGT的催化作用下，将谷氨酰基转移到受体双甘肽分子上，形成γ-谷氨酰基双甘肽，同时释放出的对硝基苯胺在405～420 nm处有强吸收，对硝基苯胺的生成量与GGT的活力成正比。

2.连续监测法

IFCC推荐的参考方法是以L-γ-谷氨酰-3-羧基对硝基苯胺为底物，甘氨酰甘氨酸(双甘肽)作为γ-谷氨酰基的受体，在pH为7.7的条件下，GGT催化底物生成γ-谷氨酰双甘肽和黄色的2-硝基-5-氨基苯甲酸，在410 nm波长处直接连续监测，吸光度的增高速率与GGT活性成正比关系。

$$\text{L-}\gamma\text{-谷氨酰-3-羧基对硝基苯胺}+\text{双甘肽}\xrightarrow{GGT}\text{谷氨酰双甘肽}+\text{2-硝基-5-氨基苯甲酸}$$

(二)参考区间

对硝基苯胺比色法：10～40 U/L(国际单位)。

连续监测法：健康成年男性为11～50 U/L；健康成年女性为7～32 U/L(国际单位)。

(三)临床意义

血清GGT主要来源于肝胆系统，诊断肝胆疾病的敏感性很高。当肝胆肿瘤时，压迫胆管，胆汁排出受阻，肝细胞内GGT容量增多；癌细胞逆分化作用使GGT含量增多；癌细胞变性解体释放GGT，而使血清GGT活力显著升高。胆汁中GGT含量是血清的10倍，当胆道梗阻时，胆汁逆流可使血GGT含量升高；逆流的胆汁成分及乙醇和药物可诱导细胞微粒体GGT的合成增强；胆汁中的胆盐及乙醇可溶解于与膜结合的GGT中；肝炎时坏死细胞邻近的肝细胞合成GGT增强；细菌感染后，在其生长繁殖中产生GGT，同时使组织细胞肿胀、变性、解体、细胞内GGT释放。以上这些情况均可引起血清GGT活力不同程度的升高。

(1)急性肝炎时中度增高，持续时间比ALT长，GGT如持续为高水平，说明转为迁延性肝炎或慢性肝炎。

(2)GGT 在反映慢性肝细胞损伤及病变活动时较 ALT 敏感，慢性肝炎 ALT 即使正常，如 GGT 持续不降，在排除胆道疾病情况下，提示病变仍在活动。

(3)各种梗阻性黄疸(肿瘤、胆石症、胆道炎症、肝外梗阻等)均显著增高，可达正常上限的5～30倍。

(4)原发性肝癌患者，血清 GGT 显著升高，阳性率为 75%～100%；继发性肝癌 GGT 增高的阳性率为 50%～77%。肝癌术后 GGT 如再次升高，说明复发。亦可协助判断恶性肿瘤有无肝转移。因此，GGT 活力的高低是肝癌疗效观察的敏感指标。

(5)如果 ALP 升高，而 GGT 正常，常可排除肝胆疾病。

(6)酗酒者 GGT 增高程度与饮酒量呈正相关。

(四)评价

GGT 是肝胆病中阳性率最高的酶之一，与 ALT、ChE 同时测定诊断肝病灵敏度高达 99%。但是，如果 GGT 作为肝癌标志物，其诊断的灵敏度虽高，但特异性较差。

三、碱性磷酸酶及其同工酶

碱性磷酸酶(alkaline phosphatase，ALP)是一种含锌的糖蛋白，底物特异性较低，在碱性环境中(最适 pH 为 10.0 左右)能水解多种磷酸单酯化合物，且其相对分子质量随不同组织来源而不同。Mg^{2+}、Mn^{2+} 为 ALP 的激活剂，EDTA、草酸盐、磷酸盐、硼酸盐和氰化物对 ALP 有抑制作用。脂肪餐后和溶血标本均会干扰 ALP 的检测，使结果偏高。标本久置，ALP 会逐渐增高，升高可达 5%～10%。人体各组织 ALP 及其同工酶可分三大类，即胎盘 ALP，肠 ALP，肝、骨、肾 ALP 及其同工酶。病理情况下还可出现肝 ALP 和胆汁 ALP 等"高分子 ALP"，以及一些与肿瘤有关的变异 ALP 等。

(一)测定方法

1.金氏比色法

在碱性条件下 ALP 分解磷酸苯二钠，生成苯酚和磷酸氢钠。苯酚与 4-氨基安替比林作用，经铁氰化钾氧化生成红色醌的衍生物。红色的深浅与 ALP 活力成正比。

$$\text{磷酸苯二钠} + H_2O \xrightarrow{ALP} \text{苯酚} + \text{磷酸氢钠}$$

$$\text{苯酚} + \text{4-氨基安替比林} + \text{铁氰化钾} \rightarrow \text{醌类化合物(红色，}\lambda = 510\ \text{nm)}$$

2.连续监测法

连续监测法为目前广泛应用的测定方法。ALP 在 pH 为 10.0 的条件下，以磷酸对硝基苯酚(4-NPP)为底物，2-氨基-2-甲基-1，3-丙醇(AMP)或二乙醇胺(DEA)为磷酸酰基的受体物质，增进酶促反应速率。4-NPP 在碱性溶液中为无色，在 ALP 催化下，4-NPP 分裂出磷酸酰基，生成游离的对硝基苯酚(4-NP)。4-NP 在碱性溶液中变成醌式结构，呈现较深的黄色。在波长 405 nm处监测吸光度增高速率，计算 ALP 活性单位。

(二)参考区间

(1)金氏比色法：成人 3～13 金氏单位；儿童 5～28 金氏单位。

(2)金氏单位定义：100 mL 血清，37 ℃，与底物作用 15 min，产生 1 mg 酚为 1 金氏单位。

连续监测法：所用单位为国际单位。

女性：1～12 岁，小于 500 U/L；15 岁以上，40～150 U/L。

男性：1～12 岁，小于 500 U/L；12～15 岁，小于 750 U/L；25 岁以上，40～150 U/L。

（三）临床意义

组织分布广泛，含量由高到低为肝＞肾＞胎盘＞小肠＞骨骼。因为血清中 ALP 主要来自肝脏和骨骼，故主要用于肝、胆、骨病的诊断。

（1）变形性骨病可增高 30～50 倍；佝偻病、软骨病 ALP 升高而血钙、血磷降低。

（2）甲状旁腺功能亢进时，ALP 往往增高，甲状旁腺功能减退则 ALP 降低多见。

（3）急性肝炎增高 2～5 倍，慢性肝炎正常或略高，肝硬化时 ALP 变化不一，肝癌时，ALP 多数升高。

（4）黄疸鉴别：梗阻性黄疸时，ALP、BIL 平行增高。溶血性黄疸时，ALP 多正常。肝细胞性黄疸时，以 BIL 升高为主，ALP 升高或正常。

（5）腹腔恶性肿瘤：伴随 ALP 升高时应高度怀疑骨或肝转移。

（6）妊娠、消化道溃疡、营养不良、重金属中毒、甲亢、维生素 D 缺乏症等，ALP 均有不同程度的升高。

（7）甲状腺功能减退症、低镁血症、恶性贫血、维生素 C 缺乏症等，ALP 多降低。

四、5′-核苷酸酶

5′-核苷酸酶（5′nucleotidase，5′-NT）是一种对底物特异性不高的水解酶，可作用于多种核苷酸。锰离子为其激活剂，镍离子为其抑制剂。此酶广泛存在于人体组织，如肝、胆、肠、脑、心、胰等，定位于细胞膜上。在肝内，此酶主要存在胆小管和窦状隙膜内。5′-NT 从胆道清除，与肝病患者肝脏的损害相关，因此在肝炎、胆道梗阻时可见血清 5′-NT 的增高，而肝癌时显著增高。

（一）测定方法

5′-NT 活性测定的常用底物为 AMP。AMP 是一种有机磷酸酯，同样会受到血清中 ALP 的水解，因此测定时必须采用一种方法校正 ALP 的干扰。反应式如下：

$$\text{AMP} + \text{H}_2\text{O} \xrightarrow{5'\text{-NT}} \text{腺苷} + \text{Pi}$$

$$\text{腺苷} + \text{H}_2\text{O} \xrightarrow{\text{ADA}} \text{次黄苷} + \text{NH}_3$$

$$\text{NH}_3 + \alpha\text{-酮戊二酸} + \text{NADH} + \text{H}^+ \xrightarrow{\text{GLD}} \text{谷氨酸} + \text{NAD}^+$$

在 340 nm 波长处监测 NADH 吸光度的下降速率，计算 5′-NT 活性。

（二）参考区间

健康成年人血清 5′-NT 活力为 0～11 U/L。

（三）临床意义

5′-NT 测定主要用于肝胆系统疾病的诊断和骨骼疾病的鉴别诊断。血清 5′-NT 活性升高主要见于肝胆系统疾病，如阻塞性黄疸、原发及继发性肝癌、肝炎等，其活性变化几乎与 ALP 相平行。但骨骼系统疾病，如肿瘤转移、畸形性骨炎、佝偻病、甲状旁腺功能亢进等，通常 ALP 活性升高，而 5′-NT 正常。因此 ALP 和 5′-NT 同时测定有助于肝胆和骨骼系统疾病的鉴别诊断。

（四）评价

5′-NT 可作为原发或继发性肝癌的一种肿瘤标志物。在肝肿瘤病变时，5′-NT 是一项比较灵敏的指标，常在病变早期即可明显升高，其变化往往早于肝功能、肝扫描或其他有关肝病变的阳性发现。

五、胆碱酯酶

胆碱酯酶(cholinesterase,ChE)是一组催化酰基胆碱水解的酶类,底物特异性不强,根据对乙酰胆碱和丁酰胆碱水解专一性不同,可分为两类。一类是乙酰胆碱酯酶(AChE),又称真胆碱酯酶、红细胞胆碱酯酶、胆碱酯酶Ⅰ,主要分布于红细胞、交感神经节、骨骼肌运动终板、肺、脾和脑灰质中。细胞内定位于细胞膜及微粒体和线粒体上,主要生理功能是水解乙酰胆碱。另一类是酰基胆碱酰基水解酶(PChE),又称拟(假)胆碱酯酶、丁酰胆碱酯酶、血清胆碱酯酶(SChE)或胆碱酯酶Ⅱ,由肝脏合成,主要分布于肝、胰、心、脑白质及血浆中,其生理功能尚未明了。两类胆碱酯酶有相同的作用底物,但对底物的专一性和亲和力不同。AChE 对乙酰胆碱的催化活力高。PChE 对丁酰胆碱的催化活力高。过量的乙酰胆碱对 AChE 有强烈的抑制作用,而对 PChE 无影响。与胆碱结构类似的新斯的明、毒扁豆碱、吗啡、枸橼酸盐和氟化物是 PChE 的竞争性抑制剂。有机磷、有机氯毒剂是这两类胆碱酯酶的强烈抑制剂。

临床上测定 ChE 主要用于有机磷中毒的诊断和疗效观察,肝脏疾病的辅助诊断,检查先天性遗传变异体。羊水 ChE 测定可用于检查胎儿神经管缺陷等。

(一)测定方法

目前测定 ChE 活性的方法大都采用酰基(如丙酰基、丁酰基)硫代胆碱的碘盐作为底物,在酶水解反应中生成硫代胆碱,后者用色源性二硫化合物试剂,如 DTNB(Ellman 试剂)或 4,4′-二硫双吡啶显色,进行比色法或连续监测法测定。

1.连续监测法

PChE 催化丁酰硫代胆碱水解,产生丁酸和硫代胆碱;硫代胆碱与无色的 5,5′-二硫代-2-硝基苯甲酸反应,形成黄色的 5-巯基-2-硝基苯甲酸(5-MNBA)。在 410 nm 处测定吸光度,每分钟吸光度变化率与 PChE 活力成正比。

$$\text{丁酰硫代胆碱}+H_2O\xrightarrow{ChE}\text{硫代胆碱}+\text{丁酸}$$

$$\text{硫代胆碱}+5,5'\text{-二硫代-2-硝基苯甲酸}\longrightarrow 5\text{-巯基-2-硝基苯甲酸(黄色)}$$

2.比色法

血清中胆碱酯酶催化乙酰胆碱水解生成胆碱和乙酸。未被水解的剩余乙酰胆碱与碱性羟胺作用,生成乙酰羟胺。乙酰羟胺在酸性溶液中与三氯化铁形成棕色复合物。用比色法测定,计算剩余乙酰胆碱含量,从而推算出胆碱酯酶活力。

(二)参考区间

连续监测法:5 000～12 000 U/L(此法采用国际单位)。

比色法:130～310 U(单位定义:1 mL 血清中 ChE 在 37 ℃水浴与底物作用 1 h。每水解 1 μmol 的乙酰胆碱所需的酶量为 1 个酶活力单位)。

(三)临床意义

与其他酶活力增高反映病理改变的情况相反,血清胆碱酯酶测定的临床意义在于酶活力降低。

(1)全血 AChE 80%来自红细胞,20%来自血清。测定 ChE 主要用于农药(有机磷、有机氯)中毒的诊断及疗效观察。急性有机磷中毒其活力降低 40%～90%,与中毒程度呈正相关,如果治疗有效,7 d 内可恢复正常,但亦有“反跳现象”。

（2）血清 PChE 因主要来自肝脏，所以可用于肝功能的检查，反映肝实质细胞受损的情况，其临床意义基本同 AhE 类似，但比 AhE 变化得早、快、敏感。①急性肝炎、中毒性肝炎、活动性肝硬化一般降低50%～70%；而慢性持续性肝炎可降低或正常，慢性活动型肝炎 50%是降低的。肝病病情越差，ChE 活力越低，持续降低无回升迹象者多预后不良。②良性梗阻性黄疸多正常，恶性梗阻性黄疸多降低。③肝、胆疾病。④有机磷、有机氯中毒，各种严重的全身性疾病、严重的感染性疾病显著降低。⑤羊水中 ChE 为5～70 U/L，主要为 PChE，其中 AChE 活性甚微。神经管缺陷胎儿的羊水 AChE 明显增高，同时测定羊水 AFP，对神经管缺损诊断的准确率为 99.4%。⑥ChE 增高常见于脂肪肝、甲亢、糖尿病、肾病综合征等。

（四）评价

用连续监测法测定 ChE 时，虽然乙酰、丙酰、丁酰硫代胆碱的碘盐均可作为底物，但最好用丙酰，因为 PChE 对乙酰胆碱亲和力小；用丁酰作底物时空白比丙酰高而酶活力低。

六、谷氨酸脱氢酶

谷氨酸脱氢酶（glutamate dehydrogenase，GLD）是一种主要存在于细胞线粒体基质中的变构酶，由6 个相同的亚基聚合而成，每个亚基的相对分子质量为 56000。ATP 与 GTP 是此酶的变构抑制剂，而 ADP 和 GDP 是其变构激活剂。因此，当体内的能量不足时能加速氨基酸的氧化，对机体的能量代谢起重要的调节作用。它属于一种不需氧脱氢酶，在其作用下，L-谷氨酸氧化脱氨生成 α-酮戊二酸和氨。GLD 是唯一既能利用 $NADP^+$ 又能利用 $NADP^+$ 接受还原当量的酶。

GLD 广泛存在于肝、肾、脑组织中，心肌和骨骼肌中 GLD 的活性很弱。肝内 GLD 的特异活性是其他器官如肾、脑、肺的 10 倍左右，比骨骼肌内多 80 倍，因此血清 GLD 升高主要源于肝脏。GLD 作为线粒体酶，是实质细胞坏死的指标。结合转氨酶，其活性是一种测定实质细胞坏死的方法，可判断肝细胞坏死的程度。在肝病诊断中，其意义在于此酶在小叶中心部位的浓度是门静脉周部位的 1.8 倍。肝窦状隙供血路线的末端是缺氧的高危地带，如果血流受阻，也是细胞损伤最先发生的部位。由于胆酸可导致肝细胞损伤，梗阻性黄疸时患者血清 GLD 也会增高。

（一）测定方法

GLD 测定方法主要有比色法和分光光度法。比色法是以谷氨酸为底物，经 GLD 催化生成 α-酮戊二酸，该产物与重氮化磺酸或与 2,4-二硝基苯肼生成腙。分光光度法是利用其逆向反应，以 α-酮戊二酸为底物，在 340 nm 波长测定 NADH 的氧化速率，即单位时间内吸光度的下降值。后者灵敏度、特异性、准确性优于比色法。

$$NH_3 + \alpha\text{-酮戊二酸} + NADH + H^+ \xrightarrow{GLD} \text{谷氨酸} + NAD^+ + H_2O$$

NADH 被氧化成 NAD^+ 的速率与 GLD 的活力成正比。

（二）参考区间

成年男子为 0～8 U/L；成年女子为 0～7 U/L。

（三）临床意义

虽然 GLD 是一个肝特异酶，但作为肝胆疾病的筛选实验并不合适，因为它的诊断灵敏度只有 47%。GLD 连同转氨酶一起测定对肝病的鉴别诊断价值较大，这是由于 GLD 单独位于线粒体内，不像 ALT 主要位于细胞质，而 AST 位于细胞质和线粒体内。GLD 不会在一般性的肝脏

炎症性疾病如慢性病毒性肝炎时释放。在一些主要是肝细胞坏死的肝病中，大量的GLD释放是值得注意的现象，如缺氧性肝病或中毒性肝损伤。

相对ALT而言，GLD的另一鉴别诊断价值在于，它主要位于肝小叶中心的肝细胞内，当GLD显著增高时，提示肝小叶中心部位发生病变。连同转氨酶，GLD具有鉴别诊断的重要性，评价标准是(ALT+AST)/GLD的值(表11-1)。

表11-1　(ALT+AST)/GLD的值及其鉴别诊断意义

(ALT+AST)/GLD	评价
<20	阻塞性黄疸，胆汁性肝硬化，转移性肝病，急性肝缺氧性损伤
20～50	慢性肝病急性发作，胆汁淤积性肝病
>50	急性病毒性肝炎(也是胆汁淤积的一种形式)，急性酒精性肝炎

GLD显著增高通常是细胞严重受损的标志。根据一项研究表明，引起GLD活性超过正常上限25倍之多的最常见疾病有急性右心衰竭、长期的脓毒及中毒性循环衰竭、阻塞性黄疸、严重的呼吸衰竭和肺栓塞引起的肺源性心脏病等。

(四)评价

在肝病患者中，GLD升高者几乎都伴有转氨酶的升高，而转氨酶升高者并不一定伴有GLD的升高。因此用GLD反映肝细胞损伤程度优于转氨酶，是一项比线粒体型AST更易检测的指标。

七、血清单胺氧化酶

单胺氧化酶(monoamine oxidase，MAO)是含Cu^{2+}、Fe^{2+}和磷脂的结合酶，主要作用于-CH_2-NH_2基团，可催化多种单胺类化合物氧化脱氨生成相应的醛、氨和过氧化氢，后者继续分解为氧和水。人体内MAO分布广泛。按辅酶的不同可分成两类：一类以FAD为辅酶，主要存在于肝、肾和胃等组织细胞的线粒体上，对伯、仲、叔胺均能氧化；另一类以磷酸吡哆醛为辅酶，主要存在于结缔组织，属细胞外酶。血清中MAO与结缔组织中的MAO相似。结缔组织MAO参与胶原纤维最后成熟阶段的架桥过程，与组织的纤维化密切相关。而肝纤维化是肝硬化形成过程中的主要病理变化之一。因此MAO测定对肝硬化等疾病的诊断和预后判断具有重要价值。MAO电泳可分成三条区带，从阴极到阳极分别为MAO-Ⅰ、MAO-Ⅱ和MAO-Ⅲ。

(一)测定方法

1.连续监测法

根据MAO催化反应的产物NH_3建立的谷氨酸脱氢酶偶联速率法。

$$C_6H_5\text{-}CH_2\text{-}NH_2+H_2O\xrightarrow{MAO}C_6H_5CHO+H_2O_2+NH_3$$

$$NH_3+\alpha\text{-酮戊二酸}+NADH+H^+\xrightarrow{GLD}\text{谷氨酸}+NAD^++H_2O$$

在340 nm波长处监测NADH吸光度的下降速率，计算MAO活性。

2.醛苯腙法

根据MAO催化反应的产物醛建立的醛苯腙显色法。

$$C_6H_5\text{-}CH_2\text{-}NH_2+H_2O+O_2\xrightarrow{MAO}C_6H_5CHO+H_2O_2+NH_3$$

(二)参考区间

(1)连续监测法：健康人血清MAO<10 U/L(国际单位)。

(2)醛苯腙法：健康人血清 MAO<36 U/mL(单位定义：在 37 ℃，1 mL 血清中 MAO 每小时催化底物产生 1 nmol 苄醛为 1 U)。

(三)临床意义

(1)肝硬化时，结缔组织释放 MAO 增多；暴发型重症肝炎、肝细胞坏死、线粒体上 MAO 释放入血而使血清中 MAO 明显升高。

(2)慢性肝炎、亚急性肝炎、糖尿病合并脂肪肝、甲状腺功能亢进症或肢端肥大症患者，纤维组织代谢增强，而使血清 MAO 不同程度地升高。多数肝癌、胆汁性肝硬化、血吸虫性肝硬化患者血清 MAO 活性正常。

(3)烧伤、尿酸血症，应用 MAO 抑制剂后可见血清 MAO 活性降低。

(四)评价

MAO 测定用于推测肝纤维化的程度并非特异性指标，因为肝外疾病如糖尿病合并脂肪肝、甲状腺功能亢进症、肢端肥大症、进行性硬皮病、老年性动脉硬化等，均可见血清 MAO 活力增高。

八、腺苷脱氨酶

腺苷脱氨酶(adenosine deaminase，ADA)的系统名为腺苷氨基水解酶。主要催化腺苷和脱氧腺苷生成肌苷和氨，是腺苷酸分解代谢的重要酶系之一。ADA 广泛分布于全身各组织，以小肠黏膜和脾中的酶活力最高，肝、肾、骨、骨骼肌次之。血中淋巴细胞中的 ADA 活力高于红细胞，ADA 在细胞内定位于细胞质，血清中 ADA 是由不同组织来源的同工酶共同组成的，其底物相对特异性及活化亦不同于组织 ADA，血清 ADA 的最适 pH 为 5.5～6.5，组织 ADA 为 6.5～8.5。红细胞中 ADA 活力明显高于血浆，故溶血标本产生正干扰。

(一)测定方法

ADA 测定的方法较多，有定氨比色法、分光光度法、酶偶联速率法、氨电极法、荧光测定法和同位素计量法等。后三者因需特殊仪器和试剂而不易推广。酶偶联速率法为目前广泛使用的方法。

1.酶偶联速率法

根据 ADA 催化反应的产物 NH_3 建立的谷氨酸脱氢酶偶联速率法。

$$\text{腺嘌呤核苷} + H_2O \xrightarrow{ADA} \text{肌苷} + NH_3$$

$$NH_3 + \alpha + NADH + H^+ \xrightarrow{GLD} \text{谷氨酸} + NAD^+ + H_2O$$

在 340 nm 波长处监测 NADH 吸光度的下降速率，计算 ADA 活力。

2.定氨比色法

根据 ADA 催化反应的产物 NH_3 建立的波氏显色法。此法干扰因素多，反应时间长，操作烦琐，不适合自动化分析，目前很少使用。

(二)参考区间

健康成年人 ADA 活力<19.6 U/L。

(三)临床意义

1.血清 ADA 活力升高

见于各种肝胆疾病，其中以肝硬化时 ADA 升高阳性率(70%～89%)最高，幅度(2～2.6 倍)

大。原发性肝癌伴肝硬化时ADA升高的阳性率为60%～100%，而不伴肝硬化者为16%。急性肝炎时阳性率为56%～85%，慢性活动性肝炎阳性率为65%～79%，而慢性迁延性肝炎患者血清ADA活力基本正常。胆囊炎、胆结石、胰腺癌等疾病时，多数患者ADA正常。

有人报道在伤寒发病的一周内，ADA即可升高，达参考上限的4～6倍，较肥达氏反应敏感，阳性率高，升高持续时间长。

其他疾病如传染性单核细胞增多症、粟粒性肺结核、风湿热、溶血性贫血、白血病及部分肿瘤患者血清ADA可不同程度地升高。

2.胸腔积液ADA活力升高

结核性胸膜炎患者胸腔积液中ADA活力明显高于癌性和非炎症性胸腔积液中的ADA酶活力，而且胸腔积液ADA与血清ADA的比值大于1，同时测定血清和胸腔积液的ADA酶活力及其比值，是诊断和鉴别胸腔积液性质的有效方法。

3.脑脊液ADA活力升高

结核性脑膜炎时脑脊液中ADA活力明显高于病毒性脑炎、脑肿瘤和中枢神经系统白血病，其他一些中枢神经系统疾病时如化脓性脑膜炎、脑出血、脑梗死、脑外伤等ADA也可升高，但以结核性脑膜炎升高最为显著。

九、肝脏酶谱测定的临床意义综合分析

肝脏是机体最主要的生物合成和解毒器官，肝病包括原发性实质细胞损害、梗阻性疾病及二者的并发病。在肝实质性病变中，检测血清酶的活力变化是反映肝细胞损伤的敏感指标，也是最常用的试验，除ALT和AST外，反映肝细胞损伤的酶还有异柠檬酸脱氢酶（ICD）、谷氨酸脱氢酶（GLD）、醇脱氢酶（ADH）、山梨醇脱氢酶（SDH）和精氨酸代琥珀酸裂合酶（ASAL）等。这些酶主要存在于肝的细胞液中，为组织专一酶，其在肝胆疾病诊断的特异性方面超过ALT和AST，但在阳性率和灵敏度方面多数不如ALT和AST。故目前临床广为使用的仍多为ALT和AST。

ALT等酶位于细胞液，易从细胞内释出，故有早期诊断价值；有些酶如ASTm等为线粒体酶和膜结合酶，酶的活力高低可反映细胞损伤的程度；有些酶或同工酶有组织特异性，酶活性的改变，提示相应脏器的病变存在。通过这些酶的测定和其他肝功能试验组合，可辅助临床对各种肝病及病程作出诊断和鉴别诊断。临床上对肝病的诊断有多种肝功能实验组合，常见的是ALT、AST、ALP、GGT、总蛋白（TP）、清蛋白（ALB）和胆红素测定，在病变的早期可以观察到酶活力变化谱型的特征，随着病变的持续、肝细胞坏死增加，所有的酶谱逐渐趋向相似。观察疾病各个阶段酶活力的变化可以对疾病的发展变化及疗效预后作出正确的判断。

急性肝炎时，早期AST和ALT均明显升高，因肝AST含量大于ALT的3倍，但因70%～80%的AST位于线粒体上，故ALT高于AST，AST/ALT<1。如AST特别是AST_m、持续升高，提示肝损害严重，预后不良。ALP和GGT呈轻度和中度升高，升幅高低与胆汁淤积相关。GGT是肝炎病程中最后恢复的酶学指标，若GGT显著升高，且持续不降则提示向慢性肝炎发展。乳酸脱氢酶（LDH）总活力升高，主要是LDH_5明显升高，LDH_4不升高，$LDH_5/LDH_4>1$，是急性肝炎的又一个特征。如LDH_5持续不降或下降后又升高，则提示向慢性肝炎发展。

黄疸型急性病毒性肝炎ALT在发病早期即迅速升高，可达参考区间上限的50倍以上，阳性率100%，且发生于临床症状和黄疸出现之前，其总胆红素和直接胆红素可轻度或中度升高，

其中直接胆红素占总胆红素的比例随病情的变化而改变。胆汁淤积病时总胆红素呈中度和高度升高,其中多以直接胆红素升高为主。同时 ALT 和 AST 一般仅轻度升高。

酒精性肝炎 ALT 和 AST 活力可低于急性肝炎,但高于其他肝病。乙醇对肝细胞线粒体有特殊的损害作用,追踪测定 ALT 及 AST。可判断肝细胞线粒体损伤的范围和类型。乙醇可引起胆汁淤积,对肝合成 GGT 有诱导作用,还可损害富含 GGT 的微粒体,致使大量 GGT 释放入血,使血中 GGT 显著升高,监测 GGT 的活力变化也是观察酒精性肝损害的良好指标。

慢性肝炎各项酶活力的变化与其活动程度有关,一般将 ALT、AST 小于参考区间上限 3 倍时定为轻度活动,在 3～10 倍之间为中度活动,大于 10 倍为重度活动。多数病例 AST/ALT ≤1。慢性肝炎活动期 ADA 和 GGT 均可升高,随病情好转而下降。如 GGT 持续升高,提示病情恶化,若同时伴有 MAO 活力升高,则提示已肝硬化。如有 LDH 活力明显升高时,应考虑并发原发性肝癌的可能。

肝硬化时 AST 和 ALT 可正常或轻度升高,AST/ALT＞1。AST 和 ALT 升高的幅度反映肝细胞坏死的情况,ALP 和 GGT 升高提示为肝硬化活动期或有胆汁淤积。MAO 升高,反映胶原纤维合成增加。如 GGT 和 ADA 显著升高,常提示有癌变的可能。

原发性肝癌时 AST 和 ALT 可正常或轻度升高,AST/ALT＞1。原发性肝癌和肝内胆汁淤积时,ALP 总活力升高,其中以 ALP_2 为主,ALP_1 甚微,而继发性肝癌和肝外阻塞性黄疸时,ALP_1 阳性率很高,常伴有 ALP_2 的增高。此点有助于鉴别诊断。原发性和继发性肝癌时 5′-NT 明显升高,而 GGT 常呈中度和高度升高,其活力的高低与病灶多少、范围大小、进展情况密切相关。有学者研究发现,同时测定 GGT、ALP 和 ALT 的活力,求出(GGT＋ALP)/ALT 的值,发现原发性和继发性肝癌的值均大于 2,而良性的肝、胆、胰疾病的值均小于 1。此点有确切的鉴别价值。但是无论是 5′-NT 还是 GGT,若把它作为独立的肝癌标志物的话,则其特异性并不高。如果联合检测甲胎蛋白(AFP)或 α-L-岩藻糖苷酶(AFU),则其诊断的特异性高达 99%以上。

(吴永军)

第二节　胰腺酶及同工酶检验

胰腺泡分泌多种消化酶,正常情况下这些酶经胰管分泌至十二指肠,而在病理情况下则逸入血中,造成血清中这些外分泌酶的活力升高。反映胰腺病变的酶有 α-淀粉酶及其同工酶、脂肪酶、胰蛋白酶、胰凝乳蛋白酶及弹性蛋白酶-1 等。其中 α-淀粉酶及脂肪酶临床上应用最多。

一、淀粉酶及其同工酶

淀粉酶(amylase,AMY)全称 1,4-α-D-葡聚糖-4-葡聚糖水解酶,分 α、β 两类,β-淀粉酶存在于植物和微生物中,人体内只含有 α-淀粉酶。其作用主要催化食物中的多糖化合物如淀粉、糖原等的消化,它可随机作用于多糖化合物内部 α-1,4 葡萄糖苷键,产生一系列不同的产物:糊精、麦芽四糖、麦芽三糖、麦芽糖和葡萄糖。α-淀粉酶相对分子质量为 40000～50000,可透过肾小球滤过膜随尿液排出。胰腺含 AMY 最多,由胰泡细胞合成后通过胰管分泌入小肠,唾液腺也分泌大量 AMY 入口腔帮助消化多糖化合物,此外 AMY 还见于卵巢、肺、睾丸、横纹肌和脂肪组织

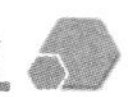

中，而肝中很少或缺如。AMY 的最适 pH 为6.5～7.5，卤素和其他阴离子对其有激活作用（$Cl^- > Br^- > NO_3^- > I^-$）。AMY 生物半衰期很短，约为 2 h，所以病变时血清 AMY 增高持续时间较短，尿液 AMY 活性浓度常高于血清 AMY。

AMY 的测定不可用草酸盐、枸橼酸盐、EDTA 等抗凝血浆，因为 AMY 为需 Ca^{2+} 的金属酶，这些抗凝剂可络合 Ca^{2+} 而对其有抑制作用，但急诊测定用肝素抗凝尚可。

人体中 AMY 主要有两种同工酶：胰型 AMY（P-AMY）和唾液型 AMY（S-AMY）。两者用醋酸纤维素薄膜电泳进一步分成 P_1、P_2、P_3、S_1、S_2、S_3 等同工酶亚型；如果用聚丙烯酰胺凝胶电泳的方法又可将 AMY 分为 7 条区带，其中 1、2、4、6 四条区带属于 P-AMY，3、5、7 三条区带属于 S-AMY。第 1 与第 3 为两条主要区带，分别相当于 P_2 和 S_1。此外，血清中有时可出现巨淀粉酶，有学者认为该种形式的淀粉酶是由 S-AMY 与 IgG 或 IgA 等聚合而成的，电泳时位于 γ-球蛋白区带。由于巨淀粉酶不能通过肾小球滤过膜，导致巨淀粉酶血症患者的血淀粉酶升高，而尿淀粉酶正常。此种情况可见于健康人（发生率为0～1%）、酒精中毒、糖尿病、恶性肿瘤和各种自身免疫性疾病。此时应与病理性 AMY 升高相区别。

（一）测定方法

测定 AMY 的方法已超过 200 多种，这些方法大致可分为六大类：黏度测定法、比浊法、碘量法、糖化法、染料释放法和荧光法。其中黏度测定法和比浊法因精密度差、底物不稳定已被弃用。碘量法中的一种半定量法（温氏法）也早已被淘汰。碘量法中的碘比色法因底物难以标准化、反应不呈零级反应等缺点而被认为非理想方法，但因其简单、快速、灵敏和价廉而在国内应用较广。糖化法易受内源性葡萄糖的干扰，荧光法需特殊仪器，染料释放法中的染料淀粉法需离心分离，这几种方法均被认为非理想方法。染料释放法中的另一类以染料与可溶性限定底物结合的方法，近年来得到不断的发展，主要表现为人工合成的底物分子结构明确，稳定性好，有望成为推荐方法。

1.碘比色法

样本中 AMY 催化淀粉水解，生成葡萄糖、麦芽糖和糊精，剩余的淀粉与碘结合成蓝色复合物，颜色的深浅与酶活力成反比。

2.对-硝基苯麦芽七糖法

对-硝基苯麦芽七糖在 AMY 的催化下水解生成对-硝基苯麦芽三糖、对-硝基苯麦芽四糖、麦芽三糖和麦芽四糖。前者在 α-葡萄糖苷酶的作用下，继续水解为对-硝基苯酚（4-NP）和葡萄糖（G），对-硝基苯酚在 405 nm 处有最大吸收，吸光度的增高速率与样本中 AMY 活力成正比。

$$4\text{-NP-}G_7 + H_2O \xrightarrow{\text{AMY}} 4\text{-NP-}G_{4,3,2} + G_{5,4,3}$$

$$4\text{-NP-}G_7 + H_2O \xrightarrow{\text{葡萄糖苷酶}} 4\text{-NP-}G_4 + G + 4\text{-NP}$$

（二）参考区间

（1）碘比色法：血清为 800～1 800 U/L；尿液为 1 000～12 000 U/L。单位定义：100 mL 样本中的 AMY 在 37 ℃，15 min 水解 5 mg 淀粉所需的酶量，为 1 单位。

（2）对-硝基苯麦芽七糖法：血清 AMY≤220 U/L；尿液 AMY≤1 200 U/L。

（三）临床意义

长期以来，AMY 主要用于急性胰腺炎的诊断。

（1）急性胰腺炎发病后 2～3 h 开始升高，12～24 h 达峰值。如急腹症发病后 12 h 左右

AMY 仍正常，则急性胰腺炎的可能性不大。尿中 AMY 出现晚（12～24 h 开始升高）但持续时间长，如果急性胰腺炎发病超过 24 h 以上，应测定尿中 AMY，血、尿 AMY 可以表现出不同步的情况。

（2）慢性胰腺炎 AMY 一般正常，因此 AMY 正常不可排除慢性胰腺炎。

（3）腮腺炎、肾衰竭、尿毒症、胰腺癌、十二指肠溃疡、肠穿孔、急性胆囊炎等疾病均可引起血清 AMY 不同程度的升高。

（4）术后患者行腹腔穿刺液、引流液的 AMY 检测，可判断是否有胰漏。

（四）评价

急性胰腺炎时，AMY 的升高程度与病情轻重不成正相关，病情轻者可能很高。病情重者如暴发性胰腺炎胰腺泡组织严重破坏，AMY 生成减少，其测定结果可能不高。对于就医较晚（发病 1～2 d 后）的患者或急性胰腺炎的后期，只测定血清 AMY 可能造成漏诊，因此要求结合尿液 AMY 的测定来明确诊断。此外，当肾功能严重障碍时，血清 AMY 升高，而尿液 AMY 正常或降低。

二、脂肪酶

脂肪酶（lipase，LPS）是一组特异性较低的脂肪水解酶类，属于外分泌酶，主要来源于胰腺，其次为胃和小肠，能水解多种含长链脂肪酸的甘油酯。LPS 应和另一组特异性很低的酯酶相区别，酯酶作用于能溶于水的含短链脂肪酸的酯类；而 LPS 仅作用于酯和水界面的脂肪，只有当底物呈乳剂状态时 LPS 才发挥作用。巯基化合物、胆汁酸、Ca^{2+} 及脂肪酶等是 LPS 的激活剂，而重金属、丝氨酸为其抑制剂。

（一）测定方法

迄今测定 LPS 的方法可分为三类：①测定产物游离脂肪酸的有滴定法、比色法、分光光度法、荧光法和 pH 电极法等；②测定底物的有比浊法、扩散法等；③LPS 的质量测定，如双抗体夹心免疫分析法、乳胶凝集法等。目前我国临床实验室主要应用分光光度法、比浊法或滴定法。

1.比浊法

甘油三酯与水制成的乳胶，因其胶束对入射光的吸收及散射而具有乳浊性状。胶束中的甘油三酯在 LPS 的作用下水解，使胶束分裂，浊度或光散射因而降低。降低的速率与 LPS 活力成正比。

2.酶偶联法

1，2-甘油二酯在 LPS 作用下水解为 2-单酸甘油酯和脂肪酸；2-单酸甘油酯在单酸甘油酯脂肪酶作用下进一步水解为甘油和脂肪酸；产生的甘油在 ATP 和甘油激酶的参与下被磷酸化，生成 3-磷酸甘油和 ADP；3-磷酸甘油在磷酸甘油氧化酶作用下产生磷酸二羟丙酮和 H_2O_2；H_2O_2 在过氧化物酶作用下同4-氨基安替比林和 TOOS（N-乙酰-N-磺酸丙基苯胺）反应产生红色的醌类化合物。在 546 nm 波长处比色测定，计算出 LPS 的活性单位。

$$\text{1,2-甘油二酯} + H_2O \xrightarrow{LPS} \text{2-单酸甘油酯} + \text{脂肪酸}$$

$$\text{2-单酸甘油酯} + H_2O \xrightarrow{\text{单酸甘油酯脂肪酶}} \text{甘油} + \text{脂肪酸}$$

$$\text{甘油} + ATP \xrightarrow{\text{甘油激酶}} \text{3-磷酸甘油} + ADP$$

$$\text{3-磷酸甘油} + O_2 \xrightarrow{\text{磷酸甘油氧化酶}} \text{磷酸二羟丙酮} + H_2O_2$$

$$H_2O_2 + 4\text{-氨基安替比林} + TOOS \xrightarrow{\text{过氧化物酶}} \text{醌类化合物} + H_2O$$

3.色原底物法

1,2-邻-二月桂基-消旋-甘油-3-戊二酸(6-甲基试卤灵)酯作底物,在碱性环境并有胆酸和脂肪酶参与下,被 LPS 水解生成 1,2-邻-二月桂基-消旋-甘油和一个不稳定的中间体戊二酸(6-甲基试卤灵)酯;戊二酸酯在碱性条件下继续水解,产生戊二酸和甲基试卤灵。后者显示红色,颜色强度与 LPS 活力成正比。

(二)参考区间

(1)比浊法:呈正偏态分布,最低为 0 U,单侧 95%上限为 7.9 U。该单位定义:100 mL 血清,在 37 ℃水浴中,作用于底物 10 min,能水解 1 μmol 底物者为 1 个脂肪酶活力单位。

(2)酶偶联法:健康成人参考区间为 1～54 U/L。

(3)色原底物法:健康成人参考区间为 13～63 U/L。

(三)临床意义

胰腺是 LPS 最主要的来源。血清 LPS 增高常见于急性胰腺炎及胰腺癌,偶见于慢性胰腺炎。

正常人血清 LPS 含量极少,但在急性胰腺炎时,2～12 h 血清 LPS 显著升高,24 h 达峰值,可达正常上限的 10 倍,甚至 50～60 倍,至 48～72 h 可能恢复正常,但随后又可持续升高 8～15 d。由于 LPS 与 AMY 相比在急性胰腺炎时升高的时间早、上升幅度大,持续时间长,故其诊断价值大于 AMY。临床观察发现,凡 AMY 增高的急性胰腺炎病例,其 LPS 均增高;而 LPS 增高的病例,其 AMY 一部分是正常的。腮腺炎的病例,其血清 AMY 多升高,而 LPS 多正常。此外,慢性胰腺炎、酒精性胰腺炎、胰腺癌、胆总管结石或癌、肠梗阻等亦可见 LPS 不同程度的增高。

(四)评价

血清 LPS 对急性胰腺炎的诊断有很大帮助。临床研究证实,其灵敏度为 80%～100%,特异性为 84%～96%。而 AMY 的灵敏度为 73%～79%,特异性为 82%～84%。其灵敏度和特异性均优于 AMY。

(吴永军)

第三节　肌肉组织酶及同工酶检验

肌肉组织主要是由肌细胞构成的,可分为平滑肌、骨骼肌和心肌三种类型。肌细胞中富含各种酶类,参与并维持肌肉组织的物质代谢、能量传递、神经传导等各种功能。当肌肉组织病变时,多种酶释放入血,造成血清中酶活力的增高。临床上根据这些酶病理改变的特点、规律而对疾病进行诊断、鉴别诊断、疗效评估以及预后判断。目前,临床上应用最多的是心肌酶,主要包括肌酸激酶及其同工酶、乳酸脱氢酶及其同工酶和谷草转氨酶等。当然,这几种酶也可以作为骨骼肌损伤的辅助诊断指标,因为骨骼肌也富含这几种酶。

一、肌酸激酶及其同工酶

肌酸激酶(creatine kinase,CK)广泛分布于组织细胞的胞质和线粒体,催化肌酸和 ATP 或磷酸肌酸和 ADP 之间的磷酸转移的可逆反应,此反应在 pH 为中性的条件下,逆向反应约为正向反应的 6 倍,即以 ATP 的生成为主,所产生的磷酸肌酸含高能磷酸键,为肌肉收缩时能量的直接来源。CK 在三种肌组织和脑组织中含量最高,它是由两种不同亚基(M 和 B)组成的二聚体,正常人体组织细胞常含三种同工酶,按电泳速率快慢顺序分别为 CK-BB(CK_1)、CK-MB(CK_2)和 CK-MM(CK_3),这三种同工酶分别主要存在于脑、心肌和骨骼肌的细胞质中。另外,在细胞线粒体内还存在另一种同工酶,即线粒体 CK (CK-Mt),也称 CK_4。CK-MB 由于大量存在于心肌组织中,其他组织器官含量很少,所以其器官专一性比总 CK 好得多,是目前诊断 AMI 的一个极其可靠的生化指标,特异性可达 95%以上。

同大多数激酶一样,Mg^{2+} 为 CK 的辅基,需二硫键维持酶的分子结构。测定酶活性时试剂中必须加入巯基化合物,N-乙酰半胱氨酸(NAC)是 CK 目前最常用的激活剂。

(一)测定方法

CK 的测定方法有比色法、紫外分光光度法和荧光法等。由于以磷酸肌酸为底物的逆向反应速率快,约为正向反应速率的 6 倍,所以采用逆向反应进行测定较为普及。如肌酸显色法和酶偶联法,其中以后者最为常用,有两种工具酶及指示酶参与反应。IFCC 推荐测定 CK 的参考方法为酶偶联法,也是目前临床实验室广泛使用的方法。

$$\text{磷酸肌酸} + \text{ADP} \xrightleftharpoons{\text{CK}} \text{肌酸} + \text{ATP}$$

$$\text{ATP} + \text{葡萄糖} \xrightleftharpoons{\text{HK}} \text{ADP}^{+}\ \text{6-磷酸葡萄糖}$$

$$\text{6-磷酸葡萄糖} + \text{NADP}^{+} \xrightleftharpoons{\text{G-6-PD}} \text{6-磷酸葡萄糖酸盐} + \text{NADPH} + \text{H}^{+}$$

利用酶偶联反应连续监测 $NADP^{+}$ 还原生成 NADPH,后者引起 340 nm 吸光度的增高。在 340 nm 波长下测定 NADPH 的生成速率,可计算出 CK 的活性浓度。

(二)参考区间

性别不同,参考区间有差别。37 ℃,健康成年男性,CK 为 38～174 U/L;健康成年女性,CK 为26～140 U/L。

(三)临床意义

CK 主要分布于骨骼肌,其次是心肌、大脑。CK 主要用于早期诊断 AMI 和判断溶栓治疗的疗效及预后,特别是在心电图无 Q 波型 AMI 时,需借助心肌酶的异常来诊断和鉴别。另外,还可用于肌病、心脑血管病的诊断和疗效观察。

(1)AMI 后 3～8 h 增高,10～24 h 达峰值(4～16 倍为正常上限),3～4 d 恢复正常(治疗有效后),否则提示再次心肌梗死或病情加重。

(2)肺梗死一般正常(据此可鉴别诊断心肌梗死)。

(3)假性肥大性肌营养不良一般高 5 倍,最高可达 60 倍,其他肌营养不良略高。多肌炎可高 20 倍;进行性肌萎缩 CK 显著增高,但萎缩后多正常。

(4)脑血管意外 2～3 d 增高,1～2 周降至正常,否则预后不良。

(5)各种手术,剧烈运动,反复打针、输液,跌打损伤均可导致 CK 不同程度升高。

（四）评价

CK 及其同工酶作为心肌损伤标志物，既有其优点，也有其缺点。

（1）优点：①CK 是快速、经济、有效、应用最广的心肌损伤标记物；②其浓度和 AMI 梗死面积有一定的相关，可大致判断梗死范围；③能检测心肌再梗死；④能用于判断心肌再灌注。

（2）缺点：①特异性差，难以和骨骼肌损伤相鉴别；②在 AMI 发作 6 h 前和 36 h 后灵敏度较低；③对心肌微小损伤不敏感。

临床常规测定 CK 同工酶多用电泳和免疫抑制法，但二法均会受溶血和巨 CK 的干扰，免疫抑制法还会受到 CK-BB 的干扰。因此，现推荐用免疫化学方法直接测定 CK-MB 质量可不受溶血和巨 CK 的干扰。

近年来，国内实验室多采用免疫抑制法测定 CK-MB 质量，其原理为首先用抗 M 亚基的抗血清同 CK-MM 及 CK-MB 中的 M 亚基形成抗原-抗体复合物，从而抑制 M 亚基的活性，然后单独测定 B 亚基的活性，测定原理同 CK 的测定。由于血-脑屏障的存在，正常人血清中几乎无 CK-BB，故将B 亚基的活性单位乘以 2 即可以大致代表 CK-MB 的活性。此法简单快速，缺点是特异性差，如患者血清中存在 CK-BB 或者 CK 异常时，就会出现假阳性结果，甚至出现 CK-MB 比总 CK 还高的结果，此时应该用电泳法进行核实。

CK 同工酶亚型（CK-MM 亚型和 CK-MB 亚型）测定多用琼脂糖凝胶高压电泳和等电聚焦电泳等方法，可将 CK-MM 分离为 CK-MM_1、CK-MM_2 和 CK-MM_3 三种亚型。将 CK-MB 分离为 CK-MB_1 和CK-MB_2两种亚型。CK-MM 亚型测定对早期 AMI 的检出更为敏感，一般以 CK-MM_3/CK-MM_1＞1.0 作为诊断 AMI 的标准，但必须排除急性骨骼肌损伤。AMI 发病 2～4 h CK-MM_3/CK-MM_1 即开始升高，8～12 h达峰值。CK-MB_2 亚型在 AMI 早期诊断和判断有无再灌注上有很高的灵敏度和特异性。一般以 CK-MB_2＞1.9 U/L 或 CK-MB_2/CK-MB_1＞1.5 作为 AMI 的诊断标准。

二、乳酸脱氢酶及同工酶

乳酸脱氢酶（lactate dehydrogenase，LDH）是一种含锌的糖酵解酶，催化的反应是无氧糖酵解的最终反应。除 L-乳酸外，LDH 还能催化各种相关的 α-羟酸和 α-酮酸。它是由两种不同亚基（M 和 H）组成的四聚体，形成 5 种同工酶，根据其在电场中泳动的速率不同依次称为，LDH_1（H_4）、LDH_2（H_3M）、LDH_3（H_2M_2）、LDH_4（HM_3）、LDH_5（M_4）。其中 LDH_1 和 LDH_2 在心肌、肾和红细胞中含量最多。LDH_5 和 LDH_4 主要存在于骨骼肌和肝脏中。脾、胰、肺富含 LDH_3。血清中 LDH 各同工酶含量的规律如下：正常成年人为 LDH_2＞LDH_1＞LDH_3＞LDH_4＞LDH_5，AMI 患者为 LDH_1＞LDH_2＞LDH_3＞LDH_4＞LDH_5，而肝病患者多以 LDH_5 增高为主。图 11-1 所示为乳酸脱氢酶同工酶在不同疾病时的变化规律。

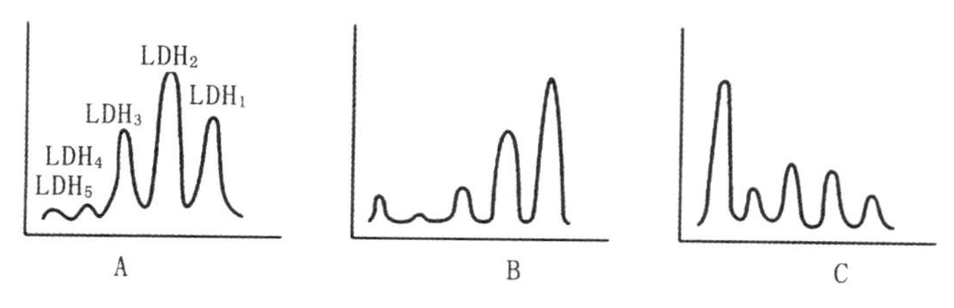

图 11-1　乳酸脱氢酶同工酶在不同疾病时的变化规律

A.正常；B.急性心梗；C.急性肝炎

(一)测定方法

1.比色测定法

LDH 以 NAD^+ 作为氢的受体,催化乳酸脱氢生成丙酮酸,丙酮酸与 2,4-二硝基苯肼作用生成苯腙,在碱性条件下显红棕色。

$$\text{L-乳酸} + NAD^+ \xrightleftharpoons{LDH} \text{丙酮酸} + NADH + H^+$$

$$\text{丙酮酸} + \text{2,4-二硝基苯肼} \xrightarrow{\text{碱性条件下}} \text{2,4-二硝基苯腙(红棕色,}\lambda = 505\ nm\text{)}$$

2.连续监测法

目前国际临床化学和实验室医学联盟(IFCC)推荐的参考方法。

$$\text{L-乳酸} + NAD^+ \xrightleftharpoons[PH7.4\sim7.8]{PH8.8\sim9.8} \text{丙酮酸} + NADH + H^+$$

因反应在不同 pH 条件下可逆,所以将 LDH 的测定方法分为 LDH(L→P)法(由乳酸生成丙酮酸)和 LDH(P→L)法(由丙酮酸生成乳酸),两者底物不同,测定结果差异很大,正常参考范围也不同。目前国内用得较多的是 LDH(P→L)法。测定的是产物 NADH 在 340 nm 处吸光度的增高速率,其变化速率同 LDH 活力成正比。

3.LDH 同工酶测定

LDH 同工酶分离和定量的方法有电泳法、层析法和免疫抑制法等。目前以琼脂糖凝胶电泳法最为常用。电泳后可用比色法和荧光法测定每种同工酶的相对含量。

LDH 各种同工酶的一级结构和等电点不同,在一定电泳条件下,它会在支持介质上分离。然后利用酶的催化反应进行显色。以乳酸钠为底物,LDH 催化乳酸脱氢生成丙酮酸,同时使 NAD^+ 还原为 NADH。吩嗪二甲酯硫酸盐(PMS)将 NADH 的氢传递给氯化碘代硝基四唑蓝,使其还原为紫红色的甲类化合物。有 LDH 活性的区带显紫红色,且颜色的深浅与酶活性成正比,利用光密度仪或扫描仪可求出各同工酶的相对含量。

(二)参考区间

1.比色法

195~437 金氏单位(金氏单位定义:100 mL 血清,37 ℃作用 15 min 产生 1 μmol 丙酮酸为一个金氏单位)。

2.连续监测法

114~240 U/L。

(三)临床意义

LDH 广泛存在于各组织细胞的胞质中,主要用于心肌梗死、肝病、骨骼肌、恶性肿瘤的诊断和疗效观察。①AMI 时,8~18 h 后开始增高,2~6 d 达峰值,7~12 d 降至正常(治疗有效后)。②进行性肌营养不良显著增高。③心肌炎(病毒性、细菌性)、胸腹膜炎、胆道疾病均可见增高。④急性肝炎升高明显,慢性肝炎、肝硬化可正常。⑤各种白血病一般增高,卵巢癌增高显著,肝转移癌增高 10 倍左右。⑥缺铁性贫血一般是增高的,而其他贫血多正常。⑦肾病略高。⑧可用于鉴别胸腔积液和腹水的性质。胸腔积液 LDH/血清LDH>0.6、腹水 LDH/血清 LDH>0.4 为渗出液,反之为漏出液。

(四)评价

(1)传统的心肌酶谱中还有 α-羟丁酸脱氢酶(HBDH),其实它并不是人体组织中一种独立

存在的酶。而是用α-羟丁酸作底物测得的LDH之H亚基的活性。因H亚基可催化α-羟丁酸脱H，故称α-羟丁酸脱氢酶。因所采用的底物不同，HBDH活力并不等于以乳酸为底物时LDH_1加LDH_2活力的和。目前此酶在国外已较少应用。

(2)LDH和HBDH一度曾作为心肌酶谱中的血清酶在我国临床实验室被广泛应用，由于大多数器官的病变和损伤均可引起血清LDH升高，所以它对疾病诊断的特异性较差。有学者认为，LDH同工酶LDH_1诊断特异性仅次于CK-MB，只要测定这两种同工酶，不需做其他酶学检查就可诊断心肌梗死。

三、心肌酶谱测定的临床意义

肌酸激酶(CK)、肌酸激酶同工酶(CK-MB)、谷草转氨酶(AST)、乳酸脱氢酶(LDH)及α-羟丁酸脱氢酶(HBDH)等酶共同构成了心肌酶谱，临床上主要用于急性心肌梗死(AMI)和其他心脏疾病的诊断与鉴别诊断，当出现急性心肌梗死时，在心脏缺血及坏死过程中，由于细胞肿胀，多种酶体蛋白质及其分解产物大量释放入血，血中有关酶的活力变化可反映心肌坏死的演变过程。基础医学研究提示，在心肌局部缺血4～6 h时，心肌细胞即开始坏死，从而明确了心肌梗死的治疗的有效时间，即在临床症状发生4～6 h内重建冠脉血运，可挽救部分缺血心肌。对早期心肌梗死的患者进行静脉溶栓已成为常规的治疗手段，但其前提是早期诊断。目前一般实验室开展的CK、CK-MB等检测项目，要在梗死发生3～8 h才能出现有诊断意义的改变，相对而言出现太晚，灵敏度不尽人意。为此，近年来人们对心肌梗死的早期诊断做了大量研究，一些较敏感的检测项目推出，如肌红蛋白(Mb)、肌钙蛋白I、肌钙蛋白T、肌球蛋白轻链、CK-MM及CK-MB亚型的测定，可明显提高心肌梗死早期诊断的灵敏度，目前这些检验项目逐渐得到普及。

心肌梗死时，由于心肌缺血，离子泵功能障碍，首先从心肌中释放出的是K^+和磷酸根等无机离子，在1 h左右达高峰，以后迅速下降，继而是一些小分子物质，如缺氧后的代谢产物乳酸，腺嘌呤核苷等，它们在2～3 h达高峰后也很快下降。肌红蛋白约在心肌梗死后2 h开始升高，6～9 h即达高峰，而酶蛋白等大分子物质即在3～8 h后才进入血液，并逐渐增至高峰。因此，血清中酶活力的增高通常有一个延缓期，即从发生心肌梗死到可以测出酶的活力变化开始的时间。其长短取决于梗死区面积的大小，酶从受损心肌释出的速度以及酶在血液中释放和破坏的程度等因素。CK-MB的延缓期较短，为3～8 h，CK为4～8 h，AST为4～10 h，LDH及HBDH为6～12 h，各种酶均在一定时间后达峰值，上升较快的酶其维持增高的时间较短，上升较慢的酶维持增高的时间较长。

在上述心肌酶谱中，以CK及CK-MB的脏器特异性较高。但一些非心肌梗死疾病，如肌肉疾病、中毒性休克、脑血管意外、急性酒精或一氧化碳中毒等疾病也可有CK及CK-MB的升高，其中除肌肉疾病酶活力升幅较高外，其他多为轻度升高，特别是CK-MB占总CK的百分比多低于10%，而心肌梗死时，CK总活力及CK-MB为中度和高度升高，CK-MB占CK总活力的百分比多大于10%(CK-MB占总CK的百分比因方法不同而差别很大)。肌红蛋白的红肌(如腓肠肌)含有相当量的CK-MB，在骨骼肌疾病时，CK的同工酶谱可能发生变化，趋向胚胎型，使CK-BB型和CK-MB型相对增多，所以多发性肌炎等多数患者可有血清CK及CK-MB的明显升高，CK-MB占总CK的百分比可达20%，但在临床上心肌梗死与骨骼肌疾病并不难鉴别，骨骼肌疾病时CK的升高幅度与心电图异常改变无关。只有在缺乏临床症状的亚临床型骨骼肌疾病患者有心肌梗死发作时，才会对诊断带来一定困难。同时测定CK和AST的比值有助于肌肉疾病和心肌梗死的鉴别诊断。骨骼肌中 CK 较心肌高 4 倍，而 AST 较心肌低约 1 倍，所以在骨骼肌疾病时，血清 CK/AST 较高，而心肌梗死时则较低。

心肌梗死以外的心脏疾病，如心肌炎、心包炎、心绞痛、持续性心律不齐和充血性心力衰竭等，有时也可有 CK、CK-MB 等血清酶的轻度升高，但其阳性率及升幅均较低。其升高机制可能是因为心肌细胞膜通透性增加，而不一定伴有心肌坏死。在上述非心肌梗死的心脏疾病中以急性病毒性或风湿性心肌炎较为多见，患者血清酶变化的特点是 CK、AST 和 LDH 几乎同时升降，其升幅较心肌梗死小，而心肌梗死时，首先是 CK-MB 和 CK 升高，AST 和 LDH 活力落后于 CK 且下降也迟。此点可资鉴别。

心肌梗死时，患者血清 AST 呈轻度和中度升高，而 ALT 可正常或轻度升高，AST/ALT 明显增大。同时测定 AST 的同工酶 ASTm 对推测心肌梗死的预后有一定的意义，其活力变化与心肌梗死并发心力衰竭的发生率和死亡率呈正比关系。

LDH 同工酶中以 LDH_1 在心肌中含量最高，当心肌梗死时释放出大量 LDH_1，其量超过 LDH_2，从而使 LDH_1/LDH_2 升高。健康人 LDH_1/LDH_2 为 0.48～0.74，而心肌梗死时 95％的病例 $LDH_1/LDH_2>1$，经心电图确诊的病例，$LDH_1/LDH_2>0.76$，阳性率为 100％，特异性为 90.5％。除恶性贫血和肾梗死外，其他疾病的 LDH 同工酶谱明显与心肌梗死不同，可用于鉴别诊断。如临床上肺梗死易与心肌梗死混淆，但肺梗死以 LDH_3 增高为主，其 $LDH_1/LDH_2<0.76$，且 CK-MB 一般不升高，如心肌梗死兼有 LDH_1 和 LDH_5 上升，多提示心源性休克或心力衰竭而引起继发性肝损害，是预后不良的指征。恶性贫血和肾梗死可通过临床症状和其他检查加以鉴别。

（吴永军）

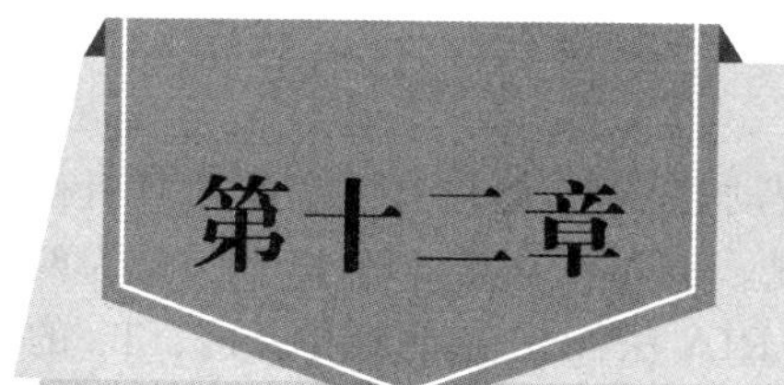

第十二章 激素类检验

第一节 甲状腺激素检验

甲状腺激素的测定大多采用标记免疫的方法直接测定血清中的激素浓度，包括放射免疫法(RIA)、多相酶联免疫法(ELISA)、均相酶放大免疫法(EMIT)，还有化学发光免疫分析及数种荧光免疫法。

一、血清总 T_4(tT_4)和总 T_3(tT_3)测定

血清中的 T_4 和 T_3 99%以上与血浆蛋白结合，即以与甲状腺素结合球蛋白(TBG)结合为主。所以 TBG 的含量可以影响 tT_4 和 tT_3。如当妊娠、应用雌激素或避孕药、急性肝炎、6 周内新生儿等使血清 TBG 增高时，tT_4 也增高。而当应用雄激素、糖皮质激素、水杨酸、苯妥英钠等药物，肝硬化、肾病综合征等低蛋白血症使血清 TBG 降低时，tT_4 也降低。临床测定血清 tT_4 和 tT_3 常用化学免疫法，其灵敏度、特异性、精密度都很高。

参考范围如表 12-1 所示。

表 12-1 tT_4 和 tT_3 参考范围

年龄	tT_4(nmol/L)	tT_3(nmol/L)
1～5 岁	95～195	1.3～4.0
6～10	83～179	1.4～3.7
11～60	65～165	1.9～2.9
>60(男)	65～130	1.6～2.7
>60(女)	73～136	1.7～3.2

临床应用如下。

(1)血清 tT_4 的增加见于甲亢和 TBG 增加，tT_4 降低见于甲减、TBG 减少、甲状腺炎、药物影响(如服用糖皮质激素等)。tT_4 是诊断甲低可靠和敏感的指标。

(2)血清 tT_3 是诊断甲亢最可靠和灵敏的指标，尤其是对诊断 T_3 型甲亢的患者有特殊意义。这类甲亢患者血清 tT_4 浓度不高，但 tT_3 却显著增高。同样，tT_3 的检测结果也受到血清 TBG 含量的影响。

(3)低 T_3 综合征：在饥饿、慢性消耗性疾病(如肝硬化、未控制的糖尿病等)时，外周 T_4 转变

为 rT_3 增加，转变为 T_3 减少，此时血清 T_4 正常而 T_3 减少，即所谓的低 T_3 综合征。

二、血清游离 T_4(fT_4)和游离 T_3(fT_3)的测定

正常情况下，血浆甲状腺激素结合型和游离型之间存在着动态平衡，但只有游离型才具有生理活性，所以 fT_4 和 fT_3 的水平更能真实反映甲状腺功能状况。RIA 法测定 fT_4 和 fT_3 分为两步：①用沉淀剂将血清所有蛋白(包括 TBG)沉淀除去；②以 RIA 法测定上清液中 fT_4、fT_3 的含量。

现在发展的敏感的免疫化学法如时间分辨荧光免疫分析法等，也逐渐应用于临床，逐渐取代有同位素污染的 RIA 法。

(一)参考范围

fT_4 和 fT_3 在血清中浓度很低，检测结果受检测方法、试剂盒质量等影响显著，所以参考范围差异很大。

fT_4：10～30 pmol/L；fT_3：3.55～10.1 pmol/L(RIA 法)。

(二)临床应用

总的来说，fT_4 和 fT_3 的临床应用与 tT_4 和 tT_3 相同，但因不受血清 TBG 影响，而是代表具有生物活性的甲状腺激素的含量，因而具有更重要的临床价值。

(1)甲状腺功能亢进：对于诊断甲亢来说，fT_4、fT_3 均较 tT_4、tT_3 灵敏，对甲亢患者治疗效果的观察，fT_4、fT_3 的价值更大。

(2)甲状腺功能减退：大多数口服 T_4 治疗的患者，在服药后 1～6 h 血中 fT_4 浓度达到高峰，其升高程度与服药剂量有关。fT_4 是甲状腺素替代性治疗时很好的检测指标。

(3)妊娠：孕妇血中 TBG 明显增加，因此，fT_4、fT_3 的检测较 tT_4、tT_3 更为准确。

(4)药物影响：肝素可能对 fT_4、fT_3 的测定产生影响，使结果偏离。

三、血清反 T_3(rT_3)测定

rT_3 与 T_3 结构基本相同，仅是三个碘原子在 3，3′，5′位，主要来源于 T_4，在外周组织(如肝、肾等)经5-脱碘酶作用生成。rT_3 也是反映甲状腺功能的一个指标。血清中 T_4、T_3 和 rT_3 维持一定比例，可以反映甲状腺激素在体内代谢情况。临床采用 RIA 法和化学发光免疫法测定血清中 rT_3 浓度。

(一)参考范围

0.15～0.45 nmol/L。

(二)临床应用

rT_3 与 T_3 在化学结构上属异构体，但 T_3 是参与机体代谢的重要激素，该过程消耗氧，而 rT_3 则几乎无生理活性。rT_3 增加，T_3 减少，可以降低机体氧和能量的消耗，是机体的一种保护性机制。

(1)甲亢时血清 rT_3 增加，与血清 T_4、T_3 的变化基本一致。而部分甲亢初期或复发早期仅有 rT_3 的升高。

(2)甲低时血清 rT_3 降低。rT_3 是鉴别甲低与非甲状腺疾病功能异常的重要指标之一。

(3)非甲状腺疾病，如心肌梗死、肝硬化、糖尿病、尿毒症、脑血管意外和一些癌症患者，血清中 rT_3 增加，T_3/rT_3 比值降低，这一指标对上述疾病程度的判断、疗效观察及预后估计均有重要意义。

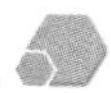

(4)羊水中 rT_3 浓度可作为胎儿成熟的指标。如羊水中 rT_3 低下,有助于先天性甲低的宫内诊断。

四、T_3 摄取率的测定

将 ^{125}I 标记的 T_3(^{125}I-T_3)加入患者血清,^{125}I-T_3 即与血清 TBG 的剩余部分(剩余结合容量)结合,未被结合而成游离态的 ^{125}I-T_3 可被吸附剂(红细胞、树脂等)吸附。通过测定吸附剂所摄取的 ^{125}I-T_3,即可了解 TBG 的剩余结合容量,从而间接反映 tT_4 水平。

^{125}I-T_3 摄取率=(吸附剂摄取 ^{125}I-T_3 量)/(加入的 ^{125}I-T_3 总量)×100%

本实验为体外试验,适于孕妇、乳母及儿童。该实验不受碘剂及抗甲状腺药物的影响,但受血清 TBG 浓度、T_4/T_3 比值及苯妥英钠等药物影响,应用时应与 T_4 测定合并进行。

参考范围:13%±4.6%(红细胞摄取率)。

临床应用:摄取率>17%可诊断为甲亢,甲低时降低。

(孟　月)

第二节　肾上腺皮质激素检验

肾上腺皮质分泌类固醇激素或称甾体激素,是维持生命所不可缺少的物质。肾上腺皮质的球状带、束状带及网状带,各分泌功能不同的激素。醛固酮(盐皮质激素)由球状带分泌,是调节水、盐代谢的激素。束状带分泌的皮质醇及皮质酮(糖皮质激素)调节糖、脂肪、蛋白质三大代谢。网状带分泌的性激素主要作用于肌肉、毛发及第二性征的发育。目前已由肾上腺皮质中提取激素数十种,但一般认为皮质醇、皮质酮、醛固酮是正常情况下分泌的最主要的激素。皮质激素的半寿期很短,在血浆中为 80～120 min,其代谢产物由尿中排出。尿中出现的皮质激素代谢产物有 3 类,即 17-羟皮质类固醇、17-酮类固醇和17-生酮类固醇。前二者为临床上最常用的测量肾上腺皮质功能的试验。肾上腺皮质疾病可分为肾上腺类固醇的增多、减少或不释放等几点。肾上腺皮质功能亢进可表现为皮质醇增多(库欣综合征,Cushing syndrome),醛固酮增多症及肾上腺雄激素增多(先天性肾上腺增生)。引起库欣病最多见的原因属于医源性,即长期使用糖皮质激素,又可见于良性垂体瘤(ACTH 增加),肾上腺恶性肿瘤(少见)或腺瘤,异位性 ACTH 分泌等情况。醛固酮增多症时,由于醛固酮作用于远曲小管而引起保钠排钾,钠潴留又使血浆体积增加,血压上升。醛固酮增多症可分为原发性与继发性两种。原发性者即所谓 Conn′s 综合征,可由肾上腺瘤、癌或增生引起。因此血浆肾素是反应性降低,并有钾钠代谢异常。继发性醛固酮增加,多为非肾上腺性刺激引起,如心功能不全、肾病综合征、梗阻性肾病等,与原发性相反,其血浆肾素升高。肾上腺皮质功能低下:原发性肾上腺皮质功能低下,即所谓艾狄森病(Addison′sdisease),此病 80%是由特异性肾上腺皮质萎缩引起(可能由于自身免疫性原因),此时常合并有内分泌病,如糖尿病、甲状旁腺功能低下、甲状腺病等。其余 20%可能是肾上腺皮质结核、出血、肿瘤、淀粉样变性或感染等。双侧皮质损害 90%时出现症状,由于皮质醇的减少,血 ACTH 升高。

肾上腺皮质功能低下还可能继发于各种原因所引起的 ACTH 减少。

肾上腺皮质功能试验一般可分三类:①直接测定体液(血、尿)中肾上腺皮质激素及其产物,是最常用的一类；②通过外源药物的影响而反映肾上腺功能试验；③间接反映肾上腺皮质功能的试验，如唾液中钾、钠浓度测定，这一类试验极为少用。

一、皮质醇测定

人肾上腺皮质分泌类固醇激素以皮质醇（氢化考的松）为主，血浆皮质醇分为游离与结合两种形式。测定其血浆皮质醇浓度，是直接了解垂体肾上腺皮质系统功能的方法。皮质醇是由肾上腺皮质束状带合成分泌的一种糖皮质类固醇激素，每天分泌 10～35 mg，半衰期约100 min。皮质醇的分泌有明显的昼夜节律，以清晨 6～8 时最高（50～250 μg/L），晚上 10 时至零晨2 时为最低（20～100 μg/L）。皮质醇的主要功能是增加糖异生，对蛋白质和脂肪代谢的影响亦非常显著。皮质醇分泌入血后绝大部分与血循环中皮质类固醇结合球蛋白（CBG）结合。真正具有生物活性的只是游离皮质醇，它只占总皮质醇的 1%～3%，亦只有游离的皮质醇才能从肾小球滤过，从尿中排出。故测定尿皮质醇，可排除 CBG 变化的影响，反映血浆游离皮质醇水平。

（一）参考值

（1）上午 8∶00：（127±55）μg/L。

（2）下午 4∶00：（47±19）μg/L。

（3）午夜：（34±12）μg/L。

（4）新生儿脐带血浆：85～550 μg/L。

（二）临床应用

（1）血浆总皮质醇升高见于下列情况：皮质醇增多症（库欣病），肾上腺肿瘤、妊娠、口服避孕药，异位 ACTH 综合征、垂体前叶功能亢进症，单纯性肥胖，应激状态（手术、创伤、心肌梗死等）。

（2）血浆总皮质醇降低见于肾上腺皮质功能降低，垂体前叶功能低下，全身消耗性疾病，口服苯妥英钠、水杨酸钠等药物；先天性肾上腺皮质功能低下症，席汉综合征。皮质醇功能减退者，分泌节律基本正常，而血浓度明显降低。

二、皮质酮测定

皮质酮属 21 碳类固醇激素，是合成醛固酮的前体物质。其糖皮质激素活性为皮质醇的1/5，盐皮质激素样活性为皮质醇的 2 倍，为醛固酮的 1/200。

（一）参考值

（1）上午 8∶00：（25.5±8.4）nmol/L[（8.8±2.9）ng/mL]。

（2）下午 4∶00：（17±8.4）nmol/L[（5.9±1.6）ng/mL]。

（二）临床应用

（1）皮质酮增高见于下列情况：库欣病、ACTH 瘤、肾小管性酸中毒、肾病综合征、口服避孕药、先兆子痫、充血性心力衰竭、异常钠丢失、特发性浮肿、给予钾离子治疗后、低钠饮食等。

（2）皮质酮减低见于肾上腺皮质功能减退，单纯性醛固酮缺乏，脱氧皮质酮分泌过多（先天性肾上腺皮质增生症，11β-羟化酶缺乏等），摄钾过低，大量水摄入，大量滴注高渗盐水。

三、去甲肾上腺素测定

去甲肾上腺素又名正肾上腺素，属于儿茶酚胺类激素。主要由交感神经末梢释放，小部分由肾上腺髓质释放。主要作用于 α 受体。有强烈的收缩血管作用，特别对皮肤、黏膜和肾血管有强

烈收缩作用，使血压升高。但对冠状动脉有微弱扩张作用，对心脏β受体也有兴奋作用，但比肾上腺素要弱。

(一)参考值

(1)血浆：125～310 ng/L[(200±80)ng/L]。

(2)尿：10～70 μg/24 h[(41.5±11.0)μg/24 h]。

(二)临床应用

去甲肾上腺素增高见于下列情况：嗜铬细胞瘤、神经母细胞瘤以及神经节神经瘤、肝昏迷、晚期肾脏病、充血性心力衰竭。

四、18-羟-11-脱氧皮质酮(18-OH-DOL)测定

18-羟-11-脱氧皮质酮属21碳类固醇激素。主要由肾上腺皮质束状带产生，为盐皮质激素。其分泌受ACTH和肾素、血管紧张素系统双重调节，以前者为主。其生物效应主要为潴钠排钾。

(一)参考值

(1)普食：(68±26)ng/L。

(2)低钠饮食：(125±24)ng/L。

(3)高钠饮食：(66±8)ng/L。

(二)临床应用

18-羟-11-脱氧皮质酮检测能反映垂体—肾上腺皮质功能。血浆18-OH-DOL增高见于库欣综合征或库欣病，原发性醛固酮增多症，原发性高血压。18-羟-11-脱氧皮质酮减低见于艾迪生病，垂体前叶功能低下。

五、醛固酮测定

醛固酮(aldosterone，ALD)是肾上腺皮质球状带合成和分泌的类固醇激素，分子量360.4，是一个非常强的电解质排泄的调节因子，其作用是增加 Na^+ 和 Cl^- 的回收，排出 K^+ 和 H^+。由于它能影响电解质和水的排泄及血容量，所以对维持机体内环境的稳定起着重要作用。醛固酮含量可用放免方法测定。血浆醛固酮可受体位、饮食中钾、钠含量的影响，受血钾、钠浓度的调节，其排泄受肝、肾功能影响。检测血醛固酮的患者应停服利尿剂至少3周，停服抗高血压药物1周。测定醛固酮时，在试验前要给予高盐饮食，因为高血压患者多维持低盐饮食，会导致尿醛固酮增加而给以假阴性结果。

(一)参考值

1.血ALD(放免法)

(1)普食饮食：卧位为(86.0±37.5)pmol/L；立位为(151.3±88.3)pmol/L。

(2)低钠饮食：卧位为(233.1±20.2)pmol/L；立位为(340.9±177.0)pmol/L。

2.尿ALD

普食：1.0～8.0 μg/24 h尿；低钠：7～26 μg/24 h尿。

(二)临床应用

(1)ALD增高见于原发性ALD增多症、Conn's综合征；双侧肾上腺增生，肾上腺癌、继发性ALD增多症、肾素瘤、肾血管性高血压、多发性肾囊肿、Wilms肿瘤、Portter综合征，特发性浮肿，恶性高血压，充血性心力衰竭、肾病综合征，肝硬化、17α-羟化酶缺乏，Dasmit综合征，体位性

高血压，口服避孕药，先兆子痫或子痫，肾小管酸中毒，妊娠。

(2)血ALD浓度和尿ALD排泄降低见于原发性低醛固酮症，继发性低醛固酮症，艾迪生病，双侧肾上腺切除，原发性高血压、18-羟类固醇脱氢酶缺乏，18-羟化酶缺乏，Rose综合征，Liddle综合征，11β-羟化酶缺乏，3β-羟类固醇脱氢酶缺乏，库欣综合征，服用甘草、可乐定、β-阻滞剂后。

六、口服地塞米松抑制试验

垂体与肾上腺皮质之间，存在着刺激与负反馈的相互关系，垂体分泌ACTH，刺激肾上腺皮质分泌糖皮质激素在血中水平升高，反过来抑制垂体前叶ACTH的分泌，此试验的原理即在于此。方法是作用强、而剂量小的地塞米松，观察用药后尿中17-羟皮质类固醇比用药前减少的程度，借此来诊断依钦科-库欣综合征及其肾上腺皮质病变性质。有小剂量与大剂量法两种。

(一)小剂量法

口服地塞米松，每天2 mg，分4次服，连续2 d。试验前留24 h尿做17-羟皮质类固醇测定，用药后即留24 h尿亦做17-羟皮质类固醇测定，前后两次所测结果进行比较。

临床应用：正常人服地塞米松后，尿17-羟皮质类固醇排出量明显降低，降低值超过试验前的50%，或低于11 μmol/d。肥胖病，Stenleventhal综合征(多囊卵巢综合征)，也受到抑制。

甲状腺功能亢进患者，服地塞米松后，尿17-羟皮质类固醇降低不如正常人显著。依软科-库欣病患者，不管其病变性质如何，均很少下降到11 μmol/d或根本不下降。肾上腺皮质功能亢进者，不论其病因为增生性或肿瘤，其抑制一般不大于对照值50%。

(二)大剂量法

口服地塞米松，每天8 mg，分4次服，连续2 d仍测定药前后24 h进尿中17-羟皮质类固醇含量，以示比较。

临床应用：病变性质为肾上腺增生所致的依钦科-库欣综合征者，服药后尿中17-羟皮质类固醇含量比用药前下降50%。而病变为肾上腺肿瘤或癌者，则服药后无明显下降或不下降，为肿瘤细胞分泌皮质素有其自主性，不受垂体分泌的ACTH控制。女性男性化，先天性肾上腺皮质增生引起的女性假两性畸形者，尿中17-酮类固醇排泄量明显高于正常。因此小剂量法试验尿中17-酮类固醇明显降低。如肾上腺皮质肿瘤中所致的男性化病例，在大剂量法试验下，尿中17-酮类固醇无明显降低。

(孟　月)

第三节　前列腺素检验

一、酸性磷酸酶与前列腺酸性磷酸酶测定

酸性磷酸酶(ACP)为前列腺癌的肿瘤标志物已有很长的历史，1938年Gutman等首次报道血清酸性磷酸酶前列腺癌的血清标志，第1次描述血清物质与肿瘤的关系。酸性磷酸酶存在于红细胞，肝、肾及骨骼等几乎所有体内细胞的溶酶体和前列腺中。但以前列腺内的活性最高。成年男性血清中的1/3～1/2的ACP来自前列腺，其余ACP及女性血清中的ACP可能来自血红细胞及破骨细胞。据报道有20多种不同的ACP同工酶，由于它们分子中碳氢部分不均匀性所

致。已确认的同工酶有 ACP_1、ACP_2、ACP_3、ACP_4 及 ACP_5。现在能鉴定的同工酶，仅前列腺的酸性磷酸酶（protaticacidpgosphatase，PAP，vcbACP_2）和来自人脾脏的 ACP_1 和 ACP_5 在 Gaucher 病中证明了与临床应用间的关系。PAP 在前列腺中的含量较其他细胞高出 100～1 000 倍。PAP 降解精液内磷酸单酯，尤其是磷酸胆碱裂解的酶。PAP 由前列腺葡萄糖状上皮产生，有免疫特性，是前列腺的特征性酶。当前列腺细胞恶变时，便扩散进入细胞间隙，并出现在血液中。

PAP 的测定方法分 3 类：①酶活性测定法，它是利用一些底物在样品中的 PAP 作用下发生水解的原理。此底物有多种，但灵敏度较低。②酶免疫学的方法，较适用的是对流免疫电泳法，和竞争性结合分析法。它们的特点是有较高的准确性，但灵敏度不高。③放射免疫分析法，其灵敏度、特异性和准确性均优于上述两种方法。根据 ROY 等报告，RIA 法可以诊断 33%A 级，79%B 级，71%C 级，92%D 级的前列腺癌患者，而酶学方法诊断率分别为 12%、15%、29%和 60%。

(一)参考值

(1)男性：0～2.5 μg/L。

(2)女性：0～1.4 μg/L。

(二)临床应用

(1)前列腺癌特别是转移时，血清 ACP 可显著增高。轻度增高见于急性尿潴留，变形性骨炎，近期做过直肠检查者。

(2)PAP 是前列腺癌诊断、分期、疗效观察及预后的重要指标。尤其前列腺癌伴骨转移 PAP 水平升高显著(范围 1.78～474 μg/L)。

(3)作用：前列腺手术动态监测，手术前高，术后血清 PAP 下降或正常。

(4)前列腺增生与前列腺癌的鉴别诊断，前列腺增生血清 PAP 水平为(1.30±0.84) μg/L，范围 0～4.14 μg/L，但有 8%～20%患者 PAP 增高，其水平与前列腺大小有关。其他恶性肿瘤 PAP 均在正常范围，曾有报道膀胱移行细胞癌可见 PAP 增高。

二、胎盘碱性磷酸酶测定

胎盘碱性磷酸酶是由 Fish man 从一例燕麦细胞肺癌患者(Regan)的血中发现一种特殊的同工酶，称为胎盘碱性磷酸酶(PLAP)又称为 Regan 酶。这种酶后来在正常肺、宫颈及卵巢组织中发现。PLAP 与一种肿瘤相关的碱性磷酸酶相似，称为 PLAP 与一种肿瘤相关的碱性磷酸酶相似，称为 PLAP 类似酶，又称“Nagao”酶。少量存在于睾丸组织。Nagao 与 Regan 酶不同之处前者对于 L-亮氨酸以非竞争性抑制非常敏感，在肺癌、乳腺癌及结肠癌患者中酶升高者占 10%～15%，在妇科肿瘤患者中升高率为20%～30%，在精原细胞瘤为 50%～70%。利用多克隆抗体技术，进一步把 PLAP 同工酶亚型加以区分，大大提高了肿瘤诊断的准确率。

(一)参考值

成人：0.02～0.1 U/L。

(二)临床应用

(1)PLAP 增高见精原细胞瘤阳性率为 88%，混合精原细胞瘤阳性率为 54%。

(2)其他类肿瘤，卵巢癌阳性率 35%，宫颈癌阳性率为 25%，乳腺癌阳性率 5.9%，支气管癌阳性率22.2%，肺癌阳性率 11.2%。

三、BB 型磷酸肌酸激酶测定

BB 型磷酸肌酸激酶(creatine kinase BB,CK-BB)是由两条β亚单位组成的磷酸肌酸激酶,主要分布于脑、胃肠道和泌尿细胞质中。正常人血清中含量很低,占总血清 CK 的 1.1%,因为 CK-BB 不能穿越血-脑屏障,而且半衰期极短,血液中出现 CK-BB 主要与神经系统疾病有关。CK-BB 主要功能是维持相应组织中 ATP 含量。

(一)参考值

<10 ng/mL。

(二)临床应用

CK-BB 增高见于前列腺癌阳性率为 89%,并与肿瘤累及的范围有关,随病情的恶化或缓解而相应增减。其他类 CK-BB 增高见于脑损伤、乳腺癌、小细胞肺癌。

四、6-酮前列腺素 $F_{1\alpha}$ 测定

前列腺素是一组由 20 个碳原子组成的不饱和脂肪酸,最早发现于精液中,故名为前列腺素(prostaglandin,PG)。PG 由一个五碳环结构和两条侧链构成。其结构分为 A,B,C,D,E,F,G,H,I 等类型,字母右下角的阿拉伯数字表示 PG 分子侧链所含双键数目,如 PGE_1 和 PGE_2。凡 PG 五碳环上的取代基在环平面以下者标以 α,如 $PGF_{1\alpha}$,若在环平面以上则标以 β,如 $PGF_{2\beta}$。不同类型的 PG,其生物学作用亦不同。目前研究较多的有 PGE_1,PGE_2,$PGF_{2\alpha}$,PGA_2,PGI_2,TXA_2 和 TXB_2,其中尤以前列环素(PGI_2)和血栓素(TXA_2)的研究最为广泛。PG 广泛存在于哺乳动物及人的各种重要组织和体液中。在血管壁、血小板、肺、肾、胃肠、脑和生殖系统等部位含量较丰富。PG 的半衰期仅 1~5 min。6-酮-$PGF_{1\alpha}$是 PGI_2 的稳定代谢产物。PG 是在局部产生而又在局部起作用的一类激素。PG 的生理作用极为广泛复杂,各型 PG 对不同组织和细胞呈现完全不同的作用。PG 与心血管、生殖、中枢神经、呼吸、消化、泌尿系统、血小板功能、炎症反应、免疫调节,以及肿瘤转移等均有一定的关系。PGI_2 能扩张血管,降低周围血管阻力,增加器官血流量,并有排钠利尿作用,从而使血压降低。

(一)参考值

(1)血浆:(138±77.9)ng/L。

(2)尿:(641.5±234.6)pg/min。

(二)临床应用

6-酮-$PGF_{1\alpha}$水平变化见于以下情况。

(1)心血管系:动脉粥样硬化患者血浆 6-酮-$PGF_{1\alpha}$下降,TXB_2 增加,糖尿病、高脂血症有类似变化。TXA_2/PGI_2 比值升高易于导致血小板聚集,血栓形成,促进动脉硬化和冠心病。由出血、损伤和内毒素引起的休克动物血浆中 6-酮-$PGF_{1\alpha}$水平增高。

(2)慢性肾衰竭患者尿中 TXB_2 和6-酮-$PGF_{1\alpha}$下降。肾内 PG 对调节肾血流有重要意义,肾血管性高血压、肾病综合征和 Batter 征患者尿中有显著变化。

(3)PG 对生殖系特别是与排卵过程、黄体转归、甾体合成,子宫活动,以及卵子与精子的运行有密切关系。孕妇 PGI 浓度升高,并对血管紧张素Ⅱ的加压效应的敏感性减弱可能与胎盘 PGI 合成增多有关。

(4)炎症反应:如接触性皮炎患者皮肤洗出液中 PGE 和 PGF 的含量比无炎症皮肤高 10 倍。

炎症渗出液中也含有 PGI_2 和 TXB_2。注入外源性 PGE 和 PGI_2 等表现出强烈的红、肿、热、痛等炎症反应。PG 合成酶抑制剂有良好的抗炎效果，亦说明 PG 类物质在炎症发生中起着重要作用。

(5)肿瘤转移，恶性肿瘤患者动脉组织中 PGI_2 较良性肿瘤患者少，半衰期变短。PGI_2 和 TXB_2 的产生，可能阻止肿瘤细胞侵袭血小板进而黏附在血管表面。抑制血小板 TXA_2 生成和增加血管内皮细胞 PGI_2 生成的因素有肿瘤转移作用。

五、前列腺特异性抗原的检测

前列腺特异抗原(Prostate specific antigen，PSA)是由 Wang 等人于 1979 年从人前列腺组织中分离出来的丝氨酸蛋白酶，分子量为 3.3～3.5 kD，是一种由前列腺组织合成的前列腺上皮细胞分泌的糖蛋白，含糖量为 7%，肽链由 24 个氨基酸组成，具有类似糜蛋白酶的特性，仅存在于前列腺上皮细胞的胞质导管上皮和黏液内，可与不同的抗原蛋白酶形成稳定复合物，其功能主要是水解精细胞蛋白。正常情况下 PSA 分泌进入精液，在精液中对精子囊胞的分裂和精液的液化发挥着生理作用。在前列腺液中 PSA 水平约高于血清 PSA 水平的 100 万倍，前列腺管上皮细胞层、基底细胞层和基底膜将 PSA 局限于前列腺管内。虽然绝大多数 PSA 位于前列腺管中，但有一小部分被吸收进入血液，在血液与抗胰酶(ACT)和巨球蛋白结合形成复合物(PSA-ACT)。然而当上述屏障受到损害时，PSA 进入组织间隙和淋巴管增多，导致血清 PSA 水平的升高。血清中 PSA 浓度的增加反映前列腺发生病理变化，包括前列腺良性增生和前列腺癌。PSA 被认为是特异性高、敏感性强的诊断前列腺癌不可缺少的首选肿瘤标志物。也是目前前列腺癌肿瘤标志中最具有应用价值的物质。PSA 不论作为免疫组化标记，还是作为病情监测、分期和诊断，以及早期诊断等都得到了广泛的应用。前列腺特异抗原至少有 4 种方法可测 PSA(见参考值)。这些方法都可以用来进行早期前列腺癌普查筛选以及后期的病情监测。测定 PSA 时要考虑许多因素，这一点非常重要，因为 PSA 的半衰期为 2～3 d，虽然 PSA 的产生并无生理性节律变化，但在同一天的不同时间从同一患者中采集的标本测值可有 6%～7%差异。活动时的值大于静坐时的值。住院 24 h 内，数值最多可降低 50%(平均 18%)。不同的方法测得的值可有不同，可相差 1.4～1.8 倍。

(一)参考值

(1)1～100 μg/L(免疫放射法)。

(2)0～150 μg/L(酶免法)。

(3)0～50 μg/L(免疫放射法)。

(4)0～100 μg/L(酶免法)。

(二)临床应用

1.筛选和诊断前列腺癌

前列腺特异抗原被认为是敏感性高、特异性强的诊断前列腺癌的首选肿瘤标志物，因而用于筛选和辅助诊断前列腺癌。一般讲，PSA＜4 μg/L，提示癌症相对率较低，4～10 μg/L 以上，则癌症相对率较高。PSA 检测前列腺癌的阳性率高于 ACP，临床 A 期可达 55%，B 期达 75%，C 期可达 80%～90%，D 期可达 90%以上。但良性前列腺肥大症也可高达 50%～60%，因此在考虑诊断时要充分考虑到这一点。目前为提高 PSA 的特异性，已提出许多改进方法。请参考后文中 PSA 检测进展。

2.判断是否发生骨转移

血清 PSA 水平的检测也是判断初治患者是否有骨转移的一个有用指标。有人检测了 306 例骨扫描阳性的患者中仅有 1 例患者的血清 PSA 水平在 20 μg/L 以下。血清 PSA 水平 <10 μg/L,并有骨扫描阳性的患者概率约为 1.4%。因此,可以认为 PSA 是用于判断是否伴有骨转移的可靠指标。

3.进行疗效评估

在施行前列腺癌根治术后的 3～4 星期后,血清 PSA 水平从理论上讲应该为 0,因为 PSA 在体内的半衰期为 2.2～3.2 d。在前列腺癌根治术后或放射治疗后,PSA 可认为是反应疾病变化和转归的第 1 指标。如果在根治术后,患者的 PSA 水平降不到现有检测方法测不出的水平,说明患者有活动前列腺癌病灶。另一事实也说明这一点,即在临床患者有远处转移的病灶,根治术后其血清 PSA 水平都降不到检测不出水平。手术切除前列腺癌后血清 PSA 下降,复发后又上升。如果手术后跟踪检验 3～6 个月,PSA<0.2 μg/L 的患者,仅有 11%复发,而 PSA >0.4 μg/L者,则 100%复发。

4.PSA 也是评价放疗后前列腺癌细胞生物学行为的有用指标

在放疗以后,血清 PSA 水平呈现进行性下降,半衰期为 1.4～2.6 个月。有人观察接受放疗平均 61 个月的共 183 例前列腺癌患者,11%的患者 PSA 降至检测不出的水平,25%降至正常水平,而有 64%表现为 PSA 水平升高。在接受放疗的第 1 年中,82%患者 PSA 下降,然而只有 8%在治疗 1 年以后持续下降,其余又复发上升。这一结果反映了前列腺癌患者对放疗的敏感性的差异。如果在治疗前 PSA 低于正常值 4 倍时,表示有 82%的机会获得完全的治疗反应,而高于 4 倍仅有 30%的患者有较好的治疗反应。其次,PSA 降到正常的时间也是重要因素,如果 PSA 在治疗后 6 个月内降至正常,有 94%的患者可以获得完全的治疗反应,而在 6 个月后 PSA 上升者,仅有 8%出现治疗反应。

5.PSA 降到最低也是反映治疗显效的重要指标

有人对此做过观察,在接受激素治疗后,约有 22%的转移性前列腺癌患者血清 PSA 水平降至正常范围,有 9%降至检测不出的水平。绝大多数患者在有效治疗 5 个月后,PSA 降至最低水平。然而有 76%患者在治疗 6 个月后 PSA 开始上升。对激素治疗无效的患者,PSA 不是一种可靠的指标。一般来说,激素治疗后,PSA 水平降至 40 μg/L 以下,其缓解期比不能降至正常水平的患者显著延长。没有一个 PSA 降至正常的患者出现病情恶化的迹象。相反,PSA 水平的升高则预示着病情的恶化。这些结果提示 PSA 的检测特别是动态监测是判断激素治疗是否有效的重要指标。

六、血栓素测定

血栓素(thro mboxane,TXA_2)是前列腺素中的一种,由血小板产生,具有血小板凝聚及血管收缩作用,与前列环素作用相反,两者动态平衡以维持血管舒缩功能及血小板聚集作用。TXA_2 生物半衰期仅 30 s,迅速转化为无活性的血栓素 B_2(TXB_2)。

(一)参考值

(1)血浆:男性,(132±55)ng/L;女性,(116±30)ng/L。

(2)尿液:(174.1±50.2)pg/min。

（二）临床应用

血栓素水平变化见于：动脉粥样硬化、心绞痛、冠心病、糖尿病、高脂血症等增高，TXA_2/PGI_2比值升高易于导致血小板聚集、血栓形成，促使动脉粥样硬化和冠心病。出血、损伤和内毒素休克动物血浆中 TXB_2 显著增加，这与休克时肺循环阻力升高有关。慢性肾衰竭患者尿中 TXB_2 和 6-酮-$PGF_1\alpha$ 下降。肾血管性高血压、肾病综合征和 Batter 综合征患者尿中 PG 亦有显著性变化。

（牛　鑫）

第四节　性激素检验

一、睾酮测定

男性睾酮（testosterone，T）主要是由睾丸间质细胞分泌。肾上腺皮质及卵巢也有少量分泌。属 19 碳类固醇激素，是血中活性最强的雄性激素。睾酮经代谢生成生物活性更强的双氢睾酮（DHT），也可被芳香化为雌二醇。睾酮的分泌受促黄体生成激素（LH）的调节，与下丘脑-垂体轴之间存在负反馈关系。在女性睾酮主要由卵巢和肾上腺分泌的雄烯二酮转化而来。睾酮分泌具有生理节律，通常清晨最高，中午时最低。睾酮主要在肝脏灭活，与清蛋白和性腺结合球蛋白结合在体内运输。其主要生理功能是刺激男性性征的出现，促进蛋白质的合成伴有水、钠潴留和骨钙磷沉积，此外睾酮还与 FSH 协同维持生精。

（一）参考值

（1）男性：成人 300～1000 ng/dL（放免法）；青春期前（后）10～20 ng/dL。

（2）女性：成人 20～80 ng/dL；青春期前（后）20～80 ng/dL；绝经期 8～35 ng/dL。

（二）临床应用

（1）血睾酮增高见于：①睾丸间质细胞瘤；②先天性肾上腺皮质增生（21 和 1-羟化酶缺陷）及肾上腺肿瘤；③女性男性化，XYY 女性，多囊卵巢综合征患者；④注射睾酮或促性腺激素；⑤多毛症。

（2）血睾酮减低见于：①先天性睾丸发育不全综合征，睾丸炎或 X 线照射后等；②垂体前叶功能减退；③性腺功能减退，类睾综合征（如 Kallman 综合征）及睾丸不发育或睾丸消失综合征。

二、双氢睾酮测定

双氢睾酮（dihydratestosterone，DHT）是 19 碳类固醇雄性激素。血循环中的双氢睾酮一部分来自睾丸间质细胞的合成、分泌，一部分由睾酮在外周的代谢转化而来。其产生率男性约 300 μg/d，女性50～70 μg/d，在有的靶细胞内睾酮必须代谢至 DHT 后，再和相应的特异受体相结合发挥生理效应。DHT 的生理作用同睾酮。

（一）参考值

（1）男性：1.02～2.72 nmol/L（放免法）。

（2）女性：0.10～0.43 nmol/L。

(二)临床应用

(1)双氢睾酮增高见于:男性睾丸间质细胞瘤,女子多毛症,多囊卵巢综合征,真性性早熟等。

(2)双氢睾酮减低见于:睾丸女性化,发育不良,睾丸间质细胞发育不良,女性外阴硬化性苔藓等。

三、脱氢异雄酮测定

脱氢异雄酮(dehydroepiandrosterone,DHA)是由17α-羟孕烯醇酮经17碳链酶作用而成,为雄烯二酮及睾酮的前体,DHA是肾上腺皮质分泌的主要雄激素,此外卵巢与睾丸也有少量产生,分泌量成人平均每天约为25 mg。DHA入血后,一部分在外周组织转化为睾酮(雄性激素的生理作用见睾酮项目)。

(一)参考值

(1)男性:(32.3±12.1)nmol/L。

(2)女性:(21.4±8.3)nmol/L。

(二)临床应用

肾上腺皮质肿瘤患者能产生大量的DHA,尤其是恶性肾上腺肿瘤。先天性肾上腺皮质增生症,如3β-羟脱氢酶缺乏症(17β-羟脱氢酶缺陷症)、女性多毛症。妊娠中晚期母血中DHA降低。

四、雄烯二酮测定

雄烯二酮的生物活性介于活性很强的雄性激素睾酮和雄性激素很弱的去氢雄酮之间。雄烯二酮具有激素原的特性。在女性雄烯二酮的50%来自卵巢、50%来自肾上腺。女性日产率超过3 000 μg,男性则更高。成年男性雄烯二酮测定水平略低同龄女性,绝经妇女因肾上腺及卵巢的含量均减少致血循环中的浓度下降。

(一)参考值

(1)男性:(6.3±1.7)nmol/L。

(2)女性:(7.1±2.0)nmol/L。

(二)临床应用

正常妇女雄烯二酮的分泌量为睾酮的10倍。在女性卵巢中也能测到雄烯二酮,男性化疾病的女性雄烯二酮水平可升高。先天性肾上腺皮质增生时可增高,多囊卵巢病时雄烯二酮正常或轻度升高,多毛症增高。

雄烯二酮减低:男性发育延迟(1.6~3.0 nmol/L),侏儒症。

五、17α-羟孕酮测定

17α-羟孕酮(17α-hydosy progesterone,17α-OHP)由肾上腺皮质及性腺产生,其孕酮活性很低。17α-OHP经21-羟化生成皮质醇的前体化合物S(CpS)。17α-OHP具有与肾上腺皮质醇相一致的昼夜节律变化。成年育龄妇女17α-OHP浓度随月经周期而变化,黄体期高于卵泡期。妊娠时胎儿、胎盘及肾上腺可产生大量17α-OHP。妊娠32周后17α-OHP浓度急剧升高直到分娩期,17α-OHP也存在于新生儿的脐带血中。

(一)参考值

(1)育龄女性:卵泡期 0.1～0.8 ng/mL;黄体期 0.27～2.9 ng/mL;妊娠末 3 个月 2～11 ng/mL。

(2)男性:0.31～2.13 ng/mL。

(二)临床应用

21-羟化酶缺乏的先天性肾上腺皮质增生患者血 17α-OHP 浓度明显升高,11-羟化酶缺乏时 17α-OHP上升幅度较少。约 6%的成年多毛女性有不同程度的 21-羟化酶缺乏。这一类迟发型缺乏症病例中 17α-OHP 浓度常超过卵泡期的高限 0.9 ng/mL。17α-OHP 的测定也用于分析男性和女性的普通痤疮、男性秃顶及一些不明原因的不育症。

六、雌二醇测定

雌二醇(estradiol,E_2)是一种 C18 类固醇激素,E_2 由睾丸、卵巢和胎盘分泌释放入血,或由雄激素在性腺外转化而来。E_2 是生物活性最强的天然雌激素。对于排卵的女性,E_2 起初来源于一组正在成熟的卵泡,最后则来源于一个完整的即将排卵及由它形成的黄体。绝经后的女性 E_2 来源于雄激素的转化,循环中 E_2 水平低,不具周期性变化。青春期前的儿童和男性 E_2 水平低也不具周期性变化。

(一)参考值

(1)男性:110～264.2 pmol/L。

(2)女性:卵泡期 132～220 pmol/L;排卵期 1 431～2 932 pmol/L;黄体期403.7～1 123 pmol/L。

(二)临床应用

血雌二醇浓度是检查下丘脑、垂体、生殖靶腺轴功能指标之一。对诊断早熟、发育不良等内分泌及妇科疾病有一定价值。E_2 增高还见于多胎妊娠,糖尿病孕妇,肝硬化、卵巢癌、浆液性囊腺癌、不明原因乳房发育、男性、肾上腺肿瘤等。

E_2 减低见于:妊娠高血压综合征,无脑儿,下丘脑病变,垂体卵巢性不孕、皮质醇增高症,席汉综合征,胎儿宫内死亡,下丘脑促性腺激素释放激素(GnRH)类似物对垂体具有调节作用等。

七、雌三醇测定

雌三醇(estriol,E_3)属 18 碳类固醇激素。一般认为 E_3 是 E_2 和雌酮的代谢产物,生物活性较它们为低。在妊娠中晚期,胎盘合成的 E_3 大部分来自胎儿的 16α-羟硫酸脱氢异雄酮。E_3 能反映胎儿-胎盘单位功能,因此通过测定 E_3 监测胎盘功能及胎儿健康状态具有重要意义。

(一)参考值

成人:(0.58±0.04) μg/L。

(二)临床应用

(1)E_3 增高见于:先天性肾上腺增生所致胎儿男性化、肝硬化、心脏病。

(2)E_3 减低见于:胎儿先天性肾上腺发育不全,无脑儿,胎儿宫内生长迟缓,孕期应用糖皮质激素,胎盘硫酸酯酶缺乏,过期妊娠,胎儿窘迫,死胎,胎儿功能不良,妊娠高血压综合征,先兆子痫等。

八、雌酮测定

雌酮(estrone,E_1)属 18 碳类固醇雌激素,其活性次于 E_2。E_1 来源于脱氧异雄酮(DHA),E_2 在肝脏灭活后亦生成 E_1。

(一)参考值

(1)男性:(216.1±83.3)pmol/L。

(2)女性:卵泡期(290.8±77.3)pmol/L;排卵期(1472.6±588.7)pmol/L;黄体期(814.0±162.8)pmol/L;绝经后(125.1±88.8)pmol/L。

(二)临床应用

(1)E_1 增高见于:睾丸肿瘤、心脏病、肝病,系统性红斑狼疮、心肌梗死,多囊卵巢综合征;卵巢颗粒细胞肿瘤。

(2)E_1 减低见于:原发性、继发性闭经、垂体促性腺激素细胞功能低下,LH 和 FSH 分泌减少,继而卵巢内分泌功能减退,雌酮和雌二醇均降低;高催乳素征,神经性厌食,Turner 综合征。

九、孕酮测定

孕酮(progesterone,P)是在卵巢、肾上腺皮质和胎盘中合成的,尿中主要代谢产物是孕二醇。由于 LH 和 FSH 的影响,在正常月经周期的排卵期卵巢分泌孕酮增加,排卵后 6～7 d 达高峰。排卵后的黄体是月经期间孕酮的主要来源,如果卵子未受精,则本黄体萎缩出现月经,孕酮水平下降;如果卵子受精,由于来自胎儿胎盘分泌的促性腺激素的刺激,黄体继续分泌孕酮。妊娠第七周开始胎盘分泌孕酮的自主性增强,在量上超过黄体。孕酮可抑制子宫兴奋性,此种对子宫收缩的抑制作用可持续至分娩前。

(一)参考值

(1)女性:卵泡期(0.79±0.40)ng/mL(0.2～0.9 ng/mL);排卵期(2.05±1.11)ng/mL(1.16～3.13 ng/mL);黄体期(13.59±4.25)ng/mL(3.0～35 ng/mL);绝经期后 0.03～0.3 ng/mL;妊娠20～400 ng/mL。

(2)男性:(0.48±0.17)ng/mL。

(二)临床应用

(1)确证排卵:要使孕酮成为排卵的有用指标需在黄体中期取血。太靠近月经或在 LH 分泌高峰的3～4 d内,孕酮正急剧升高或下跌,结果不稳定。一次随机的黄体期水平＞3 ng/mL 是支持排卵的强有力证据。

(2)除外异位妊娠:孕酮水平≥25 ng/mL 可除外异位妊娠(97.5%)。

(3)除外活胎:不管胎位如何,单次血清孕酮≤5 ng/mL,可除外活胎提示为死胎。

(4)流产:先兆流产时虽其值在高值内,若有下降则有流产趋势。

(曹延晖)

第五节 其他激素检验

一、尿 17-酮类固醇(17-KS)检验

(一)原理

尿中 17-酮类固醇是肾上腺皮质激素及雄性激素的代谢产物,大部分为水溶性的葡萄糖醛

酸酯或硫酸酯，必须经过酸的作用使之水解成游离的类固醇，再用有机溶剂提取，经过洗涤除去酸类与酚类物质。17-酮类固醇分子结构中的酮-亚甲基（—CO—CH_2—）能与碱性溶液中的间二硝基苯作用，生成红色化合物。在 520 nm 有一吸收峰，可以进行比色测定。

（二）患者准备与标本处理

（1）取样前 1 周，患者应停止饮茶和服用甲丙氨酯（安乐神）、安乃近、氯丙嗪（冬眠灵）、降压灵、普鲁卡因胺、类固醇激素、中草药及一些带色素的药物，以减少阳性干扰。

（2）尿量应通过饮水调控在 1 000～3 000 mL/24 h 之间。

（3）收集 24 h 尿液加浓盐酸约 10 mL 或甲苯 5 mL 防腐。如尿液不能及时进行测定，应置冰箱内保存，以免 17-酮类固醇被破坏而使测定数值减低。

（三）参考值

（1）成年男性：28.5～61.8 μmol/24 h。

（2）成年女性：20.8～52.1 μmol/24 h。

二、尿 17-羟皮质类固醇（17-OHCS）检验

（一）原理

在酸性条件下，17-羟皮质类固醇水溶性下降，用正丁醇-氯仿提取尿液中的 17-OHCS，在尿提取物中加入盐酸苯肼和硫酸，17-OHCS 与盐酸苯肼作用，生成黄色复合物，用氢化可的松标准液同样呈色，以分光光度计比色，求得其含量。

（二）患者准备与标本处理

同尿 17-酮类固醇测定。

（三）参考值

（1）成年男性：（27.88±6.6）μmol/24 h。

（2）成年女性：（23.74±4.47）μmol/24 h。

三、尿香草扁桃酸（VMA）检验

（一）原理

用乙酸乙酯从酸化尿液中提取 VMA 和其他酚酸，然后反提取到碳酸钾水层。加入高碘酸钠（$NaIO_4$），使 VMA 氧化成香草醛（vanillin）。用甲苯从含有酚酸杂质的溶液中选择性提取香草醛，再用碳酸盐溶液反抽提到水层，用分光光度计于波长 360 nm 测定水层中香草醛的浓度。

（二）患者准备与标本处理

（1）收集标本前 1 周限制患者食用含有香草醛类的食物，如巧克力、咖啡、柠檬、香蕉以及阿司匹林和一些降压药物，这些药物中含有酚酸对该法有阳性干扰，可使结果假性升高。

（2）尿量应通过饮水调控在 1 000～3 000 mL/24 h 之间。

（3）收集 24 h 尿液加浓盐酸约 10 mL 或甲苯 5 mL 防腐。若尿液不能及时进行测定，应置冰箱内保存，以免 VMA 被破坏而使测定数值减低。

（三）分光光度法参考值

见表 12-2。

表 12-2　分光度法参考值

年龄	mg/24 h	μmol/24 h
0～10	＜0.1	＜0.5
10 d～24 个月	＜2.0	＜10
24 个月～18 岁	＜5.0	＜25
成人	2～7	10～35

（曹延晖）

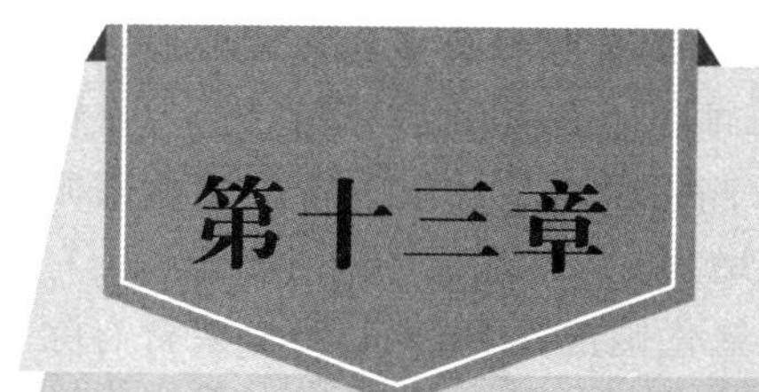

第十三章　糖类检验

第一节　血糖检测

血糖是指血清(或血浆)中的葡萄糖含量,通常以 mmol/L(mg/dL)计。血糖检测是诊断糖尿病(diabetes mellitus,DM)的主要方法和依据,空腹血糖浓度反映胰岛 β 细胞分泌胰岛素的能力。部分患者尤其是疑有 T_2DM 患者,如果空腹血糖不高,应测定餐后 2 h 血糖或行口服葡萄糖耐量试验(OGTT)。

一、方法

血糖测定分为空腹血糖与餐后血糖,空腹血糖测定要求隔夜空腹(至少 8 h 未进食任何糖类,饮水除外),餐后血糖指从第一口进餐开始计算时间到 2 h 准时抽血测定血糖值。

二、正常参考值

(一)空腹血糖

葡萄糖氧化酶法 3.9～6.1 mmol/L,邻甲苯胺法 3.9～6.4 mmol/L。

(二)餐后血糖

餐后血糖＜7.8 mmol/L。

三、注意事项

(一)取样时间及取样部位

测静脉血糖一般从肘静脉取血,止血带压迫时间不宜过长,应在几秒钟内抽出血液,以免血糖数值不准。若用血浆或全血,将血样品放入含有枸橼酸钠及氟化钠混合物的试管中,以防止血液凝固及红细胞内葡萄糖的分解。血标本最好立即测定,若要过夜,需将血浆样品冰冻。毛细血管血糖测定一般从耳垂、手指或足趾由针刺取血。毛细血管血的成分与动脉血相近,其血糖含量在清晨空腹时与静脉血基本相符;而在进食碳水化合物后 2 h 内比静脉血高,因此时组织正在利用餐后升高的血糖。正常人口服葡萄糖 100 g 后,毛细血管血和静脉血葡萄糖含量的差值为 0.4～3.4 mmol/L(7.2～61 mg/dL),平均 1.33 mmol/L(24 mg/dL)。在服糖 3 h 后一般两者差别很小,但也有报道空腹时两者的差别也很大[范围 0～1.1 mmol/L(0～20 mg/dL)]。

(二)全血与血浆血糖、血清血糖

因葡萄糖只能溶于水,红细胞含水量比血浆少,因此红细胞内的葡萄糖含量比血浆要低。而且红细胞又占据一定的容积,故全血糖含量受血细胞比容的影响。血细胞比容下降10%,血糖值增加0.17~0.22 mmol/L(3~4 mg/dL);相反,如比积增高,测得的结果相反。若采用血浆则没有这种影响。用全血糖折算成血浆糖时,可将全血血糖数值增加15%(注意不是15 mg/dL)。血浆与血清糖数值相等,但血浆比血清稳定。如用枸橼酸钠及氟化钠抗凝,则离心后血浆含有除血细胞以外的全部物质。当血浆通过自动分析仪时,纤维蛋白容易沉淀使管道阻塞。若用血清不会出现此种现象。在收集血清时,全血的凝固和血凝块收缩需2~3 h,在此期间有1.7~2.2 mmol/L(30~40 mg/dL)的血糖降解而损失。为避免这种损失,取血后应迅速冰冻。最好在30 min内(最多不超过1 h)离心取出血清。若用肝素或EDTA抗凝,血浆也要迅速离心,以减少糖的自然降解所产生的误差。

(三)引起血糖变化的药物

引起血糖升高的药物主要有TRH、ACTH、GH、甲状腺激素、糖皮质激素、儿茶酚胺、可乐定、可的松、咖啡因、氯噻酮、二氯甲嗪、呋塞米、依他尼酸、噻嗪类利尿药、吲哚美辛、胰高血糖素、生长抑素、异烟肼、口服避孕药、酚妥拉明、三环抗抑郁药、苯妥英钠等。引起血糖下降的药物主要有胰岛素、IGF-1、Amylin、双胍类、促泌剂、格列酮类、α-糖苷酶抑制剂、乙醇、单胺氧化酶抑制剂、甲巯咪唑、保泰松、对氨基水杨酸类、丙磺舒、普萘洛尔、磺胺类等。

四、临床评估

空腹血糖高于6.1 mmol/L,称为高血糖,餐后2 h血糖高于7.8 mmol/L,也可以称为高血糖。高血糖不是一种疾病的诊断,只是一种血糖监测结果的判定,血糖监测是一时性的结果,高血糖不完全等于糖尿病。

(一)血糖升高的原因

(1)肝炎、肝硬化等各种肝脏疾病引起肝糖原储备减少时,可出现餐后血糖一过性升高。如积极治疗肝脏疾病,血糖便可恢复正常。

(2)应激状态下的急性感染、创伤、脑血管意外、烧伤、心肌梗死、剧烈疼痛等,使血糖升高。当应激状态消除后血糖会降至正常。

(3)饥饿时和慢性疾病患者体力下降时,可引起糖耐量减低,使血糖升高。积极治疗慢性疾病,改善体质可使血糖恢复正常。

(4)一些内分泌性疾病如肢端肥大症、皮质醇增多症、甲状腺功能亢进症等,可引起继发性血糖升高。原发病得到有效控制后,血糖可逐渐降至正常。

(5)服用某些药物,如泼尼松、地塞米松等会引起高血糖。

(6)当空腹血糖≥7.0 mmol/L和/或餐后2 h血糖≥11.1 mmol/L,并排除上述原因导致的血糖升高,即可考虑糖尿病的诊断。

(二)血糖降低

1.生理性或暂时性低血糖

运动后和饥饿时、妊娠、哺乳期、注射胰岛素后和服降糖药后,血糖会降低。

2.病理性低血糖

(1)胰岛素分泌过多,如胰岛β细胞瘤。

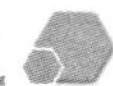

(2)升高血糖激素分泌减少,如垂体功能减退、肾上腺功能减退和甲状腺功能减退。

(3)血糖来源减少,肝糖原贮存不足,如长期营养不良、肝炎、肝坏死、肝癌、糖原累积病等。

(田鹤锋)

第二节 口服糖耐量试验

口服葡萄糖耐量试验(oral glucose tolerance test,OGTT)是在口服一定量葡萄糖后2 h内做系列血糖测定,可用于评价个体的血糖调节能力,判断有无糖代谢异常,是诊断糖尿病的指标之一,有助于早期发现空腹血糖轻度增高但未达到糖尿病诊断标准的糖耐量异常患者。

一、原理

正常人在服用一定量葡萄糖后,血液葡萄糖浓度升高(一般不超过8.9 mmol/L或160 mg/dL),刺激胰岛素分泌增多,使血液葡萄糖浓度短时间内恢复至空腹水平,此现象称为耐糖现象。若因内分泌失调等因素引起糖代谢异常时,口服一定量葡萄糖后,血液葡萄糖浓度可急剧升高或升高不明显,而且短时间内不能恢复至空腹血葡萄糖浓度水平,称为糖耐量异常。

二、操作

WHO推荐的标准化OGTT如下。

(1)试验前3 d,受试者每天食物中含糖量不低于150 g,且维持正常活动,停用影响试验的药物(如胰岛素)。

(2)空腹10～16 h后,坐位抽取静脉血,测定血葡萄糖浓度(称空腹血浆葡萄糖,FPG)。

(3)将75 g无水葡萄糖(或82.5 g含1分子水的葡萄糖)溶于250～300 mL水中,5 min之内饮完。妊娠妇女用量为100 g;儿童按1.75 g/kg体质量计算口服葡萄糖用量,总量不超过75 g。

(4)服糖后,每隔30 min取血1次,测定血浆葡萄糖浓度共4次,历时2 h(必要时可延长血标本的收集时间,可长达服糖后6 h)。其中,2 h血浆葡萄糖浓度(2 hPG)是临床诊断的关键。

(5)根据各次测得的血葡萄糖浓度与对应时间作图,绘制糖耐量曲线。

三、参考区间

成人(酶法):FPG＜6.1 mmol/L;服糖后0.5～1 h血糖升高达峰值,但＜11.1 mmol/L;2 h PG＜7.8 mmol/L。

四、结果计算

(一)正常糖耐量

FPG＜6.1 mmol/L,且2 hPG＜7.8 mmol/L。

(二)空腹血糖受损(IFG)

FPG≥6.1 mmol/L,但＜7.0 mmol/L,2 hPG＜7.8 mmol/L。

(三)糖耐量减低(IGT)

FPG<7.0 mmol/L,同时 2 hPG≥7.8 mmol/L,但<11.1 mmol/L。

(四)糖尿病(DM)

FPG≥7.0 mmol/L,且 2 hPG≥11.1 mmol/L。

五、注意事项

(一)试验前准备

整个试验过程中不可吸烟、喝咖啡、喝茶或进食。

(二)影响因素

对于糖尿病的诊断,OGTT 比空腹血糖测定更灵敏,但易受样本采集时间、身高、体质量、年龄、妊娠和精神紧张等多因素影响,重复性较差,除第一次 OGTT 结果明显异常外,一般需多次测定。

(三)临床应用

临床上大多数糖尿病患者会出现空腹血糖增高,且血糖测定步骤简单,准确性较高,因此首先推荐空腹血糖测定用于糖尿病的诊断。但我国流行病学研究结果提示仅查空腹血糖,糖尿病的漏诊率较高(40%),所以建议只要是已达到糖调节受损(IGR)的人群,即空腹血糖受损(IFG)或糖耐量受损(IGT)的患者均应行 OGTT 检查,以降低糖尿病的漏诊率。但 OGTT 检查不能用于监测血糖控制的效果。

(四)静脉葡萄糖耐量试验

对于不能承受大剂量口服葡萄糖、胃切除后及其他可致口服葡萄糖吸收不良的患者,为排除葡萄糖吸收因素的影响,可按 WHO 的方法进行静脉葡萄糖耐量试验。

六、临床意义

(1)OGTT 是诊断糖尿病的指标之一,其中 FPG 和 2 hPG 是诊断的主要依据。糖尿病患者 FPG 往往超过正常,服糖后血糖更高,恢复至空腹血糖水平的时间延长。

(2)有无法解释的肾病、神经病变或视网膜病变,其随机血糖<7.8 mmol/L,可用 OGTT 了解糖代谢状况。

(3)其他内分泌疾病如垂体功能亢进症、甲状腺功能亢进、肾上腺皮质功能亢进等均可导致糖耐量异常,且各有不同的特征性 OGTT 试验曲线。

(4)急性肝炎患者服用葡萄糖后在 0.5~1.5 h 血糖会急剧增高,可超过正常。

(田鹤锋)

第三节　糖化血红蛋白测定

糖化血红蛋白(glycosylated hemoglobin,GHb)是血红蛋白 A 组分的某些特殊分子部位和葡萄糖经过缓慢而不可逆的非酶促反应结合而形成的。被糖化的血红蛋白部分称为 HbA_1,HbA_1 由 HbA_{1a}、HbA_{1b}和 HbA_{1c}组成。前两部分代表其他已糖和 Hb 互相作用的产物,HbA_{1c}是结合葡萄糖的 HbA_1。它与血糖浓度成正比,由于红细胞在血循环中的寿命约为 120 d,如果

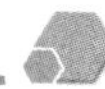

血糖的水平波动不大，则3个月内的平均血糖和HbA_{1c}的水平有很好的相关性，其代表了测定前2～3个月的血糖平均水平。

一、方法

EDTA试管，静脉取血送检。

二、正常参考值

HbA_{1c}：4%～6%。

三、注意事项

(1)如果糖尿病患者经常监测血糖都显示控制较好，而糖化血红蛋白偏高，则需考虑是否平时监测血糖不够全面(如只测空腹血糖而忽略了餐后血糖)，或者可能血糖仪测出的数值不够准确(如机器老化，试纸受潮、过期等)。

(2)由于糖化血红蛋白是反映血糖的平均值，如果糖尿病患者血糖波动较大，经常发生低血糖，继而又发生高血糖，其糖化血红蛋白完全有可能维持在正常范围。在这种情况下，它的数值就不能反映真正的血糖变化了。同时，糖化血红蛋白还受红细胞的影响，在合并影响红细胞质和量的疾病(如肾脏疾病、溶血性贫血等)时，所测得的糖化血红蛋白也不能反映真正的血糖水平。

(3)当空腹血糖超过患者糖化血红蛋白对应的预测值时，则显示近期血糖控制不好，可能与采血时紧张、劳累、晚餐进食过多、治疗不当、急性并发症等有关，需要调整治疗方案。

(4)同时还应该注意各种贫血、出血性疾病或用普萘洛尔、吗啡、氢氯噻嗪等药物可使糖化血红蛋白下降，而用大量阿司匹林、维生素D以及肾功能不全、甲亢者可使其增高。

(5)检测的方法是影响HbA_{1c}的重要因素之一，目前使用最多的是美国国家糖化血红蛋白标准化计划(NGSP)标化方法。另外，HbA_{1c}存在种族差异。

(6)在我国糖化血红蛋白不推荐作为诊断糖尿病的依据，也不能取代糖耐量试验，可作为糖尿病的普查和健康检查的项目。

(7)血糖控制未达到目标或治疗方案调整后，应每3个月检查一次糖化血红蛋白。血糖控制达到目标后也应每年至少检查两次糖化血红蛋白。

(8)进餐不影响糖化血红蛋白测定，故可以在任意时间抽血。血中浓度在取血后保持相对稳定，在室温下放置3～14 d也不会明显影响测定结果(静脉血糖浓度随血样留置时间延长而逐渐下降)。

四、临床评估

HbA_{1c}代表近2～3个月内的血糖平均水平，与血糖值相平行，血糖越高，HbA_{1c}就越高。HbA_{1c}在糖尿病监测中的意义如下。

(一)HbA_{1c}是DM患者血糖总体控制情况的指标

HbA_{1c}的测定目的在于消除血糖波动对病情控制观察的影响，因而对血糖波动较大的T_1DM患者，测定HbA_{1c}是一个有价值的血糖控制指标。HbA_{1c}是目前评价血糖控制的金指标。4%～6%：血糖控制正常；6%～7%：血糖控制比较理想；7%～8%：血糖控制一般；8%～9%：控制不理想，需加强血糖控制，多注意饮食结构及运动，并在医师指导下调整治疗方案；>9%：血糖控制很差，是慢性并发症发生发展的危险因素，可能引发糖尿病性肾病、动脉硬化、白内障等并发症，并有可能出现酮症酸中毒等急性并发症。

由于糖尿病患者 HbA_{1c}水平与平均血糖的控制相关，国际糖尿病联合会(IDF)建议大多数糖尿病患者将 HbA_{1c}控制在 6.5%以下，而美国糖尿病协会(ADA)的推荐标准则是 7.0%以下。医疗人员在制定 HbA_{1c}控制目标时，必须考虑患者个人的健康状况、低血糖风险、特殊健康风险等具体情况。例如，对于青少年和儿童 1 型糖尿病患者，HbA_{1c}的控制目标和成人有所不同，因为这部分人群血糖多变不易控制，而且在发育中的大脑比成年人的大脑更容易受到低血糖的损害，所以血糖控制不宜过分严格，美国糖尿病协会(ADA)给出的建议可参考表 13-1。

表 13-1　不同年龄段青少年儿童控制目标

年龄	糖化血红蛋白(HbA_{1c})控制目标
<6 岁	7.5%～8.5%
6～12 岁	<8.0%
13～19 岁	<7.5%

(二)有助于糖尿病慢性并发症的认识

HbA_{1c}升高，是心肌梗死、脑卒中死亡的一个高危因素。在男性患者中，糖化血红蛋白每增加 1%，病死率的相对危险性增加 24%，女性患者增加 28%。一旦 HbA_{1c}超过 7%，发生心脑血管疾病的危险性就增加 50%以上。反之，随着 HbA_{1c}水平的降低，越接近正常值，糖尿病的并发症降低越明显。英国前瞻性糖尿病研究(United Kingdom Prospective Diabetes Study，UKPDS)证实：HbA_{1c}每下降 1%，糖尿病相关的病死率降低 21%；心肌梗死发生率下降 14%；脑卒中发生率下降 12%；微血管病变发生率下降 37%；白内障摘除术下降 19%；周围血管疾病导致的截肢或病死率下降 43%；心力衰竭发生率下降 16%。因此，HbA_{1c}对糖尿病患者来说是一项非常重要的监测指标，它的高低直接决定将来各种严重影响糖尿病患者生活质量的慢性并发症的发生和发展。

(三)指导对血糖的治疗方案的调整

根据 HbA_{1c}可推算出平均血糖的水平，可预测出近期血糖控制的好坏。

HbA_{1c}与估计的平均血糖水平的对应关系可由以下的近似公式得出。

估计的平均血糖(mg/dL)＝28.7×糖化血红蛋白－46.7；估计的平均血糖(mmol/L)＝1.59×糖化血红蛋白－2.59。HbA_{1c}<7.3%时，餐后血糖对 HbA_{1c}的水平影响较大；当在 7.3%～8.4%时，空腹和餐后血糖对 HbA_{1c}的功效差不多；当>8.5%时空腹血糖所扮演的角色更重要。因此，HbA_{1c}在 7%～8%者要更多干预餐后血糖，减少低血糖反应；>8%者要兼顾空腹和餐后血糖。因此，HbA_{1c}可以更好地全面判断病情，指导治疗。

(四)区别应激性血糖增高和糖尿病

在心、脑血管急症时，由于应激反应可使血糖增高，HbA_{1c}检测正常。若 HbA_{1c}增高预示患者存在糖尿病。

(五)在妊娠糖尿病中的检测意义

妊娠糖尿病(gestational diabetesm ellitus，GDM)仅测定血糖是不够的，一定要监测糖化血红蛋白，并使其保持在 8%以下。如此可避免巨大胎儿、死胎和畸形胎儿的发生。

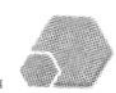

(六)用于 DM 的诊断

2009 年美国糖尿病协会(ADA)、欧洲糖尿病研究协会(EASD)和国际糖尿病联盟(IDF)共同组成的国际专家委员会一致同意推荐使用 HbA_{1c}检测用于非妊娠期人群糖尿病的诊断,建议采用 HbA_{1c}≥6.5%作为诊断 2 型糖尿病的切点,将在≥6.0%和≤6.5%范围内个体定义为"高危的亚糖尿病状态",并推荐:当 HbA_{1c}≥6.5%时可诊断糖尿病,需重复检测以证实诊断;症状典型的个体血糖水平>11.1 mmol/L 时无须进行确证试验;国内有学者研究指出 HbA_{1c}的诊断切点选择在 6.3%可能更符合中国人的体质,这有待于我们进一步研究确认。

(七)HbA_{1c}是筛查糖尿病的重要指标

HbA_{1c}除了可以用来诊断糖尿病外,它还可以用来筛查糖尿病。索德克等把筛查糖尿病的 HbA_{1c}的切点定为 6.0%,敏感性在 63%～67%,特异性在 97%～98%。布尔等制订的切点分别是正常≤6.0%,糖尿病≥7.0%,糖尿病前期为 6.1%～6.9%,启动其他检查为≥5.8%。

(田鹤锋)

第四节　血糖调节激素测定

调节血糖的激素主要有胰岛素、胰高血糖素、肾上腺皮质激素、生长激素、甲状腺激素等多种,本节仅介绍胰岛素、胰高血糖素和胰岛素抵抗的检测及临床意义。

一、胰岛素原、胰岛素和 C-肽测定

(一)生理和生物化学

胰岛素是第一个被纯化的蛋白类激素,是放射免疫法检测到的第一种物质,是重组 DNA 技术应用的第一个实践案例。人胰岛素分子量 5808 Da,包含 51 个氨基酸。人胰岛素由 A、B 两条链组成,两条链之间以两个二硫键连接,A 链本身含有第三个二硫键。人胰岛素与很多哺乳动物胰岛素具有相似的免疫学和生物学特性,在人重组胰岛素广泛应用以前,长期在临床治疗中使用牛和猪源胰岛素。

胰岛 β 细胞粗面内质网的核糖体首先合成 100 个氨基酸组成的前胰岛素,很快被酶切去信号肽,生成 86 个氨基酸的胰岛素原,其生物活性只有胰岛素生物活性的 1/10,储存于高尔基体的分泌颗粒中,最后在蛋白水解酶的作用下水解成 51 个氨基酸的胰岛素和无生物活性的 31 个氨基酸的 C-肽(C-peptide)。正常人的胰岛素释放呈脉冲式,基础分泌量约 1 U/h,每天总量约 40 U。健康人摄入葡萄糖后,胰岛素呈双时相脉冲式分泌,葡萄糖入血后的 1～2 min 是第一时相,储存胰岛素快速释放,在 10 min 内结束,第二时相可持续 60 到 100 min,直到血糖水平回到正常,为胰岛素合成和持续释放时相。胰岛素主要在肝脏摄取并降解,半衰期 5～10 min。

正常情况下在外周循环中无法检测到前胰岛素。仅有少量胰岛素原(胰岛素的 3%)和中间剪切体入血,因肝脏清除胰岛素原率仅是清除胰岛素的 1/4,胰岛素原的半衰期是胰岛素的 2～3 倍,空腹时循环胰岛素原是胰岛素浓度的 10%～15%。C-肽对于维持胰岛素正常结构必需,半衰期长(35 min),空腹时循环 C-肽是胰岛素浓度的 5～10 倍。肝脏不代谢 C-肽,C-肽在肾脏中降解并从循环中清除,具有较稳定的尿液清除率。

(二)胰岛素原测定

1.测定方法

胰岛素原准确检测存在一些困难,包括:在血中浓度低,不易获得抗体,很多抗血清与胰岛素、C-肽有交叉反应,同时胰岛素原转化中间体也会干扰检测结果,目前还不具备纯胰岛素原检测的方法。目前已经将生物合成的胰岛素原应用于制备单克隆抗体,将能提供可靠的胰岛素原标准品和检测方法。

2.临床意义

高浓度胰岛素原见于良性或恶性胰岛β细胞瘤,同时胰岛素、C-肽血清水平升高或不升高,伴低血糖症。也有少见疾病如胰岛素转换障碍引起的家族性高胰岛素原。测量胰岛素原有助于判断胰岛素原类似物对胰岛素检测的干扰程度。在部分2型糖尿病患者血清中检测到高胰岛素原及其类似物水平,并且与心血管危险因子关联。在慢性肾功能不全、肝硬化、甲状腺功能亢进患者血清中也可能检测到高胰岛素原及其类似物水平。

(三)胰岛素测定

1.标本采集与保存

所有测定方法均可采用血清标本,血浆标本(EDTA和肝素抗凝)可用于一些免疫分析法。由于红细胞中存在胰岛素降解酶,故可致胰岛素含量降低,使用夹心免疫技术可观察到异嗜性抗体或类风湿因子可引起胰岛素假性升高。胰岛素测定的血清标本应在取血后5 h内分离,分离血清中的胰岛素在室温下可稳定12 h,在4 ℃可稳定1周,在−10 ℃可稳定1个月。

2.检测方法

虽然胰岛素测定历史已经有40年,目前仍然没有高度精确、准确和可靠的方法。目前有很多胰岛素检测商业试剂盒,包括RIA、ELISA、化学发光免疫法等,其基本原理是免疫分析法,检测免疫反应性胰岛素。除了胰岛素,与胰岛素有共同抗原表位的物质如胰岛素原、胰岛素原转换中间产物、糖基化及二聚体化的胰岛素衍生物等都可能被检测到。胰岛素抗血清与胰岛素原有交叉反应,但不与C-肽反应。对于健康人体来说,胰岛素检测的特异性不是问题,因健康人血清中低浓度的胰岛素原不会影响胰岛素测量结果。但在某些情况,如糖尿病、胰岛细胞瘤患者,胰岛素原以较高浓度存在,会使胰岛素检测结果偏高,而胰岛素原的活性很低,会得到不准确的具有活性的胰岛素检测结果。

3.胰岛素检测的标准化

ADA曾经评估9个生产商的12种不同试剂,结果显示方法内变异达到3.7%~39%,方法间变异达到12%~66%,平均变异24%。一般的胰岛素参考测量程序不能够达到优化方法间变异、使检测结果一致的目的。最近,ADA胰岛素测量标准工作组与美国糖尿病消化病肾病研究所(National Institute of Diabetes and Digestive and Kidney Diseases)、CDC、欧洲糖尿病研究协会(European Association for the Study of Diabetes)联合,建立以同位素稀释液相色谱-串联质谱法(isotopedilution liquid chromatography-tandom mass spectrometry,IDMS)为参考方法的溯源链,以标准化胰岛素检测。标准化、同质化胰岛素检测对于临床诊疗具有实际意义。

4.参考区间

因方法的批间差异大,目前情况下实验室应建立自己的参考区间,以SI单位(pmol/L)报告结果。过夜空腹后,正常健康无肥胖人群的胰岛素范围是12~150 pmol/L。部分特异性较好、

减少胰岛素原干扰的方法得到的空腹胰岛素水平是小于 60 pmol/L。在肥胖人群，胰岛素水平偏高，非糖尿病患者群及运动员胰岛素水平偏低。

5.临床意义

胰岛素是降低血糖的主要激素，胰岛素测定可用于空腹低血糖症患者的评估，也是 2 型糖尿病患者治疗方案选择的参考指标，如果胰岛素水平低，选择胰岛素治疗的可能性增加。另外，胰岛素测定是多囊卵巢综合征的评估指标，因为这种疾病的患者常伴胰岛素抵抗及碳水化合物代谢异常。虽然有研究者建议在 OGTT 检测的同时测定胰岛素，作为糖尿病的早期诊断指标之一，目前 ADA 所建议的糖尿病诊断指标并不包括胰岛素测定。

(1)胰岛素增高：常见于非胰岛素依赖型糖尿病(2 型糖尿病)，此类患者常较肥胖，其早期与中期均有高胰岛素血症；胰岛 β 细胞瘤、胰岛素自身免疫综合征、脑垂体功能减退、甲状腺功能减退、Addison 病也有异常增高。此外，怀孕妇女、应激状态下如外伤、电击与烧伤等患者胰岛素的水平也较高。

(2)胰岛素降低：常见于胰岛素依赖型糖尿病(1 型糖尿病)及晚期非胰岛素依赖型糖尿病(2 型糖尿病)；胰腺炎、胰腺外伤、β 细胞功能遗传性缺陷病的患者及服用噻嗪类药、β 受体阻滞剂者常见血胰岛素降低。

(四)C-肽测定

1.标本采集与保存

采用血清标本。如果血清标本不能立即测定，须保存于−20 ℃，并避免反复冻融。标本溶血可影响胰岛素，而不影响 C-肽(C-P)的测定。标本贮存的时间越短越好。测定 C-肽的血清加入抑肽酶，−20 ℃贮存3 个月对测定结果无明显影响。

C-肽抗体不能识别胰岛素原，但当血中存在大量胰岛素原时(如胰岛细胞瘤或血浆胰岛素抗体结合大量胰岛素原)也会影响 C-肽的测定，使结果偏高。这时测定 C-肽须将血清样品先经 25%～30%的聚乙二醇(PEG)或葡萄珠结合胰岛素抗体处理，除去胰岛素原后再行测定。

2.测定方法

C-肽检测的基本原理是免疫分析法，包括放射免疫分析(RIA)、酶免疫分析(ELISA)、化学发光免疫分析(CLIA)和电化学发光免疫分析(ECLIA)等。不同方法间变异较大，其原因包括不同的抗血清、与胰岛素原的交叉反应不同、不同的 C-肽校准品等。比较 15 个实验室 9 种不同的 C-肽常规检测方法，批内、批间变异高达 10%及 18%，美国 CDC 成立了C-肽检测标准化工作组。

3.参考区间

健康人群空腹血清 C-肽水平为 0.25～0.6 nmol/L(0.78～1.89 ng/mL)，葡萄糖或胰高血糖素刺激后，血清 C-肽水平为 0.9～1.87 nmol/L(2.73～5.64 ng/mL)，是刺激前的 3～5 倍。尿 C-肽的参考范围为(25±8.8) pmol/L(74±26 μg/L)。

4.临床意义

C-肽测定比胰岛素测定有更多优点，因其肝脏代谢可以忽略，外周血 C-肽浓度与胰岛素相比是更好的 β 细胞功能指示项目，C-肽检测不受外源性胰岛素的干扰，与胰岛素抗体无交叉反应，而这些都会影响胰岛素检测结果。

(1)评估空腹低血糖：对于某些 β 细胞瘤患者，特别是胰岛素间歇分泌过多时，胰岛素水平可以正常，但 C-肽水平升高。当注射外源性胰岛素导致低血糖时，胰岛素浓度升高，C-肽水平降低，因C-肽检测方法不识别外源性胰岛素，且外源性胰岛素可抑制β细胞功能。

(2)评估胰岛素分泌能力和速率：检测基础或刺激后的C-肽浓度，但在常规糖尿病监测中作用不大。

(3)用于监测胰腺手术效果：在胰腺切除后应该检测不到C-肽，在胰腺或胰岛细胞成功移植后，C-肽浓度应该升高。

(五)胰岛素和C-肽释放试验

1.胰岛素释放试验

主要用于了解胰岛β细胞的功能状态，协助判断糖尿病类型并决定治疗方案。

(1)方法：口服葡萄糖75 g分别在空腹及服葡萄糖开始后30 min、60 min、120 min、180 min采血测定血糖和胰岛素水平。可与OGTT同时进行。

(2)参考区间：通常为空腹3～25 mU/L，服糖后分泌高峰在30～60 min，峰值比空腹升高4～6倍，峰值应＜130 mU/L，120 min＜100 mU/L，180 min后基本恢复到空腹水平。

(3)临床意义：①空腹胰岛素＞25 mU/L，服糖后2～3 h仍持续高水平(往往＞100 mU/L)，提示可能存在胰岛素抵抗。②糖尿病患者胰岛素释放高峰往往后延，1型糖尿病患者胰岛素分泌能力降低，分泌曲线呈低平；空腹血浆胰岛素浓度很低，一般＜3 mU/L(正常为3～25 mU/L)，甚至测不出；血及24 h尿中C-肽均很低，常不能测出。③2型糖尿病患者视胰岛素缺乏或抵抗的类型不同，患者空腹胰岛素水平正常或高于正常，刺激后曲线上升迟缓，高峰在2 h或3 h，多数在2 h达到高峰，其峰值明显高于正常值，提示胰岛素分泌相对不足。

2.C-肽释放试验

C-肽释放试验是反映自身胰岛素分泌能力的一个良好指标，有助于鉴别1型和2型糖尿病患者。

(1)实验方法：同胰岛素释放试验。可与OGTT同时进行。

(2)参考区间：正常人空腹血浆C-肽值为0.8～4.0 μg/L，餐后1～2 h增加4～5倍，3 h后基本恢复到空腹水平。

(3)临床意义：C-肽释放试验与胰岛素释放试验的临床意义相同。

C-肽测定常用于糖尿病的分型，它与胰岛素测定的意义是一样的。1型糖尿病由于胰岛β细胞大量破坏，C-肽水平低，对血糖刺激基本无反应，整个曲线低平；2型糖尿病C-肽水平正常或高于正常；服糖后高峰延迟或呈高反应。

C-肽测定还用于指导胰岛素用药的治疗，可协助确定患者是否继续使用胰岛素还是只需口服降糖药或饮食治疗。糖尿病患者胰岛素水平相对或绝对不足的原因比较复杂，所以胰岛素水平既可表现为高，也可表现为低。前者用胰岛素治疗无效，后者不用胰岛素则加速糖尿病并发症的出现。若患者接受过胰岛素治疗6周后则可产生胰岛素抗体，这时测定胰岛素常不能反映患者体内胰岛素的真实水平。

C-肽可用于低血糖的诊断与鉴别诊断，特别是医源性胰岛素引起的低血糖。

由于胰岛β细胞在分泌胰岛素的同时也等分子地释放C-肽，C-肽与外源性胰岛素无抗原交叉，且生成量不受外源性胰岛素影响，很少被肝脏代谢，因此C-肽测定可以更好地反映β细胞生成和分泌胰岛素的能力。

二、胰高血糖素测定

常采用竞争RIA法测定胰高血糖素，校正值由厂商提供，其根据是WHO胰高血糖素国际标准(69/194)。空腹时血浆胰高血糖素浓度范围为20～52 pmol/L(70～80 ng/L)。胰腺α细胞瘤患者外周血中的胰高血糖素极度升高，浓度最高可达正常参考值上限的500倍，并常伴有体质量减轻、(表皮)松解坏死型游走性红斑、糖尿病、口腔炎、腹泻等症状。低胰高血糖素血症见于慢性胰腺炎、长期使用磺酰脲类治疗。

三、胰岛素抵抗的检测

(一)生理与生物化学

胰岛素抵抗(Insulin resistance，IR)又称胰岛素不敏感(Insulin insensitivity)，是胰岛素对外周组织，主要是肝脏、肌肉、脂肪的作用减弱。20世纪30年代开始使用动物胰岛素制剂治疗糖尿病不久，就已经发现有些患者对胰岛素敏感，有些不敏感，并通过同一患者注射和不注射胰岛素OGTT血糖下面积之差，不同患者存在较大差异证明了胰岛素抵抗的存在。20世纪50年代末胰岛素的放射免疫分析法建立后，胰岛素抵抗的检测有了突破性进展。目前胰岛素抵抗的检测方法多适用于科研检测。

(二)测定方法

1.血胰岛素浓度测定

当存在IR时，组织利用血糖减低致高血糖趋向，高血糖又刺激胰岛β细胞分泌更多的胰岛素以使血糖恢复正常或不能使血糖恢复正常，表现为高胰岛素血症伴正常血糖或高血糖。可空腹采血或常规口服糖耐量试验，同时查血糖和胰岛素，当空腹或餐后胰岛素峰值大于正常人均值+2SD时可诊断为高胰岛素血症。由于个体间基础及餐后胰岛素存在较大差异，不同胰岛素检测方法也存在较大差异，各实验室应设置自己的参考区间，应选择中年、非肥胖的健康人，也可作不同年龄组的参考区间，例数在30～50人。未检出高胰岛素水平，也不能排除IR的存在，高胰岛素血症是IR的参考指标。

2.胰岛素作用指数

由于血糖与胰岛素相互作用，有研究者提出以空腹血糖与空腹胰岛素之间的关系作为判断IR的参数。

3.葡萄糖耐量加胰岛素释放试验

用OGTT加胰岛素释放试验的G曲线下面积与I曲线下面积之比作为IR的比较参数，又称闭环模型。

4.胰岛素抑制试验

是开环模型方法的一种，其原理是用药物抑制受试者葡萄糖刺激的β细胞分泌胰岛素(β细胞致盲)，然后给受试者输注葡萄糖及胰岛素，调整输速，达到血糖稳态及血胰岛素稳态，达到稳态时的血糖浓度和血胰岛素浓度之比值，可作为胰岛素敏感度的参考指标。

5.葡萄糖钳夹试验(GCT)

开环模型方法的一种，是目前测定胰岛素抵抗的“金标准”。空腹时，血糖浓度相对稳定，机体葡萄糖的生成主要来自肝葡萄糖输出，与葡萄糖的利用是相等的。此时如果输注一定量的胰岛素，造成高胰岛素血症，会增加葡萄糖利用，同时抑制肝糖输出，血糖将降低，但如果同时输注葡萄糖可以使血糖得到补充，使肝糖输出与葡萄糖利用达到平衡，并可调节葡萄糖输速使血糖达到预先设计的靶水平。在输注的胰岛素也达稳态的情况下，此时葡萄糖的输注速度应等于其清除率，这个清除率可以作为胰岛素敏感性的参考指标。

6.最小模型法测定胰岛素敏感度

静脉注射一个剂量的葡萄糖，接下来频繁地检查血糖和血胰岛素约30个样本，根据葡萄糖与胰岛素浓度的动力学关系求得胰岛素敏感度指数，又称频繁采血的静脉葡萄糖耐量试验。

（田鹤锋）

第五节 胰岛自身抗体检测

大多数1型糖尿病患者的胰岛β细胞因自身免疫攻击而损伤和缺失，被称为免疫介导糖尿病，不同胰岛自身抗体不断被发现，给1型糖尿病的诊断及预期提供更多检测指标。目前可以常规检测的胰岛自身抗体包括抗胰岛细胞抗体(autoantibody to islet cell cytoplasm，ICA)、抗胰岛素抗体(insulin autoantibodies，IAA)、谷氨酸脱羧酶抗体(autoantibody to the 65-kDa isoform of glutamic acid decarboxylase，GAD65A)、胰岛素瘤抗原2蛋白抗体(autoantibody to 2 insulinoma antigen 2 proteins，IA-2A/IA-2βA)、抗锌运载体8变异体3抗体(autoantibody to 3 variants of zinc transporter 8，ZnT8A)。

一、检测原理及方法

(一)抗胰岛素抗体测定

IAA目前可以使用放射性核素法检测，加入过量的放射标记胰岛素，计算胰岛素放射性配体结合率的变化。当特异性抗体结合大于99百分位数或超过健康人平均值2～3SD时，结果报告为阳性。每个实验室需检测100～200个健康个体得到胰岛素自身抗体结合率。对于IAA检测需注意的是在胰岛素治疗后人体会产生胰岛素抗体，即便使用人源性胰岛素治疗。

(二)谷氨酸脱羧酶抗体测定

GAD65A、IA-2A可通过标准放射结合试验检测，使用^{35}S标记的重组人源GAD65或IA-2(体外转录产生，掺入^{35}S或^{3}H标记氨基酸)。商业化的GAD65A、IA-2A试剂盒为放射免疫法，分别使用^{125}I标记GAD65及IA-2。另外，目前也有商业化的非放射标记GAD65A、IA-2A检测试剂盒。WHO建立了GAD65A、IA-2A检测标准，要求使用国际单位报告结果。Cutoff值应该从检测100～200个健康人样本得到，其结果超过99百分位数者报为阳性。DASP进行了全球多家实验室间的比对，在美国糖尿病免疫协会的支持下，CDC组织了能力验证计划。GAD65A、IA-2A商业检测试剂盒也参加DASP计划，说明GAD65A、IA-2A可能趋向于标准化。

(三)抗胰岛细胞抗体测定

ICAs可以使用人胰腺冷冻切片间接免疫荧光法，检测免疫球蛋白与胰岛结合的程度，其结果可与美国生物标准及质量控制研究所(National Institute of Biological Standards and Control)提供的WHO标准血清检测结果比较，结果以JDF(Juvenile Diabetes Foundation)单位表示。两

次检测≥10JDF 或一次检测≥20JDF 患 1 型糖尿病风险显著增加。这种方法使用不便且很难标准化，检测 ICA 的实验室数量明显减少，且不再纳入 DASP 计划。

二、临床意义

(一)在糖尿病筛查与诊断中的意义

85%～90%的 1 型糖尿病患者在检测到空腹高血糖症时已经检测到胰岛细胞自身抗体。自身免疫在高血糖症及糖尿病继发症状出现数月到数年以前就已经存在。1 型糖尿病发病数年后，一些自身抗体浓度降低到最低检测限以下，但 GAD65A 常保持增高。1 型糖尿病患者患其他自身免疫病的风险性也明显高于正常人，如乳糜泻、毒性弥漫性甲状腺肿病、甲状腺炎、原发性慢性肾上腺皮质功能减退症、恶性贫血，仅少数 1 型糖尿病患者没有发现明显病因及自身免疫证据。

新诊断 1 型糖尿病患者中 15%有一级亲属具有 1 型糖尿病病史。1 型糖尿病患者亲属的发病为 5%，是正常人群的 15 倍。对于 1 型糖尿病患者亲属进行胰岛自身抗体筛查有助于找到高风险者。但是，约 1%的健康个体也具有胰岛自身抗体，但对于 1 型糖尿病为低风险。1 型糖尿病的患病率为 0.3%，单一种胰岛自身抗体的阳性预测值将很低。多种胰岛自身抗体的存在伴随大于 90%的 1 型糖尿病患病风险率，但是没有任何治疗干预措施能够阻止糖尿病的发生，所以虽然 1 型糖尿病患者体内检测到了数种胰岛自身抗体，它们多用于临床研究，并未能够用于糖尿病患者的诊疗管理。在建立针对儿童的高性价比筛查策略、建立有效预防及干预治疗措施以延缓糖尿病发生之前，胰岛自身抗体的检测不能被推荐在研究以外的范围广泛使用。

对于确定具有 HLA-DR 和/或 HLADQB1 链的儿童，一般不会患 1 型糖尿病，但仍可能有胰岛自身抗体升高，这时胰岛自身抗体已经失去了预期作用，不能再作为预防试验。少数具有 2 型糖尿病症状的成人同样可检测到胰岛自身抗体，特别是 GAD65A，预示着胰岛素依赖性，这种情况被称为潜在成人自身免疫糖尿病(latent autoimmune diabetes of adulthood，LADA)或 1.5 型糖尿病(type 1.5 diabetes)，或慢性进展性 1 型糖尿病(slowly progressive IDDM)。虽然 GAD65A 阳性糖尿病患者比阴性患者更快进展到胰岛素依赖状态，很多抗体阴性的 2 型糖尿病患者纵然较慢，也随病程延长进展到胰岛素依赖状态，部分患者表现出胰岛成分的 T 细胞反应性。胰岛自身抗体检测对于 2 型糖尿病患者用途有限，临床医师一般根据血糖控制水平制定胰岛素治疗方案。

(二)在糖尿病监测中的意义

对于胰岛自身抗体阳性个体，目前并没有可接受的有效治疗措施能在糖尿病确诊后延长胰岛细胞存活及避免糖尿病发生。因此，目前重复检测胰岛自身抗体以监测胰岛细胞自身免疫情况没有临床意义。对于胰岛或胰腺移植个体，存在或缺乏胰岛自身抗体可以澄清移植失败是由于自身免疫病复发还是由于排斥反应。如果部分胰腺从同卵双生个体或其他 HLA 相同同胞移植，胰岛自身抗体检测有助于免疫抑制剂治疗措施的制定，以阻止糖尿病复发，但目前只停留于理论上，尚无具体治疗措施确定下来。

总之，胰岛细胞自身抗体检测可能对于以下情况有利：定义糖尿病亚型，这类患者的初始诊断是 2 型糖尿病，但有 1 型糖尿病的胰岛细胞自身抗体标志，且进展到胰岛素依赖；筛查拟捐献部分肾脏或胰腺的非糖尿病家族成员；筛查妊娠糖尿病患者是否具有进展至 1 型糖尿病的风险；糖尿病确诊后，鉴别 1 型、2 型糖尿病患儿，以制定胰岛素治疗措施，如可能是 2 型糖尿病的患儿给予口服降糖药，胰岛细胞自身抗体阳性的患儿立即给予胰岛素治疗。目前，检测胰岛细胞自身抗体对监测病情仍无临床实际意义，多在研究方案中出现。

三、临床检测建议

美国临床生物化学学会（National Academy of Clinical Biochemistry，NACB）建议：①胰岛细胞自身抗体检测推荐用于筛选希望捐献部分胰腺给1型糖尿病终末期患者的非糖尿病家庭成员；②胰岛自身抗体检测不推荐用于糖尿病诊断，标准化的胰岛细胞自身抗体试验可用于成人糖尿病患者分类、出生后HLA分型1型糖尿病遗传高风险儿童预后研究；③目前不推荐在2型糖尿病患者中进行胰岛自身抗体筛查，但标准化的胰岛自身抗体检测技术可用于研究2型糖尿病患者再次治疗失败的可能机制；④目前不推荐在1型糖尿病患者亲属及正常人群中筛查胰岛自身抗体，标准化的胰岛自身抗体检测技术仅用于预后临床研究；⑤在具有质量控制系统的、经认证的实验室检测胰岛细胞自身抗体，并且参加能力验证活动。

（田鹤锋）

第十四章 肝功能检验

第一节 血清Ⅲ型前胶原肽检验

Ⅲ型胶原报道最早，至今被临床广泛应用的Ⅲ型前胶原肽（PⅢP），是Ⅲ型前胶原经氨基端内切肽酶作用切下来的多肽。

一、原理

以人PCⅢ（hpcⅢ）为抗原，免疫家兔得到高特异性、高效价抗体。用^{125}I标记hpcⅢ，采用双抗体加PEG非平衡RIA法测定人血清中的PCⅢ含量。

参考值：0.6 μg/mL。

二、临床应用

1979年国外已建立测定血清PⅢP的放射免疫法（RIA），并证实肝纤维化时血清PⅢP含量与肝炎症、坏死和肝纤维化有关，但以肝纤维化相关为主，因此血清PⅢP仍然是肝纤维化的重要标记物。PⅢP对于诊断儿童肝疾病没有意义，它随儿童年龄的增长有所升高。许多学者报道，血清PⅢP是反应成人肝纤维化活动的良好指标，可弥补肝活检不能动态观察等不足。肝硬化患者明显升高，但在肝硬化晚期，因Ⅲ型前胶原肽合成率降低，血清中PⅢP反而低于早期。PⅢP在区别慢性活动性肝炎与慢性迁延性肝炎有良好的帮助，慢性肝PⅢP水平明显升高，而在慢性迁延性肝炎肝其含量与正常人无明显差别。

（曹延晖）

第二节 血清Ⅳ型胶原检验

胶原是一种纤维状糖蛋白，它是由三股螺旋体形成的α-肽链网状结构。目前已发现胶原达10种之多，存在于不同组织。Ⅳ型胶原是构成基底膜的重要成分。正常肝内基底膜主要存在于血管、淋巴管、胆管周围，肝窦壁处缺乏。在肝病时随炎症发展，纤维组织增生活跃，纤维组织生成过程中有大量胶原沉积，各种胶原均有所增加，但其中最为重要的就是构成基底膜的Ⅳ型胶原的增加。目前认为，Ⅳ型胶原的测定可作为检查肝纤维化的近代指标。

一、原理

采用竞争性放射免疫分析方法，固相第二抗体做分离剂，测定血清、体液及组织中的Ⅳ型胶原的含量。

参考值：＜140 ng/mL。

二、临床应用

Ⅳ型胶原是主要用于观察肝硬化的指标，其浓度与肝纤维化程度相关，可由血清Ⅳ型胶原浓度推测肝硬化的程度。

(1)急性肝炎时，虽然有大量肝细胞破坏，但因无明显结缔组织增生，故血清Ⅳ型胶原浓度与健康人无显著差异。

(2)慢性肝炎、肝硬化、肝癌患者，血清Ⅳ型胶原均明显增高，其增高程度依此为原发性肝癌、肝硬化、慢性活动性肝炎、慢性迁延肝炎、急性病毒性肝炎。

(曹延晖)

第三节　血清5′-核苷酸酶检验

血清5′-核苷酸酶(5′-NT)存在于肝脏和各种组织中。催化5′-核苷酸水解，5′-NT是一种对底物特异性要求不高的酶，可作用于多种核苷酸，最常用的底物为磷酸腺苷(或5′-磷酸腺苷，AMP)，无疑碱性磷酸酶也能水解上述化合物，因此在5′-NT测定时必须考虑如何除去碱性磷酸酶的干扰。

一、原理

5′-核苷酸酶(5′-NT)催化5′-磷酸腺苷(AMP)水解，生成腺苷和磷酸。测定产物无机磷的含量，代表5′-NT的活力。因碱性磷酸酶(ALP)亦催化AMP水解，利用5′-NT被镍离子(Ni^{2+})抑制，而ALP不被Ni^{2+}抑制的特点去除ALP的干扰。测定管不含Ni^{2+}，产生的磷由5′-NT及ALP活力所致；对照管含Ni^{2+}，产生的磷仅由ALP活力所致。测定管与对照管产生磷的差值代表5′-NT的活力。锰离子(Mn^{2+})为激活剂，铜离子(Cu^{2+})可促进呈色反应。

正常参考值：2～17 U/L，儿童结果稍低。

二、临床应用

5′-NT广泛存在于肝脏和各种组织中。血清中此酶活力增高主要见于肝胆系统疾病，如阻塞性黄疸、原发及继发性肝癌等，且通常其活力变化与ALP的活力变化相平行。但在骨骼系统的疾病，如肿瘤转移、畸形性骨炎、甲状旁腺功能亢进、佝偻病等，通常ALP活力增高，而5′-NT正常。所以，对ALP活力增高的患者，测定5′-NT有助于临床判断ALP活力增高是肝胆系统疾病还是骨骼系统疾病所引起。

(曹延晖)

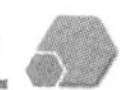

第四节 血清胆碱酯酶检验

人的胆碱酯酶分两类:一类是分布于红细胞及脑灰质中,专一作用于乙酰胆碱,称为真性乙酰胆碱酯酶(AchE);另一类存在于肝、脑白质及血清等中,除可作用于乙酰胆碱外,还可作用于其他胆碱酯类,对乙酰胆碱水解的特异性要比 AchE 差,称假性或拟胆碱酯酶(PchE)。

一、比色法(参考值 130~310 U)

(一)原理

血清中胆碱酯酶(ChE)催化乙酰胆碱水解成胆碱和乙酸。未被水解的剩余乙酰胆碱与碱性羟胺作用,生成乙酰羟胺。乙酰羟胺在酸性溶液中与高铁离子作用,形成棕色复合物。用比色法测定,计算剩余乙酰胆碱含量,从而推算出胆碱酯酶活力。

(二)患者的准备与标本处理

采血时避免溶血,以免红细胞内的 ChE 逸出影响结果。

(三)试验说明

(1)加入碱性羟胺后需待 1 min 以上再加盐酸以保证与乙酰胆碱充分作用。

(2)某些患者滤液混浊不清,比色困难,此类现象见于肝脓肿、败血症,可能是由于患者血清黏蛋白含量高,蛋白沉淀不完全所致,在有些方法中加磷酸可克服此缺点。

(3)此法显色不稳定,室温 20 ℃以上时影响明显,比色应在 5~10 min 内完成。

二、速率法(参考值 5 000~12 000 U/L)

(一)原理

血浆胆碱酯酶又称拟胆碱酯酶(PChE)催化丙酰硫代胆碱水解,生成丙酸与硫代胆碱,后者与无色的 5,5′-二硫代双(2-硝基苯甲酸)反应,形成黄色的 5-硫基-2-硝基苯甲酸(5-MNBA)。在 410nm 处测吸光度,A410nm/min 与 PChE 活力成正比。

(二)患者的准备与标本处理

采血时避免溶血,以免红细胞内的 ChE 逸出影响结果。

(曹延晖)

第五节 血清层粘连蛋白检验

层粘连蛋白(laminin,LN)又称板层素,其分子量为 805 kD,由一个 400 kD 的 α 链和两条 200 kD 左右的β 链组成。它是构成细胞间质的一种非胶原糖,在肝内主要由内皮细胞及贮脂细胞合成,与胶原一起构成基底膜的成分。其生物功能是细胞粘着于基质的介质,并与多种基底膜成分结合,调节细胞生长和分化。

一、原理

采用放射免疫分析法、第二抗体做分离剂，测定血清、体液及组织中的 LN 含量。

参考值：＜(115.7±17.3) ng/mL。

二、临床应用

血清 LN 水平常与Ⅳ型胶原、HA 等相平行，在肝纤维化尤其门脉高压诊断方面有重要价值。另外还发现 LN 与肿瘤浸润转移、糖尿病等有关。慢性肝炎(中度)＞140ng/mL，肝硬化＞160ng/mL。

(曹延晖)

第六节　血清总胆汁酸检验

胆汁酸是胆汁中存在的一类胆烷酸的总称。胆汁酸按其在体内来源的不同分为初级胆汁酸和次级胆汁酸。在肝细胞内以胆固醇为原料经羟化、还原、侧链氧化合成初级胆汁酸(包括胆酸及鹅脱氧胆酸)，而后在肠管内经肠菌中酶作用形成次级胆汁酸(包括脱氧胆酸、石胆酸及熊脱氧胆酸等)。胆汁酸主要以结合型形式从肝分泌入胆汁。结合型即胆汁酸与甘氨酸或牛磺酸结合而成的结合胆汁酸。较大量存在的结合胆汁酸有甘氨胆酸、甘氨鹅脱氧胆酸、甘氨脱氧胆酸、牛黄胆酸、牛磺鹅脱氧胆酸及牛磺脱氧胆酸等。无论游离的或结合型胆汁酸，其分子内部都是既含有亲水基团(羟基、羧基、磺酰基)，又含有疏水基团(甲基及烃核)，故胆汁酸的立体构型具有亲水和疏水两个侧面，因而使胆汁酸表现出很强的界面活性，它能降低脂水两相之间的表面张力，促进脂类形成混合微团，这对脂类物质的消化吸收以维持胆汁中胆固醇的溶解都起重要作用。由于胆汁酸在肝内合成、分泌、摄取、加工转化，所以当肝细胞损伤或胆道阻塞时都会引起胆汁酸代谢障碍，首先表现出的是患者血清胆汁酸增高。测定总胆汁酸方法有气-液色谱法、高效液相色谱法、放免法、酶法。酶法不需特殊仪器，比较简单，易于推广。

一、原理

在 3α-羟类固醇脱氢酶(3α-HSD)作用下，各种胆汁酸 C3 上 α 位的羟基(3α-OH)脱氢形成羰基(3α-O)，同时氧化型 NAD^+ 还原成 NADH。随后，NADH 上的氢由黄素酶催化转移给硝基四氮唑蓝(NBT)，产生甲臜。用磷酸中止反应。甲臜的产量与总胆汁酸成正比，在 540nm 波长比色。

二、临床应用

(1)测定血清中胆汁酸可提供肝胆系统是否正常，肝、胆疾病时周围血循环中的胆汁酸水平明显升高。急性肝炎早期和肝外阻塞性黄疸时可增至正常值的 100 倍以上。对肝胆系统疾病的诊断具有特异性。

(2)可敏感地反映肝胆系统疾病的病变过程。肝胆疾病时血清胆汁酸浓度的升高与其他肝

功能试验及肝组织学变化极为吻合，在肝细胞仅有轻微坏死时，血清胆汁酸的升高，常比其他检查更为灵敏。据报道，急性肝炎、肝硬化、原发性肝癌、急性肝内胆汁淤滞、原发性胆汁性肝硬化以及肝外阻塞性黄疸，其血清胆汁酸均100%出现异常。上述疾病时均有血清胆汁酸含量的增高。

(3)应用熊脱氧胆酸(UDCA)负荷试验，即口服UDCA后测定负荷前后患者血清总胆汁酸含量，结果发现慢性活动性肝炎、肝硬化及脂肪肝患者在负荷后血清总胆汁酸显著增高，表明此类患者清除胆汁酸的能力显著下降。

(曹延晖)

第七节 血清总胆红素及结合胆红素检验

正常人血液中的胆红素，绝大部分是衰老的红细胞在单核-巨噬细胞系统中受到破坏，产生出来的血红蛋白逐步衍化而成；另外还有10%～20%的胆红素是由血红蛋白以外的肌红蛋白、游离血红素等在肝中生成，这种胆红素称为分路胆红素。胆红素每天生成250～300 mg，这是一种非极性的游离胆红素(非结合胆红素)，在血液中与清蛋白相结合而转运。到达肝脏后，在肝细胞膜上与清蛋白分离后，胆红素被肝细胞摄取又和肝细胞中的Y、Z受体蛋白相结合，移至内质网，借助于核糖体中胆红素二磷酸鸟苷葡萄糖酸转移酶，使胆红素与葡萄糖醛酸结合，成为水溶性的结合胆红素，排至胆汁中，结合胆红素在小肠下部和结肠中，经肠道菌的作用而脱结合，胆红素经过几个阶段的还原作用成为尿胆原，然后随尿胆原自肠道被吸收进入门静脉，其中大部分被肝细胞摄取再排至肠道中(肝肠循环)，一部分从门静脉进入体循环，经肾自尿中排出。

因此，当胆红素生成过多或肝细胞摄取、结合、转运、排泄等过程中发生障碍，均可引起血中结合或非结合胆红素增高，从而发生黄疸。临床中通常将黄疸分为溶血性、肝细胞性和阻塞性黄疸三大类。通过胆红素测定有助于判断黄疸的程度与类型。

一、咖啡因法(改良Jendrassik-Grof法)

(一)原理

血清中结合胆红素可直接与重氮试剂反应，产生偶氮胆红素。在同样条件下，游离胆红素须有加速剂使胆红素氢键破坏后与重氮试剂反应。咖啡因、苯甲酸钠为加速剂，醋酸钠维持pH同时兼有加速作用。抗坏血酸(或叠氮钠)破坏剩余重氮试剂，中止结合胆红素测定管的偶氮反应。加入碱性酒石酸钠使最大吸光度由530nm转移到598nm，非胆红素的黄色色素及其他红色与棕色色素产生的吸光度降至可忽略而不计，使灵敏度和特异性增加。最后形成的绿色是由蓝色的碱性偶氮胆红素和咖啡因与对氨基苯磺酸之间形成的黄色色素混合而成。

(二)正常参考值

血清总胆红素：5.1～19 μmol/L(0.3～1.1 mg/dL)。

血清结合胆红素：1.7～6.8 μmol/L(0.1～0.4 mg/dL)。

二、胆红素氧化酶法测定

应用胆红素氧化酶(BOD)测定血清胆红素是20世纪80年代中期发展起来的新方法,操作简单,特异性高,又能应用于自动分析仪,国内已有胆红素氧化酶试剂盒供应。

(一)原理

胆红素氧化酶(BOD)催化胆红素氧化,生成胆绿素;后者进一步氧化,生成性质尚未清楚的无色或淡紫色的化合物。胆红素$+1/2O_2 \xrightarrow{BOD}$胆绿素$+H_2O$,胆绿素$+O_2 \xrightarrow{BOD}$淡紫色化合物测定460nm下吸光度的下降值反应血清中胆红素含量。

(二)临床应用

1.判断有无黄疸及黄疸的程度

血清总胆红素(seru m total bilirubin,STB)17～34 μmol/L为隐性黄疸;34～170 μmol/L为轻度黄疸;170～340 μmol/L为中度黄疸;>340 μmol/L为重度黄疸。

2.判断黄疸的类型

STB在340～510 μrhol/L者为阻塞性(完全梗阻)黄疸;不完全性梗阻为170～265 μmol/L。肝细胞性黄疸为17～200 μmol/L;溶血性黄疸很少超过85 μmol/L。

3.结合血清胆红素分类判断黄疸类型

总胆红素(STB)和非结合胆红素增高为溶血性黄疸;STB和结合胆红素增高为阻塞性黄疸;STB、结合胆红素及非结合胆红素皆增高为肝细胞性黄疸。

(曹延晖)

第八节 血浆氨检验

一、原理

NH_4^+与过量α-酮戊二酸、NADPH在谷氨酸脱氢酶作用下,生成谷氨酸和$NADP^+$,NADPH(在340nm波长处有最大吸收峰)转变成$NADP^+$,使340nm吸光度的下降率与反应体系中氨的浓度呈正比关系。通过与同样处理的标准液比较即可计算出样品中氨的浓度。

二、患者准备与标本处理

(1)空腹采血,饭后血氨结果增高。

(2)因红细胞中氨浓度为血浆的2.8倍。溶血标本结果增高,故应防止溶血。

(3)血浆氨测定的准确性在很大程度上取决于标本收集是否符合要求。用EDTA·Na_2抗凝,静脉采血与抗凝剂充分混匀后立即置冰水中,尽快分离血浆,加塞置2 ℃～4 ℃保存,在2～3 h内分析。以防血中脱氨作用而使结果偏高,炎热季节需加冰降温以减慢脱氨作用。

(4)试验用水、玻璃器材必须作无氨处理,并防止环境中氨污染。

(5)氨易逸出,故标本和实验全过程应注意密闭。

(曹延晖)

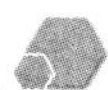

第九节　单胺氧化酶检验

一、苄醛偶氮萘酚法

(一)原理

本法以苄胺偶氮-β-萘酚作为基质，在 O_2 和 H_2O 参与下，经单胺氧化酶(MAO)作用生成氨、过氧化氢及对苄醛偶氮-β-萘酚，后者用环己烷抽提后直接比色测定，提取物与 MAO 活性成正比，与标准液比较求出 MAO 活力单位。

(二)患者准备与标本处理

无特殊要求。

二、醛苯腙法

(一)原理

底物苄胺在 MAO 作用下氧化生成苄醛，苄醛与二硝基苯肼反应生成醛苯腙，在碱性溶液中呈红棕色，在 470nm 比色测定。

正常参考值：<36 U/mL。

(二)单位定义

在 37 ℃，1 mL 血清中 MAO 1 h 催化底物产生 1 nmol 苄醛为 1 单位。

(曹延晖)

第十节　透明质酸检验

透明质酸(HA)是肝脏细胞外基质中蛋白多糖的一个组成成分，它由肝内间质细胞合成，内皮细胞摄取降解少量小分子亦由肾小球滤过，其血清中的含量对判断肝病的严重程度，鉴别有无肝硬化及预测肝病预后均有一定意义。

一、原理

同 LN 测定。

参考值：①青年，(47.6±22.5)ng/mL(放免法)。②中年，(76.1±51.8)ng/mL。③老年，(108.5±74.6)ng/mL。

二、临床应用

(1)肝炎患者随着急性肝炎向慢性迁延性肝炎、慢性活动性肝炎及肝硬化发展时，血清 HA 可逐步升高。其机制可能与肝损害时累及内皮细胞功能，使摄取与分解 HA 的能力下降有关。

(2)早期肝硬化时血清 PⅢP 显著增高,HA 不一定高。其机制可能在早期肝硬化时常伴有活动性纤维化,但肝损害尚不严重。

(3)晚期肝硬化时多属陈旧性肝纤维化,血清 PⅢP 可不高,但肝损害严重,血清 HA 可显著增高。

(曹延晖)

第十一节　生化指标在肝脏疾病中的临床应用

一、概述

临床做肝功检查主要目的是:发现潜在的肝疾病,对肝、胆道疾病的鉴别诊断,判断肝、胆道疾病的病情及其预后。发现潜在的肝疾病常用指标有:ALT、AST 和 γ-GT。ALT 和 AST 广泛存在于多种器官中,按含量顺序:肝＞肾＞心＞骨骼肌(ALT);心脏＞肝＞骨骼肌＞肾(AST)。肝中 ALT 主要存在于细胞质中,AST 存在于线粒体中。肝细胞损伤或由于缺氧等造成的肝细胞膜的通透性增强都可造成血清 ALT 增高。又由于 ALT 在肝细胞内和血清中的含量差异较大,所以 1/1 000 肝细胞坏死所释放的酶可使血中酶增加一倍。而 AST 增高多表示肝细胞损伤严重或心肌有损害(如心肌梗死)。γ-GT 存在于毛细胆管内上皮细胞膜。

(一)急性肝炎早期诊断

ALT 峰值可达数千单位,γ-GT 上升幅度小于 ALT(主要由于合成亢进所致),AST/ALT 比值＜1(正常人其比值约为 1.15)。

(二)慢性肝炎活动期

慢性肝炎即使 ALT 正常,如 γ-GT 持续下降,在排除胆道疾病情况下,提示病变仍在活动。

(三)肝炎慢性化

在肝炎恢复期,如 ALT 活性已正常,γ-GT 活性持续升高,即提示肝炎慢性化。

(四)肝硬化

AST/ALT 比值常大于 1。

(五)原发性肝癌

AST/ALT 比值常大于 3。γ-GT 可大于正常的几倍至几十倍,当 γ-GT 活性大于 150U/L 即有诊断价值,且 γ-GT 活性与肿瘤大小及病情严重程度呈平行关系。

(六)酒精性肝损害

乙醇及某些药物如巴比妥类药物、苯妥英钠可诱导微粒体合成 γ-GT 增加,使 γ-GT 升高达正常上限的 10 倍,常达 100～2 000U/L,如果不伴肝病,戒酒后 γ-GT 迅速下降;如果已有肝病存在,即使戒酒其 γ-GT 仍持续升高,故它是诊断酒精中毒和酒精性肝病的有效指标。

(七)ALT 和 AST 指标对肝病诊断的干扰因素

下列情况可能干扰 ALT 和 AST 指标对肝病的诊断。

(1)心肌梗死、心肌炎、右心衰竭合并肝淤血(肝细胞缺氧)、多发性肌炎时 ALT 和 AST 也增高(心肌、骨骼肌也含有 ALT 和 AST),但这些疾病 ALT 升高一般很少超过正常上限 10 倍

(400U/L),主要是AST升高。

(2)某些药物和毒物,如氯丙嗪、异烟肼、利福平等也可引起血中ALT升高,但在停药后ALT就可下降。

二、对肝、胆道疾病的鉴别诊断

(一)反映胆汁淤滞的肝功能试验(诊断胆道疾病)

主要有血清总胆红素(TB)、结合胆红素、胆道酶系(ALP、γ-GT、5′-NT)、总胆固醇(TC)。血清中γ-GT和5′-NT主要来源于肝胆系统(存在于毛细胆管内上皮细胞膜);ALP存在于肝细胞血窦侧和胆小管膜上(也存在于骨组织,与骨化过程密切相关)。

(1)胆汁性肝硬化、胆管炎:由于胆汁淤积可诱导γ-GT合成,并使5′-NT、γ-GT和ALP从膜结合部位溶解释出,使γ-GT、5′-NT和ALP活性增高。

(2)胆道梗阻及阻塞性黄疸(如胆石症、胰头癌、胆道癌、乏特壶腹癌):胆道酶系排泄受阻,随胆汁逆流入血,γ-GT、5′-NT和ALP活性增高程度比肝癌更为明显,而且与血清结合胆红素、总胆固醇增高(胆道梗阻,造成结合胆红素和总胆固醇排出减少)相一致。

(二)黄疸的鉴别诊断

胆红素主要来自血红蛋白的降解代谢,血红蛋白降解产生的胆红素在未被肝细胞摄取并与葡萄糖醛酸结合之前称为“未结合胆红素”,被肝细胞摄取后与葡萄糖醛酸结合称为结合胆红素。结合胆红素随胆汁排入肠道后,在肠道细菌的作用下被还原为胆素原。大部分胆素原在肠道下段与空气接触被氧化为黄褐色的粪胆素随粪便排出,少量的胆素原被肠黏膜重吸收入血并经门静脉进入肝,在肝它们大部分被肝细胞再分泌随胆汁排至肠腔,在此过程中极少量的胆素原进入大循环被运输至肾并从尿中排出,尿中胆素原与空气接触后被氧化为尿胆素。

1.溶血性黄疸

血清总胆红素升高(5 mol/L以内)(红细胞大量破坏,血红蛋白释放增多,未结合胆红素生成增多,超出肝处理能力),结合胆红素正常,尿胆红素阴性(未结合胆红素难溶于水不能由肾排出),尿胆素原和尿胆素阳性(肝最大限度地合成结合胆红素并随胆汁排入肠腔,在肠道细菌的作用下胆素原生成增多),粪便颜色加深,血清酶类检测正常。

2.梗阻性黄疸

血浆总胆红素增加(10～30 mol/L),未结合胆红素轻度增加,结合胆红素高度增加(胆道阻塞,结合胆红素排出受阻逆流入血),尿胆红素强阳性(因结合胆红素溶于水,可以从肾排出),尿及粪胆素原减少或消失(结合胆红素无法或较少进入肠腔被还原为胆素原),尿胆素阴性,粪便颜色变浅。血清酶中ALP及γ-GT明显增高,血胆固醇增高。

3.肝细胞性黄疸

未结合与结合型胆红素均增加(由于肝病变,致使处理未结合胆红素的能力降低,所以血中未结合胆红素增高。同时由于肝细胞肿胀而使毛细胆管阻塞,造成结合型胆红素逆流入血,故结合胆红素也增加),尿胆红素阳性(结合胆红素溶于水,可以从肾排出),尿胆素原和尿胆素阳性。但AST、ALT显著升高,γ-GT轻度升高,胆固醇及胆固醇酯降低。

三、判断肝纤维化程度(肝硬化)的常用指标

有单胺氧化酶(MAO)。结缔组织中的MAO参与胶原成熟最后阶段的交联形成,故血清中

的 MAO 活性增高，常提示肝胶原纤维增生活跃。血清 MAO 活性与肝纤维化程度成正比。

四、肝功能监测及预后判断指标

ChE（主要在肝合成）、吲哚菁绿（ICG）试验、血浆总蛋白和清蛋白、AST/ALT 比值、胆红素。

（1）严重肝硬化、肝功能不全时：由于肝合成功能降低，故血清总蛋白（清蛋白合成减少）、假胆碱酯酶（PChE）、γ-GT、血糖、总胆固醇及固醇酯均严重降低。

（2）严重肝硬化肝昏迷时：除上述肝功能不全的生化指标改变外，血氨显著增高。

（3）急性肝病重症时：血清总胆红素（TB）＞513 μmol/L（30 mg/dL）；ALT 和 AST ＞2 000 U/L；当胆汁淤滞性黄疸被否定后，TB 升高，而 ALT 和 AST 急剧降低要怀疑病情恶化，ALT 轻度增高或明显下降（重症肝炎时，大量肝细胞坏死），而胆红素却进行性升高的“胆酶分离”现象常是肝坏死的征兆。

（4）急性酒精性肝炎预后不良时：血清胆红素常高于 50 mol/L。

（5）ICG 排泄试验可作为肝手术前的重要肝功能试验方法，ICG 注射后 15 min 滞留率＞25％的患者，肝手术的风险性大。

五、医学决定水平

（一）ALT（参考值 5～40 U/L）

决定水平：低于 20 U/L（此值在参考范围以内），可排除许多与 ALT 升高有关的病种，而考虑其他诊断。此值可以作为患者自身的 ALT 的对照。高于 60 U/L 时，对可引起 ALT 增高的各种疾病均应考虑，并应进行其他检查以求确诊。高于 300 U/L 时通常与急性肝细胞损伤有关，如病毒性肝炎、中毒性肝炎、肝性休克等，而酒精性肝炎的 ALT 往往低于此值，其他如传染性单核细胞增多症、多肌炎等也都往往低于此值。

（二）AST（参考值 8～40 U/L）

决定水平：低于 20 U/L（此值在参考范围以内），可排除许多与 AST 升高有关的病种，而考虑其他诊断。此值可以作为患者自身的 AST 的对照。高于 60 U/L 时，对多种与 AST 增高有关的疾病均应加以考虑，如肝细胞损伤、心肌梗死、肌肉与骨骼疾病，肝后胆道阻塞等，此时同时测定 ALT、ALP、Bili、CK 等对鉴别是肝疾病还是心肌疾病有重要意义。高于 300 U/L 时通常与急性肝细胞损伤有关，如病毒性肝炎、中毒性肝炎等，而酒精性肝炎、心肌梗死、进行性肌营养不良等测定值均在此水平以下。

（三）ALP（参考值：成人 40～160 U/L，儿童 50～400 U/L）

决定水平：低于 60 U/L（此值在参考范围以内），可排除许多与 ALP 升高有关的病种，而考虑其他诊断。此值可以作为患者自身的 ALP 的对照。高于 200 U/L（成人参考范围上限）时，对可引起 ALP 增高的各种疾病均应考虑，如肝病变、胆管结石、肿瘤等引起的肝外胆汁淤积、成骨细胞瘤、肿瘤等。为进一步鉴别肝胆和骨骼病变可进行血中 GGT 测定，高于 400 U/L（儿童参考范围上限）时，多种可引起 ALP 升高的病变均应列入考虑范围，但为进一步明确诊断，还应同时进行其他项目的测试。

（四）γ-GT（参考值 0～50 U/L）

决定水平：低于 20 U/L（此值在参考范围以内），可排除部分与 GGT 升高有关的疾病，并可作为患者自身的 GGT 的对照；高于 60 U/L 时应考虑 GGT 升高的各种可能情况，测定值在60～

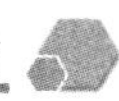

150 U/L 范围内，且 ALP 在正常范围内的患者，很可能在测定前有服药和饮酒的情况。高于 150 U/L 时常有肝胆管疾病，应采取各种确诊措施，并进行积极治疗。

(五)胆红素(参考值 1.7～17.1 μmol/L)

决定水平：高于 24 μmol/L 时，各种可能引起 Bili 增高的原因均应考虑，包括肝功能不全、肝外阻塞、溶血、Gilbert 综合征(家族性非溶血性黄疸)。此时进行 ALT、AST、凝血酶原时间和 ALP 测定，可帮助确认或排除肝疾病。高于 43 μmol/L 时，往往出现黄疸，但 Bili 测定值又在此水平以上的，则提示应根据这一情况查找原因。婴儿胆红素超过 340 μmol/L 时，往往与脑损伤(核黄疸)有关，治疗时应根据临床及其他实验结果考虑换血。

六、肝纤维化的实验诊断进展

肝纤维化是指肝细胞发生坏死及炎症刺激时，肝内纤维结缔组织异常增生的病理过程。它是一个极其复杂的动态过程，它的形成是多种细胞、多种因素相互促进、相互制约的结果。目前临床上对肝纤维化的诊断仍以肝活检为主，但它具有创伤性，难以动态观察，所以肝纤维化血清学诊断价值日益受到人们重视。理想的血清学标志物应反映纤维化生成与降解的动态过程，反映肝纤维化程度，即细胞外基质的量。近年来，许多血清学标志物已应用于临床，还有许多正在研究中。

(一)反映胶原蛋白代谢的指标

在肝脏内胶原蛋白占蛋白总量的 5%～10%。肝纤维化时，间质内主要是胶原成分发生异常沉积，其含量较正常增加数倍。目前发现肝内主要有五型胶原，分别是Ⅰ、Ⅲ、Ⅳ、Ⅴ、Ⅵ型。免疫组化定位表明，Ⅰ、Ⅲ型存在于门静脉血管区、中央静脉周围；Ⅳ型分布在血管、淋巴管、胆管的基底膜。

1.Ⅲ型胶原

报道最早，至今被临床广泛应用的是Ⅲ型前胶原肽(PⅢP)。它是Ⅲ型前胶原经氨基端内切肽酶作用切下来的多肽。PⅢP 对于诊断儿童肝疾病没有意义，它随着儿童年龄的增长有所升高。许多学者报告，血清 PⅢP 是反映成人肝纤维化活动的良好指标，可弥补肝活检不能动态观察等不足。PⅢP 在区别慢性活动性肝炎与慢性迁延性肝炎上有良好的帮助，慢活肝 PⅢP 水平明显升高，而在慢迁肝其含量与正常人无明显差别。Galam bos 等建立了血清Ⅲ型前胶原(PCⅢ)RIA 法。它的分子量较 PⅢP 大 10 倍多。随着肝纤维化程度的增加，血清 PCⅢ水平递增，提示血清 PCⅢ与 PⅢP 有相似的临床应用。叶红军等应用 PCⅢ试剂盒测定慢性肝病患者血清 PCⅢ水平，发现慢性活动性肝炎(CAH)和肝硬化(LC)患者血清 PCⅢ明显升高，与肝纤维化程度明显相关($P<0.01$)，与总胆红素、ALT、Alb 等均不相关，提示肝脏炎症对 PCⅢ影响较小，因此认为 PCⅢ诊断肝纤维化的价值可能高于 PⅢP。

2.Ⅳ型胶原(CⅣ)

Ⅳ型胶原(CⅣ)是基底膜主要成分，通常是由两条 α_1 和一条 α_2 链组成的异三聚体，CⅣ分子呈丝状，可分为 4 个组成部分，即两个三股螺旋(7S 或称次三股螺旋区与主三股螺旋区)及两个非胶原区(NC1 与 NC2)。CⅣ分子头尾相连形成四聚体称为功能区，而两个羧基末端相连形成二聚体称为 NC1 功能区。在实验性肝纤维化中，CⅣ是最早增生的胶原，且其代谢率较快，并发现血清 CⅣ水平与肝纤维化程度相关。肝纤维化早期，间质胶原沉积在 Disse 间隙中，肝窦壁上的 CⅣ由不连接性转变为连接性，同时开始出现层粘连蛋白，内皮细胞下形成完整基底膜即

Disse 间隙毛细血管化，这是肝纤维化的重要特征。目前测定血清中 CⅣ 含量报道最多的放射免疫法（RIA）和酶免疫法（EIA）。Yamada 等 RIA 检测 152 例肝病患者血清 7S 浓度，发现慢性活动性肝炎（CAH）和肝硬化（LC）与其他组相比均显著性增高（$P<0.01$），同时观察到急性肝炎组 7S 呈轻度增高，而 PⅢP 和脯氨酸羟化酶（PLD）显著增加。7S 与肝纤维化程度正相关。因此血清 7S 是一种肝纤维化诊断的良好指标。Ueno 等用 EIA 法测定不同肝病患者 CⅣ 浓度，发现各种肝病组的含量与对照组比具有显著性差异，随着病情的加重血清 CⅣ 的含量逐渐升高，血清 CⅣ 含量与肝纤维化程度正相关（$P<0.01$）。慢性肝病时，肝脏星状细胞（ITO）细胞高尔基体内的 CⅣ 表达明显增加，肝组织中 CⅣ 的分布及含量均有明显的改变，尤其是其血清含量的变化能较好地反映肝细胞损伤及肝纤维化的程度，对早期肝纤维化的诊断优于血清Ⅲ型前胶原肽（PⅢP）的检测。

这些研究表明，CⅣ 在肝纤维化时出现早，非常适用于早期诊断，能反映肝纤维化程度，随病情加重 CⅣ 及其片段在血清中的含量逐步升高。

3.Ⅰ型胶原

1990 年 Hartman 等从人皮肤中提取Ⅰ型胶原（CⅠ），建立了 RIA 法。Trinchet 等测定 60 例各种慢性肝病患者血清 PⅢP，和Ⅰ型胶原的含量，并与肝组织学之间的关系进行了研究。发现 PⅢP 主要与肝组织炎症和肝纤维化活动有关，而Ⅰ型胶原则与肝纤维化程度有关。肝广泛纤维化时，血清Ⅰ型胶原明显增加，作为胶原代谢的一个新标记，它可用于临床作为肝纤维化的诊断指标。

4.Ⅵ型胶原

它又称为微丝胶原，因其在粗的纤维胶原之间形成微纤维细丝。它的三股螺旋部分仅占分子的 30%，其余部分是很长的氨基和羧基末端肽。用 ELISA 法测定血清Ⅵ发现，无论有无硬化，慢性活动性肝炎血清Ⅵ型胶原水平最高。Ⅵ型胶原的血清变化与年龄无关，这一点比 PⅢP好。

（二）反映非胶原蛋白代谢的指标

肝纤维化的主要病理特点是细胞外间质（ECM）的异常增高和过度沉积。ECM 除了胶原蛋白，还包括糖蛋白和蛋白多糖等。

1.层粘连蛋白（LN）

它是基底膜的特有成分，它与Ⅳ型胶原结合形成基底膜的骨架，经蛋白酶消化后可分解为 7 个肽片段，大部分抗原决定基存在片段 1（LNP-1）。20 世纪 80 年代建立了测定血清 LNP-1 的 RIA 法。1990 年 Iwata 等首次报道单克隆抗体，一步 EIA 法检测血清 LN，不仅缩短检测时间，而且灵敏度提高许多倍，特异性也较 RIA 法高。Gresser 等对血清 LN 的临床应用进行研究，发现肝纤维化患者 LN 明显高于正常对照组（$P<0.01$），血清 LN 与肝纤维化程度有良好的相关性。Misaki 等研究发现 LN 与 7S 胶原均与肝纤维化分级非常相关（$P<0.001$），而 PⅢP 与肝纤维化的相关性较差。有人同时检测 PⅢP、7S 胶原和 LN，发现 PⅢP 在所有肝病均升高，7S 和 LN 主要在慢性肝病升高明显，对肝癌的诊断 7S 比 LN 敏感性高。

2.透明质酸（HA）

它是由间质细胞合成的，是细胞外基质的主要成分。近来研究表明，肝内储脂细胞是正常肝脏合成 HA 的主要部位，肝内皮细胞是清除血液中 HA 的主要场所。20 世纪 80 年代 HA 结合蛋白（HABP）的发现促进了多种免疫分析方法的建立，如放射免疫法和 ELISA 法。Laurent 等

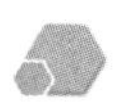

最早发现血清 HA 与肝病的关系。发现病理证实的 47 例肝硬化 HA 水平均显著高于正常对照组($P<0.01$),同时 HA 升高程度与肝纤维化程度正相关。有学者认为 HA 在肝纤维化代谢异常与下列因素有关。首先,肝脏受损时,肝内间质细胞合成 HA 增加,其次,肝内皮细胞受损,数目减少,肝脏分解代谢 HA 能力减弱。有人探讨了血清 HA、PⅢP、7S 胶原与肝病理变化的关系,发现 PⅢP 和 7S 的升高仅反映肝纤维化活动程度,不能反映已形成的纤维化程度,HA 却正好反映已形成的纤维化的程度,即肝病变程度。总之 HA 也是肝纤维化血清学诊断的良好指标之一。

3.纤维连结蛋白(FN)

它以血浆和细胞两种形成存在。由于血浆 FN 在许多疾病时均有改变,其对肝纤维化的诊断价值尚难以评价,但它至少可以作为判断肝硬化的预后指标。FN 受体(FNR)是一种细胞表面糖蛋白,属于黏附蛋白受体的一种,能通过细胞识别序列(RGD)和 FN 结合。有人报道用 RIA 法测定血清 FNR,其含量与肝纤维化程度密切相关,血清 FNR 水平与 PⅢP 正相关,提示血清 FNR 是有前途的肝纤维化标志物。

4.波状蛋白

波状蛋白(undulin,UN)是 1990 年发现的一种新的细胞外基质糖蛋白。它与纤维连结蛋白呈联合分布,与Ⅰ、Ⅲ型胶原有较强的亲和力,调节肝内胶原纤维的降解。Schuppan 建立了 ELISA 测定血清 UN,发现活动性肝病 UN 增加达正常 8 倍以上,在酒精性肝病,原发性胆汁性肝硬化 UN 达最高。它与 PⅢP、7S 胶原不相关。又有结果表明血清中的 UN 主要来自新形成的降解,而不是已沉积的 UN。有关它的研究还在进一步进行。

(三)其他新指标

1.组织金属蛋白酶抑制剂(TIMP-1)

它是一种糖蛋白,是细胞外基质(ECM)主要结构蛋白降解特异酶——基质金属蛋白酶(MMP)的抑制剂。TIMP-1 通过与 MMP 酶原活性部位结合而发挥抑制作用。MMP 分 3 大类,间质胶原酶分解Ⅰ和Ⅲ型胶原;Ⅳ型胶原酶分解Ⅳ型胶原和明胶;基质溶素(stromelysins)的底物特异性不强,可降解多种基质成分。研究发现,肝纤维化时,间质胶原酶活性降低,而 TIMP-1 的表达增加,有人甚至观察到体外贮脂细胞活化后可分泌 TIMP-1。这是造成胶原降解障碍的重要原因之一。Kodama 等建立了测定血清TIMP-1的 EIA 法。Takato 等发现血清 TIMP-1 的水平在急性肝炎、肝纤维化、肝硬化患者显著高于正常对照($P<0.01$),它与Ⅳ、PⅢP、LNP-1 正相关,与肝纤维化和炎症程度相关。由此可以看出 TIMP-1 有助于诊断活动性肝纤维化。

2.转化生长因子 β_1(TGF-β_1)

随着肝纤维化分子机制研究的深入,已证实不少细胞因子与纤维化的形成有密切关系,如 TGF-β_1、血小板衍生生长因子(PDGF)、肿瘤坏死因子 α(TNF-α)、γ 干扰素(IFNγ)、白细胞介素 1(IL-1)等。在正常状态下,细胞因子网络处于一种平衡状态,一旦失衡,正向调节肝纤维化的细胞因子就会发挥其瀑布式反应,导致 ECM 过度沉积而形成肝纤维化。TGF-β_1 的突出作用是促进 ECM 成分合成,同时抑制其降解,是肝纤维化反应的重要介质。它还抑制胶原酶,促进胶原的沉积。应用 TGF-β_1 的单克隆抗体检测肝纤维化实验动物的肝脏,显示 TGF-β_1 明显增加,它的明显升高总与其他指标相伴随。

3.整合素 β_1(Intβ_1)

它是一种黏附分子糖蛋白,它的血清检测扩大了可测细胞外基质范围。整合素是由 α、β 两链组成的异二聚体。其中 $β_1$ 类包含了大多数细胞外基质蛋白的受体。它识别 RGD 序列，它的升高反映各种情况如炎症、纤维化、细胞死亡等。已发现它与慢性肝病有一定程度相关。

(四)小结

近年来，肝纤维化血清标志物研究有了很大进展。临床已普遍应用 PⅢP、CⅣ、7S 胶原、LN、HA 等这些指标，作为肝纤维化的一种标志物，其机制各不相同，因此最好选择几种标志物联合检测，可更准确地反映肝纤维化的进程。由于 CⅣ是肝纤维化早期最早出现的胶原，在急性肝炎升高不明显，血清检测方法稳定，故它是早期诊断肝硬化很好的指标。值得一提的是肝纤维化血清学诊断的不足：①局限性，检测的结果只能反映肝纤维化的某一侧面，而不能概括全貌，故必须做多项指标才能作出判断，避免出现假阳性和假阴性；②特异性还不够高，在一些内科疾病也可出现这些指标的升高，必须排除影响因素后才对肝纤维化有诊断价值。因此肝纤维化血清学诊断的发展方向应该是：致力于寻找敏感性高，特异性强，既能反映胶原合成又能反映胶原分解，操作简便的新项目。

(曹延晖)

第十五章 肾功能检验

第一节 血清尿酸测定

尿酸(UA)是核酸(RNA 与 DNA)的分解代谢产物,嘌呤碱经水解、脱氨、氧化等作用生成的最终产物,经肾脏排出。当嘌呤代谢紊乱时,血中尿酸浓度增高,并以钠盐的形式沉着于关节、耳垂、皮肤,可引起结节和关节痛,临床上称为痛风病。正常成年人每天尿液排泄约 210 mol/dL 尿酸量,如含量增高可在泌尿道沉淀而形成结石。

尿酸的测定方法有磷钨酸还原法、尿酸氧化酶法和 HPLC 法。干化学方法也是应用尿酸氧化酶的方法。尿酸氧化酶法分为一步法和偶联法。目前最流行的方法是尿酸氧化酶-过氧化物酶反应体系。该法灵敏且不需要去蛋白,主要干扰物质是维生素 C 和胆红素。在反应体系中加入维生素 C 氧化酶和胆红素氧化酶,可以消除这两种物质的干扰。HPLC 方法利用离子交换树脂柱将尿酸纯化,在 293 nm 检测柱流出液的吸光度,计算尿酸浓度。

一、尿酸氧化酶-过氧化物酶偶联法

(一)原理

尿酸在尿酸氧化酶催化下,氧化生成尿囊素和过氧化氢。过氧化氢与 4-氨基安替比林(4-AAP)和3,5-二氯-2-羟苯磺酸(DHBS)在过氧化物酶的作用下,生成有色物质(醌亚胺化合物),其色泽与样品中尿酸浓度成正比。反应式如下:

$$\text{尿酸} + O_2 + H_2O \xrightarrow{\text{尿酸酶}} \text{尿囊素} + CO_2 + H_2O_2$$

$$2H_2O_2 + \text{4-AAP} + \text{DHBS} \xrightarrow{\text{过氧化物酶}} \text{有色物质} + H_2O$$

(二)试剂

(1)酶混合试剂(表 15-1)。

表 15-1 酶混合试剂成分表

试剂成分	在反应液中的参考浓度
尿酸氧化酶	160 U/L
过氧化物酶	1 500 U/L
4-AAP	0.4 mmol/L
DHBS	2 mmol/L
磷酸盐缓冲液(pH 7.7)	100 mmol/L

以上各试剂为混合干粉试剂，在应用前用蒸馏水复溶，加水量根据干粉的分量而决定，复溶后的试剂在室温可稳定 48 h，在 2 ℃～6 ℃可稳定 2 周，若发现干粉受潮结块或有颜色出现以及复溶后与定值质控血清测定值不符，说明试剂已变质，应弃去不用。

(2)300 μmol/L 尿酸标准应用液。

(三)操作

(1)试剂准备：将干粉试剂按规定加入一定量蒸馏水复溶，在实验前半小时准备好。

(2)取 12 mm×100 mm 试管 4 支，标明测定、质控、标准和空白管，然后操作。混合，室温放置 10 min，分光光度计波长 520 nm，比色杯光径 1.0 cm，以空白管调零，读取各管的吸光度。

(四)计算

血清尿酸(μmol/L)＝测定管吸光度/标准管吸光度×300。

(五)参考值

1.男性

208～428 μmol/L。

2.女性

155～357 μmol/L。

(六)附注

(1)本试剂适用于各种类型生化自动分析仪，测定程序和参数应参阅仪器说明所附的说明书。

(2)酶法测定尿酸特异性高，可分为紫外分光光度法和酶偶联法。二者共同特点是均应用尿酸氧化酶，氧化尿酸生成尿囊素和过氧化氢。然后可用 3 类方法进行测定。①紫外分光光度法测定：尿酸在波长 293 nm 有吸收峰，而尿囊素则没有，因此在 293 nm 波长的吸光度下降值与样品中尿酸含量呈正比。②尿酸氧化酶、过氧化物酶偶联反应法测定。③尿酸氧化酶、过氧化物酶和乙醛脱氢酶三联反应法测定：过氧化氢和乙醇在过氧化氢酶催化下，氧化生成乙醛；乙醛和 NAD^+ 在醛脱氢酶催化下生成乙酸和 NADH；在 340 nm 波长监测样品管和标准管吸光度升高值，计算样品中尿酸的含量。

(3)偶高浓度维生素 C 的标本，可使测定结果偏低，故不少试剂盒中加入维生素 C 氧化酶，防止维生素 C 的干扰。

(七)临床意义

(1)血清尿酸测定对痛风诊断最有帮助，痛风患者血清中尿酸增高，但有时亦会出现正常尿酸值。

(2)在核酸代谢增加时，如白血病、多发性骨髓瘤、真性红细胞增多症等血清尿酸值亦常见增高。

(3)在肾功能减退时，常伴有血清尿酸增高。

(4)在氯仿中毒，四氯化碳中毒及铅中毒、子痫、妊娠反应及食用富含核酸的食物等，均可引起血中尿酸含量增高。

二、磷钨酸还原法

(一)原理

无蛋白血滤液中的尿酸在碱性溶液中被磷钨酸氧化成尿囊素及二氧化碳，磷钨酸在此反应

中则被还原成钨蓝。钨蓝的生成量与反应液中尿酸含量呈正比，可进行比色测定。

(二)试剂

1.磷钨酸贮存液

称取钨酸钠 50 g，溶于约 400 mL 蒸馏水中，加浓磷酸 40 mL 及玻璃珠数粒，煮沸回流2 h，冷却至室温，用蒸馏水稀释至 1L，贮存在棕色试剂瓶中。

2.磷钨酸应用液

取 10 mL 磷钨酸贮存液，以蒸馏水稀释至 100 mL。

3.0.3 mol/L 钨酸钠溶液

称取钨酸钠($Na_2WO_4 \cdot 2H_2O$，MW329.86)100 g，用蒸馏水溶解后并稀释到 1L。

4.0.33 mol/L 硫酸

取 18.5 mL 浓硫酸加入 500 mL 蒸馏水中，然后用蒸馏水稀释至 1L。

5.钨酸试剂

在 800 mL 蒸馏水中，加入 50 mL 0.3 mol/L 钨酸钠溶液、0.05 mL 浓磷酸和 50 mL 0.33 mol/L 硫酸，混匀，在室温中可稳定数月。

6.1 mol/L 碳酸钠溶液

称取 106 g 无水碳酸钠，溶解在蒸馏水中，并稀释至 1L，置塑料试剂瓶内，如有浑浊，可过滤后使用。

7.6.0 mmol/L 尿酸标准贮存液

取 60 mg 碳酸锂(AR)溶解在 40 mL 蒸馏水中，加热至 60 ℃，使其完全溶解，精确称取尿酸(MW168.11)100.9 mg，溶解于热碳酸锂溶液中，冷却至室温，移入 100 mL 容量瓶中，用蒸馏水稀释至刻度，贮存在棕色瓶中。

8.300 μmol/L 尿酸标准应用液

在 100 mL 容量瓶中，加尿酸标准贮存液 5 mL，加乙二醇 33 mL，然后以蒸馏水稀释至刻度。

(三)操作

于 3 支 16 mm×100 mm 试管(测定、标准和空白)中各加 4.5 mL 钨酸试剂，分别加入 0.5 mL血清、0.5 mL标准应用液和 0.5 mL 蒸馏水，混匀后静止数分钟，测定管离心沉淀后按表 15-2操作。

表 15-2 尿酸测定操作步骤

加入物(mL)	测定管	标准管	空白管
测定管上清液	2.5	—	—
标准管上清液	—	2.5	—
空白管上清液	—	—	2.5
碳酸钠溶液	0.5	0.5	0.5
混匀后放置 10 min			
磷钨酸应用液	0.5	0.5	0.5

混匀，室温放置 20 min 后，用分光光度计在波长 660 nm，比色杯光径 1.0 cm，以空白管调零，读取各管吸光度。

(四)计算

血清尿酸(μmol/L)=测定管吸光度/标准管吸光度×300。

(五)参考值

1.男性

262~452 μmol/L(4.4~7.6 mg/dL)。

2.女性

137~393 μmol/L(2.3~6.6 mg/dL)。

(六)附注

(1)红细胞内存在多种非特异性还原物质,因此,用血清或血浆测定比用全血好。

(2)因草酸钾与磷钨酸容易形成不溶性磷钨酸钾,造成显色液浑浊。因此不能用草酸钾做抗凝剂。

(3)血清与尿液标本中的尿酸在室温可稳定 3 d;尿液标本冷藏后,可引起尿酸盐沉淀,此时可调节 pH 至 7.5~8.0,并将标本加热到 50 ℃,待沉淀溶解后再进行测定。

(4)尿酸在水中溶解度极低,但易溶于碱性碳酸盐溶液中,配制标准液时,加碳酸锂并加热助溶。如无碳酸锂,可用碳酸钾或碳酸钠代替。

(5)用钨酸沉淀蛋白时,会引起尿酸与蛋白共沉淀,而且随滤液 pH 不同而变化。如滤液 pH 在 3 以下,尿酸回收明显减低。用 1/2 浓度的沉淀剂,滤液 pH 在 3.0~4.3 之间,回收率为 93%~103%;用全量沉淀剂时,滤液 pH 在 2.4~2.7,回收率为 74%~97%。此外不能用氢氧化锌做蛋白沉淀剂,锌能与尿酸形成不溶性的尿酸锌。

(6)以甲醛为防腐剂的商品尿酸标准液,仅可用于磷钨酸还原法,不能用于尿酸氧化酶法。

(七)临床意义

在肾功能减退时,常伴有血清尿酸的增高。另外,血清尿酸测定对痛风的诊断最有帮助。痛风患者血清中尿酸增高,但有时亦会呈现正常尿酸值。核酸代谢增高时,如白血病、多发性骨髓瘤、真性红细胞增多症等血清尿酸值亦常见增高。氯仿中毒、四氯化碳中毒及铅中毒、妊娠反应及食用富含核酸的食物等,均可引起血中尿酸含量增高。

(严　敏)

第二节　血清尿素检验

尿素是人体蛋白质代谢的终末产物。体内氨基酸经脱氨基作用分解成 α-酮酸和 NH_3,NH_3 在肝细胞内进入尿素循环与 CO_2 生成尿素。尿素的生成量取决于饮食蛋白质的摄入量、组织蛋白质的分解代谢和肝功能状况。生成的尿素经血液循环主要由肾脏排出,小部分经皮肤由汗液排出。经唾液、胃液、胆汁及肠液排至消化道内的尿素,绝大部分分解成 NH_3 吸收后又经肝脏合成尿素仍从肾脏排泄。

尿素的分子量小(60)。血浆中的尿素可全部从肾小球滤过,正常情况下 30%~40%被肾小管重吸收,肾小管亦可少量排泌尿素。血浆尿素浓度在一定程度上可反映肾小球的滤过功能,但只有当肾小球滤过功能下降到正常的 1/2 以上时,血浆尿素浓度才会升高,故血浆尿素测定不是

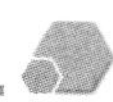

反映肾小球功能损伤的灵敏指标。此外，肾外因素如组织分解代谢加快、消化道出血、摄食过多蛋白质等都可引起血浆尿素浓度升高，因而血浆尿素测定亦不是肾功能损伤的特异指标。尽管如此，因为尿素是由肾脏排泄的低分子含氮废物的主要成分，血浆尿素浓度对慢性肾脏疾病的病程、病情观察及预后判断均有意义，且血浆尿素测定方法比较成熟、简便，所以血浆尿素测定仍是目前肾脏疾病的主要检查项目之一。

尿素的测定方法主要分为两大类：一类是利用尿素酶（亦称脲酶）水解尿素生成氨和 CO_2 而测定，被认为是间接测定法。另一类是尿素与某些试剂如二乙酰一肟、二苯吡喃醇、邻苯二甲醛等直接反应，测定其产物。

一、二乙酰一肟法

（一）原理

在酸性反应环境中加热，尿素与二乙酰缩合成色素原二嗪化合物，称为 Fearon 反应。因为二乙酰不稳定，故通常由反应系统中二乙酰一肟与强酸作用，产生二乙酰。二乙酰和尿素反应，缩合成红色的二嗪。试剂主要有以下几种。

1.酸性试剂

在三角烧瓶中加蒸馏水约 100 mL，然后加入浓硫酸 44 mL 及 85%磷酸 66 mL。冷至室温，加入氨基硫脲 50 mg 及硫酸镉（$CdSO_4 \cdot 8H_2O$）2 g，溶解后用蒸馏水稀释至 1L，置棕色瓶中冰箱保存，可稳定半年。

2.二乙酰一肟溶液

称取二乙酰一肟 20 g，加蒸馏水约 900 mL，溶解后，再用蒸馏水稀释至 1L，置棕色瓶中，贮放冰箱内可保存半年不变。

3.尿素标准贮存液（100 mm/L）

称取干燥纯尿素（MW=60.06）0.6 g，溶解于蒸馏水中，并稀释至 100 mL，加 0.1 g 叠氮钠防腐，置冰箱内可稳定 6 个月。

4.尿素标准应用液（5 mmol/L）

取 5.0 mL 贮存液用无氨蒸馏水稀释至 100 mL。

（二）操作

按表 15-3 进行。

表 15-3　测定尿素操作步骤（mL）

加入物	测定管	标准管	空白管
血清	0.02	—	—
尿素标准应用液	—	0.02	—
蒸馏水	—	—	0.02
二乙酰一肟溶液	0.5	0.5	0.5
酸性试剂	5	5	5

混匀后，置沸水浴中加热 12 min，置冷水中冷却 5 min 后，用分光光度计波长 540 nm，以空白管调零，比色读取标准管及测定管的吸光度。

(三)计算

$$\text{血清尿素(mmol/L)}=\frac{\text{测定管吸光度}}{\text{标准管吸光度}}\times 5$$

$$\text{血清尿素氮(mg/L)}=\text{尿素(mmol/L)}\times 28$$

(四)附注

(1)本法线性范围达 14 mmol/L 尿素,如遇高于此浓度的标本,必须用生理盐水做适当的稀释后重测,然后乘以稀释倍数报告之。

(2)试剂中加入硫胺脲和镉离子,增进显色强度和色泽稳定性,但仍有轻度褪色现象(每小时<5%)。加热显色冷却后应及时比色。

(3)吸管必须校正,使用时务必注意清洁干净,加量务必准确。

(4)尿液尿素也可用此法进行测定,由于尿液中尿素含量高,标本需要用蒸馏水做 1∶50 稀释,如果显色后吸光度仍超过本法的线性范围,还需要将尿再稀释,重新测定,结果乘以稀释倍数。

二、酶偶联速率法

(一)原理

尿素在脲酶催化下,水解生成氨和二氧化碳,氨在α-酮戊二酸和还原型辅酶Ⅰ存在下,经谷氨酸脱氢酶(GLDH)催化生成谷氨酸,同时,还原辅酶Ⅰ被氧化成氧化型辅酶Ⅰ。还原型辅酶Ⅰ在 340 nm 波长处有吸收峰,其吸光度下降的速度与待测样品中尿素的含量成正比,其反应如下:

尿素 $+ 2H_2O \xrightarrow{\text{尿素酶}} 2NH_4^+ + CO_3^{2-}$ NH_4^+ α-酮戊二酸 $+$ NDAH $+ H^+ \xrightarrow{\text{GLDH}}$ 谷氨酸 $+$ $NAD^+ + H_2O$

(二)试剂

pH 8.0。尿素酶 8 000 U/L。还原型辅酶Ⅰ(NADH)0.3 mmol/L。ADP 1.5 mmol/L。Tris-琥珀酸缓冲液 150 mmol/L。谷氨酸脱氢酶(GLDH)700 U/L。α-酮戊二酸 15 mmol/L。

以上酶试剂可以自配或购买试剂盒。液体酶试剂在冰箱存放可稳定 10 d,室温(15 ℃~25 ℃)只能存放 3 d。

尿素标准应用液同二乙酰一肟法。

(三)操作

1.自动生化分析仪

二点法,温度 37 ℃,波长 340 nm,延迟时间 30 s,读数时间 60 s。详细操作程序按照仪器和试剂盒说明书。

2.手工法

取 4 支试管标明测定、标准、空白、质控,按表 15-4 操作。

表 15-4　酶法测定尿素

加入物	测定管	质控管	标准管	空白管
血清(μL)	15	—	—	—
质控血清(μL)	—	15	—	—
尿素标准液(μL)	—	—	15	—
无氨蒸馏水(μL)	—	—	—	15
酶试剂(mL)	1.5	1.5	1.5	1.5

以上各管依次逐管加入酶试剂，混匀后立即在分光光度计上监测其吸光度的变化（△A/min）。

（四）计算

$$尿素(mmol/L)=\frac{测定\triangle A/min-空白\triangle A/min}{标准\triangle A/min-空白\triangle A/min}\times 5$$

本法适用于各种类型的自动生化分析仪，其测定程序及其参数可参照原仪器所附的说明。

（五）附注

（1）在测定过程中，各种器材和蒸馏水应无氨离子污染，否则结果偏高。

（2）标本最好用血清。

（3）血氨升高可使尿素测定结果偏高，标本溶血对测定有干扰。

（六）参考值

3.57～14.28 mmol/L。

三、脲酶-波氏比色法

（一）原理

测定分两个步骤，首先用尿素酶水解尿素，产生 2 分子氨和 1 分子二氧化碳。然后，氨在碱性介质中与苯酚及次氯酸反应，生成蓝色的吲哚酚，此过程需用硝普钠催化反应。蓝色吲哚酚的生成量与尿素含量成正比，在 630 nm 波长比色测定。

（二）试剂

1.显色剂

苯酚 10 g，硝普钠（含 2 分子水）0.05 g，溶于 1 000 mL 去氨蒸馏水中，存放冰箱中，可保存 60 d。

2.碱性次氯酸钠溶液

NaOH 5 g 溶于去氨蒸馏水中，加“安替福民”8 mL（相当于次氯酸钠 0.42 g），再加蒸馏水至 1 000 mL，置棕色瓶内冰箱存放，稳定 2 个月。

3.尿素酶贮存液

尿素酶（比活性 3 000～4 000 U/g）0.2 g，悬浮于 20 mL 50%（V/V）甘油中，置冰箱内可保存 6 个月。

4.尿素酶应用液

尿素酶贮存液 1 mL 加 10 g/L EDTA・2Na 溶液（pH6.5）至 100 mL，置冰箱保存可稳定 1 个月。

5.尿素标准应用液

同二乙酰一肟法。

（三）操作

取 16 mm×150 mm 试管 3 支，标记测定管、标准管和空白管，按表 15-5 操作混匀，37 ℃水浴15 min，向各管迅速加入酚显色剂 5 mL，混匀，再加入碱性次氯酸钠溶液 5 mL，混匀。各管置 37 ℃水浴 20 min，使呈色反应完全。

分光光度计波长 560 nm，比色杯光径 1.0 cm，用空白管调零，读取各管吸光度。

表 15-5 尿素测定操作步骤

加入物	测定管	标准管	空白管
尿素酶应用液(mL)	1.0	1.0	1.0
血清(μL)	10	—	—
尿素标准应用液(μL)	—	10	—
蒸馏水(μL)	—	—	10

(四)计算

$$尿素(mmol/L)=\frac{测定管吸光度}{标准管吸光度}\times 5$$

(五)参考值

2.9～8.2 mmol/L(以尿素计)。

(六)附注

1.本法亦能测定尿液中的尿素,方法如下。

1 mL 尿标本,加入人造沸石(需预处理)0.5 g,加去氨蒸馏水至 25 mL,反复振摇数次,吸附尿中的游离氨盐,静置后吸取稀释尿液 1.0 mL,按上述操作方法进行测定。所测结果乘以稀释倍数 25。

2.误差原因

空气中氨气对试剂或玻璃器皿的污染或使用铵盐抗凝剂可使结果偏高。高浓度氟化物可抑制尿素酶,引起结果假性偏低。

四、临床意义

(一)血浆尿素浓度的生理变化

男性血浆尿素浓度略高于女性;新生儿稍高于成人,出生 60 d 以后与成人无明显差异,60 岁以后多略增高;在剧烈运动和高蛋白饮食后,血浆尿素浓度可增高;妊娠妇女由于血容量增加,尿素浓度可降低。

(二)血浆尿素浓度的病理变化

1.肾脏疾病

如慢性肾炎、肾动脉硬化症、严重肾盂肾炎、肾结核和肾肿瘤的晚期等,肾功能轻度受损时,尿素可无变化。当其高于正常时,说明有效肾单位的 60%～70%已受到损害。因此血浆尿素测定不能作为肾脏疾病的早期功能测定的指标,但对肾衰竭,尤其是尿毒症的诊断有特殊价值。其增高的程度与病情严重性成正比,故对病情判断和预后的估价有重要意义。如慢性肾衰竭可根据尿素等的测定来决定其程度,可分为:①肾衰竭代偿期,内生肌酐清除率下降。血肌酐不升高(在 176.8 μmol/L 以下),血尿素正常或轻度升高(在 9 mmol/L 以下)。②肾衰竭失代偿期,又称氮质血症期(或尿毒症前期)。此时内生肌酐清除率下降明显,为 50 mL/min 以下,血肌酐超过 176.8 μmol/L、血尿素超过 9 mmol/L。③尿毒症期,此时内生肌酐清除率下降至 20 mL/min 以下,血肌酐超过 445 mmol/L,血尿素超过 20 mmol/L。

2.肾前或肾后因素引起尿量显著减少或尿闭

如脱水、水肿、腹水、循环功能衰竭、尿路结石或前列腺肿大引起的尿路梗阻等。

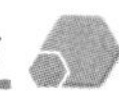

3.体内蛋白质分解过多

如急性传染病、上消化道出血、大面积烧伤、大手术后和甲状腺功能亢进等。虽然血尿素增高,此时其他肾功能试验结果一般均正常。

（严　敏）

第三节　血清肌酐检验

肌酐(Cr)是一种低分子量含氮化合物,分子量为116。它是肌酸脱水或磷酸肌酸脱磷酸的产物,肌酸是由精氨酸、甘氨酸和蛋氨酸在肝脏和肾脏中合成,经由血液循环,在肌肉组织中以肌酸及肌酸磷酸的形式存在。肌酐是小分子物质,可以顺利通过肾小球滤过。在原尿中肾小管基本上不重吸收,近曲小管尚能分泌,尤其当血浆肌酐浓度升高时,肾小管对肌酐的分泌作用明显增强。因此,血浆肌酐浓度及尿液肌酐排泄量是肾小球滤过功能的有用指标。

肌酐的测定方法有两大类,即化学方法和酶学方法。大多数化学方法是根据1886年Jaffe建立的碱性苦味酸反应,肌酐与苦味酸反应生成橘红色的化合物。由于许多化合物如蛋白质、葡萄糖、维生素C、丙酮、乙酰乙酸等也可生成Jaffe样色原,故Jaffe反应并非仅对肌酐特异,但根据肌酐与非肌酐物质的Jaffe反应动力学特点,利用“窗口期”肌酐动力学反应,可有效地提高测定特异性,操作简便,适用于各种自动分析仪。肌酐的酶学测定方法,主要有三种类型:①肌酐氨基水解酶法(也叫肌酐酶法)。②肌氨酸氧化酶法。③肌酐亚氨基水解酶法(即肌酐脱氨酶)法。酶学方法特异性高,结果准确,适用于各种自动分析仪。

一、肌氨酸氧化酶法

(一)原理

样品中的肌酐在肌酐酶的催化下水解生成肌酸。在肌酸酶的催化下肌酸水解产生肌氨酸和尿素。肌氨酸在肌氨酸氧化酶的催化下氧化成甘氨酸、甲醛和 H_2O_2,最后偶联Trinder反应,比色法测定。

(二)试剂

1.试剂1

TAPS缓冲液(pH8.1):30 mmol/L。

肌酸酶(微生物):≥333 μKat/L。

肌氨酸氧化酶(微生物):≥133 μKat/L。

维生素C氧化酶(微生物):≥33 μKat/L。

HTIB:5.9 mmol/L。

2.试剂2

TAPS缓冲液(pH8.0):50 mmol/L。

肌酐酶(微生物):≥500 μKat/L。

过氧化物酶(辣根):≥16.7 μKat/L。

4-氨基安替比林:2.0 mmol/L。

亚铁氰化钾：163 μmol/L。

(三)操作

按照表 15-6 所示进行操作。

表 15-6　血清肌酐酶法测定操作步骤(μL)

加入物	测定管(U)	校准管(s)
样品	6	—
校准液	—	6
试剂 1	250	250
混匀，37 ℃恒温 5 min，主波长 546 nm，次波长 700 nm，测定各管吸光度 A_1		
试剂 2	125	125

表 15-6 中各管混匀，37 ℃孵育 5 min，主波长 546 nm，次波长 700 nm，再测定各管吸光度 A_2。

(四)计算

$$血清肌酐(\mu mol/L)=\frac{A_{U2}-A_{U1}}{A_{S2}-A_{S1}}\times 校准物浓度(\mu mol/L)$$

(五)参考值

1.男性

59～104 μmol/L。

2.女性

45～84 μmol/L。

(六)附注

(1)肌酐酶法因特异性好，其参考值略低于苦味速率法。建议各实验室最好建立本地区的参考值。

(2)肌酐的酶法分析是解决肌酐测定中非特异性干扰的根本途径。肌酐酶法分析中以肌酐酶偶联肌氨酸氧化酶法较为常用。

(3)肌酐酶偶联肌氨酸氧化酶法为了消除样品中肌酸的干扰，利用自动分析中双试剂法的特点，在第一试剂中加入了肌酸酶，二步反应可以消除内源性肌酸的干扰。

(4)肌酐酶偶联肌氨酸氧化酶法，以 Trinder 反应为指示系统。不同的色原物质其灵敏度差异很大，各试剂厂商都竞相研究并使用新型灵敏的色原物质。目前常用的色原物质有 3，5-二氯-2-羟基苯磺酸(DHBA)；N-乙基-(2-羟-3-磺丙基)-3，5-二甲氧基-4-氟苯胺(F-DAOS)；N-(2-羟-3-磺丙基)-3，5-二甲氧基苯胺(HDAOS)等。

(5)Trinder 反应受胆红素和维生素 C 的干扰，可在试剂 1 中加入亚铁氰化钾(或者亚硝基铁氰化钾)和维生素 C 氧化酶消除之。

(6)肝素、枸橼酸、EDTA、氟化钠等在常规用量下对本测定无干扰。

(七)临床意义

(1)急性、慢性肾小球肾炎等肾小球滤过功能减退时，由于肾的储备力和代偿力很强，故肾小球受损的早期或轻度损害时，血中浓度可正常，只有当肾小球滤过功能下降到正常人的 1/3 时，血中肌酐才明显上升。因此血中肌酐测定不能代表内生肌酐清除率测定，也不能反映肾早期受损的程度。

 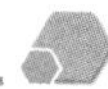

(2)肾源性或非肾源性血肌酐增高程度有所不同,如肾衰竭患者是由于肾源性所致,血肌酐常超过 200 μmol/L。心力衰竭时血流经肾减少属非肾源性的,血肌酐浓度上升不超过 200 μmol/L。

(3)血肌酐和尿素氮同时测定更有意义,如两者同时增高,表示肾功能已严重受损。如肌酐浓度超过 200 μmol/L,病情继续恶化,则有发展成尿毒症的危险,超过 400 μmol/L,预后较差,如仅有尿素升高,而血肌酐在正常范围内,则可能为肾外因素引起,如消化道出血或尿路梗阻等。

二、去蛋白终点法

(一)原理

血清(浆)中的肌酐与碱性苦味酸盐反应,生成黄色的苦味酸肌酐复合物,在 510 nm 波长比色测定。

(二)试剂

1.0.04 mol/L 苦味酸溶液

苦味酸(AR)9.3 g,溶于 500 mL 80 ℃蒸馏水中,冷却至室温。加蒸馏水至 1L,用0.1 mol/L 氢氧化钠滴定,以酚酞作指示剂。根据滴定结果,用蒸馏水稀释至 0.04 mol/L,贮存于棕色瓶中。

2.0.75 mol/L 氢氧化钠

氢氧化钠(AR)30 g,加蒸馏水使其溶解,冷却后用蒸馏水稀释至 1L。

3.35 mmol/L 钨酸溶液

(1)取聚乙烯醇 1 g 溶解于 100 mL 蒸馏水中,加热助溶(不要煮沸),冷却。

(2)取钨酸钠 11.1 g 溶解于300 mL蒸馏水中,使完全溶解。

(3)取 300 mL 蒸馏水慢慢加入 2.1 mL 浓硫酸,冷却。将(1)液加入(2)液中于 1L 容量瓶中,再与(3)液混匀,再加蒸馏水至刻度,置室温中保存,至少稳定一年。

4.10 mmol/L 肌酐标准贮存液

肌酐(MW113.12)113 g 用 0.1 mol/L 盐酸溶解,并移入 100 mL 容量瓶中,再以 0.1 mol/L 盐酸稀释至刻度,保存于冰箱内,稳定 1 年。

5.10 μmol/L 肌酐标准应用液

准确吸取 10 mmol/L 肌酐标准贮存液 1.0 mL,加入 1 000 mL 容量瓶内,以 0.1 mol/L 盐酸稀释至刻度,贮存于冰箱内。

(三)操作

于 16 mm×100 mm 试管中,置血清(或血浆)0.5 mL 加入 35 mmol/L 钨酸溶液 4.5 mL,充分混匀,3 000 r/min,离心 10 min,取上清液,按表 15-7 测定(尿液标本用蒸馏水做1∶200稀释)。

表 15-7　肌酐终点法测定操作步骤

加入物(mL)	测定管	标准管	空白管
血清无蛋白滤液或稀释尿液	3.0	—	—
肌酐标准应用液	—	3.0	—
蒸馏水	—	—	3.0
0.04 mol/L 苦味酸溶液	1.0	1.0	1.0
0.75 mol/L NaOH	1.0	10.0	1.0

混匀后，室温放置 15 min，分光光度计 510 nm 波长，比色杯光径 1.0 cm，以空白管调零比色，读取各管吸光度。

(四)计算

$$血清(浆)肌酐(\mu mol/L)=\frac{标准管吸光度}{测定管吸光度}\times 100$$

$$尿液肌酐(\mu mol/L)=\frac{标准管吸光度}{测定管吸光度}\times 100\times 200\times 24\ h尿量(L)$$

(五)参考值

1.男性

44～133 μmol/L(0.5～1.5 mg/dL)。

2.女性

70～106 μmol/L(0.8～1.2 mg/dL)。

(六)附注

(1)温度升高时，可使碱性苦味酸溶液显色增深，但标准管与测定管的加深程度不成比例。因此，测定时各管温度均须到室温。

(2)血清(血浆)标本如当天不测定，可于冰箱保存 3 d，若要保持较长时间，宜－20 ℃保存，轻微溶血标本对肌酐无影响，但可使肌酸结果偏高。

(3)肌酐测定的回收率受无蛋白滤液的 pH 影响，滤液 pH 在 3～4.5 时，回收率为 85%～90%；pH 在 2 以下时，回收率为 100%。

(七)临床意义

同肌氨酸氧化酶法。

三、速率法

(一)原理

肌酐的化学速率法测定是根据肌酐与苦味酸反应，生成橘红色的苦味酸肌酐复合物的反应速率。该反应拟一级反应动力学。在碱性反应环境中，样品中的肌酐或干扰物质和苦味酸的反应速度不同，选择适宜的速率监测时间，可以提高肌酐测定的特异性。

(二)试剂

(1)0.04 mol/L 苦味酸溶液。

(2)0.32 mol/L 氢氧化钠溶液。

(3)碱性苦味酸溶液：根据工作用量，将 0.04 mol/L 苦味酸和 0.32 mol/L 氢氧化钠等体积混合，可加适量的表面活性剂(如 Triton-X-100)，放置 20 min 以后即可应用。

(4)100 μmol/L 肌酐标准应用液。

(三)操作

按表 15-8 所示进行操作。

表 15-8　肌酐速率法测定操作步骤

加入物	标准管	测定管
肌酐标准应用液(μL)	100	—
样品(μL)	—	100
碱性苦味酸溶液(mL)	1.0	1.0

分析仪波长 510 nm，比色杯光径 1.0 cm，反应温度 37 ℃，样品体积 100 μL，试剂体积1 000 μL。在试剂与样品（或标准液）混合后准确反应 20 s，读取吸光度 $A_{1测}$ 和 $A_{1标}$，待反应进行至准确 60 s，读取吸光度 $A_{2测}$ 和 $A_{2标}$。

（四）计算

$$血清肌酐(\mu mol/L)=\frac{A_{2测}-A_{1测}}{A_{2标}-A_{1标}}\times 100$$

（五）参考值

1.男性

62～115 μmol/L(0.7～1.3 mg/dL)。

2.女性

53～97 μmol/L(0.6～1.1 mg/dL)。

（六）附注

(1)干扰速率法测定的非肌酐色原性物质有二类：一类为快速反应假肌酐物质，在样品与碱性苦味酸混合后 20 s 内迅速出现反应，产生非肌酐的有色化合物。测定时设置 20 s 延迟期，可以排除此类干扰。另一类为慢速反应假肌酐物质，一般在样品和碱性苦味酸混合后 80～100 s 才开始反应。这样在 20～80 s之间，出现"窗口期"，此时肌酐与苦味酸的呈色反应占主导地位。有研究者发现，"窗口期"的上限为 60 s。为了提高速率法测定的特异性，速率测定时间选择在 25～60 s期间。有学者对速率法进行严格评价后指出，速率法仍受到 α-酮酸的正干扰和胆红素的负干扰。

(2)速率法线性范围可达 2 000 μmol/L。血清样本值过高可用盐水稀释；尿液标本用蒸馏水做 20～50 倍稀释。测定结果乘以稀释倍数。

(3)温度对呈色反应速度影响较大，标准管与测定管的温度必须保持一致。

（七）临床意义

同肌氨酸氧化酶法。

四、内生肌酐清除率测定

（一）原理

通过测定血液和尿液中肌酐的含量来计算 24 h 或每分钟血液中肌酐被肾脏清除之量（清除值），与正常人内生肌酐清除值相比较，求得内生肌酐清除率。

（二）操作

(1)受检者应禁食肉类 3 d，不饮咖啡和茶，停用利尿剂，试验前避免剧烈运动。饮足量的水，使尿量不少于 1 mL/min。

(2)准确收集 24 h 尿液，测定尿液肌酐含量（测定方法见血清肌酐测定）。

(3)于收集尿样的同时，抽静脉血 3 mL，测定血清肌酐含量。

（三）计算

$$内生肌酐清除值(L/24\ h)=\frac{尿液肌酐(\mu mol/L)}{血清肌酐(\mu mol/L)}\times 24\ h尿量(L)$$

$$校正的内生肌酐清除值(L/24\ h)=内生肌酐清除值\times\frac{1.73}{体表面积(m^2)}$$

[注：以正常人 24 h 内生肌酐清除值 128L(即 24 h 内有 128L 血液中的肌酐通过肾脏清除)作为 100%，则内生肌酐清除率(%)＝校正的内生肌酐清除值×100/128。]

(四)参考值

男(105±20) mL/min，女(95±20) mL/min。

(五)附注

(1)体表面积计算方法是根据患者的身高(cm)和体质量(kg)按图 15-1 和图 15-2 查找。公式中 1.73 是一个标准身高体质量人的体表面积(m^2)。

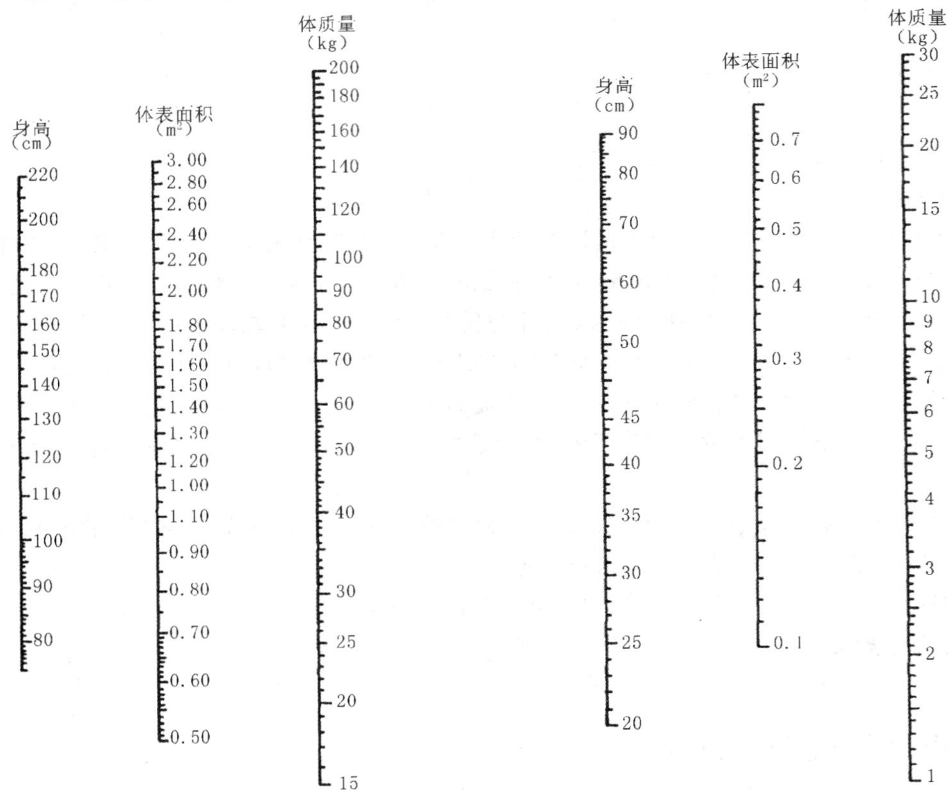

图 15-1 儿童及成人体表面积计算　　图 15-2 小儿体表面积计算

(2)体表面积计算图用法：在图两边纵线中找到患者的身高(左)和体质量(右)所在的两点，并将此两点连成直线，与中间纵线相交处的数值即为患者体表面积(m^2)。

(3)肌酐清除率随着年龄的增长而下降(表 15-9)。

表 15-9 不同年龄组的肌酐清除值[mL/(min·1.73 m^2)]

年龄(岁)	男(均值)	女(均值)
20～30	117	107
30～40	110	102
40～50	104	96
50～60	97	90
60～70	90	84
70～80	84	78

（六）临床意义

同肌氨酸氧化酶法。

（严　敏）

第四节　肾小球滤过功能检验

肾小球的主要功能为滤过作用，反映其滤过功能的客观指标主要是肾小球滤过率(GFR)。正常成人每分钟流经肾的血液量为1200～1400 mL，其中血浆量为600～800 mL，有20%的血浆经肾小球滤过后，产生的滤过液为120～160 mL/min。在单位时间内(min)经肾小球滤出的血浆液体量，称肾小球滤过率，为测定肾小球滤过率，临床上设计了各种物质的血浆清除率试验。

肾清除率系指肾在单位时间(min)内，能将若干毫升血浆中所含的某物质全部加以清除而言，结果以 mL/min 表示，计算公式为：

$$清除率=\frac{某物质每分钟在尿中排出的总量}{某物质在血浆的浓度} 或 C=\frac{U\times V}{P}$$

式中：C 为清除率(mL/min)，U 为尿中某物质的浓度(g/L)，V 为每分钟尿量(mL/min)，P 为血浆中某物质的浓度(g/L)。利用清除率可分别测定肾小球滤过率、肾血流量、肾小管对各种物质的重吸收和分泌作用。

各种物质经肾排出的方式大致分四种：①全部由肾小球滤出，肾小管不吸收、不分泌，如菊粉，可作为肾小球滤过率测定的理想试剂，能完全反映肾小球滤过率；②全部由肾小球滤过并被肾小管排泌，如尿素、肌酐等，不如菊粉清除率能准确反映肾小球滤过率；③全部由肾小球滤过后又被肾小管全部吸收，如葡萄糖可作为肾小管最大吸收率测定；④除肾小球滤出外，大部分通过肾小管周围毛细血管向肾小管分泌后排出，如对氨马尿酸可作为肾血流量测定试剂。

一、内生肌酐清除率测定

（一）原理

肌酐是肌酸的代谢产物，在成人体内含肌酐约100 g，其中98%存在于肌肉，每天约更新2%，肌酸在磷酸肌酸激酶作用下，形成带有高能键的磷酸肌酸，为肌肉收缩时的能量来源和储备形式，磷酸肌酸释放出能量经脱水而变为肌酐，由肾排出，人体血液中肌酐的生成可有内、外源性两种，如在严格控制饮食条件和肌肉活动相对稳定的情况，血浆肌酐的生成量和尿的排出量较恒定，其含量的变化主要受内源肌酐的影响，而且肌酐大部分是从肾小球滤过，不被肾小管重吸收，排泌量很少，故肾单位时间内，把若干毫升血浆中的内生肌酐全部清除出去，称为内生肌酐清除率(Ccr)。

（二）方法

(1)患者连续进食低蛋白饮食3 d，每天蛋白质应少于40 g，并禁食肉类(无肌酐饮食)，试验当日不要饮茶或咖啡，停止用药，避免剧烈运动。

(2)于第4天早晨8:00时将尿液排净，然后收集24 h尿液，并加入甲苯4～5 mL以防腐。在4 d内(任何时候均可)，采取抗凝血2～3 mL，与24 h尿同时送检。

(3)测定尿及血浆中肌酐浓度，并测定 24 h 尿量。

(三)计算

应用下列公式计算 24 h 的内生肌酐清除率。

$$24\ h\ 内生肌酐清除率(\%)=\frac{尿肌酐浓度(\mu mol/L)\times 24\ h\ 尿量(L)}{血浆肌酐浓度(\mu mol/L)}\times 100\%$$

因在严格控制条件下，24 h 内血浆和尿液肌酐含量较恒定。为了临床应用方便，用4 h尿及空腹一次性取血进行肌酐测定，先计算每分钟尿量(mL)，再按下列公式计算清除率。

$$每分钟肌酐清除率(\%)=\frac{尿肌酐浓度(\mu mol/L)\times 每分钟尿量(mL)}{血浆肌酐浓度(\mu mol/L)}\times 100\%$$

由于每人肾的大小不尽相同，每分钟排尿能力也有所差异，为排除这种个体差异可进行体表面积的校正，因每人的肾大小与其体表面积成正比，可代入以下公式酌情参考应用。

$$矫正清除率(\%)=\frac{实际清除率\times 标准体表面积(1.73\ m^2)}{受试者的体表面积}\times 100\%$$

(四)体表面积计算

$A=H^{0.725}\times W^{0.425}\times 71.84$

式中：A 为体表面积(cm^2)，H 为身高(cm)，W 为体重(kg)。

例如，某人身高 150 cm，体重 60 kg，体表面积计算：①$A=150^{0.725}\times 60^{0.425}\times 71.84$。②两边取常用对数求 LogA 的数值后，再求反对数得 $A=1\ 547\ cm^2$。

(五)参考值

男性清除率(105±20)mL/min；女性是(95±20)mL/min。清除率随年龄而减低(表 15-10)。

表 15-10 肌酐清除率 mL/(min·1.73 m^2)

年龄(岁)	男	$\overline{X}$	女	$\overline{X}$
20～30	88～146	117	81～134	107
30～40	82～140	110	75～128	102
40～50	75～133	104	69～122	96
00～60	68～126	97	64～116	90
60～70	61～120	90	58～110	84
70～80	55～113	84	52～105	78

(六)误差分析

(1)最常见误差来源是尿液收集时间记录不准，或部分尿液丢失。

(2)收集尿样期间做剧烈运动。

(3)尿液有膀胱内潴留造成负误差。

(七)临床意义

1.判断肾小球滤过功能的敏感指标

多数急性肾小球肾炎内生肌酐清除率低到正常值的 80%以下，但血清尿素氮、肌酐测定仍在正常范围，故是较早的反映肾小球滤过功能是否降低的指标。

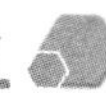

2.初步估价肾功能的损害程度

轻度损害Ccr在70～51 mL/min；中度损害在50～31 mL/min；＜30 mL/min为重度损害，慢性肾衰竭患者若清除率20～11 mL/min为早期肾衰竭；10～6 mL/min为晚期肾衰竭；＜5 mL/min为终末期肾衰竭。

3.指导治疗

内生肌酐清除率＜40 mL/min，应限制蛋白质摄入；＜30 mL/min噻嗪类利尿剂治疗常无效；＜10 mL/min应结合临床进行透析治疗，对利尿剂(如呋塞米、利尿酸钠)的反应已极差。此外，肾衰竭时凡由肾代谢或以肾排出的药物也可根据Ccr降低的程度来调节用药和决定用药的时间。

4.慢性肾炎临床分型的参考

如慢性肾炎普通型Ccr常降低。而肾病型由于肾小管基底膜通透性增加，内生肌酐可从肾小管排泌，其Ccr结果相应地偏高。

二、菊粉清除率测定

(一)原理

菊粉是由果糖构成一种多糖体，静脉注射后，不被机体分解、结合、利用和破坏。因其分子量小为5000，它可自由地通过肾小球，既不被肾小管排泌，也不被其重吸收，故能准确反映肾小球滤过率。

(二)方法

(1)试验时患者保持空腹和静卧状态。

(2)晨7∶00时饮500 mL温开水，放入留置导尿管，使尿液不断流出。

(3)7∶30取10 mL尿液和4 mL静脉血作为空白试验用，接着静脉输入溶于150 mL生理盐水的菊粉5 g。溶液需加温到37 ℃，在15 min内输完，然后再以菊粉5 g溶于400 mL温生理盐水中进行维持输液，以每分钟4 mL的速度输注。

(4)8∶30将导尿管夹住，8∶50取静脉血4 mL，随后放空膀胱，测定尿量。用20 mL温生理盐水冲洗膀胱，并注入20 mL空气，使膀胱内的流体排尽，将排出的液体加入尿液标本内。充分混匀后取出10 mL进行菊粉含量测定。

(5)9∶10第1次重复取血和尿标本，9∶30第2次重复取血和尿标本，其操作同(4)。

(6)将4次血与尿标本测定其菊粉含量。按下列公式进行计算：

$$\text{菊粉清除率}(\%)=\frac{\text{尿的菊粉含量}}{\text{血浆菊粉含量}\times\text{稀释倍数}\times\text{尿量(mL)}}\times100\%$$

$$\text{稀释倍数}=\frac{\text{实际尿量}+\text{冲洗液量}}{\text{实际尿量}}$$

(三)参考值

2.0～2.3 mL/s。

(四)临床意义

急性肾小球肾炎、慢性肾衰竭、心力衰竭时其菊粉清除率显著降低；慢性肾炎、肾动脉硬化、高血压晚期等可有不同程度的降低。由于本法操作步骤较繁杂，既需持续静脉滴注(口服会水解为单糖而被吸收，肌内注射又很难吸收)和多次抽血，又需置导尿管，因而不够方便；菊粉有时可引起发热反应，故目前临床上尚不能常规使用，多用于临床实验研究工作。

三、尿素清除试验

(一)原理

尿素是蛋白质代谢产生的氨在肝脏经鸟氨酸循环生成的最终产物，由肾脏排出体外。血液中的尿素通过肾小球滤过而进入肾小管。经过肾小管的尿素大部分被排出，还有一部分被肾小管重吸收而返回血流。所以尿素通过肾小球滤过并未完全被清除，尿素清除率较内生肌酐清除率要小，但仍是临床上简单而实用的肾功能试验之一。

尿素清除率随尿量多少而变。尿量越少，肾小管对尿素回收越多。尿量超过 2 mL/min 时，尿素排泄量和尿素清除率达最大值。

(二)操作

1.标本收集

进行试验前受试患者可正常饮食，但不做剧烈运动，不饮茶或咖啡。采样前嘱患者饮水 300 mL，半小时后令其排空尿液，弃去，记录时间。1 h 后收集第 1 次尿液，令患者务必排尽尿液，记录时间。随即采血数毫升，置抗凝管内。同时嘱患者再饮水 300 mL。在记时起的准2 h，再收集第 2 次尿液。

2.测定

准确计量两次尿量，计算每分钟尿量(mL/min)V_1 和 V_2。对两次尿样及血浆做尿素测定(测定方法见尿素测定)，分别为 U_1、U_2 和 P。

(三)计算

(1)若 V_1 和 $V_2 \geqslant 2$ mL/min，则尿素 U 和 P 之比较稳定，且与尿量成比例。

尿素最大清除率：

$$C_m = \frac{U}{P} \times V \times \frac{1.73}{A} (\mathrm{mL/1.73\ m^2})$$

(其中 A 为体表面积)

健康人最大清除率均数为 75 mL/(min · 1.73 m²)，折算为健康人清除百分率：

$$C_m = \frac{U}{P} \times V \times \frac{1.73}{A} \times \frac{100}{75} (\%)$$

(2)若尿量<2 mL/min，则尿素标准清除率(Cs)：

$$C_s = \frac{U}{P}\sqrt{V \times \frac{1.73}{A}} [\mathrm{mL/(min \cdot 1.73\ m^2)}]$$

健康人标准清除率均为 54 mL/(min · 1.73 m²)，折算为健康人清除百分率：

$$C_s = \frac{U}{P}\sqrt{V \times \frac{1.73}{A}} \times \frac{100}{54} (\%)$$

(四)参考值

尿素最大清除率(Cm)为 0.58～0.91 mL/(s · m²)[60～95 mL/(min · 1.73 m²)]；尿素标准清除率(Cs)为 0.36～0.63 mL/(s · m²)[40～65 mL/(min · 1.73 m²)]。尿素清除率为60%～125%。

(五)附注

(1)若患者之体表面积接近 1.73 m²，可以不作校正，误差不大。

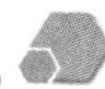

(2)收集尿液标本时,每次都必须要求患者尽力排空尿液,而且计时准确。

(3)将前后两次收集尿液计算的清除率取均数报告结果。若每小时排尿量<25 mL;两次清除率相差在 30%以上,说明试验未做好,应重做。

(六)临床意义

(1)病理变化的清除率:60%~40%,肾轻度损害;40%~20%,肾中度损害;20%~5%,肾重度损害;5%以下,见于尿毒症昏迷时。

(2)其他临床意义参见“内生肌酐清除测定”。

(严　敏)

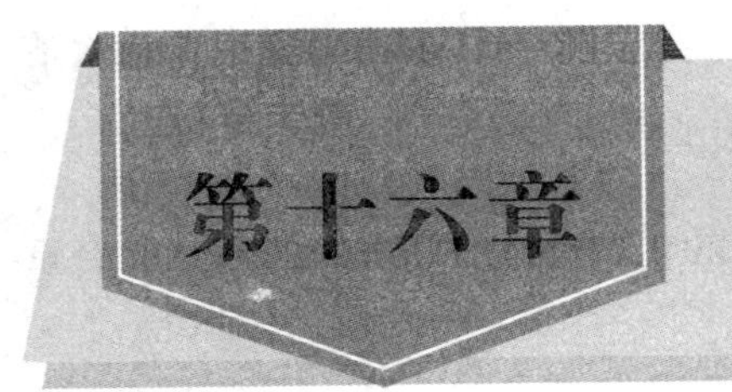

第十六章 细菌学检验

第一节 弯曲菌属及螺杆菌属检验

利用分子生物学技术(DNA-r RNA 杂交、16Sr RNA 序列分析)和免疫分型技术，将弯曲菌及其他相关细菌归入一个共同的 rRNA 超家族，包括弯曲菌属、螺杆菌属、弓形虫属、沃林菌属和“Flexispira”5 个菌属。

一、弯曲菌属

弯曲菌属是一类呈逗点状或 S 形的革兰阴性杆菌，广泛分布于动物界，其中有些可引起动物和人类的腹泻、胃肠炎和肠道外感染。目前弯曲菌共有 18 个种和亚种，对人致病主要有空肠弯曲菌、大肠弯曲菌及胎儿弯曲菌。

(一)生物学特性

本属细菌为革兰阴性无芽孢的弯曲短杆菌，大小为(0.2～0.8)μm×(0.5～5)μm，不易染色，菌体弯曲呈 S 状或海鸥展翅状等，一端或两端各有一根鞭毛，运动活泼，暗视野显微镜下呈“投标样”运动。

本属细菌为微需氧菌，多氧或无氧环境下均不生长，最适生长环境是含 5% O_2、10% CO_2、85% N_2 的微氧环境；培养温度通常取决于所需要分离的菌株，在不同温度下培养基的选择性也不同，通常绝大多数实验室用 42 ℃作为初始分离温度，这一温度对空肠弯曲菌、大肠弯曲菌的生长有利，相反其他菌株在37 ℃生长良好。营养要求高，普通培养基不生长，选择性培养基大多含有抗生素(主要为头孢哌酮)，以抑制肠道正常菌群。常用培养基有含血的 Skirrow 培养基、头孢哌酮-万古霉素-两性霉素琼脂培养基(CVA)和不含血的活性碳-头孢哌酮-去氧胆酸盐(CCDA)、碳基选择性培养基(CSM)和半固体动力培养基等。弯曲菌在同一培养基上可出现两种菌落，一种为灰白、湿润、扁平、边缘不整齐的蔓延生长的菌落；另一种为半透明、圆形、凸起、有光泽的小菌落，陈旧菌落可因产生色素而变红。

本菌有菌体(O)抗原、热不稳定抗原和鞭毛(H)抗原，前两种抗原是弯曲菌分型的依据。

(二)致病物质与所致疾病

弯曲菌属具有黏附定居和入侵上皮细胞的能力，通过产生的肠毒素、细胞毒素和内毒素等多种毒力因子致病，病变部位通常在空肠、回肠，也可蔓延至结肠。

弯曲菌广泛分布于动物界，常定居于人和动物的肠道内，通过粪便污染环境。传播途径主要为食物和水，传播方式多为经口传播，食用未煮熟的鸡、饮用未经处理的水和未经消毒的牛奶均可引起弯曲菌肠炎的发生。

空肠弯曲菌空肠亚种是弯曲菌属中最重要也是最常见的致病菌(占弯曲菌腹泻的80%～90%)，腹泻是空肠弯曲菌感染最常见的临床表现，先为水样便，每天3～20次，以后转为黏液脓血样便，甚至黑便或肉眼血便。除腹泻外，大多数患者有发热、腹痛、恶心和不适等症状。临床症状可在1周内消退，但多达20%的患者，其症状可持续1～3周，恢复期的患者粪便中还可带菌2周到1个月。除肠炎外，近年来也出现了空肠弯曲菌继发关节炎、败血症、脑膜炎和格林巴利综合征(GBS)。格林巴利综合征是外周神经的急性脱髓鞘性疾病，血清学和培养资料表明，20%～40%的格林巴利综合征患者在其神经症状出现前1～3周都曾有过空肠弯曲菌感染。GBS患者分离到的空肠弯曲菌大都具有特殊的血清型O19，可与人体的神经组织发生交叉免疫反应而致病。

胎儿弯曲菌主要引起肠外感染，其中胎儿亚种为主要的人类致病菌，可致人类菌血症、心内膜炎、血栓性静脉炎、活动性关节炎、脑膜炎、心包炎、肺部感染、胸膜炎、腹膜炎、胆囊炎等。

(三)微生物学检验

1.标本采集

采集粪便、肛拭子及剩余食物等标本并立即送检，或将标本接种于卡-布运送培养基中送检；对于高热和脑膜炎患者，可于用药前抽取静脉血或脑脊液，注入布氏肉汤中送检。

2.直接显微镜检查

(1)悬滴法动力检查：显微镜下观察有无螺旋状或投标样运动，脑脊液标本经离心沉淀后再制成悬滴标本检查。

(2)染色标本检查：取新鲜粪便或脑脊液离心沉淀物涂片、革兰染色，查找革兰阴性、弯曲呈S状或螺旋状杆菌。鞭毛染色见一端或两端单根鞭毛。

3.分离培养

可将标本直接接种于选择性培养基上，也可将标本过滤后培养。将一层孔径0.45～0.65 μm的滤膜放于不含抗生素的CCDA或CSM培养基上，滴加10～15滴标本悬液于滤膜上，由于弯曲菌有动力可穿过滤膜，将平板置于37 ℃孵育1 h，除去滤膜，平板置于37 ℃微需氧环境中继续培养，必要时给予一定浓度的氢气。弯曲菌形成的菌落为灰色、扁平、表面湿润、圆形凸起、边缘不规则、常沿穿刺线蔓延生长的菌落，在血平板上不溶血。本属细菌在布氏肉汤中呈均匀混浊生长。培养时需注意气体环境和适合的温度，空肠弯曲菌最适的温度为42 ℃～43 ℃，胎儿弯曲菌在42 ℃不生长。

4.鉴定

弯曲菌属的主要特征是革兰阴性小杆菌，呈弧形、S形、“海鸥形”或螺旋形，微需氧，氧化酶和触酶阳性，还原硝酸盐为亚硝酸盐，不分解和不发酵各种糖类，不分解尿素。

(四)药物敏感性试验

弯曲菌感染大多呈轻症和自限性，一般不需特异性治疗。体外试验显示，绝大多数弯曲菌对头孢菌素和青霉素耐药，环丙沙星治疗弯曲菌感染非常有效，但近年来也出现了不少耐药菌株。空肠弯曲菌和大肠弯曲菌能产生β-内酰胺酶，对阿莫西林、氨苄西林和替卡西林等β-内酰胺类抗生素耐药；对大环内酯类、喹诺酮类、氨基糖苷类、氯霉素、呋喃妥因和四环素等药物敏感，但近年来耐喹诺酮类药物的耐药菌株在不断增加。空肠弯曲菌通常对红霉素敏感，其耐药率小于5%，用红霉素治疗空肠弯曲菌肠炎的效果较好；而80%以上的大肠弯曲菌对红霉素耐药。胎儿弯曲菌引起的全身感染可用红霉素、氨苄西林、氨基糖苷类和氯霉素治疗。

二、螺杆菌属

螺杆菌属也是一类微需氧的革兰阴性螺形杆菌。最早根据其形态染色、培养条件、生长特征、生活环境等归于弯曲菌，但近年来根据其超微结构（螺旋与胞周纤维）、酶活性、脂肪酸序列、生长特性等的不同，尤其是该菌属16Sr RNA与弯曲菌属存在的巨大区别，将其从弯曲菌属中划分出来而成立一个新的螺杆菌属。其中与人关系最密切的是幽门螺杆菌。1983年澳大利亚学者Marshall和Warren首次从胃病患者的胃黏膜中分离出该菌，并随后提出该菌是人类胃炎、十二指肠溃疡和胃溃疡的重要病原菌。在发现这种细菌之前，医学界认为正常胃里细菌是不能存活的，并且认为消化性疾病是非感染性疾病，此发现使得原本慢性的、经常无药可救的胃炎、胃溃疡等可用抗生素和一些其他药物进行治疗。Marshall和Warren因该发现获得2005年度诺贝尔医学生理学奖。

（一）生物学特性

幽门螺杆菌为革兰阴性，呈海鸥状、S或弧形的螺杆状细菌。大小为(2.5～4.0)μm×(0.5～1.0)μm。运动活泼，菌体一端或两端可伸出2～6条带鞘的鞭毛，长约为菌体的1.0～1.5倍，鞭毛在运动中起推进器作用，在定居过程中起锚住作用。延长培养时间，细菌会发生圆球体样的形态变化，包括两种类型，一种较大，在透射镜下可见稀疏的细胞质，细胞体积膨大，这种类型可能是一种退化型，在传代中不能再生；另一种小圆球体，透射电镜下可见电子密度较高的细胞质，且有完整的细胞膜，在合适的培养条件下能重新生长成繁殖体。

本菌为微需氧菌，在含5%～8% O_2、10% CO_2和85%N_2的环境中稳定生长，在空气中和绝对无氧条件下均不能生长。从临床标本中分离的野生株在培养时均需要补充适当的CO_2，同时培养环境中必须保持95%以上的相对湿度。幽门螺杆菌生长的最适pH为中性或弱碱性，最适生长温度为37 ℃，25 ℃不生长，42 ℃少数生长，此与弯曲菌属明显不同。本菌营养要求较高，精氨酸、组氨酸、异亮氨酸、亮氨酸、甲硫氨酸、苯丙氨酸、缬氨酸是其必需氨基酸，某些菌株还需要丙氨酸或丝氨酸。缺乏葡萄糖时，幽门螺杆菌不能生长，但有适量葡萄糖和丙氨酸时能大大促进其生长，这说明葡萄糖可能仍然是幽门螺杆菌能量和碳源的重要来源之一。许多固体培养基都能用于幽门螺杆菌的分离培养，如哥伦比亚平板、心脑浸液平板、布氏平板和M-H平板等，但必须加入适量的全血（马、羊或人）或胎牛血清作为补充物。生长较为缓慢，通常需要3～5 d甚至更长时间，其菌落呈两种形态，一为圆形孤立的小菌落，无色半透明呈露滴状，直径0.5～1 mm，血平板上有轻度溶血；另一种沿接种线扩散生长，融合成片，扁平，无色半透明。为了避免兼性厌氧菌和霉菌等的过度生长，常需加入万古霉素、TMP、两性霉素、多黏菌素等组合抑菌剂。

（二）致病物质与所致疾病

幽门螺杆菌的致病因素包括毒力因子、感染后引发机体的免疫反应、宿主胃环境等因素。前者包括细菌动力（鞭毛）、尿素酶（脲酶）和黏附素、细胞空泡毒素（VacA）以及细胞毒素相关基因A蛋白（CagA）等因子。幽门螺杆菌确切的致病机制尚不清楚，可能与下列机制有关：特殊的螺旋状和端鞭毛运动方式有助于幽门螺杆菌穿过胃黏膜表面的黏液层与胃黏膜上皮细胞接触；幽门螺杆菌具有高活性的胞外脲酶分解尿素，形成“氨云”和CO_2，改变局部pH，利于该菌定植于

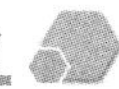

胃黏膜下层；氨的产生使黏液层离子发生变化，最后导致黏膜中的氢离子反向扩散，刺激胃泌素产生，损伤胃黏膜。

幽门螺杆菌的传播途径迄今仍不十分清楚，推测是经口感染。自然人群中幽门螺杆菌感染率是如此之高，因此人类应是幽门螺杆菌感染的主要传染源。某些猴类、鼬鼠、猫、狗等动物的胃中，亦曾分离到幽门螺杆菌，因此有人认为幽门螺杆菌感染也是动物源性传染病。

幽门螺杆菌为一高度适应于胃黏膜酸性环境的微需氧菌，定植于胃黏膜表面和黏膜层之间。自Marshall和 Warren 分离出该菌以来，大量研究表明它是胃炎、消化溃疡的主要致病因素，并且与胃黏膜相关性淋巴组织（MALT）淋巴瘤、胃癌的发生密切相关，世界卫生组织国际癌症研究机构已将其纳入一类致癌因子。幽门螺杆菌感染非常普遍，在人群中的感染率为 50%～80%，感染可持续数十年甚至终生，但其中只有大约 15%的感染者发生疾病，其原因尚不十分清楚，估计与幽门螺杆菌不同亚型的毒力以及宿主的遗传因素差异有关。

（三）微生物学检验

1.标本采集

多部位采集胃、十二指肠黏膜标本，标本要新鲜，保持湿润，置 2 mL 无菌等渗盐水中保存，在运送途中不超过 3 h，在 4 ℃下最多保存 5 h。流行病学调查和检测治疗效果时可取血清检查。

2.直接显微镜检查

（1）直接镜检：取胃、十二指肠黏膜活检标本作革兰染色或 Giemsa 染色，在油镜下查找细长弯曲或呈海鸥展翅状排列的菌体。由于涂片是在幽门螺杆菌定植部位的黏膜进行观察，阳性率很高，且对治疗后残留少量的幽门螺杆菌也可作出诊断，因此是简便、实用、准确和较快速的诊断方法。

（2）组织学检查：在对活检标本进行病理组织学观察时，可同时进行特殊染色作细菌学检查。常规组织学检查的 HE 染色因幽门螺杆菌与黏膜或胞质对比较差，阳性率低。可行 Warthin-Starry 银染色、Giemsa染色、甲苯胺蓝染色、石炭酸复红染色等。

3.分离培养

本菌的细菌学培养通常不如组织学检查的敏感率高，但若要进行药敏试验和流行病学调查，培养还是必不可少的。用选择性和非选择性培养基同时分离该菌可提高敏感性。用含 5%绵羊血的布氏平板或加入 7%马血的心脑浸液作为非选择性培养基，用改良的 Skirrow 平板（加入万古霉素 10 mg/L、两性霉素 B 10 mg/L、甲氧苄啶 5 mg/L）作为选择性培养基，在含 5%～8% O_2、10% CO_2、85% N_2 的微需氧环境中 37 ℃孵育 3～5 d，长出细小、灰白色、半透明、不溶血的菌落。

4.鉴定

幽门螺杆菌的主要特征是革兰阴性，呈海鸥状、S 形或弧形；微需氧，35 ℃生长，43 ℃、25 ℃不生长；脲酶强阳性、氧化酶、过氧化氢酶和碱性磷酸酶阳性；对萘啶酸耐药、头孢噻吩敏感；在 1%甘油和 1%胆盐中不生长。对大多数常用于鉴定肠杆菌科细菌的经典试验不起反应。

5.血清学诊断

用 ELISA 法直接检测幽门螺杆菌的菌体抗原或血清中抗体，具有快速、简便、取材方便、无侵入性及成本低的优点，但敏感性和特异性尚有待提高。菌体抗原检测用酶抗体法将粪便中幽门螺杆菌蛋白作为抗原，对有否幽门螺杆菌感染进行检测。抗体检查主要是检测幽门螺杆菌感染后血清中存在的IgG。常用的方法主要有酶联免疫吸附法、免疫印迹技术、胶乳凝集试验等。

6.其他诊断方法

(1)活检组织快速尿素酶试验(RUT):取一小块新鲜活检标本置于含尿素的培养基中或试剂条内,由于幽门螺杆菌产生大量的细胞外尿素酶(相当于普通变形杆菌的20~70倍),可分解尿素产大量的氨,使培养基pH升高,指示剂变色,能在5~30 min内检测出幽门螺杆菌。这是一种简便实用、快速灵敏且较为准确的检测幽门螺杆菌方法,适合胃镜检查的患者。

(2)^{13}C或^{14}C标记尿素呼气试验(UBT):利用幽门螺杆菌产生的脲酶可分解尿素释放CO_2的特点,受检者服用^{13}C或^{14}C标记的尿素,经脲酶作用产生带同位素的CO_2,然后随血流到达肺部,并呼出。测定患者服用尿素前后呼气中带有的含同位素的CO_2量,就可判断是否有幽门螺杆菌感染。该方法敏感性与特异性均很好,只是^{13}C检测需要特殊的质谱仪,价格昂贵,而检测^{14}C相对幽门螺杆菌脲酶试验简单,但其又具有放射性的危害。

对幽门螺杆菌感染的诊断较为复杂,目前国内共识以下方法检查结果阳性者可诊断幽门螺杆菌现症感染:①胃黏膜组织RUT、组织切片染色、Hp培养三项中任一项阳性;②^{13}C-或^{14}C-UBT阳性;③粪便幽门螺杆菌抗原(HpSA)检测(单克隆法)阳性;④血清幽门螺杆菌抗体检测阳性提示曾经感染,从未治疗可视为现症感染。

(四)药物敏感性试验

目前还没有法定的参照方法用于检测幽门螺杆菌的药物敏感性,但多数学者采用琼脂稀释法作为参考标准。幽门螺杆菌对多黏菌素、甲氧苄啶、磺胺、万古霉素和萘啶酸天然耐药。在体外药敏试验中,幽门螺杆菌对许多抗生素都很敏感,但体内用药效果并不满意,主要因为幽门螺杆菌寄生在黏液层下的胃上皮细胞表面,抗生素不能渗入胃黏膜深层。由于单用一种药物对幽门螺杆菌的疗效差,一般建议2种或3种药物合用,以提高疗效。临床上治疗幽门螺杆菌的药物有阿莫西林、甲硝唑、克拉霉素、四环素、呋喃唑酮等,具体治疗方案采用铋剂加两种抗生素,对于溃疡患者可应用质子泵抑制剂加一种抗生素或H_2受体拮抗剂加两种抗生素,连续治疗2周。由于幽门螺杆菌抗生素治疗方案的广泛应用,其耐药性问题也日益严重,因而药物的替换治疗及预防问题都值得重视和研究。

(吴永军)

第二节　需氧革兰阳性杆菌检验

需氧革兰阳性杆菌种类繁多,广泛分布于自然界的水和土壤中,多数为人和动物的正常菌群,少数细菌具有高度致病性。本节主要叙述与临床有关的较常见的芽孢杆菌属、李斯特菌属、丹毒丝菌属、加特纳菌属、棒状杆菌属和需氧放线菌。

一、芽孢杆菌属

芽孢杆菌属隶属于芽孢杆菌科,为一群革兰阳性杆菌,有氧条件下形成芽孢为其主要特征。包括70多个菌种,比较常见的有炭疽芽孢杆菌、蜡样芽孢杆菌、巨大芽孢杆菌、苏云金芽孢杆菌、蕈状芽孢杆菌、枯草芽孢杆菌、嗜热芽孢杆菌等。其中大部分细菌为腐生菌,广泛分布于自然环

 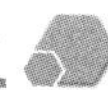

境中，一般不致病，炭疽芽孢杆菌和蜡样芽孢杆菌对人和动物具有致病性，下面主要叙述这两个菌种。

（一）炭疽芽孢杆菌

炭疽芽孢杆菌简称炭疽杆菌，是最早发现的病原菌，也是芽孢杆菌属中致病力最强的一种，引起人、兽共患的烈性传染病——炭疽。2001 年美国 9.11 事件后恐怖分子利用含有炭疽芽孢杆菌的干燥菌粉，通过邮件传播，制造生物恐怖，造成 11 人死亡。

1.生物学特性

本菌为目前发现的致病菌中最大的革兰阳性杆菌，为（5～10）μm×（1～3）μm，菌体两端平齐，无鞭毛。新鲜标本直接涂片常见单个或短链状排列，经培养后形成长链，类似竹节状。芽孢多在有氧条件下形成，位于中央，小于菌体。有毒菌株具有明显的荚膜。

本菌需氧或兼性厌氧，生长条件要求不严格。普通平板上形成灰白色、扁平、干燥、粗糙型菌落，边缘不整呈卷发状，在低倍镜下观察更为明显。在血平板上 15 h 内无明显溶血，24 h 后轻度溶血，而其他需氧芽孢杆菌多数溶血明显而快速。有毒株在 $NaHCO_3$ 血平板上，经 5% CO_2 条件下培养 18～24 h 可产生荚膜，变为黏液型（M）菌落，用接种针挑取菌落可见拉丝现象，无毒株为粗糙型（R）菌落。在肉汤培养基中由于形成长链而呈絮状沉淀生长，在明胶培养基中可使表面液化成漏斗状，细菌沿穿刺线扩散生长，形成倒伞状生长区。

炭疽芽孢杆菌的抗原包括细菌性抗原和炭疽毒素两部分。细菌性抗原主要有以下几种。①菌体多糖抗原：与毒力无关，由 D-葡萄糖胺、D-半乳糖及乙酸组成。耐热耐腐败，在患病动物腐败脏器或毛皮中，长时间煮沸而不被破坏，仍能与相应抗血清发生环状沉淀反应，即 Ascoli 热沉淀试验，但该抗原特异性不高，与其他需氧芽孢杆菌、人 A 型血型抗原及 14 型肺炎链球菌的多糖抗原有交叉，故应用 Ascoli 试验时，应结合其他鉴定试验综合分析。②荚膜多肽抗原：由质粒 pXO2 编码，为 D-谷氨酸 γ 多肽，是该菌毒力因子和特异性抗原，以抗荚膜多肽血清作荚膜肿胀试验，对本菌有鉴定意义。③芽孢抗原：为特异抗原，具有免疫原性和血清学诊断价值。炭疽毒素由质粒 pXO1 编码，为外毒素复合物，由保护性抗原（PA）、致死因子（LF）和水肿因子（EF）三种蛋白质组成，其中 PA 为结合片段，能与靶组织结合固定，LF 和 EF 为毒素效应部分，只有三种成分结合成复合物才能发挥毒素作用，引起典型的中毒症状。

本菌芽孢的抵抗力很强，干热 140 ℃ 3 h 或高压蒸汽 121.3 ℃ 15 min 才能杀灭。芽孢在干燥土壤或动物皮毛中可存活 60 年以上，一旦污染，可维持长时间的传染性。芽孢对化学消毒剂中的碘和氧化剂较敏感。

2.致病物质与所致疾病

炭疽是一种人畜共患病，四季均可发病，以羊、牛等食草动物发病多见。人感染主要是接触感染动物的皮毛、组织器官、排泄物等，也可以通过吸入气溶胶或食病畜肉而被感染，引起皮肤炭疽、肺炭疽和肠炭疽，以皮肤炭疽多见（约占 90%），肺炭疽较少见（5%），但致死率高达 85%以上，这三型炭疽均可引起败血症，并发脑膜炎。由于该菌感染方式多样，芽孢抵抗力强，致死率高，常被恐怖分子用作生物武器威胁人类。我国卫计委于 2005 年颁布了“全国炭疽监测方案”，对生物恐怖制定了预防和应对措施。

炭疽芽孢杆菌的主要致病物质是荚膜和炭疽毒素。炭疽毒素中的 EF 使毛细血管通透性增加引起水肿，LF 引起巨噬细胞释放 TNF-α、IL-1β 等炎症性细胞因子。炭疽毒素引起的肺部 DIC、纵隔肿胀、气道阻塞，是造成感染者死亡的主要原因。炭疽病愈后可获得持久免疫力。

3.微生物学检验

检验时必须严格按烈性传染病检验守则操作，检验材料应无害化处理。对检验人员加强预防措施，如戴防毒面具、防疫口罩，穿防生化衣，或给从业人员接种疫苗，谨防实验室感染。

(1)标本采集：皮肤炭疽患者采取病灶深部组织或分泌物；肺炭疽患者采取痰或血液；肠炭疽患者取呕吐物或粪便；炭疽性脑膜炎取脑脊液或血液。死畜严禁宰杀、解剖，可切割耳、舌尖采集少量血液，局限病灶可采取病变组织或附近淋巴结。可疑污染物如皮革、兽毛、谷物等，固体标本取 10～20 g，液体取 50～100 mL。

(2)直接显微镜检查：直接涂片或组织压片进行革兰染色，可同时做荚膜染色、荚膜肿胀试验。镜下见到革兰阳性大肠杆菌，菌体两端平截，类似竹节状，结合临床可作初步报告。

(3)分离培养：临床标本一般接种血平板，污染标本接种于含有戊烷脒多黏菌素 B 的选择性平板。标本用 2%兔血清肉汤增菌后再进行分离培养可提高检出率。

(4)鉴定。炭疽芽孢杆菌的主要特征：革兰阳性大肠杆菌，菌体两端平齐，常链状排列；芽孢位于中央，小于菌体；菌落灰白色、干燥、粗糙，边缘不整齐；分解葡萄糖、麦芽糖、蔗糖、海藻糖，不发酵乳糖等其他糖类；能分解淀粉和乳蛋白，在牛乳中生长 2～4 d 后使牛乳凝固，然后缓慢融化；触酶阳性。临床常见芽孢杆菌的主要鉴定特征见表 16-1。

表 16-1 临床常见芽孢杆菌的主要鉴定特征

特性	炭疽芽孢杆菌	蜡样芽孢杆菌	枯草芽孢杆菌	苏云金芽孢杆菌	蕈状芽孢杆菌	巨大芽孢杆菌
荚膜	+	−	−	−	−	−
动力	−	+	+	+	−	+
厌氧生长	+	+	−	+	+	−
卵磷脂酶	+	+	−	+	+	−
V-P	+	+	+	+	+	−
甘露醇	−	−	+	−	−	+
青霉素抑制剂	+	−	−	−	−	−
噬菌体裂解	+	−	−	−	−	−
串珠试验	+	−	−	−	−	−

1)串珠试验：将待检菌接种于含 0.05～0.5 U/mL 青霉素的培养基中 35 ℃培养 6 h 后，炭疽杆菌形态发生变化，菌体成为大而均匀的圆球状成串排列，为炭疽芽孢杆菌特有的现象。

2)青霉素抑制试验：炭疽杆菌在 5 U/mL 的青霉素平板上可生长，在含≥10 U/mL 的青霉素平板上受到抑制不生长。

3)重碳酸盐毒力试验：将待检菌接种于含 0.5% $NaHCO_3$ 和 10%马血清的平板上，置 10% CO_2 环境中 35 ℃培养 24 h，有毒株产生荚膜，形成 M 型菌落，无毒株形成 R 型菌落。

4)植物凝集素试验：根据炭疽杆菌菌体多糖是某些植物凝集素受体的原理，可用凝集素试验检测炭疽杆菌。常用方法有荧光标记试验、酶联免疫吸附试验。

5)噬菌体裂解试验：取待检菌新鲜肉汤培养物涂布于普通营养平板，将 AP631 噬菌体液滴加于平板，培养 12～18 h 后，出现噬菌斑为试验阳性。炭疽芽孢杆菌为阳性结果，其他芽孢杆菌为阴性。该试验已作为国家进出口商品检验局发布的“出口畜产品中炭疽杆菌检测方法”的行业标准。

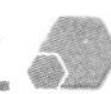

6)核酸检测:从质粒 pXO1 中提取编码 PA 的 DNA 片段,经 PCR 扩增,制备^{32}P 标记的核酸探针,用原位杂交技术检测标本中相应基因片段,该技术特异性强,重复性好。

4.药物敏感性试验

本菌对青霉素类、磺胺类、氨基糖苷类、四环素类、环丙沙星类抗生素均敏感,大多能抑制繁殖体和芽孢。

如果菌落、细菌形态符合炭疽芽孢杆菌特点;牛乳凝固试验、青霉素抑制、噬菌体裂解试验、串珠试验均为阳性,可报告"经检验发现炭疽芽孢杆菌"。有条件时可应用 DNA 探针,其敏感性、特异性强,其他鉴定试验作为参考指标。

(二)蜡样芽孢杆菌

蜡样芽孢杆菌广泛分布于自然界的土壤、水和尘埃中,易污染米饭、淀粉、乳及乳制品、果汁等,引起食物中毒,并可导致败血症。

1.生物学特性

本菌为革兰阳性大肠杆菌,为(1～1.2)μm×(3～5)μm,菌体两端钝圆,多数呈短链状排列。生长6 h后即可形成芽孢,位于菌体中心,不膨出。无荚膜。引起食物中毒的菌株多数有周鞭毛,根据鞭毛抗原可进行细菌分型。

本菌需氧或兼性厌氧,营养要求不高,在普通平板上形成的菌落较大、灰白色、不透明、表面粗糙似融蜡状,故名蜡样芽孢杆菌。在肉汤培养基中呈均匀混浊生长,形成菌膜。在血平板上形成β溶血。

2.致病物质与所致疾病

蜡样芽孢杆菌主要的致病物质是肠毒素,引起的食物中毒有两种类型。①呕吐型:由耐热的肠毒素(分子量小于 5 kD,110 ℃、10 min 灭活)引起,进食 1～6 h 后出现恶心、呕吐,腹泻少见,病程 10 h 左右;②腹泻型:由不耐热肠毒素(分子量 55～60 kD,55 ℃、5 min 灭活)引起,进食8～16 h 后发生急性胃肠炎症状,以腹痛腹泻为主,病程为 24 h 左右。本菌引起的食物中毒以夏秋季多见,被污染食品大多无腐败变质现象。此菌在米饭中极易繁殖,国内由此引起的食物中毒报道较多。

3.微生物学检验

(1)标本采集:可疑食物、患者粪便及呕吐物。

(2)直接显微镜检查:将采集的标本用无菌盐水制成悬液直接涂片染色镜检,观察细菌形态特征。

(3)分离培养:可用血平板、普通平板进行分离培养,根据菌落特征作进一步鉴定。

(4)鉴定。蜡样芽孢杆菌的主要特征:革兰阳性大肠杆菌,芽孢位于菌体中心,不膨出;菌落较大、灰白色、不透明、表面粗糙似融蜡状;分解葡萄糖、麦芽糖、蔗糖、果糖、水杨苷,产酸不产气,V-P 试验和卵磷脂酶阳性,液化明胶,缓慢液化牛乳,多数菌株能利用枸橼酸盐。如动力阳性可排除炭疽芽孢杆菌和蕈状芽孢杆菌,卵磷脂酶阳性可与巨大芽孢杆菌鉴别。

利用 H 抗原分型血清进行分型,我国、欧美及日本等国各自研制出分型血清,尚无统一的分型标准。我国的分型血清包括 11 个型,检出的食物中毒蜡状芽孢杆菌主要为 5、3 和 1 型。

4.药物敏感性试验

本菌对氯霉素、红霉素、庆大霉素敏感,对青霉素、磺胺类、呋喃类耐药。

暴露于空气中的食品一定程度上都受本菌污染,而且必须有大量细菌繁殖产生足够的毒素才能引起食物中毒，因此不能分离出蜡样芽孢杆菌就认为是食物中毒的病原菌。采集的标本除分离培养外还需要作活菌计数，一般认为活菌计数＞10^5 CFU/g 或＞10^5 CFU/mL 时有引起食物中毒的可能。

二、李斯特菌属

李斯特菌属主要包括产单核细胞李斯特菌、伊氏李斯特菌、格氏李斯特菌、斯氏李斯特菌、威氏李斯特菌等，广泛分布于水、土壤以及人和动物粪便中。对人和动物有致病性的主要是产单核细胞李斯特菌，为本部分重点叙述菌种。

(一)生物学特性

产单核细胞李斯特菌为革兰阳性、短小，常呈 V 字形排列，很少有长链状，但 42.8 ℃培养下多形成长链；有鞭毛，在 25 ℃运动活泼，35 ℃动力缓慢；无芽孢；一般不形成荚膜，在血清葡萄糖蛋白胨水中可形成多糖荚膜。

兼性厌氧，营养要求不高，普通培基上即可生长。在血平板上形成圆形、光滑的灰白色菌落，有狭窄β溶血环。在肉汤培养基中混浊生长，表面形成菌膜。在半固体培养基中沿穿刺线向四周蔓延生长，形成倒伞状。能在 4 ℃条件下生长，可进行冷增菌。

根据菌体和鞭毛抗原不同，分为 4 个血清型和多个亚型，抗原结构与毒力无关。1 型以感染啮齿动物为主，4 型以感染反刍动物为主，各型均可感染人类，以 1a、2b、4b 亚型最为多见，4b 亚型致病力最强。本菌与葡萄球菌、链球菌和大肠埃希菌等均有共同抗原，血清学诊断缺乏特异性。

本菌耐盐(200 g/L NaCl 溶液中长期存活)、耐碱(25 g/L NaOH 溶液存活 20 min)，对酸、热及常用消毒剂敏感，60 ℃～70 ℃加热 5～20 min 或 70%的乙醇 5 min 都可杀灭本菌。

(二)致病物质与所致疾病

产单核细胞李斯特菌为细胞内寄生菌，常伴随 EB 病毒感染引起传染性单核细胞增多症，也可引起脑膜炎、败血症及流产，易感者为新生儿、孕妇及免疫缺陷和免疫力低下者。传染源为健康带菌者，有报道健康人粪便中该菌携带率为 0.6%～16%，主要以粪-口途径传播，也可经胎盘、产道垂直感染，对胎儿和新生儿有一定致死率或者神经生理上造成永久性缺陷。若污染奶、肉类等食品可引起食物中毒。与病畜接触可致眼、皮肤局部感染。本菌还可引起鱼类、鸟类、哺乳动物疾病，如牛、绵羊的脑膜炎、家畜流产。致病物质主要为溶血素 O(LLO)和菌体表面成分如表面蛋白 P104、胞外蛋白 P60 等。细菌借助 P104、P60 黏附于宿主细胞上，LLO 与细菌进入单核巨噬细胞内繁殖有关。

(三)微生物学检验

1.标本采集

全身感染及脑膜炎患者采取血液、脑脊液标本，局部病灶取脓性分泌物或咽拭子，新生儿可取脐带残端、羊水、外耳道分泌物、粪便、尿液等。

2.直接显微镜检查

本菌在陈旧培养物可由革兰阳性转为革兰阴性，且两端着色深容易误认为双球菌。

3.分离培养

本菌在血平板上形成狭窄β溶血环；在半固体培养基中 25 ℃运动活泼，形成倒立伞状生长区；利用其在 4 ℃下可生长的特性，将标本先置 4 ℃冷增菌后再分离培养可提高阳性率。

 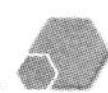

4.鉴定

本菌35 ℃培养24 h内可发酵多种糖类如葡萄糖、麦芽糖、果糖、蕈糖、水杨苷，产酸不产气，3～10 d分解乳糖产酸；MR、V-P、触酶、七叶苷试验阳性；硝酸盐还原、吲哚、明胶液化、脲酶阴性。产单核细胞李斯特菌主要鉴定特性见表16-2。

表16-2 产单核细胞李斯特菌与其他相似细菌鉴别特性

菌种	触酶	动力	胆汁七叶苷	葡萄糖	TSI琼脂产 H_2S	溶血	硝酸盐	脲酶
产单核细胞李斯特菌	+	+	+	+	−	β	−	−
棒状杆菌属	+	−	V	V	−	V	V	V
红斑丹毒丝菌	−	−	−	−	无/α	+	−	−

注："V"为11%～89%的菌株阳性。

(四)药物敏感性试验

本菌对青霉素、链霉素、四环素、氯霉素和红霉素等多种抗生素敏感；对磺胺类、杆菌肽、羧苄西林、多黏菌素B耐药，首选药物为氨苄西林。

三、丹毒丝菌属

丹毒丝菌属包括红斑丹毒丝菌、产单核细胞丹毒丝菌和扁桃体丹毒丝菌，可从土壤、水和食物中分离到。代表菌种为红斑丹毒丝菌，也是本属目前发现的可感染人的致病菌。

(一)生物学特性

红斑丹毒丝菌为革兰阳性杆菌，单个或短链状排列，R型菌落涂片染色镜下可见菌体呈长丝状或分枝状及出现断裂，与放线菌形态相似，无芽孢，无鞭毛也无荚膜。

本菌初次分离在含血清或葡萄糖的培养基上及5% CO_2 环境中生长旺盛。在血琼脂平板上因菌株毒力不同可形成S、R两种菌落，S菌落小、突起有光泽，R菌落大、表面呈颗粒状。在亚碲酸钾血平板可形成黑色菌落。在液体培养基可呈微混浊生长，底层有少量沉淀。

对湿热和常用消毒剂敏感。但对石炭酸抵抗力较强，在5 g/L的石炭酸中可存活90多天，分离本菌时可利用石炭酸处理污染标本。

(二)致病物质与所致疾病

本菌引起的疾病为一种急性传染病，主要发生于多种家畜、家禽和鱼类中，猪感染后称猪丹毒。人类多因接触患病动物及其皮革制品经皮肤伤口而被感染，发生局部红肿、疼痛，称为类丹毒，可发展为急性淋巴管炎，也可引起败血症、关节炎及心内膜炎，多发于屠宰及鱼、肉加工人员。本菌若污染奶及奶制品也可引起食物中毒。

主要致病物质为内毒素和一些酶类，如透明质酸酶使血管通透性增高，神经氨酸酶可促使DIC形成，导致微循环障碍，发生酸中毒、出血和休克。

(三)微生物学检验

1.标本采集

可以采取患者血液、皮疹渗出液或脓液标本进行检验。动物标本可取心血、内脏、局部组织或渗出液等。

2.直接显微镜检查

革兰染色时易被脱色而呈革兰阴性。血液或渗出液标本涂片染色镜检可见细菌多散在于血细胞之间,也有的被白细胞吞噬。

3.分离培养

用血平板进行分离培养,初次分离最好在5% CO_2 环境中培养。血液标本采用含有葡萄糖或血清的肉汤进行增菌。

4.鉴定

红斑丹毒丝菌触酶、氧化酶、MR、V-P反应均为阴性。48 h内发酵葡萄糖、乳糖,6~7 d发酵麦芽糖,可液化明胶,多数菌株硫化氢阳性。主要鉴定特性及与相似细菌产单核细胞李斯特菌的鉴别。

(四)药物敏感性试验

本菌对青霉素、头孢菌素、红霉素、四环素等均敏感。

四、加特纳菌属

加特纳菌属目前只包括一个菌种,即阴道加特纳菌(GV),为阴道正常菌群,可由于菌群失调引起细菌性阴道病。

(一)生物学特性

阴道加特纳菌为小杆菌但具多形态性,为0.5 μm×(1~2.5)μm,单个或成双排列,无特殊结构。革兰染色与菌株和培养条件有关,临床新鲜标本分离株或高浓度血清中生长的菌株呈革兰阳性,实验室保存菌株为革兰阴性。

多数菌株为兼性厌氧,营养要求较高,普通培养基上不生长。常用血平板在5% CO_2 环境中培养,形成针尖状、圆形、光滑、不透明的菌落,在人和兔血平板上出现β溶血环,羊血平板上不溶血。

(二)致病物质与所致疾病

阴道乳酸杆菌大量减少,阴道加特纳菌和厌氧菌过度增殖,造成阴道正常菌群微生态平衡失调,引起非特异细菌性阴道病(BV),为性传播疾病之一。BV还可导致妇产科多种严重并发症如子宫术后感染、产后子宫内膜炎等,还可引起新生儿败血症。健康妇女雌激素对阴道上皮细胞糖原含量及由糖原产生的乳酸的影响是控制阴道微生态的主要因素。

(三)微生物学检验

1.标本采集

根据临床及感染部位不同采集不同标本。疑为BV患者主要采集阴道分泌物,疑为子宫内膜感染者刮宫取内膜细菌培养,胎内感染无菌采集羊水。

2.直接显微镜检查

阴道分泌物直接涂片,革兰染色可见上皮细胞(细胞质呈红色,细胞核为蓝紫色)被大量革兰阳性或染色不定小杆菌覆盖,导致细胞边缘不清,称为线索细胞。若涂片中以革兰阳性大肠杆菌(乳酸杆菌)为主,只有少量短小杆菌则提示可能为非BV患者。

3.分离培养

用含5%人血的平板置5% CO_2 环境中培养48 h后进一步鉴定,如不能及时鉴定,可将分离菌株混悬于兔血清中低温冻存。

4.鉴定

主要生化反应为水解马尿酸、淀粉,发酵葡萄糖、麦芽糖、蔗糖等,其他生化反应不活泼。

以革兰染色找到线索细胞、阴道分泌物 pH 测定及胺试验为主要鉴定依据，一般情况下不做GV 的分离培养和生化反应。

(1)pH 测定：阴道分泌物 pH，大于 4.5 为可疑 BV。

(2)胺试验：阴道分泌物滴加 10% KOH，若发出腐败鱼腥样胺臭味即为阳性。

5.药物敏感性试验

所有菌株对青霉素类、万古霉素和甲硝唑敏感；对磺胺类、萘啶酸、新霉素、多黏菌素耐药。

BV 为细菌混合感染，因阴道加特纳菌为正常菌群，因此定性检出不一定就证明感染。必要时做细菌定量计数，若每毫升阴道分泌物该菌计数呈 100～1 000 倍增加，则提示可能为感染的病原菌。

五、棒状杆菌属

棒状杆菌属归属放线菌科，是一群菌体呈棒状的革兰阳性杆菌，包括的细菌种类繁多，主要有白喉棒状杆菌、假白喉棒状杆菌、干燥棒状杆菌、假结核棒状杆菌、溶血棒状杆菌、化脓棒状杆菌等。引起人类疾病的主要是白喉棒状杆菌，其他的多数为条件致病菌，形态与白喉棒状杆菌相似，统称类白喉棒状杆菌。

(一)生物学特性

白喉棒状杆菌简称白喉杆菌，为革兰阳性细长微弯的杆菌，一端或两端膨大呈棒状，无特殊结构。细菌排列不规则，多呈 X、L、V 等形，是由于繁殖时菌体分裂方式不同所致。用亚甲蓝、Albert 法、Neisser 法等染色可显示菌体内有浓染的异染颗粒，排列成念珠状或位于菌体两端，也称为极体，为本菌的形态鉴别特征。

需氧或兼性厌氧，营养要求高，在含有血液、血清、鸡蛋的培养基上生长。在血平板上 35 ℃培养 24 h 后形成灰白色、不透明的 S 型菌落，有狭窄的 β 溶血环。在吕氏血清斜面上生长较快，10～12 h 即形成灰白色、有光泽的菌苔，镜下形态典型，异染颗粒明显。亚碲酸钾能抑制杂菌生长，因此亚碲酸钾血平板通常用于白喉棒状杆菌的初次分离培养，亚碲酸盐离子能透过细胞膜进入白喉棒状杆菌细胞质中，还原为金属碲而沉淀，使菌落呈黑色。白喉棒状杆菌根据在亚碲酸钾血平板上生长的菌落特点分为三型：重型、轻型、中间型。该型别分类与疾病轻重无明显关系，也无特殊意义。

细菌表面具有 K 抗原，为不耐热、不耐碱的蛋白质，可激发宿主产生抗菌免疫和超敏反应。细胞壁具有耐热抗原，为阿拉伯半乳糖，是寄生于人和动物的棒状杆菌的共同抗原，与分枝杆菌和诺卡菌属有交叉。

本菌对干燥、寒冷、日光等因素较其他无芽孢菌强，对湿热和常用消毒剂敏感。

(二)致病物质与所致疾病

白喉棒状杆菌所致的疾病白喉为急性呼吸道传染病，传染源为患者和带菌者，通过飞沫或污染的物品传播。在患者咽喉部及鼻腔黏膜该菌几乎呈纯培养状态。细菌在黏膜局部定殖并产生外毒素，引起局部炎症和毒血症，黏膜上皮细胞渗出的纤维蛋白和局部细菌、炎症细胞、坏死组织凝结在一起形成灰白色膜，称为假膜，不易拭去。若假膜延伸并脱落于气管，可致患者窒息，成为早期致死的主要原因。此外，在阴道、眼结膜、表浅创伤部位也可见到假膜。

主要致病物质是由白喉棒状杆菌产生的外毒素——白喉毒素，但是并非所有的菌株都能产生，只有携带有产毒素基因(tox+)β-棒状噬菌体的溶源性菌株才能产生该毒素。白喉毒素是由二硫键连接的单条多肽链，为无活性的酶原，经酶蛋白降解为A、B两个多肽片段后发挥生物活性，A片段不能单独侵入细胞但有酶活性，B片段可与易感细胞膜受体结合，携带A片段转运入胞质内。白喉毒素常见的易感细胞有心肌、外周神经、肝、肾、肾上腺等组织，使细胞蛋白质合成障碍，因此临床常有心肌炎和软腭麻痹症状及肝、肾等严重病变。

类白喉杆菌通常分布于人和动物鼻腔、咽喉、外耳道、外阴和皮肤，一般无致病性或与其他细菌一起引起混合感染。近年来，由于大量使用免疫抑制剂和不适当使用抗生素，尤其介入性诊疗手段的广泛应用，这些条件致病菌导致的医院内感染病例增多，如菌血症、心内膜炎、骨髓炎等。

(三)微生物学检验

1.标本采集

从疑似假膜的边缘采集分泌物，未见假膜者采集鼻咽部或扁桃体黏膜分泌物。

2.直接显微镜检查

将标本直接涂片，分别做革兰染色和异染颗料染色，镜检发现革兰阳性棒状杆菌，形态典型且有明显异染颗料，可作初步报告，为临床早期诊断提供依据。

3.分离培养

标本分离可用亚碲酸钾血平板、血平板，纯培养用吕氏血清斜面。

4.鉴定

白喉棒状杆菌触酶阳性；分解葡萄糖、麦芽糖、半乳糖、糊精，不分解乳糖、甘露醇，重型迟缓分解蔗糖，还原硝酸盐，不液化明胶，吲哚和脲酶试验阴性。已有商品化的试剂盒用于棒状杆菌属的鉴定如API快速棒状杆菌试剂条、Minitek系统等。

白喉棒状杆菌包括无毒株和有毒株，需要通过毒力试验鉴定白喉杆菌的致病菌株，应用白喉抗毒素检测白喉杆菌毒素，确定产毒株，常用方法有ELISA法和Elek平板毒力试验。

(四)药物敏感性试验

本菌对青霉素、红霉素、氯霉素等广谱抗生素敏感，但对磺胺类耐药。

经革兰染色和异染颗粒染色，形态典型有明显异染颗粒者可作“检出形似白喉棒状杆菌”的初步报告。经亚碲酸钾血平板分离到黑色菌落，毒力试验阳性者，可报告“检出白喉棒状杆菌产毒菌株”。

六、需氧放线菌

放线菌是一类原核细胞型微生物，以分裂方式繁殖，常形成分枝状无隔营养菌丝。与医学有关的放线菌可按照细胞壁中是否含有分枝菌酸分为两类：不含分枝菌酸的主要包括放线菌属、链霉菌属和红球菌属；含有分枝菌酸的主要包括诺卡菌属、分枝杆菌属、棒状杆菌属。本部分主要介绍需氧放线菌——诺卡菌属。

诺卡菌属目前包括11个种，广泛分布于土壤中，多数为腐生微生物，分解有机植物，有些可产生利福霉素、蚁霉素等，与人和动物致病性有关的主要是星状诺卡菌和巴西诺卡菌。

(一)生物学特性

诺卡菌为革兰阳性杆菌，有细长的分枝菌丝。形态基本与放线菌属相似，但菌丝末端不膨大。抗酸染色弱阳性，若延长脱色时间则失去抗酸性，可与结核分枝杆菌相区别。在培养早期分枝状菌丝较少，多为球状或杆状菌体；如培养时间较长可见有丰富的菌丝形成，丝体呈粗细不等

的串珠状。在患者痰、脓汁、脑脊液等直接涂片中多见纤细的分枝状菌丝。

为专性需氧菌，营养要求不高但繁殖速度较慢，在普通平板或 L-J、沙氏平板上 35 ℃下培养 5～7 d 才可见到菌落，菌落表面干燥、有皱褶或呈颗粒状，可产生橙红、黄色、绿色等不同色素。在液体培养基中，由于需氧可在表面生成菌膜，下部液体澄清。

(二)致病物质与所致疾病

诺卡菌属的细菌多引起外源性感染，有毒株为兼性胞内寄生菌，可抑制吞噬体和溶酶体融合，抗吞噬细胞的有氧杀菌机制。星状诺卡菌主要通过呼吸道引起人的原发性、化脓性肺部感染，症状类似肺结核，也可经肺部转移到皮下组织，产生脓肿及多发性瘘管，或扩散到其他脏器，如引起脑脓肿、腹膜炎等。在感染的组织及脓汁内有淡黄色、红色或黑色的色素颗粒。巴西诺卡菌可因外伤侵入皮下组织，引起慢性化脓性肉芽肿，表现为脓肿及多发性瘘管，好发于足、腿部，称为足分枝菌病，本病也可以由某些真菌及马杜拉放线菌引起。

(三)微生物学检验

1.标本采集

采集组织渗出液、痰、脓液等，注意观察有无色素颗粒。

2.直接显微镜检查

如标本中有色素颗粒，取其置玻片上压碎进行革兰染色和抗酸染色，镜检可见革兰阳性(有时染色性不定)纤细的菌丝体和长杆菌，抗酸染色弱抗酸性，可初步确定为诺卡菌。但在脑脊液或痰中发现抗酸性的长杆菌，注意与结核分枝杆菌相鉴别。

3.分离培养

标本可接种于沙氏平板和血平板，35 ℃培养 2～4 d 后可见有黄、橙或红色的菌落。星状诺卡菌最高生长温度可达 45 ℃，可用于鉴别本菌。

4.鉴定

除菌落、菌体形态鉴定外，星状诺卡菌和巴西诺卡菌主要鉴别特性见表 16-3。

表 16-3　两种诺卡菌主要鉴别特性

菌种	液化明胶	分解酪氨酸	胨化牛乳	45 ℃生长
星状诺卡菌	−	−	−	+
巴西诺卡菌	+	+	+	−

(四)药物敏感性试验

本菌属细菌对磺胺类药物敏感，对青霉素耐药。

(田鹤锋)

第三节　非发酵革兰阴性杆菌检验

非发酵革兰阴性杆菌是一群不发酵葡萄糖或仅以氧化形式利用葡萄糖的需氧或兼性厌氧、无芽孢的革兰阴性杆菌；在分类学上分别属于不同的科、属和种，但具有类似的表型特征，如多为需氧菌，菌体直而细长，大小为(1～5) μm×(0.5～1) μm，绝大多数动力阳性，最适生长温度一般为30 ℃～37 ℃，多为条件致病菌。近年来由该类细菌引起感染的报告日益增多，尤其在院内感染中铜绿假单胞菌、不动杆菌等占有重要地位，同时由于非发酵菌对抗生素的耐药率日渐增高，已引起临床医学及检验医学的重视。

非发酵革兰阴性杆菌包括的菌种较多，主要有下列菌属：假单胞菌属、不动杆菌属、窄食单胞菌属、伯克霍尔德菌属、产碱杆菌属、无色杆菌属、莫拉菌属、金氏杆菌属、金色杆菌属、艾肯菌属、土壤杆菌属、黄单胞菌属、丛毛单胞菌属、食酸菌属等。

一、假单胞菌属

（一）概述

假单胞菌属属于假单胞菌目的假单胞菌科，本菌属分布很广，水、土壤和植物中均有存在，多数为腐生菌，少数为动物寄生菌，对人类都为条件致病菌。本菌属目前共有 153 种细菌，临床最常见的是铜绿假单胞菌，其他尚有荧光假单胞菌、恶臭假单胞菌、斯氏假单胞菌等，但较少见。

1.生物学特性

假单胞菌属是一类无芽孢、散在排列的革兰阴性杆菌，菌体直或微弯、有单鞭毛或丛鞭毛，运动活泼。

本属细菌专性需氧，生长温度范围广，最适生长温度 35 ℃，少数细菌可在 4 ℃或 42 ℃生长，如铜绿假单胞菌和许多非荧光假单胞菌在 42 ℃生长，而恶臭假单胞菌和几乎所有的荧光假单胞菌在 42 ℃不生长。假单胞菌属中，铜绿假单胞菌、荧光假单胞菌、恶臭假单胞菌等组成已知的荧光组假单胞菌，这些细菌经培养可产生水溶性黄绿色或黄褐色的青脓素，这种色素在短波长的紫外光下可发出荧光；而斯氏假单胞菌、曼多辛假单胞菌、产碱假单胞菌、假产碱假单胞菌、浅黄假单胞菌和稻皮假单胞菌组成非荧光组假单胞菌。本属细菌可以生存的 pH 范围是 5.0～9.0，最适 pH 为 7.0；营养要求不高，在实验室常用培养基（如普通琼脂平板、血平板、巧克力平板、麦康凯平板等）上均可生长。

2.致病物质与所致疾病

本菌属有多种毒力因子，包括菌毛、内毒素、外毒素和侵袭性酶。

本菌属一般不是人类的正常菌群，来源于环境，通常是水、潮湿的土壤，污染的医疗器械、输液或注射等，可引起医院感染。人类非发酵菌感染中，假单胞菌占 70%～80%，主要为铜绿假单胞菌。临床常见假单胞菌的致病物质及所致疾病谱见表 16-4。

表 16-4　临床常见假单胞菌的致病物质及所致疾病

菌种	毒力因子	所致病菌
铜绿假单胞菌	外毒素 A、内毒素、蛋白水解酶、藻朊酸盐、菌毛、对很多抗生素固有耐药	条件致病可引起社区或医院获得性感染、肺囊性纤维化患者的呼吸系统感染
荧光假单胞菌 恶臭假单胞菌 斯氏假单胞菌	未知，发生感染的患者常处在疾病状态且暴露于污染的医疗器械或溶液	较少引起感染，可引起菌血症、尿路感染、伤口感染和呼吸道感染
曼多辛假单胞菌 产碱假单胞菌 假产碱假单胞菌	未知	尚未发现引起人类疾病

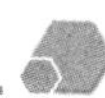

3.微生物学检验

(1)标本采集:假单胞菌属感染的常见标本有血液、脑脊液、胸(腹)水、脓液、分泌液、痰液、尿液等。因该属细菌生长条件要求不高,其标本的采集与运送无特别的要求。

(2)直接显微镜检查:标本直接涂片做革兰染色检查。本菌属为革兰阴性杆菌,中等大小,菌体直或微弯,散在排列,无芽孢。

(3)分离培养:血液、脑脊液等无杂菌污染的标本,可经增菌后或直接接种于血平板及麦康凯平板,粪便等杂菌多的标本接种于强选择性培养基进行分离培养。

(4)鉴定。假单胞菌属的主要特征:革兰阴性杆菌,动力阳性;专性需氧,营养要求不高,普通培养基、麦康凯培养基上生长良好,某些菌株具有明显的菌落形态或色素。氧化酶阳性,葡萄糖氧化发酵试验(O/F 试验)通常为氧化型;可将硝酸盐转化为亚硝酸盐或氮气。但浅黄假单胞菌和稻皮假单胞菌氧化酶阴性,常不能在麦康凯培养基上生长。

在临床实际工作中,假单胞菌属细菌的鉴定常采用商品化的试剂盒或全自动或半自动的细菌鉴定系统,临床常见的假单胞菌一般都能获得满意的鉴定结果。本属细菌的诊断一般不需要采用血清学诊断技术。

4.药物敏感性试验

由于假单胞菌属的一些细菌对很多抗生素天然耐药,本属细菌抗感染药物的选择一般由临床微生物技术人员、感染科医师和药剂师等共同协商作出决定。临床治疗假单胞菌感染的抗菌药物主要有三类:β-内酰胺类、氨基糖苷类和喹诺酮类。按美国临床实验室标准化研究所(CLSI)推荐,非发酵革兰阴性细菌除铜绿假单胞菌、不动杆菌属细菌、洋葱伯克霍尔德菌和嗜麦芽窄食单胞菌外,药敏试验不选用 Kirby-Bauer 法,应选用肉汤或琼脂稀释法或 E-test 法。

(二)铜绿假单胞菌

铜绿假单胞菌是假单胞菌属的代表菌种,广泛分布于自然界、家庭和医院中,其在外界存活的重要条件是潮湿环境,在人类的皮肤和黏膜表面罕见。在临床,该菌是肠杆菌科以外的革兰阴性杆菌中最常见的细菌。

1.生物学特性

铜绿假单胞菌为革兰阴性杆菌,菌体呈细杆状,长短不一,散在排列;无芽孢,一端有单鞭毛,运动活泼,临床分离株常有菌毛。

本菌为专性需氧菌,部分菌株能在兼性厌氧环境中生长,营养要求不高,在普通培养基上生长良好,培养温度常选择 35 ℃,4 ℃不生长而 42 ℃生长是该菌的鉴别点之一。

在血平板、麦康凯平板上形成的菌落表现为:扁平湿润,锯齿状边缘,常呈融合性生长,表面常可见金属光泽;产蓝绿色、红色或褐色色素,可溶于水,有类似葡萄或煎玉米卷气味;在血平板上常呈 β-溶血,来自肺囊性纤维化患者的菌株常表现为黏液型菌落。从临床标本分离的铜绿假单胞菌有 80%～90%产生色素。

铜绿假单胞菌有菌体(O)抗原、鞭毛(H)抗原、黏液(S)抗原和菌毛抗原。O 抗原有两种成分:一种是外膜蛋白,为保护性抗原,免疫性强,具有属特异性;另一种为脂多糖(LPS),具有型特异性,可用于细菌分型。

铜绿假单胞菌对外界因素的抵抗力比其他无芽孢菌强,在潮湿的环境中能长期生存。对干燥、紫外线有抵抗力。但对热抵抗力不强,56 ℃、30 min 可被杀死。对某些消毒剂敏感,1%石炭酸处理 5 min 即被杀死。临床分离菌株对多种抗生素不敏感。

2.致病物质与所致疾病

铜绿假单胞菌的致病作用与多种毒力因子有关,主要有:外毒素A,通过抑制蛋白质合成杀死宿主细胞;数种蛋白溶解酶,能溶解弹性蛋白、明胶及纤维蛋白等,与铜绿假单胞菌引起的角膜溃疡、小肠和结肠的炎性病变有关;溶血素,可破坏红细胞,导致出血病变,还能破坏覆盖于肺泡表面的卵磷脂,进而减低肺泡表面张力,导致肺不张,使肺炎病变加重;铜绿假单胞菌的菌毛可使细菌黏附到宿主细胞上。某些菌株产生藻朊酸盐和脂多糖聚合体,可抑制吞噬细胞的吞噬作用而导致肺囊性纤维化患者的潜在感染。

完整的皮肤黏膜是天然的屏障,故铜绿假单胞菌很少成为健康人的原发病原菌,但改变或损伤宿主正常的防御机制,如烧伤导致皮肤黏膜破坏、留置导尿管、气管切开插管,或免疫机制缺损如粒细胞缺乏、低蛋白血症、各种肿瘤患者,应用激素和广谱抗生素的患者,常可导致皮肤、尿路、呼吸道等感染。烧伤焦痂、婴儿或儿童的皮肤、脐带和肠道、老年人的尿道则是较常见的原发病灶或入侵门户。如果人体抵抗力降低或细菌毒力强、数量多,就可在血中生长繁殖,发生败血症。如因污染的镜片导致眼外伤,也可引起眼部感染。

铜绿假单胞菌对外界因素的较强抵抗力及对多种抗生素固有耐药,有助于该菌在医院环境中存活而引起医院感染。铜绿假单胞菌是呼吸道、尿道、伤口、血液甚至中枢神经系统医院感染的常见病原菌,肺囊性纤维化患者的呼吸道感染、皮肤坏死出血性丘疹与糖尿病患者恶性外耳道炎多由感染铜绿假单胞菌所致。

3.微生物学检验

(1)标本采集:按疾病和检查目的分别采取不同的临床标本,如痰、伤口分泌物、尿液、脓及穿刺液、血液、脑脊液、胸腔积液和腹水、关节液等。

(2)直接显微镜检查:脑脊液、胸腔积液和腹水离心后取沉淀物涂片,脓汁、分泌物直接涂片革兰染色镜检。为革兰阴性杆菌,菌体长短不一,有些菌体周围可见有荚膜。

(3)分离培养:血液和无菌体液标本可先增菌后再转种血平板和麦康凯平板,痰、脓液、分泌物、中段尿等可直接接种上述培养基。

(4)鉴定:根据培养物的菌落特征、产生水溶性蓝绿色、红色或褐色色素、特殊的气味、氧化酶试验阳性、氧化发酵试验为氧化分解葡萄糖等即可作出初步鉴定。但对色素产生不典型的铜绿假单胞菌还需要做其他生化反应(如明胶液化、精氨酸双水解试验、42 ℃生长试验等,乙酰胺酶检测试验也有一定的价值)与其他假单胞菌鉴别。铜绿假单胞菌主要生化反应结果如下:氧化酶阳性,在氧化发酵培养基上,能氧化利用葡萄糖、木糖产酸,不能发酵乳糖。精氨酸双水解酶阳性,乙酰胺酶多阳性,利用枸橼酸盐,还原硝酸盐并产生氮气。吲哚阴性,赖氨酸脱羧酶阴性(表16-5)。

表16-5 临床常见假单胞菌的鉴定特征

菌种	42 ℃生长	硝酸盐还原	还原硝酸盐产气	明胶液化	精氨酸二水解硝酸盐酶	赖氨酸脱羟酶	尿素水解	氧化葡萄糖	氧化乳糖	氧化甘露醇	氧化木糖
铜绿假单胞菌	+	+	+	V	+	−	V	+	−	V	+
荧光假单胞菌	−	−	−	+	+	−	V	+	V	V	+
曼多辛假单胞菌	+	+	+	−	+	−	V	+	−	−	+

续表

菌种	42 ℃生长	硝酸盐还原	还原硝酸盐产气	明胶液化	精氨酸二水解硝酸盐酶	赖氨酸脱羟酶	尿素水解	氧化葡萄糖	氧化乳糖	氧化甘露醇	氧化木糖
恶臭假单胞菌	−	−	−	−	+	−	V	+	V	V	+
斯氏假单胞菌	V	+	+	−	−	−	V	+	−	+	+
P.monteilii	−	−	−	−	+	−	V	+	−	−	−
P.veronii	−	+	+	V	+	ND	V	+	ND	+	+

注：ND，无数据；V，不定的；+，>90%菌株阳性；−，>90%菌株阴性。

4.药物敏感性试验

铜绿假单胞菌呈现明显的固有耐药性，对多数抗生素不敏感，对原为敏感的抗生素也可以产生耐药，因此，初代敏感的菌株在治疗 3～4 d 后，测试重复分离株的抗生素敏感性是必要的。目前，对假单胞菌感染多采用联合治疗，如选用一种β-内酰胺类抗生素与一种氨基糖苷类或一种喹诺酮类抗菌药物联合治疗。严重的铜绿假单胞菌感染，如败血症、骨髓炎及囊性纤维化患者应延长疗程。

标本经涂片革兰染色和分离培养后，如为革兰阴性小杆菌，菌落产生典型色素，具有特殊的气味、氧化酶阳性，即可初步报告“检出铜绿假单胞菌”。色素产生不典型者，经生化鉴定，如符合鉴定依据中的各条标准，才可提出报告。

对于临床标本中分离出铜绿假单胞菌的意义，必须结合患者的临床表现与标本来源进行分析。一般来说，以纯培养方式从正常无菌标本中分离出铜绿假单胞菌，要进行细菌鉴定和抗生素敏感试验，而从非无菌标本如无临床体征或无肺炎症状的患者气管内标本分离到铜绿假单胞菌，即使是优势生长，也没有必要进一步鉴定，因为使用多种抗生素治疗的患者常出现铜绿假单胞菌定植。

（三）荧光假单胞菌

1.生物学特性

荧光假单胞菌为革兰阴性杆菌，散在排列，一端丛毛菌，运动活泼，偶见无鞭毛无动力的菌株。专性需氧，营养要求不高，在普通培养基上可生长，在麦康凯平板上亦可生长，培养温度常选择 35 ℃，大多数菌株在 4 ℃生长，42 ℃不生长。约 94%的菌株产生水溶性荧光素，在紫外线(360 nm)照射下呈黄绿色荧光，有些菌株产生蓝色色素，不扩散。

2.致病物质与所致疾病

荧光假单胞菌存在于土壤和水等环境中，常与食物(鸡蛋、血、牛乳等)腐败有关，是人类少见的条件致病菌，可引起医院感染。由于具有嗜冷性，可在冰箱储存血液中繁殖，若输入含有此菌的血库血液，可导致患者不可逆性的休克而死亡。所以，血库血液的采集和保存，应防止荧光假单胞菌的污染。

3.微生物学检验

尿、分泌物等临床标本可直接接种在血平板上，血液标本可先增菌后再接种于血平板分离。本菌鞭毛 3 根以上，42 ℃不能生长，可与铜绿假单胞菌相区别。本菌的最低鉴定特征有单端鞭毛 3 根以上，动力阳性；氧化分解葡萄糖，不分解麦芽糖，氧化酶阳性，精氨酸水解阳性，明胶液化阳性；可产生荧光素，4 ℃生长，42 ℃不生长。本菌对卡那霉素敏感。

（四）恶臭假单胞菌

1.生物学特性

恶臭假单胞菌为革兰阴性杆菌，有些菌株为卵圆形，单端丛毛菌，运动活泼。专性需氧，培养温度常选择 35 ℃，42 ℃不生长，4 ℃生长不定，菌落与铜绿假单胞菌相似，但只产生荧光素（青脓素），不产生绿脓素，借此可与铜绿假单胞菌相区别，其陈旧培养物有腥臭味。

2.致病物质与所致疾病

恶臭假单胞菌为鱼的一种致病菌，常从腐败的鱼中检出，是人类少见的条件致病菌，常引起医院感染。偶从人类尿道感染、皮肤感染和骨髓炎标本中分离出，分泌物有腥臭味。

3.微生物学检验

鉴定中注意与其他假单胞菌相区别，只产生荧光素不产生绿脓素，42 ℃不生长可与铜绿假单胞菌区别；不液化明胶，不产生卵磷脂酶，陈旧培养物上有腥臭味，有别于荧光假单胞菌。

（五）斯氏假单胞菌

1.生物学特性

斯氏假单胞菌为革兰阴性杆菌，一端单鞭毛，运动活泼；常选择 35 ℃进行培养，4 ℃不生长，大部分菌株在 42 ℃生长；营养要求不高，普通平板可生长，新分离菌株在培养基上可形成特征性干燥、皱缩样菌落，黏附于琼脂表面难以移动，可产生黄色色素，不产生荧光素。

2.致病物质与所致疾病

斯氏假单胞菌存在于土壤和水中，在医院设备及各种临床标本中亦有发现，本菌引起的感染并不多见，偶可引起抵抗力低下患者伤口、泌尿道、肺部感染等。

3.微生物学检验

注意与曼多辛假单胞菌相鉴别，其特征性菌落、精氨酸双水解试验阴性、氧化分解甘露醇，有别于曼多辛假单胞菌。

二、不动杆菌属

不动杆菌属归于假单胞菌目的莫拉菌科，根据 DNA-DNA 杂交将不动杆菌属分成25 个 DNA 同源组（DNA homology groups），或称基因种，至少有 19 种不动杆菌的生化反应和生长试验已被公布，但只有 16 种不动杆菌被命名。由于大部分不动杆菌不能依靠表型实验将其同其他不动杆菌区分开来，目前将不动杆菌分成两组，分解糖（氧化分解葡萄糖）的不动杆菌和不分解糖（不氧化分解葡萄糖）的不动杆菌。

（一）生物学特性

不动杆菌属为一群不发酵糖类、氧化酶阴性、硝酸盐还原阴性、不能运动的革兰阴性杆菌。菌体多为球杆状，常成双排列，看似双球菌，有时不易脱色，可单个存在，无芽孢、无鞭毛。细菌培养温度常选择 35 ℃，该属细菌接种在血平板和巧克力平板后，在二氧化碳或空气环境中孵育，生长良好，培养 24 h 后，血平板上表现为光滑、不透明、有些菌种呈 β-溶血菌落；可在麦康凯培养基上生长（但需在空气环境中孵育），细菌生长较血平板慢，不发酵乳糖，菌落呈无色或淡紫红色。

（二）致病物质与所致疾病

不动杆菌广泛分布于自然界和医院环境中，是长期住院患者呼吸道和皮肤菌群的一部分。在临床标本中，最常见的是鲍曼不动杆菌，它是仅次于铜绿假单胞菌而居临床分离阳性率第二位

 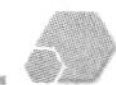

的非发酵革兰阴性杆菌，为条件致病菌。其致病物质目前尚不清楚，主要引起呼吸道、泌尿生殖道和血液的医院感染。该属微生物常感染较衰弱的患者，如应用医疗设备或接受多种抗生素治疗的烧伤或ICU患者，所致的疾病包括呼吸道感染、泌尿生殖道感染、伤口感染、软组织感染和菌血症等。

(三)微生物学检验

1.标本采集

根据临床疾病的不同采集不同的标本，常见为痰液、尿液、血液和分泌物。

2.直接显微镜检查

采集分泌物、痰液、脓液、脑脊液、尿液等标本后先做涂片，革兰染色后镜检，为革兰阴性球杆菌，有抵抗乙醇脱色的倾向，细菌较粗壮，常成双排列，在吞噬细胞内也有存在，易误认为奈瑟菌属细菌。

3.分离培养

在血平板和麦康凯平板上经35 ℃培养24 h后，可形成光滑、不透明、奶油色、凸起的菌落，菌落大小较肠杆菌科细菌小；洛菲不动杆菌菌落较小，直径为1～1.5 mm；溶血不动杆菌在血平板上可产生β溶血；有些菌株苛养，在血平板上呈针尖样菌落，在营养肉汤中不生长；某些氧化葡萄糖的不动杆菌可使血平板呈独特的棕色。在麦康凯平板上形成乳糖不发酵菌落，但因菌落略带紫色而常被误认为乳糖发酵菌落，需注意。

4.鉴定

商品化的鉴定系统(如法国生物梅里埃API 20 NE)可很好地鉴定不动杆菌。一些培养物经涂片、染色，如为革兰阴性成双排列的球杆菌，形态似奈瑟菌；KIA底层及斜面均不变色、无动力；氧化酶阴性，硝酸盐还原试验阴性，可初步确定为不动杆菌属的细菌。氧化酶阴性、硝酸盐还原试验阴性、无动力的革兰阴性杆菌极为罕见。本菌属内种的鉴定参见表16-6。

表16-6　不动杆菌和嗜麦芽窄食单胞菌的主要鉴定特征

菌种	麦康凯生长	动力	氧化葡萄糖	氧化麦芽糖	七叶苷水解	赖氨酸脱羧酶	硝酸盐还原
分解糖不动杆菌	+	−	+	−	−	−	−
不分解糖不动杆菌	+	−	−	V	−	−	−
嗜麦芽窄食单胞菌	+	+	+	+	V	+	V

注：V，不定的；+，>90%菌株阳性；−，>90%菌株阴性。

(四)药物敏感性试验

不动杆菌均对青霉素、氨苄西林和头孢拉定耐药，大多数菌株对氯霉素耐药，对氨基糖苷类抗生素耐药的菌株也逐渐增多，不同菌株对二代和三代头孢菌素的耐药性不同，所以每个分离菌株均应进行药敏试验。不动杆菌可采用纸片扩散法、肉汤和琼脂稀释法进行药敏试验，抗生素敏感试验结果对指导临床用药非常重要，药物的选择：A组药物包括头孢他啶、亚胺培南和美洛培南；B组药物包括美洛西林、替卡西林、哌拉西林、氨苄西林舒巴坦、哌拉西林他唑巴坦、替卡西林克拉维酸、头孢吡肟、头孢噻肟、头孢曲松、庆大霉素、阿米卡星、妥布霉素、四环素、多西环素、米诺环素、环丙沙星、加替沙星和左氧氟沙星；C组药物主要是甲氧苄啶/磺胺甲噁唑。

不动杆菌对很多抗生素显示耐药，因此在临床上选择最佳的抗生素进行抗感染治疗较困难。不动杆菌引起的单纯尿路感染，选择单个药物进行治疗往往是有效的，但对于严重的感染如肺炎或菌血症，就需要采用β-内酰胺类联合氨基糖苷类抗生素进行治疗。

三、窄食单胞菌属

窄食单胞菌属属于黄单胞菌目的黄单胞菌科，目前共有5个种，分别是嗜麦芽窄食单胞菌、非洲窄食单胞菌、S.acidaminiphila、S.nitritireducens和S.rhizophila，后三种菌均是在2002年命名。在1997年以前，本属仅有一种细菌，即嗜麦芽窄食单胞菌，该菌在1961年根据其鞭毛特征命名为嗜麦芽假单胞菌，1983年根据核酸同源性和细胞脂肪酸组成等归入黄单胞菌属，命名为嗜麦芽黄单胞菌。但由于其无黄单胞菌素，无植物病原性，能在37℃生长等，与其他黄单胞菌不同，1993年有学者提议将此菌命名为嗜麦芽窄食单胞菌，该菌也是本属中临床最常见的条件致病菌。

(一)生物学特性

窄食单胞菌属为革兰阴性杆菌，菌体直、较短或中等大小，单个或成对排列，一端丛毛菌，有动力。常选择的培养温度为35℃，4℃不生长，近半数菌株42℃生长。在空气环境中生长良好，营养要求不高，在血平板上生长良好，麦康凯平板可生长，形成乳糖不发酵菌落。在血平板上培养24 h后，菌落较大，表面光滑、有光泽，边缘不规则，有色素产生，使菌落呈淡紫绿色到亮紫色，菌落下部常呈绿色变色，有氨水气味。

(二)致病物质与所致疾病

本菌为条件致病菌，其致病的毒力因子尚不清楚。该菌广泛存在于自然界，包括潮湿的医院环境中，能变成长期住院患者呼吸道菌群的一部分，可因患者使用医疗器械，如静脉导管和导尿管等，导致该菌进入机体无菌部位引起感染。最常见的是医院感染，包括导管相关性感染、菌血症、伤口感染、肺炎、尿路感染和机体其他部位的各种感染等。在非发酵菌引起的感染中，仅次于铜绿假单胞菌和不动杆菌而居临床分离阳性率的第三位。

(三)微生物学检验

1.标本采集

根据临床疾病的不同采集不同的标本，血液标本先肉汤增菌，其他标本直接接种于血平板和麦康凯平板。

2.直接显微镜检查

标本涂片，革兰染色后镜检，为革兰阴性杆菌，菌体直、较短或中等大小，单个或成对排列。

3.分离培养

标本接种于血平板和麦康凯平板，35℃、空气环境中孵育24 h后在血平板和麦康凯平板上的菌落特征见上述生物学特性。

4.鉴定

嗜麦芽窄食单胞菌在一些商业化的鉴定系统(如法国生物梅里埃API 20 E)中可得到很好的鉴定。嗜麦芽窄食单胞菌的主要生化反应特征有：氧化酶阴性，DNA酶(这是将本菌与其他氧化分解葡萄糖革兰阴性杆菌相区别的关键因素)和赖氨酸脱羧酶阳性，葡萄糖氧化分解缓慢，可快速氧化分解麦芽糖，明胶水解试验阳性，部分菌株(约占39%)硝酸盐还原试验阳性；分解硝酸盐产氮气阴性，精氨酸双水解酶阴性，鸟氨酸脱羧酶阴性，吲哚生成阴性，一般不分解尿素。

下列特征可用来推测性地鉴定嗜麦芽窄食单胞菌：在血平板或麦康凯平板上生长良好；动力阳性(一般鞭毛数大于2个)；氧化酶阴性；氧化麦芽糖产酸，但氧化葡萄糖较缓慢可产弱酸性反应；赖氨酸脱羧酶阳性、DNA酶阳性；一些菌株产生黄色色素；对碳青霉烯类抗生素天然耐药。

（四）药物敏感性试验

本菌对大多数临床常用的抗生素如氨基糖苷类和很多β-内酰胺类（包括对铜绿假单胞菌很有效的抗生素，如碳青霉烯类）天然耐药，主要与该菌存在一种锌离子依赖金属β-内酰胺酶有关，但对甲氧苄啶-磺胺甲噁唑一般均敏感。可采用纸片扩散法、肉汤或琼脂稀释法及E-test法检测其抗生素敏感性，抗生素敏感试验可选择的药物非常有限，主要有A组的甲氧苄啶-磺胺甲噁唑，B组的米诺环素和左氧氟沙星。

四、产碱杆菌属

产碱杆菌属属于伯克霍尔德菌目的产碱杆菌科，在伯杰系统细菌手册原核生物分类概要（2004）中被分为16个种，临床常见的产碱杆菌主要有粪产碱杆菌、木糖氧化产碱杆菌、脱硝产碱杆菌，现又命名为脱硝无色杆菌和皮氏产碱杆菌。

（一）生物学特性

本菌为革兰阴性短杆菌，常成单、双或成链状排列，具有周鞭毛，无芽孢，多数菌株无荚膜。专性需氧，培养温度常选择35 ℃，在血平板、巧克力和麦康凯平板上生长良好，在血培养系统肉汤、普通营养肉汤（如脑-心浸液）中也生长良好。在麦康凯平板上均形成不发酵乳糖菌落，粪产碱杆菌在血平板的菌落多呈羽毛状边缘，周围有绿色变色区域环绕，菌落产生特征性的、类似苹果或草莓水果样气味；皮氏产碱杆菌在血平板上不产生色素，凸起、有光泽的菌落周围由绿褐色变色区域环绕。

（二）致病物质与所致疾病

本属中临床分离最常见的是粪产碱杆菌，主要存在于土壤和水中，包括潮湿的医院环境，在很多哺乳类动物上呼吸道中也可分离出此菌。大部分感染是条件致病，主要引起医院感染，细菌主要来自污染的医疗设备或溶液，如雾化器、呼吸机和灌洗液等。其致病物质尚不清楚，血、痰、尿、脑脊液等是常见的发现该菌部位。

（三）微生物学检验

1.标本采集

根据临床疾病不同采集不同标本，如血、尿、痰、脓汁、脑脊液等。

2.直接显微镜检查

脑脊液、尿液离心取沉淀涂片，脓液和痰液可直接涂片革兰染色镜检，本菌为革兰阴性短杆菌。

3.分离培养

血液、脑脊液标本需肉汤增菌后再转种固体培养基，脓液、分泌物、尿液可直接接种于血平板和麦康凯平板。经35 ℃空气环境培养24 h后，在血平板上可形成大小不等、灰白色、扁平、边缘稍薄的的湿润菌落，粪产碱杆菌有水果香味；在麦康凯上形成不发酵乳糖菌落；在液体培养基中呈均匀混浊生长，表面形成菌膜，管底有黏性沉淀。

4.鉴定

产碱杆菌属细菌的主要生化特征：氧化酶阳性，不分解任何糖类，葡萄糖氧化发酵培养基中产碱；本属细菌除能利用柠檬酸盐和部分菌株能还原硝酸盐外，多数生化反应为阴性。

商品化鉴定系统对本属细菌的鉴定能力有限或不确定。本属细菌与产碱假单胞菌极为相似，二者主要区别在于前者为周毛菌而后者为极端单鞭毛菌。木糖氧化产碱杆菌通过氧化葡萄糖和氧化木糖产酸而很容易和其他产碱杆菌区别。粪产碱杆菌在含碳水化合物培养基上呈强烈的产碱反应，大部分菌株形成细小、边缘不规则的菌落，同时产生特征性的水果味并使血平板呈绿色，本菌的一个重要生化特征是能还原亚硝酸盐产气而不能还原硝酸盐。依据能还原硝酸盐和能在 6.5% NaCl 中生长可将皮氏产碱杆菌与其他产碱杆菌区别；脱硝产碱杆菌较少从临床分离到，仅该菌能还原硝酸盐为亚硝酸盐并产气。临床常见产碱杆菌的主要鉴定特征见表 16-7。

表 16-7　有医学意义的 4 种产碱杆菌的主要鉴定特征

特征	脱硝产碱杆菌 n=4	皮氏产碱杆菌 n=5	粪产碱杆菌 n=49	木糖氧化产碱杆菌 n=135
动力和周鞭毛	+	+	+	+
氧化葡萄糖产酸	−	−	−	V
氧化木糖产酸	−	−	−	+
触酶	+	+	+	+
生长：				
麦康凯琼脂	+	+	+	+
SS 琼脂	+	+	+	+
西蒙枸橼酸盐	+	+	+	+
尿素	−	−	−	−
硝酸盐还原	+	+	−	+
硝酸盐产气	+	−	−	V
亚硝酸盐还原	ND	−	+	ND
明胶水解 *	−	−	V	−
色素：				
不溶性	−	−	−	−
可溶性	V，黄色	−	V，黄色	−，棕色
生长：				
25 ℃	+	+	+	+
35 ℃	+	+	+	+
42 ℃				
精氨酸双水解	−	−	−	V
0 NaCl 营养肉汤	+	+	+	+
6% NaCl 营养肉汤	V	+ * *	+	V

注：n 为菌株数；表中结果为孵育 2 d 的结果；+：>90%菌株阳性；−：>90%菌株阴性；V：11%～89%的菌株阳性；*：明胶水解试验指的是孵育 14 d 后的结果；ND 不确定或无数据获得；* *：孵育 48 h 轻微生长，7 d 明显生长。

(四)药物敏感性试验

目前尚无有效的药物敏感性试验用于本属细菌抗生素敏感性检测，临床治疗这类细菌感染也无限定性的指导。

五、其他非发酵革兰阴性杆菌

(一)金色杆菌属

金色杆菌属属于黄杆菌目中的黄杆菌科。主要包括9种细菌，分别是大比目鱼金色杆菌、黏金色杆菌、产吲哚金色杆菌、脑膜败血金色杆菌、大菱鲆金色杆菌、C.defluvii、C.joostei和C.miricola，后三种菌均是2003年以后命名的。

1.生物学特性

本属细菌是一群中等大小、稍长的革兰阴性直杆菌，无鞭毛，动力阴性。营养要求不高，在血平板和巧克力平板上生长良好，可在麦康凯培养基上生长，在血培养系统肉汤、普通营养肉汤(如脑-心浸液)中也生长良好。在二氧化碳或空气环境中，经35 ℃培养24 h，在麦康凯培养基上形成乳糖不发酵菌落，在血平板上形成圆形、光滑、有光泽、边缘整齐的菌落(孵育24 h后菌落直径1～2 mm)，产亮黄色或橙色色素。

2.致病物质与所致疾病

金色杆菌属在自然状态下存在于土壤、植物、食物和水中，在医院内主要存在于各种水环境中，不是人体的正常菌群。作为环境微生物，尚未发现特别的毒力因子与其致病有关，但它们可在含氯的自来水中生存，这种能力使其很容易在医院水环境中存活。脑膜败血金色杆菌是其中最常见的与人类感染有关的种，可产生蛋白酶和明胶酶，引起宿主细胞与组织的损伤，对早产儿具有高度致病性，可致新生儿脑炎，在婴儿室引起流行，且死亡率较高。也可引起免疫力低下成人肺炎、脑膜炎、败血症和尿路感染。产吲哚金色杆菌在临床标本中经常能分离到，多无临床意义，仅偶可引起有严重基础疾病住院患者的菌血症和与住院期间使用留置设施有关的医院感染。

3.微生物学检验

(1)标本采集：根据临床疾病不同采集不同标本，如血、尿、痰、脓液、脑脊液等。

(2)直接显微镜检查：脑脊液、尿液离心取沉淀涂片，脓液和痰液可直接涂片革兰染色镜检，本菌为革兰阴性中等稍大的直杆菌，常呈现中间较细，两端较粗的“I形”。

(3)分离培养：血液、脑脊液标本需肉汤增菌后再转种固体培养基，脓液、分泌物、尿液可直接接种血平板和麦康凯平板。经35 ℃空气环境培养24 h后，观察菌落特征。本属细菌均产黄色色素、氧化酶阳性、氧化分解葡萄糖。

(4)鉴定：目前商品化鉴定系统对本属细菌的鉴定能力有限且不确定。本属细菌的主要鉴定特征：氧化酶阳性、吲哚阳性、无动力、产黄色色素的非发酵革兰阴性杆菌，但通常吲哚反应较弱难以显示，应用更敏感的Ehrlich方法进行检测。本属细菌触酶阳性、鸟氨酸脱羧酶阴性，SS琼脂不生长，在三糖铁培养基上H_2S生成阴性。产吲哚金色杆菌和黏金色杆菌的表型鉴定比较困难，但黏金色杆菌氧化木糖产酸、42 ℃可生长有助于鉴别。应该强调，试验的结果(如DNA酶、吲哚、尿素和淀粉水解)取决于培养基、试剂和培养时间。临床常见金色杆菌属细菌的主要特征见表16-8。

表 16-8　临床常见金色杆菌主要鉴定特征

特征	脑膜败血金色杆菌(n=149)	黏金色杆菌(模式菌株)	产吲哚金色杆菌(模式菌株)
动力,鞭毛	−	−	−
产酸			
葡萄糖	+	(+)	(+)
木糖	−	(+)	−
甘露醇	+	−	−
乳糖	V	−	−
蔗糖	−	−	−
麦芽糖	+	+	+
淀粉	−	−	(+)
海藻糖	+	(+)	(+)
ONPG	+	ND	−
触酶	+	+	+
氧化酶	+	+	+
麦康凯上生长	+	+	(+)
枸橼酸盐	−	+	+
尿素	−	(+)	−
硝酸盐还原	−	+	−
亚硝酸盐还原	V	+	−
三糖铁斜面产酸	−	−	−
三糖铁深层产酸	−	−	−
H_2S(醋酸铅纸)	+	+	+
明胶水解*	+	+	+
黄色不溶性色素	−	+	+
生长在:			
25 ℃	+	+	+
35 ℃	+	+	+
42 ℃	V	+	−
七叶苷水解	+	+	+
赖氨酸脱羟酶	−	ND	ND
精赖氨酸双水解酶	V	ND	ND
0% NaCl 营养肉汤	+	+	+
6% NaCl 营养肉汤	−	−	−

注:n 为菌株数量;表中结果为孵育 2 d 的结果,括号中的结果为 3 到 7 d 的相应结果;+:>90%菌株阳性;−:>90%菌株阴性;V:11%~89%的菌株阳性;*:明胶水解试验指的是孵育 14 d 后的结果;ND:不确定或无数据。

4.药物敏感性试验

目前实验室中尚无有效的金色杆菌属细菌的抗生素敏感试验,因此如果依据体外纸片扩散

法的药敏结果指导临床用药会造成严重的误导。本属细菌一般对青霉素类(包括碳青霉烯类)、头孢菌素和氨基糖苷类(这类抗生素常用于其他革兰阴性菌感染的抗感染治疗)抗生素耐药,但对用于治疗革兰阳性菌感染的药物如克林霉素、利福平和万古霉素有一定的敏感性,环丙沙星和甲氧苄啶-磺胺甲噁唑对这类细菌也有一定的效果。

(二)莫拉菌属

《伯杰系统细菌学手册》原核生物分类概要(2004)将莫拉菌属归于假单胞菌目的莫拉菌科,该属含有18种细菌,医学上重要的莫拉菌有腔隙莫拉菌、卡他莫拉菌、非液化莫拉菌、奥斯陆莫拉菌、苯丙酮酸莫拉菌、亚特兰大莫拉菌、狗莫拉菌和林肯莫拉菌等;牛莫拉菌和山羊莫拉菌只从健康的动物身上分离过,未有人类致病的报道。

1.生物学特性

本菌为革兰阴性球杆菌或短粗的杆菌,革兰染色不易脱色,常成双或短链状排列,类似奈瑟菌。在血平板和巧克力平板上生长良好,绝大多数菌株在麦康凯琼脂上生长缓慢形成类似肠杆菌科细菌样的乳糖不发酵菌落。在二氧化碳或空气环境中经35 ℃孵育至少48 h。

临床最常见分离的菌种非液化莫拉菌在血平板上可形成光滑、透明或半透明的菌落,菌落直径0.1～0.5 mm(培养24 h后)或1 mm(培养48 h后),偶尔这些菌落可扩散并向琼脂中凹陷;腔隙莫拉菌在巧克力平板上形成周围有黑色晕轮的小菌落,菌落常向琼脂中凹陷;亚特兰大莫拉菌菌落也较小(菌落直径通常0.5 mm左右)常呈扩散状并向琼脂中凹陷;林肯莫托菌和奥斯陆莫拉菌的菌落类似,但很少向琼脂中凹陷;绝大多数狗莫拉菌菌落类似肠杆菌科细菌(菌落大而光滑),在含有淀粉的MH琼脂上生长时会产生褐色色素,但有些菌株也可产生类似肺炎克雷白菌的黏液性菌落。

2.致病物质与所致疾病

莫拉菌是定植于人类鼻、喉和上呼吸道其他部位黏膜表面的正常菌群,较少位于泌尿生殖道(奥斯陆莫拉菌可为泌尿生殖道的正常菌群),也可定植于皮肤,是一类低毒力的条件致病菌,很少引起感染,致病因子暂不清楚。腔隙莫拉菌可引起眼部感染,如结膜炎、角膜炎等;莫拉菌引起的其他感染包括菌血症、心内膜炎、化脓性关节炎和呼吸道感染;狗莫拉菌是一个新种,主要定植于狗和猫的上呼吸道,在人类血液和狗咬伤口处曾分离过本菌。

3.微生物学检验

(1)标本采集:根据临床疾病的不同采集不同的标本,标本在采集、运送和处理过程中无特别要求。

(2)直接显微镜检查:标本涂片革兰染色后镜检,为革兰阴性的球杆菌或短粗杆菌,多呈双或短链状排列。

(3)分离培养:细菌在血平板经35 ℃培养24～48 h后出现针尖大小(通常菌落直径小于0.5 mm)到直径2 mm之间的圆形、凸起、光滑湿润、无色不溶血的菌落。

(4)鉴定:本属细菌生化反应特征为氧化酶、触酶阳性,不能分解任何糖类,不产生吲哚和H_2S。

商品化鉴定系统对本属细菌的鉴定能力有限或不确定。临床鉴定本属细菌主要依据其生化反应的不同而进行,根据本菌氧化酶、触酶阳性(可排除不动杆菌)、不分解任何糖类(可同大多数奈瑟菌相区别),首先确定其属,然后依靠生化反应进一步鉴定其种,确定本菌属各种之间的生化反应见表16-9。

表 16-9　莫拉菌主要鉴别特征

特征	腔隙莫拉菌	非液化莫拉菌	狗莫拉菌	林肯莫拉菌	奥斯陆莫拉菌	苯丙酮酸莫拉菌	亚特兰大莫拉菌
氧化酶	+	+	+	+	+	+	+
触酶	+	+	+	+	+	+	+
麦康凯生长	−		+	−		+	+
动力	−	−	−	−	−	−	−
OF 葡萄糖	−	−	−	−	−	−	−
尿素酶	−	−	−	−	−	+	−
苯丙氨酸脱氨酶	−	−	−	ND	−	+	−
七叶苷水解	+	ND	−	−	−	−	−
硝酸盐还原	+	+	+	−	V	+	ND
亚硝酸盐还原	−	−	V	V	−	−	V
DNA 酶	−	−	+	−	−	−	−
溶血(羊血)	−	−	−	−	−	−	−
明胶水解	+	−	−	−	−	−	−

注：+，90%以上的菌株阳性；−，90%以上菌株阴性；V，11%～89%的菌株阳性；ND，没有资料。

4.药物敏感性试验

由于在临床上很少遇到由本属细菌引起的感染，同时也缺乏有效的体外药物敏感性试验方法，因此对于本属细菌感染的治疗临床也缺乏限定性的治疗指导。总的来说，尽管在莫拉菌中已出现产 β-内酰胺酶的菌株，但某些 β-内酰胺类抗生素对本属大部分细菌仍然是有效的。

由于本属细菌是低毒力、很少引起临床感染的微生物，因此对于从临床标本中检出本属细菌首先要考虑标本污染问题，尤其对来自黏膜表面有接触的临床标本更需注意。但对来自鼻窦吸出物和经鼓膜穿刺术获得的中耳标本中的莫拉菌、来自机体无菌部位的莫拉菌以及标本中几乎是纯培养的莫拉菌均应进行鉴定和报告。

（周晓丹）

第四节　化脓性球菌检验

球菌是细菌中的一大类。对人类有致病性的病原性球菌主要引起化脓性炎症，故又称化脓性球菌。革兰阳性球菌有葡萄球菌属、链球菌属、肠球菌属、肺炎链球菌等；革兰阴性球菌有脑膜炎奈瑟菌、淋病奈瑟菌和卡他莫拉菌等。

一、葡萄球菌属

葡萄球菌属细菌是一群革兰阳性球菌，通常排列成不规则的葡萄串状，故名。其广泛分布于自然界、人的体表及与外界相通的腔道中，多为非致病菌，正常人体皮肤和鼻咽部也可携带致病

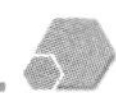

菌株，其中医务人员带菌率可高达70%以上，是医院内交叉感染的重要来源。葡萄球菌属分为32个种、15个亚种。

（一）生物学特性

本菌呈球形或略椭圆形，直径0.5～1.5 μm，革兰阳性，葡萄串状排列。无鞭毛、无芽孢，除少数菌株外，一般不形成荚膜。

需氧或兼性厌氧，营养要求不高，最适生长温度35 ℃，最适pH 7.4，多数菌株耐盐性强。在普通平板上培养18～24 h，形成直径2 mm左右，呈金黄色、白色或柠檬色等不同色素，凸起、表面光滑、湿润、边缘整齐的菌落。血平板上，金黄色葡萄球菌菌落周围有明显的透明溶血环（β溶血），在肉汤培养基中呈均匀混浊生长。

葡萄球菌属的表面抗原主要有葡萄球菌A蛋白（SPA）和多糖抗原两种。SPA是细胞壁上的表面蛋白，具有种、属特异性。SPA具有抗吞噬作用，可与人类IgG的Fc段非特异性结合而不影响Fab段，故常用含SPA的葡萄球菌作为载体，结合特异性抗体后，开展简易、快速的协同凝集试验，用于多种微生物抗原的检测。多糖抗原存在于细胞壁上，是具有型特异性的半抗原。金黄色葡萄球菌所含的多糖抗原为核糖醇磷壁酸，检测机体磷壁酸抗体有助于对金黄色葡萄球菌感染的诊断。

葡萄球菌是抵抗力最强的无芽孢菌，耐干燥、耐盐，在100～150 g/L的NaCl培养基中能生长，对碱性染料敏感，1∶(10万～20万）甲紫能抑制其生长。近年来由于抗生素的广泛应用，耐药菌株迅速增多，尤其是耐甲氧西林金黄色葡萄球菌已成为医院感染最常见的致病菌。

（二）致病物质与所致疾病

本菌属以金黄色葡萄球菌毒力最强，可产生多种侵袭性酶及毒素，如血浆凝固酶、耐热核酸酶、溶血毒素、杀白细胞素、表皮剥脱毒素、毒性休克综合征毒素-1（TSST-1）等，30%～50%的金黄色葡萄球菌可产生肠毒素，耐热，100 ℃、30 min不被破坏。可引起疖、痈、骨髓炎等侵袭性疾病和食物中毒、烫伤样皮肤综合征（SSSS）、毒性休克综合征等毒素性疾病。

凝固酶阴性葡萄球菌（CNS）近年来已成为医院感染的主要病原菌，以表皮葡萄球菌为代表，可引起人工瓣膜性心内膜炎、尿道、中枢神经系统感染和菌血症等。

（三）微生物学检验

1.标本采集

根据感染部位不同，可采集脓液、创伤分泌物、穿刺液、血液、尿液、痰液、脑脊液、粪便等，采集时应避免病灶周围正常菌群污染。

2.直接显微镜检查

无菌取脓液、痰、渗出物及脑脊液（离心后取沉渣）涂片，革兰染色镜检，本菌属为革兰阳性球菌，葡萄状排列，无芽孢，无荚膜，应及时向临床初步报告“查见革兰阳性葡萄状排列球菌，疑为葡萄球菌”，并进一步分离培养和证实。

3.分离培养

血标本应先增菌培养，脓液、尿道分泌物、脑脊液沉淀物直接接种血平板，金黄色葡萄球菌在菌落周围有透明(β)溶血环。尿标本必要时做细菌菌落计数，粪便、呕吐物应接种高盐甘露醇平板，可形成淡黄色菌落。

4.鉴定

葡萄球菌的主要特征：革兰阳性球菌，不规则葡萄串状排列；菌落圆形、凸起、不透明，产生金黄色、白色或柠檬色等脂溶性色素，在含10%～15%的NaCl平板中生长；触酶阳性，金黄色葡萄球菌凝固酶阳性，耐热核酸酶阳性，发酵甘露醇。

(1)血浆凝固酶试验：是鉴定致病性葡萄球菌的重要指标，有玻片法和试管法，前者检测结合型凝固酶，后者检测游离型凝固酶，以EDTA抗凝兔血浆为最好。玻片法即刻血浆凝固为阳性；试管法以37 ℃水浴3～4 h后凝固为阳性，24 h不凝固为阴性。

(2)耐热核酸酶试验：用于检测金黄色葡萄球菌产生的耐热核酸酶，是测定葡萄球菌有无致病性的重要指标之一。

(3)磷酸酶试验：将被检菌点种在含有硝基酚磷酸盐的pH 5.6～6.8 MH琼脂上，35 ℃过夜培养，菌落周围出现黄色为阳性。

(4)吡咯烷酮芳基酰胺酶试验：将被检菌24 h斜面培养物接种于含吡咯烷酮β-萘基酰胺(PYR)肉汤中，35 ℃孵育2 h，加入N,N-二甲氧基肉桂醛试剂后2 min内产生桃红色为阳性。

临床上常用商品化鉴定系统如Vitek2、Vitek AMS-3、API staph等进行鉴定。

5.肠毒素测定

经典方法是幼猫腹腔注射食物中毒患者的高盐肉汤培养物，4 h内动物发生呕吐、腹泻、体温升高或死亡者，提示有肠毒素存在的可能。现常用ELISA法或分子生物学方法检测肠毒素。

(四)药物敏感性试验

葡萄球菌属细菌药敏试验常规首选抗生素为苯唑西林和青霉素；临床常用药物是阿奇霉素、克林霉素、甲氨苄啶、万古霉素等。通过药敏试验可筛选出耐甲氧西林葡萄球菌(MRS)，该菌携带mecA基因，编码低亲和力青霉素结合蛋白，导致对甲氧西林、所有头孢菌素、碳青霉烯类、青霉素类+青霉素酶抑制剂等抗生素耐药，是医院感染的重要病原菌，多发生于免疫缺陷患者、老弱患者及手术、烧伤后的患者，极易导致感染暴发流行，治疗困难，病死率高。

葡萄球菌是临床上常见的细菌，经涂片染色镜检观察到革兰阳性球菌，菌落形态典型，若触酶试验阳性，应先用凝固酶试验检查，将其分成凝固酶阳性和凝固酶阴性细菌。前者大多为金黄色葡萄球菌，应及时快速鉴定和进行药敏试验，尽快报告临床。后者如果是从输液导管、人工植入组织中分离出的细菌，应视为病原菌，须鉴定到种。若药物敏感性试验为甲氧西林耐药的菌株，则报告该菌株对所有青霉素、头孢菌素、碳青霉烯类、β-内酰胺类和β-内酰胺酶抑制剂类抗生素均耐药，同时对氨基糖苷类，大环内酯类和四环素类抗生素也耐药。

二、链球菌属

链球菌属细菌是化脓性球菌中的常见菌，种类繁多，广泛分布于自然界、人及动物肠道和健康人鼻咽部，大多数不致病。

(一)生物学特性

链球菌革兰染色阳性，球形或椭圆形，直径0.5～1.0 μm，链状排列，链的长短与细菌的种类和生长环境有关，在液体培养基中形成的链较固体培养基上的链长。无芽孢，无鞭毛。多数菌株在培养早期(2～4 h)形成透明质酸的荚膜。肺炎链球菌为革兰阳性球菌，直径0.5～1.25 μm，菌体呈矛头状、成双排列，宽端相对，尖端向外，在脓液、痰液及肺组织病变中亦可呈单个或短链状。无鞭毛、无芽孢，在机体内或含血清的培养基中可形成荚膜。

链球菌营养要求较高，培养基中需加入血液或血清、葡萄糖、氨基酸、维生素等物质。多数菌株兼性厌氧，少数为专性厌氧。最适生长温度35 ℃，最适pH 7.4～7.6。在液体培养基中为絮状

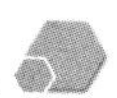

或颗粒状沉淀生长，易形成长链。在血平板上，经培养18～24 h后可形成圆形、凸起、灰白色、表面光滑、边缘整齐的细小菌落，菌落周围可出现3种不同类型的溶血环。①甲型（α或草绿色）溶血：菌落周围有1～2 mm宽的草绿色溶血环，该类菌又称草绿色链球菌；②乙型（β或透明）溶血：菌落周围有2～4 mm宽的透明溶血环，该类菌又称溶血性链球菌；③丙型（γ）溶血：菌落周围无溶血环，该类菌又称不溶血性链球菌。

肺炎链球菌在血平板上形成灰白色、圆形、扁平的细小菌落，若培养时间过长，可因产生自溶酶而形成脐状凹陷，菌落周围有草绿色溶血环。在液体培养基中呈混浊生长。但培养时间过长，因产生自溶酶而使培养液变澄清，管底沉淀。

链球菌主要有多糖抗原、蛋白质抗原和核蛋白抗原三种。多糖抗原又称C抗原，有群特异性，位于细胞壁上。根据C抗原的不同，将链球菌分为A、B、C、D……20个群，对人致病的90%属A群。蛋白质抗原又称表面抗原，位于C抗原外层，具有型特异性，有M、T、R、S 4种。如A群链球菌根据M抗原不同，可分成约100个型；B群分4个型；C群13个型。M抗原与致病性有关。核蛋白抗原又称P抗原，无特异性，为各种链球菌所共有，并与葡萄球菌有交叉抗原性。

肺炎链球菌根据荚膜多糖抗原的不同，分为85个血清型。引起疾病的有20多个型。其中菌体多糖抗原可被血清中的C反应蛋白（CRP）沉淀。正常人血清中只含微量CRP，急性炎症者含量增高，故常以测定CRP作为急性炎症诊断的依据。

有荚膜的肺炎链球菌经人工培养后可发生菌落由光滑型向粗糙型（S-R）的变异，同时随着荚膜的消失，毒力亦随之减弱。将R型菌落的菌株接种动物或在血清肉汤中培养，则又可恢复S型。

（二）致病物质与所致疾病

链球菌可产生多种外毒素和胞外酶，如透明质酸酶、链激酶、链道酶、链球菌溶血素O和溶血素S、M蛋白、脂磷壁酸等。而荚膜、溶血素、神经氨酸酶是肺炎链球菌重要的致病物质。

A群链球菌也称化脓性链球菌，致病力强，引起急性呼吸道感染、丹毒、软组织感染、猩红热等，还可致急性肾小球肾炎、风湿热等变态反应性疾病。B群链球菌又称无乳链球菌，主要引起新生儿败血症和脑膜炎。肺炎链球菌又称肺炎球菌，主要引起大叶性肺炎、支气管炎、中耳炎、菌血症等。草绿色链球菌亦称甲型溶血性链球菌，是人体口腔、消化道、女性生殖道的正常菌群，常不致病，偶可引起亚急性细菌性心内膜炎。

（三）微生物学检验

1.标本采集

采集脓液、鼻咽拭子、痰、脑脊液、血液等标本。风湿热患者取血清做抗链球菌溶血素O抗体测定。

2.直接显微镜检查

（1）革兰染色镜检：痰、脓液、脑脊液等直接涂片，染色镜检。见链状排列革兰阳性球菌的形态特征可初报。如发现革兰阳性矛头状双球菌，周围有较宽的透明区，经荚膜染色确认后可初报“找到肺炎链球菌”。

（2）荚膜肿胀试验：用于检查肺炎链球菌。将接种待检菌的小鼠腹腔液，置于玻片上，混入不稀释抗荚膜抗原免疫血清，加少量碱性亚甲蓝染液，覆盖玻片，油镜检查。肺炎链球菌如遇同型免疫血清，则荚膜出现肿胀，为阳性。

3.分离培养

血液、脑脊液标本需肉汤培养基增菌培养，痰液、脓液、咽拭标本可接种于血平板。怀疑肺炎链球菌者，需置5%～10% CO_2 环境培养。阴道分泌物应置于含多黏菌素(10 μg/mL)和萘啶酸(15 μ /mL)选择性培养肉汤中孵育18～24 h，再作分离培养，观察菌落性状和溶血特性。β溶血的A、C、G群菌落较大，直径大于0.5 mm，而米勒链球菌则小于0.5 mm。B群链球菌溶血环较A、C、G群模糊，某些B群链球菌无溶血环。

4.鉴定

链球菌的主要特征：革兰阳性球菌，链状排列，肺炎链球菌呈矛头状，常成双排列，有荚膜；血平板上形成灰白色、圆形凸起的细小菌落，菌株不同可呈现不同的溶血现象；触酶阴性，能分解多种糖类、蛋白质和氨基酸。肺炎链球菌培养48 h后菌落呈“脐状”凹陷，有草绿色溶血环，多数菌株分解菊糖，胆盐溶解试验和Optochin敏感试验阳性，由此可区别肺炎链球菌与草绿色链球菌。

(1)β溶血性链球菌。①Lancefield群特异性抗原鉴定：B群为无乳链球菌，F群为米勒链球菌，A、C、G群抗原不是种特异性抗原，还需根据菌落大小和生化反应进一步鉴定(表16-10)。②PYR试验：化脓性链球菌产生吡咯烷酮芳基酰胺酶，可水解吡咯烷酮β-萘基酰胺，加入试剂后产生桃红色。③杆菌肽敏感试验：将0.04 U杆菌肽药敏纸片贴在涂布有待测菌的血平板上，35 ℃孵育过夜后，观察抑菌环以判断是否为敏感。化脓性链球菌为阳性，有别于其他PYR阳性的β溶血性细菌(猪链球菌、海豚链球菌)和A群小菌落β溶血性链球菌(米勒链球菌)。此法可作为筛选试验。④V-P试验：可鉴别A、C、G群β溶血的大、小两种不同菌落。⑤CAMP试验：无乳链球菌能产生CAMP因子，它可促进金黄色葡萄球菌溶血能力，使其产生显著的协同溶血作用。试验时先将金黄色葡萄球菌(ATCC25923)，沿直径划线接种，再沿该线垂直方向接种无乳链球菌，两线不得相接，间隔3～4 mm。35 ℃孵育过夜，两种划线交界处出现箭头状溶血，即为阳性反应。本法可作为无乳链球菌的初步鉴定试验。

(2)非β溶血链球菌：包括不溶血和α溶血C、G群链球菌，其生化特征见表16-11。

表16-10　β溶血链球菌鉴别

Lancefield抗原群	菌落大小	菌种	PYR	V-P	CAMP	BGUR
A	大	化脓性链球菌	+	−	−	
A	小	米勒链球菌	−	+	−	
B		无乳链球菌	−		+	
C	大	马链球菌	−	−	−	+
C	小	米勒链球菌	−	+	−	−
F	小	米勒链球菌	−	+	−	
G	大	似马链球菌	−	−	−	+
G	小	米勒链球菌	−	+	−	−
未分群	小	米勒链球菌	−	+	−	

 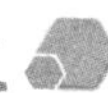

表 16-11　非β溶血链球菌鉴别

菌种	Optochin 敏感试验	胆汁溶菌试验	胆汁七叶苷试验
肺炎链球菌	S	+	−
草绿色链球菌	R	−	−
牛链球菌	R	−	+

(3)草绿色链球菌：目前借助常规方法鉴定到种有一定困难，通常将其鉴定到群。根据16Sr RNA可分为温和链球菌群、米勒链球菌群、变异链球菌群和唾液链球菌群，各群鉴别特征见表 16-12。

表 16-12　草绿色链球菌鉴别

菌群	V-P	脲酶	精氨酸	七叶苷	甘露醇	山梨醇
温和链球菌群	−	−	−	−	−	−
变异链球菌群	+	−	−	+	+	+
唾液链球菌群	+/−	+/−	−	+	−	−
米勒链球菌群	+	−	+	+/−	+/−	−

5.血清学诊断

抗链球菌溶素 O 试验常用于风湿热的辅助诊断，活动性风湿热患者的抗体效价一般超过 400 U。

(四)药物敏感性试验

链球菌属细菌药敏试验选择抗生素：A 组为红霉素、青霉素或氨苄西林等；B 组为头孢吡肟、头孢噻肟或头孢曲松等；C 组为氧氟沙星、左氧氟沙星等。

青霉素是抗链球菌的首选药物，值得注意的是耐青霉素的肺炎链球菌(PRSP)和草绿色链球菌，若来源于血和脑脊液，则应检测该菌株对头孢曲松、头孢噻肟和美罗培南的 MIC，以判断敏感、中介或耐药。

无论从何种临床标本中分离出β溶血性链球菌及肺炎链球菌，均应及时报告临床。咽部标本中分离出化脓性链球菌应迅速报告临床并及时使用抗生素以减少并发症的发生。C、G 群大菌落的β溶血性链球菌是咽喉炎病原体，而米勒链球菌群尽管是正常菌群之一，但只要是在脓肿或伤口中分离出的都应视为致病菌而非污染菌。

三、肠球菌属

肠球菌属是 1984 年新命名的菌属，属于链球菌科，有 19 个种，分成 5 群。临床分离的肠球菌多属于群 2，如粪肠球菌、屎肠球菌。

(一)生物学特性

本菌为革兰阳性球菌，直径为(0.6～2.0)μm×(0.6～2.5)μm，单个、成对或短链状排列，琼脂平板上生长的细菌呈球杆状，液体培养基中呈卵圆形、链状排列。无芽孢，无荚膜，个别菌种有稀疏鞭毛。兼性厌氧，最适生长温度 35 ℃，大多数菌株在 10 ℃和 45 ℃均能生长。所有菌株在含 6.5%NaCl 肉汤中能生长，在 40%胆汁培养基中能分解七叶苷。当粪肠球菌培养于含血的培养基中，可合成细胞色素或触酶或两者皆有。含 D 群链球菌 D 抗原。

(二)致病物质与所致疾病

肠球菌属是人类肠道中的正常菌群,多见于尿路感染,与尿路器械操作、留置导尿、尿路生理结构异常有关,是重要的医院感染病原菌。也可见于腹腔和盆腔的创伤感染。近年来不断上升的肠球菌感染率和广泛使用抗生素出现的耐药性有关。肠球菌引起的菌血症常发生于有严重基础疾病的老年人、长期住院接受抗生素治疗的免疫功能低下患者。

(三)微生物学检验

1.标本采集

采集尿液、血液及脓性分泌物等。

2.直接显微镜检查

尿液及脓液等直接涂片革兰染色镜检,血液标本经增菌培养后涂片革兰染色镜检,本菌为单个、成双或短链状排列的卵圆形革兰阳性球菌。

3.分离培养

血液标本先增菌培养,脓汁、尿标本直接接种于血平板。肠球菌在血平板上形成圆形、表面光滑的菌落,α 溶血或不溶血,粪肠球菌的某些株在马血、兔血平板上出现 β 溶血。含杂菌标本接种选择性培养基如叠氮胆汁七叶苷琼脂,肠球菌形成黑色菌落。

4.鉴定

肠球菌的主要特征是革兰阳性球菌,成对或短链状排列;菌落灰白色、圆形凸起,表面光滑,菌株不同可呈现不同的溶血现象;触酶阴性,多数菌种能水解吡咯烷酮-β-萘基酰胺(PYR),胆汁七叶苷阳性,在含 6.5%NaCl 培养基中生长。临床常见肠球菌的主要鉴定特征见表 16-13。

表 16-13 临床常见肠球菌的主要鉴定特征

菌种	甘露醇	山梨醇	山梨糖	精氨酸	阿拉伯糖	棉籽糖	蔗糖	核糖	动力	色素	丙酮酸盐
鸟肠球菌	+	+	+	−	+	−	+	+	−	−	+
假鸟肠球菌	+	+	+	+	+	+	+	+	+	+	+
棉子糖肠球菌	+	+	+	−	−	+	+	+	−	−	+
恶臭肠球菌	+	+	+	−	−	−	+	+	−	−	+
屎肠球菌	+	−	−	+	+	−	+	+	−	−	−
卡氏黄色肠球菌	+	−	−	+	+	+	+	+	+	+	−
孟氏肠球菌	+	−	−	+	+	+	+	+	−	+	−
微黄肠球菌	+	−	−	+	+	+	+	−	+	+	−
鸡肠球菌	+	−	−	+	+	+	+	+	+	−	−
坚韧肠球菌	−	−	−	+	−	−	−	/	−	−	−
海瑞肠球菌	+	+	+	+	+	+	+	/	+	+	+
粪肠球菌(变异味)	−	−	−	+	−	−	−	/	−	−	+
硫黄色肠球菌	−	−	−	−	−	+	+	+	−	+	−

注:+,>90%阳性;−,>90%阴性。

(1)PYR 试验:一种快速筛选鉴定试验,用于鉴定能产生吡咯烷酮芳基酰胺酶的细菌,如肠球菌、化脓性链球菌、草绿色气球菌和某些凝固酶阴性葡萄球菌等。

(2)胆汁-七叶苷试验:肠球菌能在含有胆盐的培养基中水解七叶苷,生成 6,7-二羟基香豆

 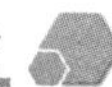

素，并与培养基中的铁离子反应生成黑色的化合物，但本试验不能区别肠球菌与非肠球菌，需做盐耐受试验进一步鉴定。

(3)盐耐受试验：肠球菌能在含6.5%NaCl的心浸液肉汤中生长，本法结合胆汁-七叶苷试验可对肠球菌作出鉴定。

(四)药物敏感性试验

肠球菌药物敏感试验选择药物A组为青霉素或氨苄西林，B组为万古霉素，U组为环丙沙星、诺氟沙星等。

肠球菌的耐药分为天然耐药和获得性耐药，对一般剂量或中剂量氨基糖苷类耐药和对万古霉素低度耐药常是先天性耐药，耐药基因存在于染色体上。近年来获得性耐药菌株不断增多，表现为对氨基糖苷类高水平耐药和对万古霉素、替考拉宁高度耐药，临床实验室应对肠球菌进行耐药监测试验。临床应特别重视耐万古霉素的肠球菌，联合使用青霉素G、氨苄西林与氨基糖苷类抗生素是治疗的首选方法。

目前医院内感染肠球菌呈上升趋势，从重症患者分离出的肠球菌应鉴定到种。

四、奈瑟菌属和卡他莫拉菌

《伯杰鉴定细菌学手册》第9版中，奈瑟菌属和莫拉菌属均归于奈瑟菌科。奈瑟菌属中的淋病奈瑟菌、脑膜炎奈瑟菌以及莫拉菌属中的卡他莫拉菌是主要的致病菌。干燥奈瑟菌、浅黄奈瑟菌、金黄奈瑟菌、黏膜奈瑟菌等为腐生菌。

(一)生物学特性

奈瑟菌为革兰阴性双球菌，直径0.6～0.8 μm，呈肾形或咖啡豆形，凹面相对。人工培养后可呈卵圆形或球形，排列不规则，单个、成双或四个相连等。在患者脑脊液、脓液标本中常位于中性粒细胞内。但在慢性淋病患者多分布于细胞外。无芽孢，无鞭毛，新分离株多有荚膜和菌毛。卡他莫拉菌为革兰阴性双球菌，直径0.5～1.5 μm，形态似奈瑟菌，有时革兰染色不易脱色。

奈瑟菌为需氧菌，营养要求高，需在含有血液、血清等培养基中才能生长。最适生长温度35 ℃，最适pH 7.4～7.6，5% CO_2 可促进生长。脑膜炎奈瑟菌在巧克力平板上35 ℃培养18～24 h，形成直径1～2 mm，圆形凸起、光滑湿润、半透明、边缘整齐的菌落，血平板上不溶血，卵黄双抗培养基上为光滑、湿润、扁平、边缘整齐的较大菌落。淋病奈瑟菌对营养的要求比脑膜炎奈瑟菌更高，只能在巧克力平板和专用选择培养基中生长。初次分离须供给5% CO_2，35 ℃培养24～48 h，形成圆形、凸起、灰白色，直径0.5～1.0 mm的光滑型菌落。根据菌落大小、色泽等可将淋病奈瑟菌的菌落分为T1～T5五种类型，新分离菌株属T1、T2型，菌落小，有菌毛。人工传代培养后，菌落可增大或呈扁平菌落，即T3、T4和T5型。菌落具有自溶性，不易保存。卡他莫拉菌能在普通培养基上生长，在血平板或巧克力平板上生长良好，35 ℃培养24 h，形成直径1～3 mm、灰白色、光滑、较干燥、不透明的菌落，菌落可特征性地被接种环像曲棍球盘推球似的在培养基表面整体推移。

根据荚膜多糖抗原的不同，可将脑膜炎奈瑟菌分为A、B、C、D、X、Y、Z、29 E、W135、H、I、K和L等13个血清群，我国流行的菌株以A群为主。根据外膜蛋白抗原的不同，将淋病奈瑟菌分成A、B、C、D、E、F、G、H、N、R、S、T、U、V、W和X等16个血清型。

奈瑟菌属细菌抵抗力低，对冷、热、干燥及消毒剂敏感，淋病奈瑟菌在患者分泌物污染的衣裤、被褥、毛巾及厕所坐垫上，能存活18～24 h。

(二)致病物质与所致疾病

脑膜炎奈瑟菌寄居于鼻咽部,人群携带率为5%~10%,流行期间可高达20%~90%。感染者以5岁以下儿童为主,6个月至2岁的婴儿发病率最高。主要致病物质是荚膜、菌毛和内毒素。引起化脓性脑脊髓膜炎。

淋病奈瑟菌的致病物质有外膜蛋白、菌毛、IgA_1、蛋白水解酶、内毒素等。成人通过性交或污染的毛巾、衣裤、被褥等传染,引起性传播疾病淋病,男性可发展为前列腺炎、附睾炎等;女性可致前庭大腺炎、盆腔炎或不育。新生儿通过产道感染可引起淋菌性结膜炎。

卡他莫拉菌是最常见的与人类感染有关的莫拉菌,作为内源性的条件致病菌主要引起与呼吸道有关的感染,如中耳炎、鼻窦炎、肺炎和患有慢性阻塞性肺病的老年患者的下呼吸道感染。

(三)微生物学检验

1.标本采集

(1)脑膜炎奈瑟菌:菌血症期取血液,有出血点或瘀斑者取瘀斑渗出液,出现脑膜刺激症状时取脑脊液。上呼吸道感染、带菌者取鼻咽分泌物等。标本采集后应立即送检,或用预温平板进行床边接种后立即置35 ℃培养。

(2)淋病奈瑟菌:男性尿道炎急性期患者用无菌棉拭蘸取脓性分泌物,非急性期患者用无菌细小棉拭深入尿道2~4 cm,转动拭子后取出。女性患者先用无菌棉拭擦去宫颈口分泌物,再用另一棉拭深入宫颈内1 cm处旋转取出分泌物。患结膜炎的新生儿取结膜分泌物。因本菌对体外环境抵抗力极低且易自溶,故采集标本后应立即送至检验室。

(3)卡他莫拉菌:呼吸道感染患者采集合格痰标本或支气管灌洗液。

2.直接显微镜检查

(1)脑膜炎奈瑟菌:脑脊液离心,取沉淀物涂片,或取瘀斑渗出液涂片做革兰染色或亚甲蓝染色镜检。如在中性粒细胞内、外有革兰阴性双球菌,可作出初步诊断。阳性率达80%左右。

(2)淋病奈瑟菌:脓性分泌物涂片,革兰染色镜检。如在中性粒细胞内发现有革兰阴性双球菌时,结合临床症状可初步诊断。男性尿道分泌物阳性检出率可达98%,女性较低,仅50%~70%。

(3)卡他莫拉菌:痰标本涂片革兰染色镜检,见多个中性粒细胞、柱状上皮细胞及大量的革兰阴性双球菌,平端相对,可怀疑本菌感染。

3.分离培养

(1)脑膜炎奈瑟菌血液或脑脊液标本先经血清肉汤培养基增菌后,再接种巧克力平板,5% CO_2培养。

(2)淋病奈瑟菌:细菌培养仍是目前世界卫生组织推荐的筛选淋病患者唯一可靠的方法。标本应接种于预温的巧克力平板,5%~10% CO_2培养。为提高阳性率,常采用含有万古霉素、多黏菌素、制霉菌素等多种抗菌药物的选择性培养基(MTM、ML)。

(3)卡他莫拉菌:痰标本接种普通培养基或巧克力平板,35 ℃培养。

4.鉴定

奈瑟菌的主要特征:革兰阴性球菌,肾形或咖啡豆状,成双排列,凹面相对,常位于中性粒细胞内外。初次分离需要5%~10% CO_2。脑膜炎奈瑟菌在巧克力平板上形成圆形凸起的露珠状菌落,淋病奈瑟菌在巧克力平板上形成圆形凸起、灰白色的菌落。氧化酶和触酶阳性,脑膜炎奈瑟菌分解葡萄糖、麦芽糖,产酸不产气;淋病奈瑟菌只分解葡萄糖,产酸不产气。

卡他莫拉菌为革兰阴性双球菌，在巧克力平板上形成不透明、干燥的菌落。氧化酶和触酶阳性，不分解糖类，还原硝酸盐，DNA 酶阳性。临床常见奈瑟菌及卡他莫拉菌的主要鉴别特征见表 16-14。

表 16-14　临床常见奈瑟菌及卡他莫拉菌的主要鉴别特征

菌种	在巧克力平板上的菌落形态	生长试验			氧化分解产物					硝酸盐还原试验	多糖合成	NDA 酶
		MTM ML NYC 培养基	血平板或巧克力平板（22 ℃）	营养琼脂	葡萄糖	麦芽糖	乳糖	蔗糖	果糖			
卡他莫拉菌	浅红棕色，不透明，干燥，1～3 mm	V	+	+	−	−	−	−	−	+	−	+
脑膜炎奈瑟菌	灰褐色，半透明，光滑，1～2 mm	+	−	V	+	+	−	−	−	−	−	−
淋病奈瑟菌	同上，0.5～1.0 mm	+	−	−	+	−	−	−	−	−	−	−
解乳糖奈瑟菌	灰褐→黄，半透明，光滑，1～2 mm	+	V	+	+	+	+	−	−	−	−	−
灰色奈瑟菌	同上	V	−	+	−	−	−	−	−	−	−	−
多糖奈瑟菌	同上	V	−	+	+	+	−	−	−	−	+	−
微黄奈瑟菌	绿黄色→不透明光滑或粗糙 1～3 mm	V	+	+	+	+	−	V	V	−	V	−
干燥奈瑟菌	白色，不透明，干燥，1～3 mm	−	+	+	+	+	−	+	+	−	+	−
黏液奈瑟菌	绿黄色，光滑，1～3 mm	−	+	+	+	+	−	+	+	+	+	−
浅黄奈瑟菌	黄色，不透明，光滑，1～2 mm	−	+	+	−	−	−	−	−	−	+	−
延长奈瑟菌	灰褐色，半透明，光滑反光，1～2 mm	−	+	+	−	−	−	−	−	−	−	−

革兰阴性双球菌和氧化酶阳性是奈瑟菌属的两个推测性鉴定指标。区分革兰阴性双球菌和革兰阴性球杆菌的方法是将待检菌接种于巧克力平板上，贴 10 U 的青霉素纸片，35 ℃孵育 18～24 h，挑取纸片边缘生长的菌落，涂片、染色观察，若菌体延长为长索状则为革兰阴性球杆菌，而革兰阴性双球菌则仍保持双球菌形态，某些菌体出现肿胀。

临床上常用商品化鉴定系统如 Vitek2、Vitek AMS-3、Rapid NH 等进行鉴定。检测淋病奈瑟菌目前常采用核酸杂交技术或核酸扩增技术，作为快速诊断和流行病学调查，也可做协同凝集试验、直接免疫荧光试验。

（四）药物敏感性试验

奈瑟菌药敏试验选择药物为青霉素、头孢菌素及环丙沙星等。治疗首选药物为青霉素。近年来，由于淋病奈瑟菌耐药质粒转移，由其介导的耐青霉素酶的淋病奈瑟菌临床上多见，应根据药敏试验结果指导临床合理用药。引起下呼吸道感染的卡他莫拉菌，既往对青霉素敏感，近年来报告耐药菌株日渐增多，尽管卡他莫拉菌常产生β-内酰胺酶，但临床使用的β-内酰胺类抗生素如含β-内酰胺酶抑制剂的β-内酰胺类抗生素、头孢菌素、大环内酯类抗生素、喹诺酮类抗生素和甲氧苄啶-磺胺甲噁唑治疗其感染仍然是有效的。

淋病的早期正确诊断具有重要的医学和社会学意义，诊断报告必须慎重，对各种实验室诊断试验需掌握其敏感性和特异性的程度，必须综合分析各种试验的结果，最后确证还依赖于分离培养和鉴定。脑膜炎奈瑟菌的快速诊断能为治疗提供时机，故淤点及脑脊液的涂片染色镜检是快速简便方法。

（周晓丹）

第五节 弧菌属及气单胞菌属检验

一、弧菌属

弧菌科包括弧菌属和发光杆菌属。弧菌科细菌是一群菌体短小、弯曲成弧形或直杆状的革兰阴性细菌；兼性厌氧，利用葡萄糖，大多数菌株氧化酶阳性，具有一端单鞭毛；大多菌株生长需要2%～3%氯化钠；广泛分布于自然界，以水中最为多见；有一些种对人类致病。

弧菌属隶属于弧菌科，迄今所知有36个种，与人类感染有关的弧菌有O1群霍乱弧菌、O139群霍乱弧菌、非O1群霍乱弧菌、拟态弧菌、副溶血弧菌、创伤弧菌、河弧菌、弗尼斯弧菌、霍利斯弧菌、少女弧菌、溶藻弧菌、麦氏弧菌、辛辛那提弧菌和鲨鱼弧菌等。其中以霍乱弧菌和副溶血弧菌最为重要。霍乱弧菌引起霍乱，副溶血弧菌常引起食物中毒，偶尔引起浅部创伤感染。其他弧菌可引起人类腹泻和肠道外感染如伤口感染及菌血症等。

本属细菌能利用葡萄糖，对弧菌抑制剂O/129(2,4-二氨基-6,7-二异丙基蝶啶)敏感，其中有些菌株为嗜盐菌(在无盐时不能生长)，除麦氏弧菌外氧化酶均阳性。弧菌属与其他相关细菌的鉴别见表16-15。

表16-15 临床常见弧菌及其所致疾病

鉴别特征	弧菌属	发光杆菌属	气单胞菌属	邻单胞菌属	肠杆菌属
氧化酶	+	+	+	+	−
生长或刺激生长需 Na^+	+	+	−	−	−
对弧菌抑制剂O/129敏感	+	+	−	+	−
酯酶产物	+	V	+	−	V
右旋甘露醇发酵	+	−	+	−	+
DNA中的G+C含量(mol%)	38～51	40～44	57～63	51	38～60
有外鞘的端生鞭毛	+	−	−	−	−
在固体培养基中生长出周鞭毛	V	−	−	−	V

注：+，>90%阳性；V，11%～89%阳性；−，<10%阳性。

(一)霍乱弧菌

1.生物学特性

霍乱弧菌系革兰阴性杆菌,大小为(0.5～0.8)μm×(1.5～3)μm。从患者体内新分离的细菌形态典型,呈弧形或逗点状;经人工培养后,细菌呈杆状,与肠杆菌科细菌不易区别。有菌毛,无芽孢,有些菌株有荚膜。菌体一端有单鞭毛。采患者“米泔水”样粪便或培养物做悬滴观察,细菌运动非常活泼,呈穿梭样或流星状。涂片行革兰染色镜检,可见大量革兰阴性弧菌,呈鱼群样排列。

霍乱弧菌有不耐热的 H 抗原和耐热的 O 抗原。H 抗原为共同抗原,特异性低;O 抗原具有群特异性和型特异性,是霍乱弧菌分群和分型的基础。根据 O 抗原的不同,霍乱弧菌现分为 155 个血清群,其中仅 O1 群霍乱弧菌和 O139 群霍乱弧菌引起霍乱。O139 群与 O1 群抗血清无交叉反应,但遗传学特征和毒力基因与 O1 群相似。除 O1 群和 O139 群以外的霍乱弧菌可引起人类的胃肠炎,无明显的季节分布,不引起霍乱流行,不被 O1 群霍乱弧菌多价血清所凝集,称为非 O1 群霍乱弧菌,以往也称不凝集弧菌或非霍乱弧菌。O1 群霍乱弧菌的 O 抗原由 A、B、C 三种抗原成分组成,其中 A 抗原是 O1 群的群特异性抗原。通过三种抗原成分的不同组合可分成三个血清型:AB 构成小川型,AC 构成稻叶型,ABC 构成彦岛型。常见的流行型别为小川型和稻叶型。依据生物学特性,O1 群霍乱弧菌又可分为古典生物型和 E1 Tor 生物型。

霍乱弧菌为兼性厌氧菌,营养要求不高,在普通琼脂上生长良好。16 ℃～44 ℃均可生长,37 ℃最为适宜。具耐碱性,在 pH6.8～10.2 范围均可生长,在 pH 8.2～9.0 的碱性蛋白胨水或碱性平板上生长迅速。初次分离常选用 pH8.5 的碱性蛋白胨水进行选择性增菌,35 ℃培养 4～6 h 可在液体表面大量繁殖形成菌膜。在 TCBS(硫代硫酸盐-枸橼酸盐-胆盐-蔗糖,TCBS)选择性培养基上,发酵蔗糖产酸,菌落呈黄色。在含亚碲酸钾的选择性培养基上如 4 号琼脂和庆大霉素琼脂平板,可将碲离子还原成元素碲,形成灰褐色菌落中心。在血平板上菌落较大,E1 Tor 生物型还可形成 β 溶血环。也可在无盐培养基上生长。O139 群霍乱弧菌在含明胶的培养基上可形成不透明的浅灰色菌落,周围有一圈不透明带,此菌落涂片观察可发现荚膜。

2.致病物质与所致疾病

霍乱弧菌是烈性传染病霍乱的病原菌。自 1817 年以来,曾在世界上引起七次大流行,死亡率很高,均由霍乱弧菌 O1 群引起,前六次为霍乱弧菌的古典生物型,第七次为 E1 Tor 生物型。1992 年 10 月,在印度、孟加拉国等一些国家和地区出现了霍乱样腹泻的暴发和流行,分离的病原菌与 O1 群～O138 群霍乱弧菌诊断血清均不凝集,但从患者血清中分离到霍乱样肠毒素,经核苷酸序列同源性分析属于霍乱弧菌,故命名为霍乱弧菌 O139 血清群。O139 可能是今后主要流行的血清群。

霍乱弧菌活泼的鞭毛运动有助于细菌穿过肠黏膜表面黏液层而接近肠壁上皮细胞。细菌依靠普通菌毛定植于小肠黏膜上,只有黏附定植的霍乱弧菌方可致病。霍乱毒素(CT)是一种肠毒素,是霍乱弧菌的主要致病物质,由一个 A 亚单位和五个 B 亚单位构成,A 亚单位为毒力亚单位(包括 A1 和 A2 两个组分),B 亚单位为结合亚单位,两者以非共价键形式结合。霍乱弧菌在小肠黏膜大量繁殖产生 CT 后,CT 的 B 亚单位与小肠黏膜细胞神经节苷脂受体结合,使毒素分子变构,A 亚单位脱离 B 亚单位进入细胞内,作用于腺苷酸环化酶,使细胞内 cAMP 浓度明显增加,肠黏膜细胞分泌功能亢进,肠液大量分泌,引起严重的腹泻和呕吐。

3.微生物学检验

(1)标本采集:霍乱是烈性传染病,尽量在发病早期、使用抗生素之前采集标本。可取患者“米泔水”样便,亦可采取呕吐物或肛门拭子。标本应避免接触消毒液。采取的标本最好床边接种,不能及时接种者可用棉签挑取标本或将肛门拭子直接插入卡-布运送培养基中送检。应避免使用甘油盐水缓冲运送培养基。送检标本应装在密封且不易破碎的容器中,由专人运送。

(2)直接显微镜检查。①涂片染色镜检:取标本直接涂片2张。干后用甲醇或乙醇固定,革兰染色。镜检有“鱼群”样排列的革兰阴性弧菌。②动力和制动试验:直接取“米泔水”样便制成悬滴(或压滴)标本,用暗视野或相差显微镜直接观察呈穿梭样运动的细菌。同法制备另一悬滴(或压滴)标本,在悬液中加入1滴不含防腐剂的霍乱多价诊断血清(效价≥1∶64),可见最初呈穿梭状运动的细菌停止运动并发生凝集,则为制动试验阳性。可初步推断有霍乱弧菌存在。

(3)分离培养:将标本直接接种于碱性胨水,或将运送培养基的表层接种于碱性胨水35 ℃、6~8 h后,接种至4号琼脂平板或庆大霉素琼脂平板,35 ℃、12~18 h观察菌落形态。在TCBS平板上形成黄色,4号琼脂或庆大霉素琼脂平板上呈灰褐色中心的菌落,均为可疑菌落。应使用O1群和O139群霍乱弧菌的多价和单价抗血清进行凝集,结合菌落特征和菌体形态,作出初步报告。

(4)鉴定。霍乱弧菌的主要特征:革兰染色阴性,动力阳性,TCBS平板上形成黄色、4号琼脂或庆大霉素琼脂平板上呈灰褐色中心的菌落,氧化酶阳性,发酵葡萄糖和蔗糖,赖氨酸、鸟氨酸脱羧酶阳性,精氨酸双水解酶阴性,在无盐培养基上生长,在含有高于6%氯化钠的培养基上不能生长。依据血清学分群及分型进行最后鉴定。符合霍乱弧菌O1群的菌株尚需区分古典生物型和E1 Tor生物型(表16-16)。

表16-16 古典生物型和E1 Tor生物型的不同生物学特征

特征	古典生物型	E1 Tor生物型
羊红细胞溶血	−	D
鸡红细胞凝集	−	+
V-P试验	−	+
多黏菌素B敏感试验	+	−
Ⅳ组噬菌体裂解	+	−
Ⅴ组噬菌体裂解	−	+

霍乱弧菌的主要鉴别试验如下。①霍乱红试验:霍乱弧菌在含硝酸盐的蛋白胨水中培养时,能分解培养基中的色氨酸产生吲哚。同时,将硝酸盐还原成为亚硝酸盐。两种产物结合生成亚硝酸吲哚,滴加浓硫酸后呈现蔷薇色,为霍乱红试验阳性。但该试验并非霍乱弧菌所特有,其他能分解色氨酸和还原硝酸盐的细菌均能发生阳性反应。②黏丝试验:将0.5%去氧胆酸钠水溶液与霍乱弧菌混匀成浓悬液,1 min内悬液由混变清,并变得黏稠,以接种环挑取时有黏丝形成。弧菌属细菌除副溶血弧菌部分菌株外,均有此反应。③O/129敏感试验:将10 μg及150 μg的O/129纸片贴在接种有待测菌的琼脂平板上,35 ℃、18~24 h后,纸片周围出现任何大小的抑菌圈均为敏感。O1群和非O1群霍乱弧菌均敏感。但已有对O/129耐药的菌株出现,用此试验做鉴定时需谨慎。④耐盐试验:霍乱弧菌能在含0%~6%氯化钠培养基中生长。氯化钠浓度高于6%则不生长。⑤鸡红细胞凝集试验:在洁净的玻片上滴加生理盐水1滴,取18~24 h的细菌斜

面培养物与生理盐水混匀成浓厚菌悬液。加入用生理盐水洗涤三次的2.5%新鲜鸡红细胞盐水悬液1滴，充分混匀，1 min内出现凝集为阳性。古典生物型阴性，E1 Tor生物型阳性。⑥多黏菌素B敏感试验：在融化并已冷却至50 ℃的普通琼脂中加入50 U/mL多黏菌素B，混匀后倾注平板，凝固备用。取被测试菌株2～3 h的肉汤培养物，接种于平板表面，35 ℃、18～24 h后观察有无细菌生长。古典生物型不生长(敏感)，E1 Tor生物型生长(不敏感)。⑦第Ⅳ、第Ⅴ组噬菌体裂解试验：第Ⅳ组噬菌体可裂解古典生物型，不能裂解E1 Tor生物型；第Ⅴ组噬菌体可裂解E1 Tor生物型，不能裂解古典生物型。⑧V-P试验：霍乱弧菌古典生物型阴性，E1 Tor生物型阳性，但有个别菌株为阴性。

直接荧光抗体染色和抗O1群抗原的单克隆抗体凝集试验，可快速诊断霍乱弧菌感染。

4.药物敏感性试验

霍乱弧菌在MH培养基上生长良好，可用CLSI规定的纸片扩散法进行体外抗生素药敏试验，常规测定四环素、氯霉素、SMC-TMP、呋喃唑酮。对于具有自限性的腹泻而言，体外药敏试验并非必须，但对监控弧菌的耐药性发展趋势有意义。

(二)副溶血弧菌

1.生物学特性

副溶血弧菌系革兰阴性菌，呈弧状、杆状、丝状等形态。菌体一端有单鞭毛，运动活泼，无荚膜，无芽孢。

副溶血弧菌兼性厌氧。营养要求不高，但具有嗜盐性，在含3.5% NaCl、pH 7.7～8.0培养基中生长最好，最适生长温度为30 ℃～37 ℃。当NaCl浓度高于8.0%时则不生长。在无盐蛋白胨水中生长不良或不生长。在TCBS平板上形成绿色或蓝绿色菌落。从腹泻患者标本中分离到的95%以上的菌株在含人O型红细胞或兔红细胞的琼脂培养基上可产生β-溶血现象，称为神奈川现象(KP)。神奈川现象是鉴定副溶血弧菌致病菌株的一项重要指标。在SS平板上形成扁平、无色半透明、蜡滴状、有辛辣味的菌落。在麦康凯平板上部分菌株不生长，能生长者，菌落圆整、扁平、半透明或浑浊，略带红色。

副溶血弧菌有13种耐热的菌体(O)抗原，具有群特征性。有鞭毛(H)抗原，不耐热，无型特异性。此外，在菌体表面存在不耐热的表面(K)抗原。

2.致病物质与所致疾病

副溶血弧菌是一种嗜盐性细菌，主要存在于近海的海水和海产品中。该菌是我国沿海地区最常见的食物中毒病原菌。因摄入污染食物，主要是海产品如鱼类、贝类等，其次为盐腌渍品等引起食物中毒、急性肠炎。

副溶血弧菌通过菌毛的黏附，产生耐热直接溶血素(TDH)和耐热相关溶血素(TRH)两种致病因子，TDH有2个亚单位组成，能耐受100 ℃、10 min不被破坏。动物实验表明有细胞毒性、心脏毒性和肠毒性，可致人和兔红细胞溶血，其致病性与溶血能力呈平行关系。TRH生物学特性与TDH相似。

3.微生物学检验

(1)标本采集：可采集患者粪便、肛门拭子和可疑食物。标本采集后，应及时接种，或置碱性胨水或卡-布运送培养基中送检。

(2)直接显微镜检查：一般不做直接显微镜检查，必要时用分离培养的可疑菌落涂片行革兰染色观察形态，同时做悬滴法(或压滴法)检测动力。

(3)分离培养:将标本接种于含 1% NaCl 的碱性胨水或 4% NaCl 的蛋白胨水中进行选择性增菌后,接种至 TCBS 平板或嗜盐菌选择平板;也可将标本直接接种至 TCBS 平板或嗜盐菌选择平板。35 ℃、12~18 h观察菌落形态。在 TCBS 平板上形成绿色或蓝绿色、不透明、直径为1~2 mm的微突起的菌落,在嗜盐菌选择性平板上形成较大、中心隆起、稍混浊、半透明或不透明的无黏性的菌落,均为可疑菌落。

(4)鉴定。副溶血弧菌的主要特征:革兰染色阴性,动力阳性,TCBS 平板上形成绿色或蓝绿色菌落,神奈川现象阳性,氧化酶阳性,对 O/129 敏感,发酵葡萄糖、麦芽糖、甘露醇产酸,吲哚试验阳性,大部分菌株脲酶阴性,V-P 试验阴性,在不含 NaCl 和含 10%NaCl 的蛋白胨水中不生长,在含 1%~8% NaCl 的蛋白胨水中生长,赖氨酸脱羧酶、鸟氨酸脱羧酶阳性,精氨酸双水解酶阴性。

(三)其他弧菌

从临床标本中分离到的弧菌都应认为具有临床意义,特别是从粪便标本中分离到霍乱弧菌 O1 群、O139 群和副溶血弧菌,或从任何临床标本分离到创伤弧菌均应及时通知临床医师,并应根据我国《传染病防治法》的有关规定及时处理。

1.拟态弧菌

过去认为该菌是不发酵蔗糖的霍乱弧菌。1981 年 Davis 首次报道了拟态弧菌,它大部分是从腹泻患者分离得到。这些腹泻患者通常进食过未煮熟的海产品,尤其是生食牡蛎。拟态弧菌引起胃肠炎的临床表现、流行病学和生态学特征和非 O1 群霍乱弧菌相似。

2.创伤弧菌

1976 年首次被认识。在致病性弧菌中,该菌引起的疾病最为严重,引起的菌血症和伤口感染的病程进展非常快而致命。感染通常发生在气温较高的季节,通过生食牡蛎等海产品,侵入肠黏膜淋巴结和门静脉侵入血流导致菌血症,死亡率约为 50%。好发于年轻人,特别是酒精性肝功能损伤或有免疫缺陷的人。另外可引起创口感染,导致蜂窝织炎,偶尔可侵入血流导致菌血症而死亡。少见引起腹泻。致病机制尚不明确,但产生的溶细胞素、蛋白酶和胶原酶可造成组织的严重损害。

3.溶藻弧菌

在海洋环境非常常见,从感染的伤口、耳朵,有时在眼睛中可以分离得到。本菌是弧菌属细菌中的最耐盐的致病菌。

4.河弧菌

该菌 1981 年首次被命名,最早从腹泻患者中分离到,全世界有引起腹泻的报道。

5.弗尼斯弧菌

该菌在 1983 年作为一个种被描述,它的致病性不确定,很少从粪便中分离到。最近,有报告从腹泻患者中分离到,提示有一定的临床意义。

6.霍利斯弧菌

该菌 1982 年首次被命名,可引起腹泻、创口感染及菌血症,通过食用海产品和接触海水而获得感染。

7.少女弧菌

该菌在 1981 年首次被 Love 描述,并从加利福尼亚海岸的小热带鱼及人类的感染伤口中分离得到。从海洋鱼类、污水、牡蛎及熊的伤口中可以分离得到此菌。

8.麦氏弧菌

通常可从河水、海水和海产品中分离得到。1981 年 Jeanjacques 报道此弧菌能导致胆囊炎、腹膜炎及菌血症，是氧化酶阴性的弧菌。

9.辛辛那提弧菌

该菌首次被 Brayton 报道，从菌血症患者及脑膜炎患者中分离得到，随后从人肠道、耳朵、腿部伤口，以及动物、水中均可分离得到。

10.鲨鱼弧菌

该菌在 1984 年被 Grimes 描述，从一条死鲨鱼中分离得到。1989 年 Pavia 从鲨鱼咬伤的感染伤口中分离得到鲨鱼弧菌。

二、气单胞菌属

气单胞菌属隶属于气单胞菌科，根据 DNA 杂交的结果，分为 14 个基因种或 DNA 杂交群(DNA hybridization groups，HGs)，气单胞菌为水中常居菌，可存在于水处理工厂、供水系统、蓄水池中的地面水和饮用水中，也存在于清洁或污染的湖水和海水中，在牛肉、猪肉、家禽肉以及奶制品中也有发现。目前认为，与人类疾病相关的气单胞菌有豚鼠气单胞菌、嗜水气单胞菌、简达气单胞菌、舒伯特气单胞菌、易损气单胞菌和维隆气单胞菌。维隆气单胞菌包括维隆气单胞菌温和生物型和维隆气单胞菌维隆生物型。

(一)生物学特性

气单胞菌系革兰阴性短杆菌，有时呈球杆状，大小(0.3～1.0)μm×(1.0～3.5)μm；除杀鲑气单胞菌外，均有动力。

气单胞菌兼性厌氧。营养要求不高，在普通平板上可以生长，形成灰白色、光滑、湿润、凸起、2 mm 大小的菌落，血平板上可有溶血现象。在无盐培养基上生长，在 TCBS 平板上不生长，部分菌株在 MacConky 平板上能生长。在 0 ℃～45 ℃范围内均可以生长，根据生长温度的不同，可分为嗜冷菌(37 ℃以上不生长)和嗜温菌(10 ℃～42 ℃之间生长)两大类。

气单胞菌抗原结构复杂，基因种的血清分型显示出血清学上的异质性。许多抗原结构能在多种细菌中存在。O11、O34 和 O16 似乎在人类的感染中特别重要。易损气单胞菌和霍乱弧菌 O139 群有交叉反应。

(二)致病物质与所致疾病

气单胞菌可引起哺乳动物(如人)、鸟类和冷血动物(如鲑、鱼、蛇等)的感染。可引起人类的肠道内感染和肠道外感染。

气单胞菌常引起 5 岁以下儿童和成人的肠道内感染，是夏季腹泻的常见病原菌之一，与摄入被细菌污染的食物和水有关。临床症状从较温和的腹泻到严重的痢疾样腹泻(血样便)，成年人表现为慢性化。其主要的致病物质为溶血毒素和细胞毒素等。

肠道外感染主要为皮肤和软组织感染，与外伤后伤口接触污染的水有关。主要由嗜水气单胞菌和维隆气单胞菌引起。气单胞菌可引起眼部感染、脑膜炎、肺炎、胸膜炎、骨髓炎、关节炎、腹膜炎、胆囊炎、下腔性静脉炎、尿道感染和败血症。

(三)微生物学检验

1.标本采集

根据不同的疾病采取粪便或肛门拭子、血液、脓液、脑脊液、尿液标本。

2.直接显微镜检查

一般不做直接显微镜检查，必要时可对脓液、脑脊液涂片，行革兰染色观察形态。

3.分离培养

粪便及脓液标本等可直接接种，初次分离常用血平板，MacConky 平板和加有 20 μg/mL 氨苄西林的血琼脂平板。豚鼠气单胞菌在 MacConky 平板上发酵乳糖，嗜水气单胞菌和维隆气单胞菌在血平板中有溶血现象，形成灰白色、光滑、湿润、凸起、2 mm 大小的菌落。含菌量较少的标本可用碱性胨水进行增菌培养。

4.鉴定

气单胞菌属的主要特征：革兰染色阴性，TCBS 平板上不生长，在无盐培养基上生长，氧化酶和触酶阳性，还原硝酸盐，发酵葡萄糖和其他碳水化合物产酸或产酸产气，对 O/129(二氨基喋啶)耐药。许多菌株在 22 ℃时的生化反应比 37 ℃活跃。

(四)药物敏感性试验

绝大多数气单胞菌产生 β-内酰胺酶，对青霉素、氨苄西林、羧苄西林、替卡西林耐药，但对广谱的头孢菌素、氨基糖苷类抗生素、氯霉素、四环素、甲氧苄啶-磺胺甲噁唑和喹诺酮类药物敏感。绝大多数维隆气单胞菌温和生物型对头孢噻吩敏感，而嗜水气单胞菌和豚鼠气单胞菌对头孢噻吩耐药。

(周晓丹)

第十七章　病毒学检验

第一节　疱疹病毒科检验

疱疹病毒科是一组中等大小、有包膜的 DNA 病毒，广泛分布于哺乳动物和鸟类等中，现有 114 个成员，根据其生物学特点可分为 α、β、γ 三个亚科。

疱疹病毒的共同特点有：①病毒体呈球形，核衣壳是由 162 个壳粒组成的二十面体立体对称结构，基因组为线性双链 DNA，存在末端重复序列和内部重复序列。核衣壳周围有一层厚薄不等的非对称性被膜。最外层是包膜，有糖蛋白刺突。有包膜的成熟病毒直径 120～300 nm。②人疱疹病毒（EB 病毒除外）均能在二倍体细胞核内复制，产生明显的致细胞病变效应（CPE），核内出现嗜酸性包涵体。病毒可通过细胞间桥直接扩散。感染细胞同邻近未感染的细胞融合成多核巨细胞。③病毒可表现为增殖性感染和潜伏性感染。后者病毒不增殖，其基因的表达受到抑制，稳定地存在于细胞核内，刺激因素作用后可转为增殖性感染。有部分病毒还具有整合感染作用，与细胞转化和肿瘤的发生相关。

一、单纯疱疹病毒

（一）生物学特性

单纯疱疹病毒（HSV）呈球形，直径为 120～150 nm，由核心、衣壳、被膜及包膜组成，核心含双股 DNA，包括两个互相连接的长片段（L）和短片段（S），L 和 S 的两端有反向重复序列。衣壳呈二十面体对称，衣壳外一层被膜覆盖，厚薄不匀，最外层为典型的脂质双层包膜上有突起。包膜表面含 gB、gC、gD、gE、gG、gH 糖蛋白，参与病毒对细胞吸附/穿入（gB、gC、gD、gE）、控制病毒从细胞核膜出芽释放（gH）及诱导细胞融合（gB、gC、gD、gH），并有诱生中和抗体（gD 最强）和细胞毒作用（HSV 糖蛋白均可）。

HSV 有 HSV-1 和 HSV-2 两个血清型，可用型特异性单克隆抗体作 ELISA、DNA 限制性酶切图谱分析及 DNA 杂交试验等方法区分型别。HSV 的抵抗力较弱，易被脂溶剂灭活。

（二）致病性

HSV 感染在人群中非常普遍，人类是其唯一的宿主。患者和健康携带者是传染源，主要通过直接密切接触和性接触传播。病毒可经口腔、呼吸道、生殖道黏膜和破损皮肤等多种途径侵入机体。常见的临床表现是黏膜或皮肤局部集聚的疱疹，也可累及机体其他器官出现严重感染，如疱疹性角膜炎、疱疹性脑炎。

1.原发感染

HSV-1原发感染多发生在婴幼儿或儿童，常为隐性感染。感染部位主要在口咽部，还可引起唇疱疹、湿疹样疱疹、疱疹性角膜炎、疱疹性脑炎等疾病。青少年原发性HSV-1感染常表现为咽炎或扁桃体炎。原发感染后，HSV-1常在三叉神经节内终身潜伏，并随时可被激活而引起复发性唇疱疹。

HSV-2原发感染为生殖器疱疹，大多发生在青少年以后，伴有发热、全身不适及淋巴结炎。原发感染后，HSV-2在骶神经节或脊髓中潜伏，随时可被激活而引起复发性生殖器疱疹。

2.潜伏感染和复发

HSV原发感染后，少部分病毒可沿神经髓鞘到达三叉神经节（HSV-1）和骶神经节（HSV-2）细胞或周围星形神经胶质细胞内，以潜伏状态持续存在。当机体抵抗力下降后，潜伏的病毒即被激活而增殖，沿神经纤维索下行至感觉神经末梢，到达附近表皮细胞内继续增殖，引起复发性局部疱疹。

3.先天性感染

HSV-2通过胎盘感染，易发生流产、胎儿畸形、智力低下等先天性疾病。新生儿疱疹是在母体分娩时接触HSV-2感染的产道所致（大约占75%），或者出生后获得HSV感染，患儿病死亡率高达50%。

4.HSV-2感染与肿瘤

HSV-2与子宫颈癌发生关系密切，在子宫颈癌患者组织细胞内可以检查出HSV-2抗原和核酸，并且患者体内存在高效价的HSV-2抗体。

HSV原发感染后1周左右血中可出现中和抗体，3～4周达高峰，可持续多年。这些抗体可中和游离病毒，阻止病毒在体内扩散，但不能消灭潜伏感染的病毒和阻止复发。机体抗HSV感染免疫以细胞免疫为主，NK细胞可杀死HSV感染的靶细胞；CTL和各种细胞因子（如干扰素等），在抗HSV感染中也有重要作用。

（三）微生物学检验

1.标本采集和处理

采取皮肤、角膜、生殖器等病变处标本；如疑为疱疹性脑膜炎患者可取脑脊液；播散性HSV感染者的淋巴细胞能直接分离病毒。肝素能干扰病毒的分离培养，故不能用作抗凝剂。以上标本经常规抗菌处理后，应尽快用特殊的病毒运输液送达实验室检查。

2.形态学检查

将宫颈黏膜、皮肤、口腔、角膜等组织细胞涂片后，Wright-Giemsa染色镜检，如发现核内包涵体及多核巨细胞，可考虑HSV感染；将疱疹液进行电镜负染后观察结果。

3.病毒分离培养

病毒分离培养是确诊HSV感染的“金”标准。标本接种人胚肾、人羊膜或兔肾等易感细胞，也可接种于鸡胚绒毛尿囊膜、乳鼠或小白鼠脑内，均可获得较高的分离率。HSV引起的CPE常在2～3 d后出现，细胞出现肿胀、变圆、折光性增强和形成融合细胞等病变特征。HSV-1和HSV-2的单克隆抗体、HSV型特异性核酸探针等可用于鉴定和分型。

4.免疫学检测

对临床诊断意义不大。主要原因：①HSV特异性抗体出现较迟；②HSV感染很普遍，大多数正常人血清中都有HSV抗体；③HSV复发性感染不能导致特异性抗体效价上升。因此，血

清学检查仅作为流行病学调查，常用检测方法为 ELISA。可将宫颈黏膜、皮肤、口腔、角膜等组织细胞涂片后，用特异性抗体作间接 IFA 或免疫组化染色检测病毒抗原作为快速诊断之一。

5.分子生物学检测

应用 PCR 或原位杂交技术检测标本中的 HSV-DNA，方法快速、敏感而特异，尤其是脑脊液 PCR 扩增被认为是诊断疱疹性脑炎的最佳手段。

二、水痘-带状疱疹病毒

(一)生物学特性

水痘-带状疱疹病毒(VZV)的生物学特性类似于 HSV，其基因组为 125 kb 的双链 DNA，具有 30 多种结构与非结构蛋白，部分与 HSV 有交叉，其中病毒糖蛋白在病毒吸附、穿入过程中发挥重要作用。VZV 能够在人胚组织细胞中缓慢增殖，出现 CPE 较 HSV 局限，可形成细胞核内嗜酸性包涵体。该病毒只有一个血清型。

(二)致病性

水痘-带状疱疹病毒可由同一种病毒引起两种不同的病症。在儿童，初次感染引起水痘，而潜伏体内的病毒受到某些刺激后复发引起带状疱疹，多见于成年人和老年人。

水痘是 VZV 的一种原发性感染，也是儿童的一种常见传染病，传染性强，2～6 岁为好发年龄，患者是主要传染源。病毒经呼吸道、口咽黏膜、结膜、皮肤等处侵入机体后，在局部黏膜组织短暂复制，经血液和淋巴液播散至单核-吞噬细胞系统，经增殖后再次进入血液(第二次病毒血症)而播散至全身各器官，特别是皮肤、黏膜组织，导致水痘。水痘的潜伏期 14～15 d，水痘的出疹突发，红色皮疹或斑疹首先表现在躯干，然后离心性播散到头部和肢体，随后发展为成串水疱、脓疱，最后结痂。病情一般较轻，但偶可并发间质性肺炎和感染后脑炎。在免疫功能不足或无免疫力的新生儿，细胞免疫缺陷、白血病、肾脏疾病及使用皮质激素、抗代谢药物的儿童，水痘是一种严重的、涉及多器官的严重感染。儿童时期患过水痘，病毒可潜伏在脊髓后根神经节或颅神经的感觉神经节等部位，当机体受到某些刺激，如外伤、传染病、发热、受冷、机械压迫、使用免疫抑制剂、X 光照射、白血病及肿瘤等细胞免疫功能损害或低下等，均可诱发带状疱疹。复发感染时，活化的病毒经感觉神经纤维轴索下行至皮肤，在其支配皮区繁殖而引起带状疱疹。一般在躯干，呈单侧性，疱疹水疱集中在单一感觉神经支配区，串联成带状，疱液含大量病毒颗粒。患水痘后机体产生特异性体液免疫和细胞免疫，但不能清除潜伏于神经节中的病毒，故不能阻止病毒激活而发生的带状疱疹。

(三)微生物学检验

根据临床症状和皮疹特点即可对水痘和带状疱疹作出诊断，但症状不典型或者特殊病例则需辅以实验诊断。临床标本主要有疱疹病损部位的涂片、皮肤刮取物、水疱液、活检组织和血清。可通过病毒分离、免疫荧光、原位杂交或 PCR 方法，检测患者组织或体液中 VZV 或其成分。

三、巨细胞病毒

(一)生物学特性

巨细胞病毒(CMV)具有典型的疱疹病毒形态，完整的病毒颗粒直径在120～200 nm。本病毒对宿主或培养细胞有高度的种属特异性，人巨细胞病毒(HCMV)只能感染人，在人纤维细胞中增殖。病毒在细胞培养中增殖缓慢，初次分离培养需 30～40 d 才出现 CPE，其特点是细胞肿大变圆，核变大，核内出现周围绕有一轮“空晕”的大型包涵体，形似“猫头鹰眼”状。

（二）致病性

人类CMV感染非常普遍，可感染任何年龄的人群，且人是HCMV的唯一宿主。多数人感染CMV后为潜伏感染，潜伏部位主要在唾液腺、乳腺、肾脏、白细胞和其他腺体，可长期或间隙地排出病毒。通过口腔、生殖道、胎盘、输血或器官移植等多途径传播。随着艾滋病、放射损伤、器官移植和恶性肿瘤等的增多，CMV感染及其引发的严重疾病日益增加，其临床表现差异很大，可从无症状感染到致命性感染。

1.先天性感染

在先天性病毒感染中最常见，感染母体可通过胎盘传染胎儿，患儿可发生黄疸，肝脾肿大，血小板减少性紫癜及溶血性贫血，脉络膜视网膜炎和肝炎等，少数严重者造成早产、流产、死产或生后死亡。存活儿童常智力低下，神经肌肉运动障碍，耳聋和脉络膜视网膜炎等。

2.产期感染

在分娩时胎儿经产道感染，多数症状轻微或无临床症状，偶有轻微呼吸障碍或肝功能损伤。

3.儿童及成人感染

通过吸乳、接吻、性接触、输血等感染，常为亚临床型，有的也能导致嗜异性抗体阴性单核细胞增多症。由于妊娠、接受免疫抑制治疗、器官移植、肿瘤等因素激活潜伏在单核细胞、淋巴细胞中的CMV病毒，引起单核细胞增多症、肝炎、间质性肺炎、视网膜炎、脑炎等。

4.细胞转化以及与肿瘤的关系

CMV和其他疱疹病毒一样，能使细胞转化，具有潜在的致癌作用。CMV的隐性感染率较高，CMV DNA很可能整合于宿主细胞DNA，因而被认为在某种程度上与恶性肿瘤的发生有关。在某些肿瘤如宫颈癌、结肠癌、前列腺癌、Kaposis肉瘤中CMV DNA检出率高，CMV抗体滴度亦高于正常人。

机体的细胞免疫功能对CMV感染的发生和发展起重要作用，细胞免疫缺陷者，可导致严重、长期的CMV感染，并使机体的细胞免疫进一步受到抑制。

（三）微生物学检验

1.标本采集

收集鼻咽拭子、咽喉洗液、中段尿、外周血、脑脊液、羊膜腔液、急性期和恢复期双份血清等。

2.形态学检查

标本经离心后取沉渣涂片，Giemsa染色镜检，观察巨大细胞及包涵体，可用于辅助诊断，但阳性率不高。

3.病毒分离培养

病毒分离培养是诊断CMV感染的有效方法，人胚肺成纤维细胞最常用于CMV培养，在培养细胞中病毒生长很慢，需1～2周出现CPE，一般需观察4周，如有病变即可诊断。也可采用离心培养法。

4.免疫学检测

（1）抗原检测：采用特异性免疫荧光抗体，直接检测白细胞、活检组织、组织切片、支气管肺泡洗液等临床标本中的CMV抗原。在外周血白细胞中测出CMV抗原表明有病毒血症，该法敏感、快速、特异。

（2）抗体检测：采用EIA、IFA等方法检测CMV抗体，以确定急性或活动性CMV感染、了

解机体的免疫状况及筛选献血员和器官移植供体。IgM抗体只需检测单份血清，用于活动性CMV感染的诊断。特异性IgG抗体需测双份血清以作临床诊断，同时了解人群感染状况。

5.分子生物学检测

(1)核酸杂交：原位杂交能检测甲醛固定和石蜡包埋组织切片中的CMV核酸，可直接在感染组织中发现包涵体，并可作为CMV感染活动性诊断。

(2)PCR：在一些特殊的CMV感染中有着重要的价值，如CMV脑炎的CSF标本。先天性CMV感染患儿的尿液、羊水、脐血标本等。但PCR阳性很难区分感染状态，其检出也不一定与病毒血症和临床症状一致。为了减少由潜伏感染而导致的PCR假阳性结果，可用定量PCR弥补其不足，在分子水平监测CMV感染、区分活动性与潜伏感染。

四、EB病毒

(一)生物学特性

EB病毒(EBV)是疱疹病毒科嗜淋巴病毒属。EBV抗原分为2类：①病毒潜伏感染时表达的抗原，包括EBV核抗原(EBNA)和潜伏感染膜蛋白(LMP)，这类抗原的存在表明有EBV基因组。②病毒增殖性感染相关的抗原，包括EBV早期抗原(EA)和晚期抗原，如EBV衣壳抗原(VCA)和EBV膜抗原(MA)。EA是病毒增殖早期诱导的非结构蛋白，EA标志着病毒增殖活跃和感染细胞进入溶解性周期；VCA是病毒增殖后期合成的结构蛋白，与病毒DNA组成核衣壳，最后出芽获得宿主的质膜装配成完整病毒体；MA是病毒的中和性抗原，能诱导产生中和抗体。EB病毒具有感染人和某些灵长类动物B细胞的专一性，并能使受感染细胞转化，无限传代达到“永生”。

(二)致病性

EB病毒在人群中广泛感染，95%以上的成人存在该病毒的抗体。幼儿感染后多数无明显症状，或引起轻症咽炎和上呼吸道感染。青春期发生原发感染，约有50%出现传染性单核细胞增多症。主要通过唾液传播，也可经输血传染。EB病毒在口咽部上皮细胞内增殖，然后感染B淋巴细胞，这些细胞大量进入血液循环而造成全身性感染，并可长期潜伏在人体淋巴组织中，当机体免疫功能低下时，潜伏的病毒活化形成复发感染。由EBV感染引起或与EBV感染有关疾病主要有三种。

1.传染性单核细胞增多症

传染性单核细胞增多症是一种急性淋巴组织增生性疾病。多系青春期初次感染EBV后发病。典型症状为发热、咽炎和颈淋巴结肿大。随着疾病的发展，病毒可播散至其他淋巴结。肝、脾肿大，肝功能异常，外周血单核细胞增多，并出现异型淋巴细胞。偶尔累及中枢神经系统(如脑炎)。某些先天性免疫缺陷的患儿可呈现致死性传染性单核细胞增多症。

2.Burldtt淋巴瘤

多见于5～12岁儿童，在中非新几内亚和美洲温热带地区呈地方性流行。好发部位为颜面、腭部。所有患者血清含EBV抗体，其中80%以上滴度高于正常人。在肿瘤组织中发现EBV基因组，故认为EBV与此病关系密切。

3.鼻咽癌

我国南方及东南亚是鼻咽癌高发区，多发生于40岁以上中老年人。EBV与鼻咽癌关系密切，表现在：①所有病例的癌组织中有EBV基因组存在和表达。②患者血清中有高效价EBV抗原的 IgG 和 IgA 抗体。③病例中仅有单一病毒株，提示病毒在肿瘤起始阶段已进入癌细胞。

人体感染 EBV 后能诱生 EBNA 抗体、EA 抗体、VCA 抗体及 MA 抗体。已证明 MA 抗体能中和 EBV。体液免疫能阻止外源性病毒感染，却不能消灭病毒的潜伏感染。一般认为细胞免疫对病毒活化的“监视”和清除转化的 B 淋巴细胞起关键作用。

(三)微生物学检验

1.标本采集

采集唾液、咽漱液、外周血细胞和肿瘤组织等标本。

2.病毒分离培养

上述标本接种人脐带血淋巴细胞，根据转化淋巴细胞的效率确定病毒的量。

3.免疫学检测

(1)抗原检测：采用免疫荧光法检测病毒特异性蛋白质抗原(如病毒核蛋白 EBNA 等)。

(2)抗体检测：用免疫荧光法或免疫酶法，检测病毒 VCA-IgA 抗体或 EA-IgA 抗体，滴度≥1∶10或滴度持续上升者，对鼻咽癌有辅助诊断意义。传染性单核细胞增多症患者血清中 VCA-IgM 抗体阳性率较高，抗体效价＞1∶224 有诊断意义。

4.分子生物学检测

利用核酸杂交和 PCR 或 RT-PCR，可在病变组织内检测病毒核酸和病毒基因转录产物。但核酸杂交法的敏感性低于 PCR 法。

五、其他疱疹病毒

(一)人类疱疹病毒 6 型

人类疱疹病毒 6 型(HHV-6)在人群中的感染十分普遍，60%～90%的儿童及成人血清中可查到 HHV-6 抗体，健康带毒者是主要的传染源，经唾液传播。HHV-6 的原发感染多见于6 个月至 2 岁的婴儿，感染后多无症状，少数可引起幼儿丘疹或婴儿玫瑰疹。常急性发病，先有高热和上呼吸道感染症状，退热后颈部和躯干出现淡红色斑丘疹。

在脊髓移植等免疫功能低下的患者，体内潜伏的 HHV-6 常可被激活而发展为持续的急性感染，并证实与淋巴增殖性疾病、自身免疫病和免疫缺陷患者感染等有关。随着器官移植的发展和艾滋病患者的增多，HHV-6 感染变得日益重要。

病原体检查可采集早期原发感染患儿的唾液和外周血淋巴细胞标本，接种经 PHA 激活的人脐血或外周血淋巴细胞作 HHV-6 病毒分离；也可用原位杂交和 PCR 技术检测受感染细胞中的病毒 DNA。间接免疫荧光法常用于测定病毒 IgM 和 IgG 类抗体，以确定是近期感染还是既往感染。

(二)人疱疹病毒 7 型

人类疱疹病毒 7 型(HHV-7)与 HHV-6 的同源性很小。是一种普遍存在的人类疱疹病毒，75%健康人唾液可检出此病毒。从婴儿急性、慢性疲劳综合征和肾移植患者的外周血单核细胞中均分离出 HHV-7。绝大多数人都曾隐性感染过 HHV-7，2 岁以上的婴儿 HHV-7 抗体阳性率达 92%。HHV-7 主要潜伏在外周血单个核细胞和唾液腺中，唾液传播是其主要的传播途径。

该病毒的分离培养条件与 HHV-6 相似，特异性 PCR、DNA 分析等试验可用于病毒鉴定。因 CD4 分子是 HHV-7 的受体，抗 T 细胞亚群(CIM)单克隆抗体可抑制 HHV-7 在 $CD4^+$ T 细胞中增殖。由于 HHV-7 与 HIV 的受体皆为 CD4 分子，两者之间的互相拮抗作用，将为 HIV 的

研究开辟新的途径。

(三)人类疱疹病毒8型

人类疱疹病毒8型(HHV-8),1993年从艾滋病患者伴发的卡波济肉瘤(KS)组织中发现。该病毒为双链DNA(165 kb),主要存在于艾滋病卡波济肉瘤组织和艾滋病患者淋巴瘤组织。HHV-8与卡波济肉瘤的发生、血管淋巴细胞增生性疾病及一些增生性皮肤疾病的发病有关。

(牛　鑫)

第二节　副黏病毒科检验

副黏病毒科的许多生物学性状与正黏病毒科相似,如均为负链RNA病毒、有包膜、核衣壳呈螺旋对称等,但也有不同之处。常见的副黏病毒科的病毒包括副流感病毒、呼吸道合胞病毒、腮腺炎病毒、麻疹病毒等。

一、麻疹病毒

麻疹病毒(MV)属于副黏病毒科麻疹病毒属,只有1个血清型,是麻疹的病原体。麻疹是一种常见的儿童急性传染病,自应用疫苗接种后其发病率大幅度降低,但仍是发展中国家儿童死亡的主要原因之一。

(一)生物学特性

病毒呈球形或丝状,直径120～250 nm,螺旋对称,有包膜。病毒核心为不分节段的单股负链RNA,有6个结构基因,依次编码核蛋白(NP)、磷酸化蛋白(P)、基质蛋白(MP)、融合蛋白(F)、血凝素(HA)和RNA依赖RNA聚合酶,其中HA和F蛋白是包膜表面的刺突。HA只凝集猴红细胞,并能与细胞表面的CD46受体结合诱导病毒吸附;F蛋白又称血溶素(HL),具有溶血活性,可使细胞发生融合形成多核巨细胞。麻疹病毒亚急性硬化性全脑炎(SSPE)突变株的M蛋白和F蛋白基因发生突变,影响了病毒的装配、出芽和释放,故极少产生游离的病毒,也称“缺陷型麻疹病毒”,但与细胞结合能力增强。

麻疹病毒可在HeLa、Vero等多种原代细胞或传代细胞中增殖,引起细胞融合形成多核巨细胞,胞浆和胞内出现嗜酸性包涵体等细胞病变。病毒抵抗力弱,56 ℃ 30 min可被灭活,对脂溶剂、一般消毒剂、日光及紫外线等敏感。

(二)致病性

人是麻疹病毒的唯一自然宿主。麻疹好发于冬春季节,人群对麻疹普遍易感,我国6个月至5岁的儿童发病率最高。病毒主要通过飞沫直接传播,也可经接触污染的玩具、用具等传播。麻疹传染性极强,与患者接触后几乎全部发病。病毒侵入后潜伏期10～14 d。黏附分子CD46是麻疹病毒识别的受体,凡表面有该分子的组织细胞(人体内除红细胞以外的大多数组织细胞)均可被麻疹病毒感染。病毒首先在呼吸道上皮细胞和淋巴组织内增殖,然后进入血液形成第一次病毒血症,扩散至全身淋巴组织和单核吞噬细胞系统,大量增殖后再次入血,形成第二次病毒血症,扩散到眼结膜、口腔和呼吸道黏膜、小血管、皮肤等部位并引起病变,临床表现为发热、畏光、流涕、咳嗽等结膜炎、鼻炎和上呼吸道卡他症状,此时患者的传染性最强。发病2 d后口腔两颊内出现中央灰白色、周围有红晕的柯氏斑，有助于临床早期诊断。之后 1～3 d，按颈部、躯干、四肢的顺序皮肤先后出现特征性的红色斑丘疹，此即出疹期，病情最为严重；一般 24 h 内皮疹出齐，4 d 后开始消退，有色素沉着，同时体温开始下降，症状减退。年幼体弱的患儿易继发细菌性肺炎，是导致死亡的主要原因。

除典型的麻疹症状外，免疫功能正常、未接种疫苗的少数患儿会出现急性麻疹后脑炎，导致死亡或存活后有轻重不等的后遗症；而细胞免疫功能缺陷的患儿多见麻疹包涵体脑炎。此外，大约百万分之一的麻疹患儿在恢复后会发生慢发病毒感染，经过 2～14 年潜伏期后出现中枢神经系统的并发症，即亚急性硬化性全脑炎（SSPE），表现为大脑功能渐进性衰退，1～2 年内死亡。麻疹病后人体可获得牢固的免疫力。

（三）微生物学检验

根据典型的麻疹临床症状即可确诊，对于轻型及其他不典型麻疹需进行实验室检验。

1.形态学检查

取患者发病初期的分泌物、脱落细胞等制成涂片，HE 染色观察有无细胞融合、多核巨细胞，细胞核或胞质内有无嗜酸性包涵体。

2.病毒分离培养

采集患者发病早期的咽漱液、咽拭子或血液标本，接种 HeLa、Vero 等细胞，经过7～10 d后观察有无典型的 CPE，采用免疫荧光、ELISA、核酸杂交等方法鉴定。

3.免疫学检查

用 ELISA、免疫荧光、中和试验、补体结合试验等检测患者血清中的特异性 IgM 或双份血清中的 IgG；也可用荧光标记的抗体染色检查病毒的抗原。

4.分子生物学检测

提取标本中的病毒 RNA 后 RT-PCR 或核酸杂交检测可进行辅助诊断。

二、呼吸道合胞病毒

呼吸道合胞病毒（RSV）简称合胞病毒，属副黏病毒科肺病毒属，因其在组织细胞培养中能导致细胞融合病变而得名。RSV 在世界各地均有流行，是引起婴幼儿下呼吸道感染的重要病原体。

（一）生物学特性

病毒呈球形，较流感病毒大，直径 120～200 nm。RSV 核酸为不分节段的单股负链 RNA；包膜上有 F 蛋白和 G 蛋白 2 种糖蛋白刺突，F 蛋白能引起病毒包膜与宿主及培养细胞之间的细胞膜的融合，G 蛋白具有对宿主细胞的吸附作用。二者均为保护性免疫应答的作用位点，但都无 NA 和 HA 的活性，也无溶血素活性。RSV 可在 HeLa、Hep-2 等多种原代细胞或传代细胞中缓慢增殖并引起明显 CPE，其特点是形成含有多个胞核的融合细胞及胞内嗜酸性包涵体。猩猩、狒狒、大鼠、小鼠、雪貂等多种动物对 RSV 敏感，但感染后多无症状。RSV 抵抗力弱，不耐酸、热和胆汁，在 pH 3 的环境中或 55 ℃ 5 min 可被灭活。

（二）致病性

RSV 主要通过飞沫传播，也可通过接触污染物传播；病毒传染性强，主要流行期在冬季和早春。RSV 感染的潜伏期一般为 4～5 d，感染后先在鼻咽上皮细胞内增殖，然后扩散至下呼吸道，很少引起病毒血症。其致病可能是通过Ⅰ型超敏反应引起的免疫损伤所致。各年龄段人群对

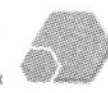

RSV 都易感，但症状各不相同。婴幼儿（尤其是 2～6 个月的婴儿）对 RSV 非常敏感，常引起较为严重的呼吸道疾病，如细支气管炎、肺炎等，患儿常出现呼吸暂停，气管或细支气管坏死物与黏液、纤维蛋白等结集在一起，极易阻塞患儿的呼吸道，严重者造成死亡；成人多表现为普通感冒；老年人则可导致慢性支气管炎急性发作。

（三）微生物学检验

由于多种呼吸道病毒感染后引起的临床症状很相似，因此 RSV 的感染需依靠微生物学实验室检验才能确诊。最可靠的方法是在发病早期采集呼吸道分泌物进行病毒的分离培养，如观察到多核巨细胞或融合细胞可作出初步诊断。由于副流感病毒也可引起细胞融合，故应与之进行区别：RSV 增殖慢，无红细胞吸附现象，副流感病毒增殖快，有红细胞吸附现象；但最后鉴定依靠免疫荧光试验、中和试验或补体结合试验等。其他快速方法有免疫荧光试验、ELISA、放射免疫技术等直接检测病毒抗原，RT-PCR 检测病毒核酸，以及检测血清中的 IgM、IgA 等。

三、腮腺炎病毒

腮腺炎病毒属副黏病毒科副黏病毒亚科的德国麻疹病毒属，是流行性腮腺炎的病原体。该病毒在世界范围内分布，只有一个血清型。

（一）生物学特性

病毒呈球形，直径 100～200 nm，单股负链 RNA，衣壳螺旋对称，包膜上有 HN 和 F 蛋白。腮腺炎病毒能在鸡胚羊膜腔中增殖，也可在猴肾、HeLa、Vero 等细胞中增殖，并使细胞融合，出现多核巨细胞。该病毒对乙醚、氯仿等脂溶剂以及紫外线、热等敏感。

（二）致病性

人是腮腺炎病毒唯一宿主，主要通过飞沫传播，好发于冬春季，5～14 岁儿童最易感染。病毒感染后潜伏期一般 2～3 周，先在鼻腔、上呼吸道上皮细胞和面部局部淋巴结内增殖，随后入血引起病毒血症，并扩散到唾液腺引起腮腺炎，表现为一侧或双侧腮腺肿大疼痛、发热、乏力等；病毒也可扩散到胰腺、睾丸、卵巢、肾脏和中枢神经系统等引起相应炎症。腮腺炎病后可获得牢固的免疫力。

（三）微生物学检验

临床上根据症状等很容易作出诊断，但对不典型病例需依靠实验室检查。可采集唾液、尿液、脑脊液等接种鸡胚或培养细胞，观察是否出现细胞融合及多核巨细胞等典型 CPE 以判断结果。此外，也可检测血清中的 IgM、IgG，或用 RT-PCR 检测病毒核酸。

四、副流感病毒

副流感病毒（PIV）根据抗原构造不同分为 5 个血清型，分别属于副黏病毒科呼吸道病毒属和德国麻疹病毒属。

（一）生物学特性

副流感病毒呈球形，较流感病毒大，直径 125～250 nm；核酸为不分节段的单股负链 RNA，核蛋白呈螺旋对称；包膜上嵌有 2 种刺突：一种是血凝素/神经氨酸酶（HN），兼有 NA 和 HA 的作用；另一种是 F 蛋白，具有使细胞融合和红细胞溶解作用。副流感病毒可在鸡胚及多种原代或传代细胞中培养，如猴肾或狗肾细胞等。豚鼠、地鼠、雪貂等对病毒敏感，通过鼻腔接种可引起感染。副流感病毒抵抗力弱，不耐酸、热，在 pH 3 的环境中 1 h 即可灭活，4 ℃ 2～4 h 后失去感染力，故一般保存在－70 ℃以下。

（二）致病性

除人类外，许多动物也携带副流感病毒。该病毒主要通过飞沫或密切接触传播，感染后首先在鼻咽部和呼吸道上皮细胞内增殖，然后在细胞之间扩散，很少引起病毒血症。病毒可导致各年龄人群的感染，但以5岁以下小儿最多见，是引起小儿急性呼吸道感染的常见病因。感染的副流感病毒以1～3型最为多见，主要疾病包括小儿哮喘、肺炎、细支气管炎等，2%～3%可出现严重的哮吼（急性喉支气管炎）。

（三）微生物学检验

1.病毒分离培养

标本包括鼻咽分泌物和咽漱液等，发病早期采集阳性率最高。副流感病毒生长缓慢，培养早期CPE不明显，可采用豚鼠红细胞吸附试验来确定病毒的存在。分离到的病毒可用红细胞吸附抑制试验、血凝抑制试验、中和试验或补体结合试验进行鉴定。

2.免疫学检测

（1）抗原检测：常用间接免疫荧光法，阳性标本可进一步用各型的单克隆抗体进行分型鉴定。此外，也可采用ELISA、放射免疫、电镜直接检测病毒抗原。

（2）抗体检测：可收集患者早期和急性期的双份血清进行回顾性诊断，此外，检测单份血清中特异性的IgM可用于早期诊断。

（牛　鑫）

第三节　黄病毒科检验

黄病毒是一大群有包膜的单股正链RNA病毒，因大多通过吸血的节肢动物传播曾称为虫媒病毒，又因其病毒体的形态结构、传播方式、感染后引起的临床表现等与被膜病毒科的甲病毒属相似，故曾归为被膜病毒科。近年来研究发现，黄病毒的基因结构、复制式等均与甲病毒明显不同，1984年国际病毒命名委员会将其单独分离出来成立了黄病毒科，现科包含黄病毒属、丙型肝炎病毒属和瘟病毒属等3个属，在我国该科常见的人类致病病毒有乙型脑炎病毒、登革热病毒、森林脑炎病毒、黄热病毒、西尼罗病毒、丙型肝炎病毒等。

一、流行性乙型脑炎病毒

流行性乙型脑炎病毒简称乙脑病毒，属黄病毒属，是流行性乙型脑炎的病原体。该病毒首先分离于日本，故也称日本脑炎病毒（JEV）。流行性乙型脑炎流行广泛，主要通过蚊虫传播，是严重威胁人畜健康的一种急性传染病，也是我国及亚洲地区夏秋季流行的主要传染病之一。

（一）生物学特性

1.形态结构

乙脑病毒呈球形，直径约40 nm，核酸为单股正链RNA，与衣壳蛋白（C蛋白）构成病毒的核衣壳，呈二十面体立体对称，外披一层薄的包膜。包膜表面有刺突糖蛋白E，即病毒血凝素，能凝集雏鸡、鸽和鹅的红细胞，具有介导病毒与宿主细胞表面受体结合的功能，还能刺激机体产生特

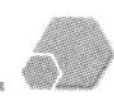

异性的中和抗体，是病毒的主要抗原；包膜内含有膜蛋白 M，主要参与病毒的装配。病毒 RNA 全长10.2 kb，在细胞质内直接起 mRNA 作用，只有一个 ORF，编码结构蛋白 C、M、E 以及非结构蛋白NS_1～NS_5。病毒在胞质内复制子代 RNA，在胞浆粗面内质网装配成熟，出芽或细胞溶解方式释放出成熟的子代病毒。

2.培养特性

乳鼠是乙脑病毒的最易感动物，脑内接种后病毒大量增殖，约 3～5 d 后乳鼠的神经系统兴奋性亢进，表现为肢体痉挛、麻痹，最后导致死亡。该病毒可在地鼠肾、幼猪肾等原代细胞及 AP 61、C6/36 蚊传代细胞内增殖，产生明显的 CPE。

3.抵抗力

乙脑病毒对酸、乙醚和氯仿等脂溶剂敏感，不耐热，56 ℃ 30 min 或 100 ℃ 2 min 均可灭活病毒。此外，还易被苯酚等多种化学消毒剂灭活。

（二）致病性

乙脑病毒主要在蚊-动物-蚊间循环传播，我国乙脑病毒的传播媒介主要为三节喙库蚊。蚊感染后病毒在其体内复制，终身带毒并可经卵传代，成为传播媒介和贮存宿主。家畜和家禽在流行季节感染乙脑病毒一般为隐性感染，但病毒可在其体内增殖，侵入血流引起短暂的病毒血症，成为病毒的暂时贮存宿主，经蚊叮咬反复传播，成为人类的传染源。人通过被带病毒的蚊子叮咬后感染，但大多数为隐性感染，部分为顿挫感染，仅少数发生脑炎。

当带毒雌蚊叮咬人时，病毒随蚊虫唾液传入人体皮下，先在毛细血管内皮细胞及局部淋巴结等处的细胞中增殖，随后少量病毒进入血流成为第一次病毒血症，患者表现为发热、寒冷、头痛等流感样症状。少数患者体内的病毒随血循环散布到肝、脾等处的细胞中继续增殖，一般不出现或只发生轻微的前驱症状；经 4～7 d 潜伏期后，在体内增殖的大量病毒再次侵入血流，形成第二次病毒血症，若不再继续发展，即成为顿挫感染，表现为轻型全身感染，数天后自愈。极少数患者体内的病毒可通过血-脑屏障进入脑组织增殖，引起脑膜及脑组织炎症，神经元细胞变性、坏死，毛细血管栓塞，淋巴细胞浸润，从而损伤脑实质和脑膜，临床表现为高热、意识障碍、抽搐、颅内压升高以及脑膜刺激征等严重的中枢神经系统的症状，死亡率高。病毒感染约 1 周后机体先后产生 IgM 和 IgG 中和抗体，具有保护作用，可阻止病毒血症的发生及病毒的进一步扩散；同时，机体也通过细胞免疫控制感染。乙脑病后或隐性感染都可获得牢固的免疫力，因此，免疫接种可有效地保护易感人群。

（三）微生物学检验

1.病毒分离培养

采集尸体脑组织、患者脑脊液或发病早期的血液、蚊悬液等标本，接种于 Vero 细胞、鸡胚或 C6/36 蚊细胞，病毒增殖后观察 CPE，利用鹅红细胞吸附试验、免疫荧光试验等进行鉴定。

2.免疫学检测

（1）抗原检测：可用免疫荧光、ELISA 等技术直接检测脑脊液或血液中的乙脑病毒抗原进行早期诊断。

（2）抗体检测：利用 ELISA 检测患者血清中乙脑病毒特异性 IgM 是目前早期诊断较为理想的方法。此外，也可采用乳胶凝集、间接免疫荧光法补体结合试验、血凝抑制试验、中和试验等检测双份血清中特异性抗病毒 IgG。

3.分子生物学检测

RT-PCR 检测病毒核酸的特异性和敏感性均较为理想，特别适合抗体检测阴性患者的早期快速诊断，近年来在临床实验室中已被广泛采用。

二、森林脑炎病毒

森林脑炎病毒简称森脑病毒，在春夏季节流行于俄罗斯及我国东北森林地带，旧称俄罗斯春夏脑炎病毒。森脑病毒由蜱传播，主要侵犯人和动物的中枢神经系统。

（一）生物学特性

森脑病毒形态结构、培养特性及抵抗力似乙脑病毒。病毒呈球形，直径 30～40 nm，核酸为单股正链 RNA，衣壳呈二十面体立体对称，外有包膜并含有糖蛋白血凝素。森脑病毒有较强的嗜神经性，接种于成年小白鼠腹腔、地鼠或豚鼠脑内易引发脑炎而致死。该病毒能在鸡胚原代和传代细胞中生长并引起 CPE。

（二）致病性

森脑病毒感染动物范围比较广，储存宿主有蜱、蝙蝠、鸟类及某些哺乳动物（刺猬、松鼠、野兔等），这些动物受染后多为轻症感染或隐性感染，其中森林硬蜱的带毒率最高，是森脑病毒的主要传播媒介。当蜱叮咬感染的野生动物后，病毒侵入其体内增殖，在其生活周期的各个阶段（包括幼虫、成虫及卵）都能携带病毒，并经卵传给子代。人对森脑病毒普遍易感，主要通过被带病毒的蜱叮咬而感染，喝被病毒或被蜱污染的生羊奶也可传染，其致病性与乙脑病毒相似。病毒侵入机体在局部淋巴结、肝、脾及单核-吞噬细胞系统增殖，通过血流进入中枢神经系统，经 8～14 d 潜伏期后发病。部分人感染后无临床症状（隐性感染）；轻型森脑表现为发热、头痛、不适；重型者病毒损伤中枢神经系统，引起脊髓炎、脑脊髓炎及脑膜脑炎，表现为肌肉麻痹、萎缩、昏迷等症状，死亡率 20%～30%，少数痊愈者常有肌肉麻痹、精神异常等后遗症。病愈后皆血中产生中和抗体，获得持久牢固免疫力。

（三）微生物学检验

病毒的分离可采用鸡胚、猪肾等细胞，或直接接种小鼠脑内。血清中的抗体可用中和试验、补体结合试验、血凝抑制试验、ELISA 等进行检测。

三、登革热病毒

登革热病毒为黄病毒科的黄病毒属的一个血清亚群，包括 4 个血清型，主要通过伊蚊传播，引起人类登革热（DF）、登革出血热/登革休克综合征（DHF/DSS）等多种不同临床类型的传染病。登革热病毒的感染广泛流行于全球的热带和亚热带地区，特别是东南亚、太平洋岛国及加勒比海地区，其中以与我国接壤的东南亚国家最为严重。近年来我国的香港、福建、广东、海南、台湾等地均曾发生过一定规模的流行，其感染范围有不断扩大的趋势。

（一）生物学特性

登革热病毒颗粒与乙型脑炎病毒相似，呈球状，直径 45～55 nm，核酸为单股正链 RNA，与衣壳蛋白组成核衣壳，呈二十面体立体对称。核衣壳外有由两种糖蛋白组成的包膜，包膜表面有含有糖蛋白 E 刺突，包膜内含有膜蛋白 M，分别具有型和群的特异性，可分为 4 个血清型，部分型间及与其他黄病毒有交叉反应。登革热病毒可在多种哺乳动物和昆虫细胞中生长，根据病毒型别、细胞种类及传代次数不同可引起不同程度的 CPE。1～3 d 龄的小鼠对登革热病毒最敏

感，脑内接种1周后可发病死亡。该病毒对低温抵抗力强，人血清中的病毒贮存于普通冰箱传染性可保持数周；不耐热，50 ℃ 30 min或100 ℃ 2 min能使之灭活，不耐酸、乙醚，对紫外线、0.05%甲醛、氯仿、胆汁、高锰酸钾等亦敏感。

（二）致病性

人是登革热病毒的主要自然宿主，患者和隐性感染者为主要传染源。登革热病毒的靶细胞为具有Fc受体的单核-巨噬细胞等。病毒通过伊蚊叮咬进入人体，在单核-巨噬细胞及血管内皮细胞中增殖达到一定数量后进入血循环，引起病毒血症。初次感染后体液中产生的抗登革热病毒IgG抗体可促进再次感染的病毒在上述细胞内复制，并可与登革热病毒形成免疫复合物，激活补体系统，增强病毒对细胞的损伤作用，导致血管通透性增加，同时抑制骨髓中的白细胞和血小板系统，导致白细胞、血小板减少和出血倾向，此即抗体依赖性增强作用（ADE）。此外，还能活化特定T细胞亚群（CIM、CD8）产生TNF、IL、IFN因素等，导致机体出现免疫病理损伤。典型的登革热是自限性疾病，病情较轻，表现为发热、头痛、腰痛、骨或关节疼痛、皮疹及浅表淋巴结肿大等。登革出血热/登革休克综合征病情较重，开始为典型登革热，随后病情迅速发展，出血加重，伴周围循环衰竭，甚至出现休克，病情凶险，如抢救不及时可在4～6 h内死亡。

（三）微生物学检验

1.病毒分离

培养采集发病早期患者的血清、血浆、白细胞或尸检组织（肝脏、淋巴结等）、蚊虫标本制成悬液，接种乳鼠脑内、伊蚊胸腔或培养细胞内，在出现CPE后用中和试验、补体结合试验、间接免疫荧光试验等进行鉴定及分型。

2.免疫学检测

常用免疫荧光、生物素-亲和素等方法检测病毒抗原，也可采用补体结合试验、血凝抑制试验、中和试验、ELISA等检测患者血清中的IgG和IgM。

3.分子生物学检测

核酸杂交、RT-PCR等可用于病毒的早期快速诊断和分型鉴定。

四、丙型肝炎病毒

丙型肝炎病毒（HCV）是丙型病毒性肝炎的病原体，也是肠道外传播的非甲非乙型肝炎的主要病原体，常引起肝炎慢性化。HCV属于黄病毒科丙型肝炎病毒属。根据基因序列的差异可将HCV分为6个基因型，我国以1型和2型最多见。

（一）生物学特性

（1）形态结构：2001年，日本的Ishida S等用免疫电镜和光学旋转技术首次观察到HCV核心颗粒的超微构造。HCV呈球形，有包膜，直径55～65 nm，核心二十面体立体对称；包膜来源于宿主细胞膜，嵌有病毒包膜蛋白；核酸为单股正链RNA。

（2）基因组：HCV基因组全长约9.5 kb，仅有1个ORF，由9个基因区组成，其中NS1区内存在E2基因，各区编码产物及主要特征见表17-1。HCV各型之ORF长度有所差别，主要由于E2及NS5基因的插入或缺失突变所致。根据NS5区基因序列的同源性可将HCV分为6个型11个亚型。

表 17-1 HCV 各基因区的主要特征与功能

基因区	编码产物	主要特征和功能
5′-NCR		对病毒复制及病毒蛋白转译有重要的调节作用，其核苷酸序列最保守，病毒株间差异小，可用于基因诊断
C 区	核心蛋白	核心蛋白具有强的抗原性，可诱发机体产生抗-C 抗体，几乎存在于所有丙型肝炎患者血清中，且持续时间长，有助于 HCV 感染的诊断
E1 区	包膜蛋白 E1	HCV 基因中变异最大的部位，在不同分离株中核苷酸差异达 30%。包膜蛋白抗原性改变而逃避免疫细胞及免疫分子的识别，是 HCV 易引起慢性肝炎的原因之一，也是疫苗研制的主要障碍
E2/NS1 区	包膜蛋白 E2	
NS2 区	解旋酶	具有解旋酶和氨酸蛋自酶酶活性
NS3、NS4 区	蛋白酶	
NS5 区	RNA 聚合酶	具有 RNA 依赖的 RNA 多聚酶活性
3′-NCR		可能与病毒复制有关

(3)培养特性：HCV 的细胞培养迄今仍很困难，黑猩猩是研究 HCV 感染的动物模型，其感染过程、急性期的表现、宿主的免疫应答等与人类 HCV 感染十分相似。

(4)抵抗力：较弱，对酸、热不稳定，对二三氯甲烷、乙醚等敏感，紫外线、甲醛、次氯酸、煮沸水等理化因素均可使其感染性丧失，60 ℃ 30 h 可完全灭活血液或血制品中的 HCV。

(二)致病性

HCV 感染呈世界分布，全球至少有 2 亿感染者，其传播途径多样，包括血液传播、性接触传播、母婴传播和家庭内接触传播，但约近半数 HCV 感染者传播途径不明；目前 HCV 占输血后肝炎的 80%～90%。HCV 的致病机制与病毒的直接作用和免疫病理损伤有关。研究表明，丙型肝炎患者血清 HCV-RNA 的含量与血清丙氨酸转移酶(ALT)的水平呈正相关，提示 HCV 的复制与肝细胞损伤有关。HCV 引起的临床感染病情轻重不一，可表现为急性肝炎、慢性肝炎或无症状携带者等，且极易慢性化，而慢性丙型肝炎与原发性肝癌关系十分密切。HCV 感染后不能诱导机体产生有效的免疫保护反应。

(三)微生物学检验

HCV 在宿主外周血中的含量及病毒抗原的含量非常低，常规方法很难直接检测。目前临床诊断 HCV 感染的方法有两大类：免疫学方法检测抗-HCV 及 PCR 法检测 HCV-RNA。

(1)标本采集：HCV 抗体检测可采用血清或血浆；HCV-RNA 的检测和定量分析，多采用血清，有时也采用血浆；血浆可采用 EDTA、枸橼酸葡萄糖、枸橼酸盐等抗凝剂。

(2)免疫学检测：丙型肝炎患者血清中 HCV 抗原水平很低，常规免疫学检测方法难以获得阳性结果，至今未用于临床。用 ELISA 检测血中抗 HCV 简单、快速、可靠，可用于丙型肝炎的诊断、献血员的筛选和流行病学调查，但目前尚有一定的假阳性率。因此，HCV ELISA 阳性反应者，特别是一些不具明显危险因素者，需用条带免疫法(strip immunoassay，SIA)等确证试验来排除假阳性反应。

(3)分子生物学检测：目前采用的主要方法有 RT-PCR、套式 RT-PCR 和 Real-timePCR 等。HCV-RNA是 HCV 感染的直接证据，其检测有助于诊断急性 HCV 感染、ALT 正常 HCV 感染、

抗 HCV 阴性 HCV 感染，尤其是在感染早期体内 HCV 特异性抗体产生之前的诊断等方面具有特殊的价值，此外，还常用于评价抗 HCV 药物的病毒学疗效。

五、庚型肝炎病毒

庚型肝炎病毒(hepatitis G virus，HGV)属于黄病毒科的丙型肝炎病毒属，基因结构与 HCV 相似，为单股正链 RNA 病毒，全基因长约 9.5 kb，仅有一个 ORF，编码一个长约 2900 aa 的蛋白前体，经病毒和宿主细胞蛋白酶水解后形成不同的结构蛋白和非结构蛋白。根据不同地区 HGV 分离株间核苷酸差异情况可将 HGV 分为 5 种基因型，其中Ⅰ型多在西非人群中多见，Ⅲ型在亚洲人群中多见。

庚型肝炎呈世界性分布，传染源多为患者，主要经输血等非肠道途径传播，也存在母婴传播、家庭内传播及静脉注射吸毒和医源性传播等。HGV 的致病机制现在尚不清楚，其单独感染时临床症状不明显，一般不损害肝细胞；但其常与 HBV 或 HCV 合并感染，故有学者推测其为一种辅助病毒。

HGV 感染的诊断以 RT-PCR 和 ELISA 检测为主。RT-PCR 采用 5′-NCR、NS3 区和 E2 区的套式引物扩增待测标本的目的基因片段，是目前检测 HGV 感染常用和有效有方法。由于 E2 抗体的出现与 HGV-RNA 的消失相关，ELISA 检测到血清中该抗体是 HGV 感染恢复的标志。

（牛　鑫）

第四节　痘病毒检验

痘病毒可以引起人类和多种脊椎动物的自然感染。其中天花病毒和传染性软疣病毒(molluscum contagiosum virus，MCV)仅感染人类，猴痘病毒、牛痘病毒以及其他动物痘病毒也可引起人类感染。

一、生物学特性

痘病毒体积最大，呈砖形或卵形[(300～450)nm×260 nm×170 nm]，有包膜，由 30 种以上的结构蛋白组成的蛋白衣壳呈复合对称形式，病毒核心由分子量为$(85 \sim 240) \times 10^6$道尔顿的双股线形 DNA(130～375 kb)组成。痘病毒在感染细胞质内增殖，病毒基因组含有约 185 个开放读码框，可指导合成 200 种以上的病毒蛋白质。成熟的病毒以出芽形式释放。

二、致病性

痘病毒感染主要通过呼吸道分泌物、直接接触等途径进行传播。感染的人或动物为其传染源。人类的痘病毒感染主要包括天花、人类猴痘和传染性软疣。其中自世界卫生组织启动全球消灭天花计划以来，至 1980 年天花在全球范围内已经根除。

(一)传染性软疣

传染性软疣是由传染性软疣病毒引起的皮肤疣状物，主要通过皮肤接触传播，儿童多见，人是其唯一的感染宿主。该病毒也可以经过性接触传播，引起生殖器传染性软疣，在男性的阴囊、阴茎、包皮和女性的大阴唇、小阴唇外侧，损害可单发或多发，散在分布。传染性软疣损害为粟粒至黄豆大小的丘疹，圆形，随时间延长损害中央呈脐凹状。颜色为白色或灰白色，并有蜡样光泽。若挑破损害可挤出白色乳酪状物，称为软疣小体。大多数患者无自觉症状，但有少数患者可有轻微瘙痒感，若有继发感染时可有疼痛等症状。软疣可自行消退，不留瘢痕。

(二)人类猴痘

与天花的临床表现相似，最初表现类似“流感”的症状，随后主要表现为高热、局部淋巴结肿大和全身发生水疱和脓疱，结痂后留有瘢痕，并伴有出血倾向，死亡率在11%左右。主要是由于与野生动物直接接触感染猴痘病毒所致。最早见于非洲扎伊尔，近年在美国等地也有感染病例的出现。

三、微生物学检验

(一)标本采集

无菌采集皮肤病损组织（疣体组织、水疱和脓疱液），猴痘患者也可采取血清。

(二)形态学检查

1.涂片染色镜检

传染性软疣病毒检查可通过活组织或皮损刮取组织或挤出的内容物涂片，进行瑞氏-吉姆萨染色后，于镜下找软疣小体。

2.电镜检查

标本置电镜下观察病毒粒子（负染标本）。

3.组织病理检查

传染性软疣患者表皮细胞内出现软疣小体，多数软疣小体内含有胞质内包涵体，小体挤压每个受损细胞内核，使细胞核呈月牙状，位于细胞内边缘。若中心部角质层破裂，排出软疣小体，中心形成火山口状。

(三)病毒培养

猴痘皮损标本接种于鸡胚绒毛尿囊膜、来自猴、兔、牛、豚鼠、小白鼠以及人的原代、继代和传代细胞，也可皮内或脑内接种10 d龄仔兔和8～12 d龄小白鼠，猴痘病毒可在其中生长，并产生明显的细胞病变，感染细胞内大多含有许多圆形或椭圆形的小型嗜酸性包涵体。实验动物发生全身性感染、出疹，并大多死亡。

(四)免疫学检测

采用痘病毒抗原酶联免疫检测方法，对猴痘提供早期辅助诊断，采用痘病毒血清抗体酶联免疫检测方法提供中晚期辅助诊断。也可采用荧光抗体法和放射免疫法从感染者血清中检出猴痘病毒抗体，一般仅用于流行病学调查。

(五)分子生物学检测

采用猴痘病毒PCR测序方法，20～24 h即可鉴别样品是否为痘病毒、猴痘病毒、天花病毒及相关其他痘病毒；采用荧光定量实时PCR检测技术，可在4 h内对猴痘病毒和痘病毒作出早期诊断。

（牛　鑫）

第五节　人乳头瘤病毒检验

人乳头瘤病毒(human papilloma virus,HPV)是乳多空病毒科、乳头瘤病毒属的一个种。引起人皮肤、黏膜不同程度的增生性病变,临床表现为良性疣或乳头状瘤,HPV 也是尖锐湿疣(condyloma acminatum,CA)的病原体。另外,某些型别的 HPV 可使组织发生癌变,引起子宫颈癌、口腔鳞状细胞癌、皮肤癌、肛门癌等。

一、生物学特性

(一)形态结构

病毒呈球形,直径 52～55 nm,20 面体对称,核衣壳由 72 个壳微粒组成,无包膜。

(二)基因组结构与功能

病毒基因组为双链环状 DNA,以共价闭合的超螺旋结构、开放的环状结构、线性分子 3 种形式存在。长约 8 kb,分为三个区段。

1.早期区(E 区)

大小约占 4 kb,含有 8 个 ORF,依次为 E_6、E_7、E_1、(E_8)、E_2、E_4、(E_3)、E_5。E 区与 DNA 复制、转录调节和细胞转化有关,各基因的功能分别是:E_1 参与 DNA 复制,HPV 的 DNA 复制除 E_1 外,还与 E_2、E_6、E_7 有关;E_2 涉及病毒 DNA 转录的反式激活机制;E_4 编码胞浆蛋白,可能在病毒成熟中起作用;E_5、E_6、E_7 与细胞转化有关。当 HPV-DNA 整合到宿主细胞基因组中时,常使 E_2 丧失转录调节功能,引起转化蛋白 E_6、E_7 的过度表达。HPV 高危型别的 E_6、E_7 区的癌蛋白可与特异性的细胞蛋白结合,如 E_6 可与细胞内抑癌基因产物 p53 蛋白结合、E_7 可与抑癌基因产物 Rb 蛋白结合。结合后使之失活,干扰其抑制细胞分裂与增长的作用,引起细胞增殖周期紊乱,诱发突变、损伤细胞 DNA,使正常细胞转变为恶性细胞,最终导致肿瘤的产生。

2.晚期区(L 区)

约 3 kb,有 2 个 ORF,编码病毒衣壳结构蛋白,包括主要衣壳蛋白 L_1 和次要衣壳蛋白 L_2。L_1 是主要的种特异性抗原,L_2 是型特异性抗原。

3.上游调节区(URR 区)

URR 区又叫长控制区(LCR)或非编码区(NCR),URR 区是 HPV 基因组中变异较大的一个区段,在不同的型别之间存在差异。长约 1 kb,无编码能力,含有一系列调节因子。

(三)病毒复制

复制周期较长。HPV 的主要特点是它的宿主范围极窄,病毒的复制与上皮细胞的分化阶段相关,复制周期受细胞分化状态限制。HPV 基因组含多个启动子,在不同的感染细胞内 RNA 有不同的拼接方式。此外,HPV 基因组是断裂基因,含有内含子和外显子,在 mRNA 的转录后加工过程中,可产生多种不同的 mRNA。HPV 的复制方式独特,皮肤中只有基底层细胞可以分裂增殖,基底层细胞可以向表皮层分化为棘细胞、颗粒细胞、角质层细胞。病毒 DNA 在基底干细胞内呈静息状态,在上皮棘细胞内表达病毒的早期基因,在上皮颗粒细胞的核内表达病毒的晚期基因、合成病毒的结构蛋白,完整的 HPV 病毒体只在终末分化的角质层细胞核内生长。即

HPV-DNA 的复制、衣壳蛋白的合成与装配分别在上皮不同的细胞层内进行，所以人乳头瘤病毒不能在体外细胞培养中增殖。

（四）其他

根据 HPV-DNA 的同源性分为型或亚型，目前已发现 60 多个型别，仍有新型陆续发现。若 DNA 同源性＜50%，则被认为是不同的型；若 DNA 同源性＞50%，但限制性内切酶片段不同的称为亚型。HPV 具有高度的宿主和组织特异性，对人的皮肤和黏膜上皮细胞具有特殊的亲嗜性，在易感细胞核内增殖形成核内嗜酸性包涵体，使感染细胞转变为空泡细胞。HPV 不能在实验动物中增殖，组织培养也未成功。

二、致病性

人是 HPV 的唯一宿主，传染源主要是患者和病毒携带者。大多通过直接接触感染者的病变部位或间接接触 HPV 污染的物品而感染，而生殖器的 HPV 感染主要通过性交传播，少数也可经污染的内裤、浴盆、浴巾、便盆而间接受染。新生儿出生时，可经带病毒的产道感染而患喉部乳头瘤。病变主要发生在喉黏膜和声带，偶可延伸到气管、支气管。HPV 感染人的皮肤黏膜，主要引起各种疣状损害，无病毒血症。HPV 型别不同，引起的病变不同。跖疣和寻常疣主要由 HPV_1、HPV_2、HPV_4 型引起；HPV_7 型与屠夫寻常疣有关，病变多发生在手上；HPV_3、HPV_{10} 型主要引起皮肤扁平疣，病变常见于面部和手背；而 HPV_{16}、HPV_{18} 型主要感染子宫颈，因机体免疫力降低、局部长期慢性刺激等，病毒基因组可整合到宿主细胞染色体上，与子宫颈癌的发生有密切关系，被认为是与恶性转化有关的高危型别。另外，HPV_{33} 型、HPV_{31} 型也可引起子宫颈癌；尖锐湿疣多由 HPV_6 型、HPV_{11} 型引起，因其很少引起浸润性癌，故被认为是低危型别。其中 HPV_{11} 型多见于男性同性恋患者。此外，还发现口腔黏膜白斑与 HPV_{16} 型、HPV_{11} 型感染有关；口腔鳞状细胞癌与 HPV_{16} 型感染有关。

尖锐湿疣又名生殖器疣，是一种性传播疾病，与生殖器的增生性黏膜损害有关。近年来发病率持续增长，仅次于淋病，位居第二位。其中 HPV_6、HPV_{11}、HPV_{16}、HPV_{18} 型最常见，且易于复发。潜伏期数周到数月，平均 3 个月。尖锐湿疣临床表现为生殖器、会阴和肛门部位上皮乳头瘤样增生，多发生在温暖湿润的部位。若生殖道存在其他感染，如阴道滴虫、梅毒、淋病等，则更易发生尖锐湿疣。HIV 感染或妊娠时，因机体免疫力下降，可加重 HPV 感染。尖锐湿疣形态多样，初发为淡红色小丘疹，但可迅速增大，融合成一片。由于局部湿热和慢性刺激，皮疹迅速增大，形成乳头状或菜花状增殖。一般疣体柔软，多充满血管。当疣体表面粗糙、发生破溃感染时可有恶臭。男性好发于阴茎的冠状沟、包皮系带、龟头等处。男性同性恋者常见于肛门及直肠，其肛门疣的发病率是阴茎疣的 7 倍。女性好发于阴唇、阴蒂、外阴、阴道、子宫颈等部位。

三、微生物学检验

依据典型的临床表现即可诊断。但肉眼观察的生殖道损害与组织学检查结果约有 10%不符合。对男性患者，尖锐湿疣需与扁平湿疣、传染性软疣等鉴别；而女性宫颈组织的 HPV 感染常可导致异型性扁平疣，用醋酸白试验或阴道镜检查，特别是将两者结合起来，将有助于诊断。

（一）标本采集

根据病变部位，采集相应的病损组织用不同的方法作检测。

（二）形态学检查

1.醋酸白试验

可检测临床表现不明显或不典型的HPV感染。用棉拭子蘸5%醋酸涂敷于可疑的病变皮肤上，1 min后即可观察到病变局部表皮变粗糙，并出现白色丘疹或白斑。如果是肛周皮损则变白时间要更长些，需观察15 min左右，使用放大镜检查会看得更清楚。醋酸白试验检测HPV感染较为敏感，但因这是一种非特异性检查方法，故有假阳性。

2.细胞学检查

女性宫颈HPV感染，可做宫颈细胞刮片，作巴氏染色液（Papanicolaou）染色，空泡细胞、双核细胞及角化不全细胞等是HPV感染的特征性细胞学改变。此法简便易行。

3.组织病理学检查

所有生殖道异型性病损均应做组织病理学检查，这是确诊尖锐湿疣及排除肿瘤的最佳方法。病变组织制成切片经HE染色后，若发现尖锐湿疣的组织病理学改变，即可诊断。

（三）免疫学检测

临床表现不典型者除应做组织病理学检查外，也可用免疫组化方法检测病变组织中的HPV抗原。

（四）分子生物学检测

因HPV不能体外培养，目前主要采用基因检测法鉴定，是实验室最常用的检查HPV感染的方法，它既可对HPV感染进行确诊，又能对HPV进行分型。主要的方法有斑点杂交法（可检测50个HPV基因组拷贝）、原位杂交法（每个细胞中含10～15个病毒基因拷贝才可检测到）、DNA印迹法（最可靠的诊断方法）及聚合酶链反应（PCR）。其中PCR法可检查HPV-DNA片段含量很少的标本，而且标本来源不受限制，操作简便、省时，特异性高，是最敏感的检测方法，但易出现假阳性。

（牛　鑫）

第六节　人类免疫缺陷病毒检验

一、病原学

人类免疫缺陷病毒（human immunodeficiency virus，HIV）为反转录病毒科的RNA病毒。病毒颗粒呈球形，直径为100～120 nm；病毒体外层为脂蛋白包膜，其中嵌有gp120和gp41两种特异的糖蛋白，前者为包膜表面刺突，后者为跨膜蛋白。病毒内部为20面体对称的核衣壳，病毒核心含有RNA、反转录酶和核衣壳蛋白。核心为由两条相同的单股正链RNA在5′端通过氢键结合而形成的二聚体RNA、反转录酶组成，呈棒状或截头圆锥状。HIV显著特点是具有高度变异性。HIV感染的宿主范围和细胞范围较窄，在体外仅感染表面有CD4受体的T细胞、巨噬细胞，感染后细胞出现不同程度的病变，培养液中可检测到反转录酶活性，培养细胞中可检测到病毒抗原。

二、致病性

HIV 感染后的数年至 10 余年可无任何临床表现。发病以青壮年较多，发病年龄 80% 为 18～45 岁，即性生活较活跃的年龄段。发展为艾滋病后可以出现各种临床表现。一般初期的症状就像普通感冒、流感样，可出现全身疲劳无力、食欲减退、发热等症状，随着病情的加重，症状日见增多，如皮肤、黏膜出现白念珠菌感染，出现单纯疱疹、带状疱疹、紫斑、血疱、瘀斑等；以后渐渐侵犯内脏器官，出现原因不明的持续性发热，可长达 3～4 个月；还可出现咳嗽、气促、呼吸困难、持续性腹泻、便血、肝脾大、并发恶性肿瘤等。临床症状复杂多变，但每个患者并非上述所有症状全都出现。侵犯肺部时常出现呼吸困难、胸痛、咳嗽等；侵犯胃肠可引起持续性腹泻、腹痛、消瘦无力等；还可侵犯神经系统和心血管系统。

三、实验室检查

(一)病毒分离

HIV 感染者外周血细胞、血浆、全血等均存在病毒。可通过与正常人外周血细胞共培养的方法进行病毒分离，用于 HIV 感染的辅助诊断及 HIV 抗体阳性母亲所生婴儿的早期辅助鉴别诊断。HIV 病毒分离培养阳性表明人体内存在 HIV，阴性仅表示未能分离培养出病毒，不能作为 HIV 未感染的诊断依据。

(二)抗体检查

人体感染 HIV 后，2～6 周产生抗 HIV 特异性抗体。HIV 抗体检测分为筛查试验和确证试验。

1.筛查试验

主要用于 HIV 感染筛查，因此要求操作简便、成本低廉，而且灵敏、特异。目前主要的筛检方法是 ELISA 方法检测 HIV 抗体，还有少数的颗粒凝集试剂和快速 ELISA 试剂。

2.确证试验

筛检实验阳性血清的确证最常用的是 western blot(WB)，由于该法相对窗口期较长，灵敏度稍差，而且成本高昂，因此只适合作为确证实验。随着第三代和第四代 HIV 诊断试剂灵敏度的提高，WB 已越来越满足不了对其作为确证实验的要求。FDA 批准的另一类筛检确证试剂是免疫荧光试验(IFA)。IFA 比 WB 的成本低，而且操作也相对简单，整个过程在 1～1.5 h 即可结束。此法的主要缺点是需要昂贵的荧光检测仪和有经验的专业人员来观察评判结果，而且实验结果无法长期保存。现在 FDA 推荐向 WB 不能确定的供血员发布最终结果时以 IFA 的阴性或阳性为准，但不作为血液合格的标准。

(三)HIV P24 抗原检测

HIV P24 抗原出现早于 HIV 抗体，有助于进行辅助诊断以缩短窗口期，目前多采用 ELISA 夹心法进行检测。HIV P24 抗原阳性，表示检测样品中含有 P24 抗原，但不能作为诊断依据，可用于 HIV 抗体不确定或窗口期的辅助诊断及 HIV 抗体阳性母亲所生婴儿的早期辅助鉴别诊断等。HIV P24 抗原阴性结果只表示在本试验中无反应，不能排除 HIV 感染。

(四)HIV 病毒载量检测

HIV 病毒载量指感染者体内游离的 HIV 病毒含量，即每毫升血液中含有的 HIV-RNA 拷贝数。常用的 HIV 病毒载量检测方法包括反转录 PCR、核酸序列扩增、分支 DNA 杂交和荧光

定量 PCR 实验等。HIV 病毒载量检测结果高于检测限，可作为 HIV 感染窗口期的辅助诊断、HIV 抗体不确定及 HIV 抗体阳性母亲所生婴儿的早期辅助鉴别诊断，不能单独用于 HIV 感染的诊断。病毒载量检测还可用于判断 HIV 感染疾病预后、是否需要抗病毒治疗及疗效等。HIV 病毒载量检测结果低于检测限，见于没有感染 HIV 的个体、抗病毒治疗效果好或极少数自身可有效抑制病毒复制的 HIV 感染者。

(五)HIV 耐药检测

在对 HIV 感染者抗病毒治疗时，病毒载量下降不理想或抗病毒治疗失败时，需进行 HIV 耐药性检测。目前耐药性检测有两种方法，即基因型检测及表型检测。基因型检测通过分子生物学方法检测与耐药性相关的病毒基因突变。表型检测通过病毒培养直接检测体内感染 HIV 毒株对不同药物的敏感度，揭示是否存在耐药及交叉耐药。如果检测结果提示耐药，需要密切结合临床、患者服药依从性、药物的代谢和药物水平等因素综合判定。

(六)$CD4^+$ T 淋巴细胞检测

用于 $CD4^+$ T 淋巴细胞检测的方法分为自动检测方法和手工操作法。自动检测方法包括流式细胞仪(单平台一步法、多平台三级程序法)、专门的细胞计数仪，手工操作方法则需要显微镜或酶联免疫实验设备。目前检测 $CD4^+$ T 淋巴细胞数的标准方法为应用流式细胞仪技术检测，可得出 $CD4^+$ T 淋巴细胞的绝对值及占淋巴细胞的百分率。

四、检验结果的解释和应用

(一)病毒分离

病毒分离可用于 HIV-1 感染的辅助诊断及 HIV-1 抗体阳性母亲所生婴儿早期辅助鉴别诊断。病毒分离培养必须在生物安全三级实验室进行，技术要求高，目前多用于 HIV 相关的科学研究，临床不作为常规诊断项目。

(二)HIV 抗体检测

HIV 抗体检测是 HIV 感染诊断的金标准，筛查试验阳性不能判定是否感染，必须经有资质的确证实验室进行确证试验，确证试验阳性才可报告“HIV 抗体阳性(+)”，判断为 HIV 感染。

(三)HIV P24 抗原检测

HIV P24 抗原检测结果阳性仅作为 HIV 感染的辅助诊断依据，不能据此确诊，阳性结果还需经中和试验确认，操作复杂，临床不将其作为常规检测项目。

(四)HIV 病毒载量检测

HIV 病毒载量检测灵敏度非常高，在 HIV 感染辅助诊断、患者预后评估及评价抗病毒治疗效果等方面发挥重要作用，但由于有假阳性的可能，阳性结果仅为 HIV 感染的辅助诊断指标，不可据此诊断。

(五)耐药性检测

常用的方法包括基因型和表型检测。表型检测可指导 HIV 感染者的有效用药，但必须在生物安全三级实验室进行，技术要求高，临床不将其作为常规诊断项目。基因型检测费用较低，技术相对容易，但结果分析较复杂，需要掌握大量相关知识，且无法指出药物耐药的程度。目前国际上广泛应用是基因型耐药检测。

(六)$CD4^+$T淋巴细胞

$CD4^+$T淋巴细胞绝对值的变化可用于艾滋病的免疫状态分析、疗效观察及预后判断。艾滋病患者CD4/CD8比值显著降低，多在0.5以下。

(牛　鑫)

第七节　出血热病毒检验

出血热不是一种疾病的名称，而是一组疾病或综合征的统称。这些疾病以发热、皮肤和黏膜出现瘀点或瘀斑、不同脏器的损害和出血，以及低血压和休克等为特征。引起出血热的病毒种类较多，分属于不同病毒科，目前在我国已发现的有汉坦病毒、克里米亚-刚果出血热病毒。

一、汉坦病毒

汉坦病毒又称肾综合征出血热(HFRS)病毒，是流行性出血热的病原体，首先从韩国首尔汉坦河疫区的黑线姬鼠分离出。汉坦病毒属于布尼亚病毒科的汉坦病毒属，根据抗原性及基因结构的不同分为6个型，其中汉坦病毒、多布拉伐-贝尔格莱德病毒和普马拉病毒等是肾综合征出血热的病原体，辛诺柏病毒是汉坦病毒肺综合征(HPS)的病原体。我国是目前世界上HFRS疫情严重的国家，发病患者数占世界报道病例数的90%以上。

(一)生物学特性

1.形态结构

汉坦病毒呈多形态，以圆球形、卵圆形多见，直径75～210 nm，双层包膜，核酸为单负链RNA，有大(L)、中(M)、小(S)3个片段，S片段编码衣壳蛋白(NP)，其免疫原性强，可刺激机体产生体液免疫和细胞免疫；M片段编码包膜糖蛋白(G1和G2)，镶嵌于包膜表面，均有中和抗原和血凝素抗原决定簇；L片段编码RNA多聚酶(L)，在病毒复制中起重要作用。病毒在pH 5.6～6.4时可凝集鹅红细胞。

2.培养特性

常用人肺传代细胞(A549)、非洲绿猴肾细胞(Vero-E6)、人胚肺二倍体细胞以及地鼠肾细胞，但增殖速度慢，一般不引起明显的CPE，需用免疫荧光法测定病毒抗原来证实；显微镜下可见病毒在感染细胞质内形成的包涵体，由病毒核壳蛋白构成，并含病毒RNA。该病毒的易感动物较多，如黑线姬鼠、长爪沙鼠、大鼠、乳小鼠和金地鼠等，实验感染后除乳鼠外无明显症状，在肺、肾等组织中可检出大量病毒。

3.病毒型别

根据抗原性及基因结构的不同，采用血清学方法、RT-PCR和酶切分析法可将汉坦病毒分为6型。

4.抵抗力

汉坦病毒抵抗力弱，对热、酸及乙醚、氯仿等脂溶剂敏感，一般消毒剂就能将其灭活，紫外线照射、60 ℃ 1 h也可以灭活病毒。

(二)致病性

HFRS是一种多宿主性的自然疫源性疾病,其主要宿主和传染源为啮齿类动物,主要包括姬鼠属、家鼠属、田鼠属、自足鼠属、林坪鼠等,在我国主要是黑线姬鼠和褐家鼠。HFRS的发生和流行具有明显的季节性,这与动物的分布及活动密切相关。人对汉坦病毒普遍敏感。动物宿主通过尿、粪等排泄物和唾液等分泌物及其气溶胶而传播;人或动物经皮肤伤口、呼吸道和消化道感染。病毒感染后,一方面可直接造成所感染细胞和器官结构与功能的损害;另一方面可激发机体的免疫应答,进而导致免疫病理损伤。某些型别的汉坦病毒感染后引起肾综合征出血热,突出表现为高热、出血,肾脏损害和免疫功能紊乱;另有部分型别的汉坦病毒感染后引起以双侧肺弥漫性浸润、间质水肿并迅速发展为呼吸窘迫、衰竭为特征的汉坦病毒肺综合征,病死率高。人类感染后于发热第2天就可测出IgM抗体,7~10 d达高峰;3~4 d后可检出IgG抗体,10~14 d达高峰,并持续多年;病后获得稳定而持久的免疫力。

(三)微生物学检验

1.病毒分离培养

多种传代、原代及二倍体细胞对汉坦病毒敏感。采集患者急性期血液或疫区鼠肺标本,通常接种于非洲绿猴肾细胞(Vero-E6)、人胚肺二倍体细胞等细胞中培养。病毒在细胞内增殖一般不引起可见的CPE,需用免疫荧光、ELSIA等方法检测病毒抗原以确认。

2.免疫学检测

可采用ELISA、免疫荧光法测定汉坦病毒抗原和抗体。目前常用捕获ELISA法(MacELISA)、胶体金法测定血清中的IgM抗体,具有早期诊断价值,而且用重组抗原检测抗体可进行血清学分型;如果检测IgG抗体,则需检测双份血清。用单克隆抗体可检查早期患者血液白细胞中病毒抗原。

3.分子生物学检测

用套式RT-PCR检测感染早期血标本中病毒的核酸具有较高敏感性及特异性,且可用于分型。

二、克里米亚-刚果出血热病毒

克里米亚-刚果出血热病毒也称克里米亚-新疆出血热病毒。1965年,我国新疆部分地区发生了一种以发热伴严重出血为特征的出血热疫情,后将从患者样本和疫区的硬蜱中分离出的一种出血热病毒称为新疆出血热病毒,后经证实该病毒与已知的克里米亚-刚果出血热病毒相同,因此,新疆出血热实际上是克里米亚-刚果出血热病毒在新疆地区的流行。

克里米亚-刚果出血热病毒属布尼亚病毒科的内罗病毒属,其形态结构、培养特性等生物学特征与汉坦病毒相似。病毒呈球形,直径90~120 nm,单正链RNA,二十面体立体对称衣壳,有包膜,表面有血凝素。

克里米亚-刚果出血热是一种自然疫源性疾病,主要分布在有硬蜱活动的荒漠和牧场,宿主是子午硕鼠、塔里木鼠、长耳跳鼠等野生啮齿动物和牛、羊、马、骆驼等家畜。硬蜱(特别是亚洲璃眼蜱)既是该病毒的传播媒介,也是储存宿主。克里米亚-刚果出血热病毒的感染有明显的季节性,每年4~5月为流行高峰,与蜱在自然界的消长情况及牧区活动的繁忙季节相符合。人被带毒硬蜱叮咬感染后潜伏期7 d左右,起病急,有发热、头痛、困倦乏力、呕吐等症状,患者早期面部、胸部皮肤潮红,继而在口腔黏膜及其他部位皮肤有出血点,严重患者有鼻血、呕血、血尿、蛋白尿甚至休克等。病后6 d血清中可出现中和抗体，14 d达高峰，并可维持5年以上；补体结合抗体至第2周才出现，且上升缓慢，滴度也低。病后免疫力持久。

通常用ELISA、免疫荧光法检测中和抗体、补体结合抗体及血凝抑制抗体等。乳鼠对此病毒高度易感，可用于病毒分离和传代，采集急性期患者的血清或血液进行颅内接种，阳性率可达90%以上。

（牛　鑫）

第八节　狂犬病毒检验

狂犬病毒属于弹状病毒科的狂犬病毒属，是人和动物狂犬病的病原，主要在动物中传播，人因被带病毒的动物咬伤或破损的皮肤黏膜接触含病毒的材料而感染。狂犬病是由动物传播的100%致死性的传染病，目前在全球范围广泛存在，估计每年造成约55 000人死亡。2007年，世界卫生组织、世界动物卫生组织等将每年的9月28日定为“世界狂犬病日”。中国是全球第二大狂犬病国家，疫情形势日益严峻，我国传染病防治法将其列为乙类传染病。

一、生物学特性

（一）形态结构

狂犬病毒形态类似子弹状，一端圆尖，另一端平坦或稍凹，长100～300 nm，直径为75 nm。病毒颗粒内部是螺旋对称的核衣壳，由病毒RNA、核蛋白(N蛋白)多聚酶L及蛋白P组成；核衣壳外包裹着由脂质双层包膜，包膜内层有基质蛋白(M蛋白)，表面有呈六角形突起的糖蛋白(G蛋白)刺突。

（二）基因组

病毒基因组为单负链RNA，长约12 kb，编码5种结构蛋白，从3′端到5′端依次为编码核蛋白N、磷蛋白P、包膜基质蛋白M、糖蛋白G、RNA依赖性的RNA聚合酶L蛋白的基因。病毒RNA与核蛋白N紧密结合形成核糖核蛋白(RNP)，可保护病毒核酸不被核酸酶降解，同时也为病毒基因的复制、转录提供结构基础；N蛋白还具有病毒属的特异性，能够以RNP的形式诱导机体产生保护性细胞免疫。L蛋白和其辅助因子蛋白P(旧称M1蛋白)是病毒基因转录、复制所必需的活性蛋白。包膜外的刺突糖蛋白G为三聚体，具有亲嗜神经细胞的特性，可识别易感细胞膜上特定的病毒受体，与病毒的血凝性、感染性和毒力有关。此外，G蛋白还有型特异性的抗原决定簇，并可诱导机体产生中和抗体。

（三）分类

近年来将狂犬病及狂犬病相关病毒分为6个血清型。血清Ⅰ型是典型病毒标准株，其余5型为狂犬病相关病毒。根据感染性强弱，狂犬病毒还可分为野毒株和固定毒株。将从自然感染的人或动物体内直接分离的病毒称为野毒株或街毒株，将野毒株接种于动物，其潜伏期长，致病力强。野毒株在家兔脑内连续传代后对家兔感染的潜伏期逐渐缩短，20世纪50代后从最初的2～4周逐渐缩短为4～6 d，再继续传代则潜伏期不再缩短，这种狂犬病毒叫固定毒株。野毒株脑内接种的潜伏期长，能在唾液腺中繁殖，各种途径感染后均可致病；固定毒株潜伏期短，在唾液腺中不能繁殖，脑内接种可引起动物瘫痪，脑外注射不发病。因固定毒株致病力减弱，但保留了抗原性，能产生保护性抗体，故可用于制备狂犬病疫苗。

（四）培养特性

狂犬病毒可在鸡胚细胞、地鼠肾细胞、犬肾细胞、人二倍体细胞等多种细胞中增殖。该病毒有较强的嗜神经组织性，在患病动物或人的中枢神经细胞（主要是大脑海马回的锥体细胞）中增殖时，可以胞浆内形成一个或数个、圆形或卵圆形、直径 20～30 nm 的嗜酸性包涵体，即内基小体，为狂犬病毒感染所特有的，具有诊断价值。

（五）抵抗力

狂犬病毒抵抗力不强。对紫外线、日光、干燥及热等敏感，100 ℃ 2 min 或 56 ℃ 30 min 即被灭活，但脑组织中的病毒在室温或 4 ℃以下可保持感染性 1～2 周，冷冻干燥可存活数年。强酸、强碱、甲醛、乙醇、碘酒、氧化剂、肥皂水、去污剂等也可灭活病毒。

二、致病性

狂犬病毒能引起多种家畜和野生动物的自然感染，如犬、猫、猪、牛、羊、狼、狐狸、松鼠等。人对该病毒普遍易感，主要通过患病或带毒动物的咬伤、抓伤和密切接触感染。在发展中国家传染源主要是患病或带病毒的犬，其次是猫和狼，而在发达国家则以野生动物为主，如狐狸、吸血蝙蝠、臭鼬、浣熊等。

狂犬病毒属于嗜神经病毒，通过伤口或与黏膜表面直接接触进入体内，但不能穿过没有损伤的皮肤。病毒侵入后或是在非神经组织内复制，或是直接进入周围神经，并通过逆向轴浆流动到达中枢神经系统（CNS）。根据侵入的病毒量和侵入部位，潜伏期 2 周到 6 年不等（2～3 个月）；一般侵入部位越靠近中枢神经系统，潜伏期就可能越短。病毒在局部小量增殖后，沿传入神经向心性扩展到脊髓的背根部神经，经脊髓入脑，主要侵犯脑干、小脑的神经细胞，在神经节与中枢大量繁殖并引起损伤，随后再沿传出神经向全身扩散，到达唾液腺、泪腺、眼角膜、鼻黏膜、心肌、肺和肝等处。患者因迷走神经核、舌咽神经核、舌下神经核受损，引起呼吸肌、舌咽肌痉挛，出现呼吸和吞咽困难；因刺激交感神经，引起唾液大量分泌和大汗；因延髓、脊髓受损导致瘫痪，最终因脑实质损伤患者出现呼吸、循环衰竭而死亡。狂犬病现在无有效的治疗方法，一旦发病，死亡率接近 100%，是目前已知的传染病中病死率最高的。

狂犬病主要临床表现都与病毒引起的脑脊髓脊神经根炎有关，典型的临床经过分为前驱期、兴奋期及麻痹期 3 期。前驱期症状有低热、乏力、恶心、头疼等一般症状，特征性的表现是原伤口部位有麻木、疼痛、发痒、蚁走感等异样感觉。兴奋期患者神经兴奋性增高，狂躁不安、肌张力增加，多神志清楚；恐水是本病重要特点，患者饮水、见水、闻水声，甚至听到“水”字均可致咽喉肌痉挛，故又称恐水病。此外，风、光、声、触动等轻微刺激均可诱发痉挛；患者吞咽困难，无法饮水、进食，异常恐惧，心率增快、血压升高，大汗、大量流涎。麻痹期痉挛停止，出现各种瘫痪、昏迷，很快因呼吸、循环衰竭而死亡。

狂犬病暴露者是指被可疑动物咬伤、抓伤、舔舐皮肤或黏膜的所有人员。暴露后应视情节尽早开始预防措施，包括立即用水、肥皂、碘酊或乙醇等彻底清洗伤口至少 15 min；用狂犬病毒灭活疫苗进行全程免疫（一般免疫后 7～10 d 产生中和抗体，但免疫力只能维持 1 年左右）；如果咬伤严重，则应联合使用狂犬病人免疫球蛋白进行被动免疫。

三、微生物学检验

人被犬或其他动物咬伤后，应检查动物是否患狂犬病。一般不宜立即杀死可疑动物，应将其捕获、隔离观察，若 7～10 d 动物不发病，一般认为动物未患狂犬病或咬人时唾液中无狂犬病毒；若 7～10 d 内发病，即将其杀死，采集标本检测病毒。所有潜在感染的材料均应在 BSL-2 或 BSL-3 实验室进行，动物试验应在 BSL-3 实验室中进行。

(一)形态检测

显微镜直接检查死亡患者或病犬脑组织内基小体即可确诊。

(二)病毒分离培养

取患者唾液样本、泪液、脑脊液或其他生物体液样本进行细胞培养，通过检测病毒抗原作出诊断。也可将标本处理后接种新生乳鼠脑内，若其在 6～10 d 中出现痉挛、麻痹等症状，在动物脑组织中镜检找到内基小体可确诊。此法因需时较长，不能为临床提供早期诊断，故应用受限。

(三)免疫学检测

1.抗原检查

免疫荧光法、免疫酶法或斑点免疫结合法(DIA)检测患者唾液或鼻咽洗液涂片、角膜印片、皮肤切片(含毛束)或脑组织涂片中的病毒抗原。

2.抗体检测

可用中和试验、补体结合试验、血凝抑制试验、免疫荧光技术、ELISA 等方法检测抗体，其中中和试验是以灭活的病毒抗原检测狂犬病毒中和抗体(主要是 G 蛋白抗体)，重复性好、特异、稳定，多用于评价狂犬病疫苗的免疫效果。

(四)分子生物学检测

狂犬病毒 RNA 可在唾液、脑脊液、泪液、皮肤活检样本和尿等样本中检出。由于病毒排出的间歇性，应对液体样本(如唾液和尿)进行连续检测。现多用 RT-PCR 法检测标本中狂犬病毒 RNA 中核衣壳(N)序列。

(牛　鑫)

第九节　肠道病毒检验

肠道病毒是一群通过粪-口途径传播，经过消化道感染的病毒；虽然其感染始于肠道，但却很少引起这些部位的疾病。

一、概述

(一)分类

肠道病毒属于小 RNA 病毒科，该科中与人类疾病有关的还有鼻病毒和甲型肝炎病毒(HAV)。肠道病毒属包括人类肠道病毒 A～D(human enterovirus A～D)、脊髓灰质炎病毒、牛肠道病毒、猪肠道病毒 A～B 和未分类肠道病毒等 8 种。

人类肠道病毒根据交叉中和试验分为 67 个血清型，包括：①脊髓灰质炎病毒 1,2,3 三型；

 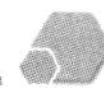

②柯萨奇病毒，分为A、B二组，A组包括A1～22，A24共23型；B组包括B1～6共6型；③埃可病毒，1～9，11～27，29～33，共31型；④新型肠道病毒为1969年以后分离到的肠道病毒，目前已发现68～71共4型。

（二）共同特征

肠道病毒主要有以下共同特征。

1.形态结构

肠道病毒呈球形，直径22～30 nm；衣壳呈二十面体立体对称，无包膜；核酸为单股正链RNA，具有感染性。

2.培养特点

除柯萨奇A组某些血清型外，均可在易感细胞中增殖，迅速产生CPE。

3.抵抗力

肠道病毒抵抗力强，耐酸、乙醚和去污剂，对高锰酸钾、过氧化氢等氧化剂敏感。

4.感染特点

肠道病毒经过消化道侵入机体，在肠道细胞内增殖，但所致疾病多在肠道外，临床表现多样化，包括中枢神经、心肌损害及皮疹等；感染过程中多形成病毒血症。

（三）微生物学检验原则

人肠道病毒在自然界广泛存在且种类繁多，“一病多原、一原多症”是肠道病毒感染的重要特征，因而应对血清诊断及病原诊断的实验室结果作严格评价，必须结合临床症状及环境因素流行病学分析，以确立病毒与疾病的病原学关系。一般采取的原则为：①病毒分离阳性率远高于对照人群；②病程中有特异性抗体变化并排除其他病毒感染；③从病变组织中、标本中分离出病毒或检测到病毒核酸。

根据2006年卫计委制定的《人间传染的病原微生物名录》，柯萨奇病毒、埃克病毒、EV71型和目前分类未定的其他肠道病毒均属于危害程度第三类的病原微生物。因此，对临床和现场的未知样本检测操作须在生物安全Ⅱ级或以上防护级别的实验室进行；操作粪便、脑脊液和血液等临床样本时要在Ⅱ级生物安全柜中进行标本的处理、病毒分离和病毒的鉴定、核酸的提取等，灭活后的血清抗体检测与PCR检测可在生物安全Ⅰ级实验室进行。

二、脊髓灰质炎病毒

脊髓灰质炎病毒是脊髓灰质炎的病原体，是对人类危害最大的病毒之一。脊髓灰质炎俗称小儿麻痹症，曾在世界范围内广泛流行，是WHO推行计划免疫进行控制的重点传染病，目前通过疫苗接种已得到有效控制。

（一）生物学特性

1.形态结构

脊髓灰质炎病毒具有典型肠道病毒的特征。病毒呈球形，直径27～30 nm。核酸为单股正链RNA，无包膜，衣壳呈二十面体立体对称，壳粒由4种多肽（VP1～4）组成：VP1、VP2和VP3暴露于衣壳表面，带有中和抗原位点，VP1与病毒吸附宿主细胞有关；VP4位于衣壳内，在VP1与细胞表面受体结合后释放，与病毒基因组脱壳穿入有关。

2.培养特性

仅能在灵长类来源的细胞内增殖，常用的细胞有人胚肾、人胚肺、人羊膜及猴肾细胞、Hela、

Vero 等,在易感细胞中增殖后引起 CPE。

3.抗原分型利用中和试验

可将脊髓灰质炎病毒分为Ⅰ、Ⅱ、Ⅲ 3 个血清型,之间无抗原交叉;目前国内外发病与流行以Ⅰ型居多。

4.抵抗力

该病毒抵抗力强,在粪便和污水中可存活数月;酸性环境中稳定,不被胃酸和胆汁灭活;耐乙醚,对高锰酸钾、过氧化氢、漂白粉等氧化剂及紫外线、干燥等敏感。

(二)致病性

人是脊髓灰质炎病毒的唯一天然宿主。该病经粪-口途径传播,病毒经肠道或咽部黏膜侵入局部淋巴组织生长繁殖,7～14 d 潜伏期(此时患者多数呈隐性感染)后侵入血流形成第一次病毒血症,病毒随血扩散到肠液、唾液、全身淋巴组织及易感的神经外组织,增殖后再度入血形成第二次病毒血症,少数情况病毒可直接侵入脊髓前角灰质区,并增殖破坏运动神经元,发生神经系统感染,引起严重的症状和后果。

病毒感染后的结局取决于感染病毒株的毒力、数量、机体免疫功能状态等多种因素。约 90%以上感染为隐性感染;显性感染患者有 3 种临床表现类型。

1.轻型

为顿挫感染,约占 5%,病毒不侵入中枢神经系统,病症似流感,患者只有发热、乏力、头痛、肌痛、咽炎、扁桃腺炎及胃肠炎症状,并可迅速恢复。

2.非麻痹型

1%～2%的感染者病毒侵入中枢神经系统及脑膜,患者具有典型的无菌性脑膜炎症状,有轻度颈项强直及脑膜刺激征。

3.麻痹型

只有 0.1%～2.0%的感染者病毒侵入并破坏中枢神经系统,造成肌群松弛、萎缩,最终发展为松弛性麻痹,极少数患者可因呼吸、循环衰竭而死亡。

(三)微生物学检验

1.标本采集

根据疾病不同时期采集不同的标本可提高病毒的分离率。发病 1 周内采集咽拭子或咽漱液,1 周后可采集粪便,血和脑脊液中病毒的分离率很低。

2.病毒分离培养

将标本处理后接种至人胚肾等易感细胞中,病毒增殖后观察 CPE,并用标准血清和分型血清做中和试验,或采用免疫荧光、ELISA 等技术进行鉴定。

3.免疫学检测

病毒感染机体后,最早在感染后 10～15 d 即可检测到 IgM 抗体,持续约30 d,因此在疑似脊髓灰质炎患者血液或脑脊液中查到 IgM 抗体有助于本病的诊断;常用捕捉 ELISA 法,该法简便,可用于早期诊断和分型。此外,如发病早期和恢复期双份血清 IgG 抗体滴度有 4 倍以上增长也可诊断。

4.分子生物学检测

用核酸杂交、RT-PCR 等技术检测病毒核酸可进行快速诊断。

 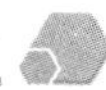

三、柯萨奇病毒和埃可病毒

柯萨奇病毒和埃可病毒的形态结构、生物学性状、致病性及免疫过程等都与脊髓灰质炎病毒类似。埃可病毒由于分离早期与人类致病关系不明确，且对猴等实验动物不致病，故当时命名为“孤儿”病毒，后因其可导致培养细胞发生病变，最终命名为“肠道致细胞病变孤儿病毒”，简称 ECHO 病毒。

（一）生物学特性

病毒体呈球形，直径 17～20 nm，核酸为单股正链 RNA，无包膜，衣壳呈二十面体立体对称。柯萨奇病毒根据对乳鼠的致病作用分为 A、B 两组，A 组能引起乳鼠骨骼肌的广泛性肌炎、松弛性麻痹，但很少侵犯中枢神经系统和内脏器官；B 组能引起灶性肌炎，可侵犯中枢神经系统和内脏器官，导致肝炎、脑炎及坏死性脂肪炎等。根据中和试验和交叉保护试验，A 组可分为 23 个抗原型，B 组分为 6 个抗原型。埃可病毒对乳鼠无致病作用。柯萨奇病毒可在非洲绿猴肾及各种人细胞系细胞中增殖；埃可病毒最适于在猴肾细胞中生长，部分病毒也能在人羊膜细胞及 HeLa 细胞中生长。两病毒均能导致培养细胞产生 CPE。

（二）致病性

柯萨奇病毒、埃可病毒均通过粪-口途径传播，但也可经呼吸道或眼部黏膜感染。两病毒识别的受体在组织和细胞中分布广泛，包括中枢神经系统、心、肺、胰、黏膜、皮肤及其他系统，因而引起的疾病种类复杂，轻重不一，不同病毒可引起相同的临床综合征，同一病毒也可引起多种不同的疾病，即“一病多原、一原多症”。

（三）微生物学检验

1.病毒分离

培养将标本接种到原代或传代猴肾细胞或人源细胞系，病毒增殖后观察 CPE 情况，收集病毒培养液，利用中和试验、补体结合试验、血凝抑制试验等鉴定并分型。

2.免疫学检测

可利用 ELISA 等检测患者血清中的 IgG 和 IgM 抗体。免疫印迹试验是诊断病毒感染的确证试验。

四、新型肠道病毒

1969 年之后世界各地陆续分离出一些抗原不同于已有病毒的肠道病毒新型，原有的以组织培养和乳鼠中增殖的分类方法难以继续应用，1976 年国际病毒分类委员会决定，从肠道病毒 68 型开始新发现的肠道病毒都以数字序号表示，统称为“（新型）肠道病毒型”。当时新型肠道病毒有 68～72 型 5 个型别，最近已经命名至 102 型，其中 72 型经鉴定为甲型肝炎病毒，68 型与小儿支气管炎和肺炎有关，70 型和 71 型临床比较常见。

（一）肠道病毒 70 型

肠道病毒 70 型（EV70）的多数生物学性状与其他肠道病毒相似，不同之处在于其感染增殖的原发部位在眼结膜，不具有嗜肠道性，不易在粪便中分离到。此外，病毒增殖所需的最适温度较低，为 33 ℃，对乳鼠不致病。

肠道病毒 70 型可引起急性出血性结膜炎，主要通过污染的毛巾、手及游泳池水等传播，传染性强，常发生暴发流行，人群普遍易感，以成人多见。病毒感染后潜伏期短（24 h 左右），发病急，主要表现为急性眼结膜炎，眼睑红肿，结膜充血、流泪，并可有脓性分泌物及结膜下出血，多数在10 d内自愈，预后良好，一般无后遗症，少数发生急性腰骶部脊髓神经根炎，可使下肢瘫痪。

在急性出血性结膜炎早期1～3 d取患者眼分泌物，接种人源培养细胞或猴肾细胞病毒分离率可达90%以上。利用ELISA检测血清中的抗体，或RT-PCR、核酸分子杂交等检测病毒核酸可进行快速检测。

(二)肠道病毒71型

近年来，肠道病毒71型(EV71)在世界各地包括中国大陆及周边地区的暴发流行越来越多，因此已日益受到研究人员的重视。

1.生物学性状

EV71是一种小RNA病毒，可在原代细胞中增殖，但敏感性差，能引起乳鼠病变。耐热、耐酸，可抵抗70%的乙醇，高温和紫外线照射很快可将其灭活。

2.致病性

肠道病毒71型的感染多发生于夏、秋季，10岁以下儿童多见；主要通过粪-口途径或密切接触传播，人是其目前已知的唯一宿主。病毒在咽和肠道淋巴结增殖后进入血液扩散，进一步在单核-吞噬细胞中增殖，最终侵犯脑膜、脊髓和皮肤等靶器官。感染后多数情况下不引起明显的临床症状，但有时也可导致被感染者出现比较严重的疾病，主要包括手足口病、无菌性脑膜炎和脑炎、疱疹性咽峡炎以及类脊髓灰质炎等疾病，患者大部分预后良好，但也有部分严重者死于并发症。

手足口病(HFMD)是由多种人肠道病毒引起的一种儿童常见传染病，也是我国法定报告管理的丙类传染病，其病原体主要有EV71、柯萨奇病毒A组(A5，10，16，A19)，以及部分埃可病毒和柯萨奇B组病毒，以柯萨奇病毒A16和EV71最为常见。手足口病为全球性传染病，无明显的地域分布，全年均可发生，一般5～7月为发病高峰，幼儿园、学校等易感人群集中单位可发生暴发。近年来，EV71在东南亚一带流行，引起较多的重症和死亡病例，如2007年山东发生了该病暴发流行，累计报告病例近4万例，病原体检测发现EV71占84%；随后2008年、2009年全国继续出现HFMD的暴发流行，仍以EV71为优势病毒，部分为柯萨奇病毒A16和EV71共同引起。

人对人肠道病毒普遍易感，不同年龄组均可感染发病，以5岁及以下儿童为主，尤以3岁及以下儿童发病率最高。HFMD传染性极高，患者和隐性感染者均为本病的传染源，隐性感染者难以鉴别和发现。发病前数天，感染者咽部与粪便就可检出病毒，通常以发病后1周内传染性最强。大多数患者症状轻微，可自愈。临床以发热和手、足、口腔等部位的皮疹或疱疹为主要症状；少数患者可出现无菌性脑膜炎、脑炎、急性弛缓性麻痹、神经源性肺水肿和心肌炎等，个别重症患儿病情进展快，可导致死亡，病程约1周。感染EV71后，患者发病1～2周内可自咽部排出病毒，从粪便中排毒可持续至发病后3～5周。疱疹液中含大量病毒，疱疹破溃后病毒排出。

3.微生物学检验

可采集患者的粪便、脑脊液、疱疹液、咽拭子、血清进行病毒分离鉴定或抗原、抗体及核酸的检测。微量板法测定血清中EV71中和抗体的滴度，如急性期与恢复期血清抗体滴度4倍或4倍以上增高证明病毒感染。核酸检测可利用人肠道病毒通用引物、EV71特异性引物分别进行RT-PCR、Real-time PCR进行。

(田鹤锋)

 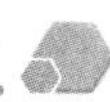

第十节　逆转录病毒检验

逆转录病毒科是一大组含有逆转录酶的 RNA 病毒。根据其致病性，国际病毒分类委员会(ICTV)将其分为 2 个亚科 7 个属，对人类致病的主要有正反转录病毒亚科中慢病毒属的人类免疫缺陷病毒(HIV)和 δ 逆转录病毒属的人类嗜 T 细胞病毒(HTLV)。

逆转录病毒的主要特征有以下几种。①病毒呈球形，有包膜，表面有刺突。②病毒基因组由 2 条相同的单正链 RNA 组成，病毒体含有逆转录酶和整合酶。③病毒 RNA 复制经过一个逆转录过程成为双链 DNA，然后整合到宿主细胞染色体 DNA 中，成为前病毒。④具有*gag*、*pol* 和 *env* 3 个结构基因和多个调节基因。⑤宿主细胞受体决定病毒的组织嗜性，成熟的子代病毒以出芽的方式从宿主细胞中释放。

一、人类免疫缺陷病毒

人免疫缺陷病毒是人类获得性免疫缺陷综合征(AIDS，也称艾滋病)的病原体。1983 年，法国科学家西诺西和蒙塔尼首先从艾滋病患者体内分离出 HIV，二人也因此获得 2008 年诺贝尔生理学或医学奖。AIDS 是严重危害人类健康的传染病，主要通过性接触、输血、注射、垂直感染等方式传播，病毒感染以损伤宿主机体的免疫系统为主要特征，已成为全球最重要的公共卫生问题之一。人免疫缺陷病毒包括 HIV-1 和 HIV-2 两个型，HIV-1 是引起全球艾滋病流行的主要病原体，HIV-2 仅局限于西部非洲，且毒力较弱。

(一)生物学特性

1.形态结构

病毒颗粒呈球形，直径 100～120 nm，核心为棒状或截头圆锥状。病毒体外层为脂蛋白包膜，其中嵌有 gp120 和 gp41 两种特异的糖蛋白，前者为包膜表面刺突，后者为跨膜蛋白。病毒内部为二十面体对称的核衣壳，病毒核心含有 RNA、逆转录酶和核衣壳蛋白。

2.基因组

HIV 基因组是由两条相同的单股正链 RNA 在 5′端通过氢键结合而形成的二聚体，基因组全长约9.7 kb。HIV 基因组中间为*gag*、*pol*、*env* 3 个结构基因及*tat*、*rev*、*nef*、*vif* 等 6 个调节基因，两端为长末端重复序列(LTR)，含有起始子、增强子、TATA 序列，对病毒基因组转录的调控起关键作用。

HIV 的 3 个结构基因编码病毒的结构蛋白和酶。*gag* 基因翻译时先形成前体蛋白 p55，然后在蛋白酶的作用下裂解成衣壳蛋白(p7、p24)和内膜蛋白(p17)等。*pol* 基因编码病毒复制所需的酶类，包括逆转录酶(p66/p51)、蛋白水解酶(p10)和整合酶(p32)。*env* 基因编码糖蛋白前体 gp160，然后在蛋白酶作用下分解为 gp120 和 gp41 两种包膜糖蛋白。6 个调节基因的编码产物控制着 HIV 基因的复制与表达，在致病过程中发挥重要作用，其中 Tat 蛋白是 HIV 复制所必需的反式激活转录因子，Rev 蛋白可调节并启动病毒 mRNA 进入细胞质，也是病毒复制必需的。

3.病毒的变异

HIV 显著特点是具有高度变异性，HIV 的逆转录酶无校正功能、错配性高是导致 HIV 基因频繁变异的重要因素。HIV 的各基因间的变异程度不一，多集中在*env* 基因和*nef* 基因，尤以*env* 基因最易发生突变，导致其编码的包膜糖蛋白 gp120 抗原性发生变异，这是病毒逃避宿主免疫反应的主要机制，也给疫苗的研制带来困难。

4.培养特性

HIV 感染的宿主范围和细胞范围较窄，在体外仅感染表面有 CD4 受体的 T 细胞、巨噬细胞，故实验室常用新分离的正常人的或患者自身的 T 细胞培养病毒；HIV 亦可在某些 T 细胞株(如 H9、CEM)中增殖；感染后细胞出现不同程度的病变，培养液中可检测到逆转录酶活性，培养细胞中可检测到病毒抗原。HIV-1 和 HIV-2 都有严格的宿主范围，黑猩猩和恒河猴是 HIV 感染的动物模型，但感染过程及症状与人不同。

5.抵抗力

HIV 对理化因素的抵抗力较弱，0.1%漂白粉、70%乙醇、0.3% H_2O_2 或 0.5%来苏等对病毒均有灭活作用。56 ℃ 30 min 可被灭活，但在室温病毒活性可保持 7 d。

(二)致病性

艾滋病是由 HIV 引起的以侵犯 $CD4^+$ T 细胞为主造成细胞免疫功能缺损并继发体液免疫功能缺损为基本特征的传染病。

1.传染源与传播途径

艾滋病的传染源是 HIV 无症状携带者和艾滋病患者。HIV 主要存在于血液、精液和阴道分泌物中，传播途径主要有：①性传播，是最为常见的传播途径；②血液传播，包括输入被 HIV 污染的血液或血制品，使用被 HIV 污染的注射用具、手术器械等；③母婴传播，包括经胎盘、产道或哺乳等方式传播。

2.致病机制

HIV 主要感染 $CD4^+$ T 淋巴细胞和单核-巨噬细胞，引起机体免疫系统的进行性损伤。HIV 对$CD4^+$ T细胞的损伤机制比较复杂，主要有：①病毒复制后期，由于病毒包膜糖蛋白插入细胞膜或病毒的出芽释放，导致细胞膜通透性增加而损伤 $CD4^+$ T 细胞。②HIV 增殖时可产生大量未整合的病毒 cDNA，干扰细胞的正常生物合成。③受染 T 细胞表面的 gp120 与非感染细胞表面 CD4 分子结合，介导细胞融合而产生大量多核巨细胞，使 $CD4^+$ T 细胞溶解死亡。④受染细胞膜上表达的包膜糖蛋白抗原，通过激活特异性 CTL，介导细胞毒作用或与特异性抗体结合，介导抗体依赖细胞介导的细胞毒性作用(ADCC)而破坏 $CD4^+$ T 细胞。⑤HIV的 gp120 与细胞膜上的 MHC-Ⅱ类分子有一同源区，抗 gp120 抗体能与这类 T 细胞发生交叉反应，即病毒诱导的自身免疫使 T 细胞造成免疫病理损害或功能障碍。

单核细胞和巨噬细胞可以抵抗 HIV 的溶细胞作用，一旦感染后可长期携带 HIV，并随细胞游走而将病毒携带到肺、脑等组织器官中，而感染的单核-巨噬细胞则丧失吞噬和诱发免疫应答的能力。HIV 感染后机体 B 细胞功能常出现异常，表现为多克隆活化，出现高丙种球蛋白血症，循环血中免疫复合物及自身抗体含量增高。此外，HIV 感染还可致神经细胞、小神经胶质细胞和星形细胞等的损害或功能异常。

3.临床表现

HIV 感染后潜伏期较长，大约 10 年左右才发病。典型 AIDS 分为 4 个时期。①急性感染期：HIV 感染人体后在 $CD4^+$ T 细胞和单核-巨噬细胞中大量增殖和扩散，引起病毒血症；感染者出现发热、咽炎、淋巴结肿大、皮肤斑丘疹和黏膜溃疡等自限性症状和体征，此时其血循环中的

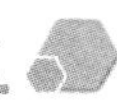

$CD4^+$ T 细胞数减少并出现 HIV 病毒抗原；约 70%以上的感染者数周后转入无症状感染期。②无症状感染期：此期长达 6 个月至10 年，感染者一般不表现临床症状，外周血中 HIV 含量很低，但体内淋巴样组织中的 HIV 仍处于活跃增殖状态，并不断小量释放入血循环中，血中 HIV 抗体检测显示阳性。③艾滋病相关综合征（ARC）：随感染时间延长，机体受到各种因素的激发，病毒大量增殖，$CD4^+$ T 细胞数不断减少，免疫系统的损伤进行性加重，慢性感染迅速发展，开始出现低热、盗汗、全身倦怠、体重下降、腹泻等前驱症状，随后全身淋巴结肿大，口腔及阴道感染，反复出现疱疹或软疣，不明原因的骨髓衰竭伴贫血、白细胞及血小板减少。④艾滋病：出现中枢神经系统等多器官多系统损害，合并各种条件致病菌、寄生虫及其他病毒感染，或并发肿瘤（如 Kaposi 肉瘤）。患者血中能稳定检出高水平的 HIV，$CD4^+$ T 细胞计数<200 个/μL、CD4/CD8<1、HIV 抗体阳性。5 年死亡率约为 90%，多发生于临床症状出现后2 年内。

4.机体对 HIV 感染的免疫应答

机体感染 HIV 后可产生抗 gp120 等多种抗体，但中和活性较低，主要在急性感染期降低血清中的病毒抗原量，但不能控制病情的发展。HIV 感染也可刺激机体产生细胞免疫应答，ADCC、CTL 及 NK 细胞的杀伤反应等，但同样也不能清除有 HIV 感染的细胞，这与病毒能逃逸免疫作用有关。HIV 逃逸机制主要有：①HIV 损伤 $CD4^+$ T 细胞使免疫系统功能低下甚至丧失。②病毒基因整合于宿主细胞染色体中，细胞不表达或少表达病毒结构蛋白，使宿主长期呈“无抗原”状态。③病毒包膜糖蛋白的一些区段的高变性导致不断出现新抗原而逃逸免疫系统的识别。④HIV 损害各种免疫细胞并诱导其凋亡。

（三）微生物学检验

HIV 感染的实验室检测主要用于 AIDS 的诊断、指导抗病毒药物的治疗，以及筛查和确认 HIV 感染者。根据 HIV 感染的不同时期应选择不同的检测手段：原发感染 2 周内任何方法均无法检测到病毒，2 周后出现病毒血症时可检测病毒抗原或病毒逆转录酶活性，感染 6～8 周后直到艾滋病病毒出现前可检测病毒的抗体，艾滋病期可检测血清中 HIV 抗原。

1.病毒分离培养

一般分离患者的外周血单核细胞，与正常人的单核细胞进行共培养。HIV 生长缓慢，经 1～2 周后出现不同程度的细胞病变，最明显的是出现融合的多核巨细胞，此时可检测培养液中逆转录酶的活性或 p24 抗原。

2.免疫学检测

（1）抗体检测一般在感染后 3 个月内出现抗体。核心蛋白 p24 及其前体 p55 的抗体在血清中出现最早，随后出现抗包膜糖蛋白 gp120/160 抗体，这些抗体被认为是初期感染的最稳定的指标。抗糖蛋白 gp41 的抗体常在抗 p24 抗体出现后数周出现，在临床症状明显的 AIDS 患者中，抗糖蛋白 gp41 的抗体似乎比抗 p24 的抗体更为常见。

HIV 感染的血清学检测分为初筛和确证两类。实际检测工作中，对我国普通公民初筛试验结果阴性即可排除 HIV 感染的可能性；如初筛实验阳性，需做重复实验，并做确证实验，确证实验阳性的标本方可报告为 HIV 抗体阳性。初筛试验常采用酶免疫测定法（EIA 法）、免疫荧光法（IFA）和凝集试验，确证试验则采用免疫印迹试验（WB）或放射免疫沉淀试验。

（2）抗原检测：常用间接 ELISA 法进行检测 p24 抗原，其阳性低于 HIV 抗体检测，但由于 HIV 抗体通常在感染后 4～8 周甚至更久才出现，因此在急性感染期检测血浆中 p24 抗原可用于早期诊断。p24 抗原出现于抗体产生之前，抗体出现后转阴，但在 HIV 感染的后期再度上升；

在无症状的 HIV 感染者中，p24 抗原阳性者发展为艾滋病的可能性高于阴性者 3 倍。此外，p24 抗原还常用于细胞培养中的 HIV 检测、抗 HIV 药物疗效的检测及 HIV 感染者病情发展的动态观察。

3.分子生物学检测

采用原位杂交、RT-PCR 检测血浆中的 HIV-RNA 对 HIV 诊断有重要意义；RT-PCR 检测感染者体内的游离病毒 RNA 拷贝数（病毒载量）可用于监测病情进展、评价抗病毒治疗的效果。此外，也可用 PCR 直接检测外周血单核细胞中的前病毒 DNA，用于血清抗体出现前的急性期的诊断。

二、人类嗜 T 细胞病毒

人类嗜 T 细胞病毒也称人类 T 细胞白血病病毒，是 20 世纪 80 年代发现的第一个人类逆转录病毒；当时把从 T 淋巴细胞白血病和毛细胞白血病患者外周血淋巴细胞中分离出的该病毒分别称为 HTLV-Ⅰ型和Ⅱ型；国际病毒分类学委员会（ICTV）现将人类嗜 T 细胞病毒和猴嗜 T 细胞病毒（STLV）合并为灵长类嗜 T 细胞病毒（PTLV），包括 HTLV-Ⅰ型～Ⅲ型和 STLV-Ⅰ型～Ⅲ型。

（一）生物学特性

HTLV 呈球形，直径约 100 nm，病毒包膜表面的刺突为糖蛋白 gp120，能与细胞表面 CD4 分子结合，与病毒的感染、侵入细胞有关；衣壳含 p18、p24 两种结构蛋白；病毒核心为 RNA 及逆转录酶。HTLV 基因组的两端为 LTR，中间从 5′端至 3′端依次排列*gag*、*pol*、*env* 等 3 个结构基因和*tax*、*rex* 2 个调节基因，结构基因的功能与 HIV 基本一致；*tax* 基因编码一种反式激活因子，可激活 LTR 增加病毒基因的转录，并能激活细胞的 IL-2 基因和 IL-2 受体基因，使其异常表达而促进细胞大量增长。*Rex* 基因编码的两种蛋白对病毒的结构蛋白和调节蛋白的表达有调节作用。HTLV-Ⅰ与 HTLV-Ⅱ基因组的同源性几近 50%。

（二）致病性

HTLV-Ⅰ和Ⅱ仅感染 $CD4^+$ T 淋巴细胞并在其中生长，使受染的 T 细胞发生转化，最后发展为 T 淋巴细胞白血病。HTLV-Ⅰ和 HTLV-Ⅱ主要经输血、注射或性接触等传播，也可通过胎盘、产道或哺乳等途径垂直传播。HTLV-Ⅰ导致的成人 T 淋巴细胞白血病/淋巴瘤（ATL），在加勒比海地区、南美、日本西南部及非洲等地区呈地方性流行，我国部分沿海地区也偶见。其感染通常无症状，受染者发展为成人 T 淋巴细胞白血病的概率为 1/20，主要表现为白细胞增高、全身淋巴结及肝、脾肿大、皮肤损伤等。此外，HTLV-Ⅰ还可引起热带痉挛性下肢轻瘫及 B 细胞淋巴瘤。HTLV-Ⅱ可引起多毛细胞白血病，在注射药物使用者等某些人群感染率较高。

HTLV-Ⅰ和 HTLV-Ⅱ引起细胞恶变的机制还不完全清楚，与其他 RNA 肿瘤病毒不同，其基因组均不含已知的病毒或细胞癌基因，也不能激活宿主细胞的癌基因。目前认为，病毒在复制过程中通过 tax 基因产物的反式激活作用，使 $CD4^+$ T 细胞的*IL-2* 基因及其受体基因异常表达，导致感染病毒的 T 细胞大量增生，但并不引起细胞破坏；由于 HTLV 前病毒 DNA 在 T 细胞染色体上的整合并无特定细胞基网的限制，可以整合于不同的细胞 DNA 上，并使细胞转化成不同的克隆，当这些细胞继续增殖时，某一克隆中个别细胞的 DNA 如发生突变，突变细胞就会演变成白血病细胞，随后由其不断增殖形成 T 细胞白血病的细胞克隆。

(三)微生物学检验

HTLV 的实验室诊断主要依靠病毒特异性抗体的检测,即采用 ELISA、间接免疫荧光法检测患者血清中 env p21 抗体进行初筛,然后用 Western Blot 确证。病毒的分离与鉴定较少用,可采集患者新鲜外周血分离淋巴细胞,经 PHA 处理后加入含有 IL-2 的营养液继续培养后,电镜观察细胞中病毒颗粒,并检查细胞培养上清液的逆转录酶活性,最后用免疫血清或单克隆抗体进行病毒鉴定。此外,还可用 PCR 或 RT-PCR 检测血浆或外周血中的病毒 RNA 或前病毒 DNA。

(田鹤锋)

第十一节　肝炎病毒检验

一、病原学

(一)甲型肝炎病毒(Hepatitis A virus,HAV)

HAV 属小 RNA 病毒科中的肝 RNA 病毒属,病毒衣壳由 60 个亚单位组成,每个病毒衣壳亚单位含的 4 种多肽,即 VP1、VP2、VP3 和 VP4 是病毒特异表面抗原,但只有一个血清型。

(二)乙型肝炎病毒(Hepatitis B virus,HBV)

属于嗜肝 DNA 病毒科。HBV 感染者血液中有三种形态的颗粒,即完整的病毒颗粒(Dane 颗粒)、球形颗粒以及管形颗粒。其中以球形颗粒含量最高。Dane 颗粒有双层脂蛋白外膜与由核壳蛋白包裹双链 DNA 分子的核心。球形和管形颗粒则只含病毒外壳蛋白即乙肝表面抗原(Hepatitis B surface antigen,HBsAg),Dane 颗粒还有核心抗原(Hepatitis B core antigen,HBcAg)。

(三)丙型肝炎病毒(Hepatitis C virus,HCV)

HCV 病毒体呈球形,直径小于 80 nm(在肝细胞中为 36～40 nm,在血液中为 36～62 nm),为单股正链 RNA 病毒,在核衣壳外包绕含脂质的囊膜,囊膜上有刺突。HCV-RNA 由 9 500～10 000 bp组成,5′和 3′非编码区(NCR)分别有 319～341 bp 和 27～55 bp,含有几个顺向和反向重复序列,可能与基因复制有关。

(四)丁型肝炎病毒(Hepatitis D virus,HDV)

HDV 体形细小,直径为 35～37 nm,核心含单股负链共价闭合的环状 RNA 和 HDV 抗原(HDAg),其外包以 HBV 的 HBsAg。HDV-RNA 的分子量很小,只有 5.5×10^5,这决定了 HDV 的缺陷性,不能独立复制增殖。需依赖 HBV 存在复制。

(五)戊型肝炎病毒(Hepatitis E virus,HEV)

属肝炎病毒科肝炎病毒属,目前,该属仅有戊型肝炎病毒一个种。

二、致病性

(一)HAV

多侵犯儿童及青年,发病率随年龄增长而递减。HAV 经粪-口途径侵入人体后,先在肠黏膜和局部淋巴结增殖，继而进入血流，形成病毒血症，最终侵入靶器官肝脏，在肝细胞内增殖。由于在组织培养细胞中增殖缓慢并不直接引起细胞损害，故推测其致病机制，除病毒的直接作用外，机体的免疫应答可能在引起肝组织损害方面起到一定的作用。现可应用猕猴作为实验感染模型以研究 HAV 的致病机制。动物经大剂量病毒感染后 1 周，肝组织呈轻度炎症反应和有小量的局灶性坏死现象。此时感染动物虽然肝功能异常，但病情稳定。可是在动物血清中出现特异性抗体的同时，动物病情反而转剧，肝组织出现明显的炎症和门静脉周围细胞坏死。由此推论早期的临床表现是 HAV 本身的致病作用，而随后发生的病理改变是一种免疫病理损害。

（二）HBV

在青少年和成人期感染 HBV 者中，仅 5%～10%发展成慢性，一般无免疫耐受期。慢性乙型肝炎发生肝硬化的高危因素包括病毒载量高、HBeAg 持续阳性、ALT 水平高或反复波动、嗜酒、合并 HCV、HDV 或 HIV 感染等。HBV 前 C 及*C* 基因发生变异，可导致 HBeAg 和抗-HBc 均阴性；前 S 及 *S* 基因发生变异，可导致 HBsAg 为阴性，而 HBV-DNA 的复制仍然活跃。HBV 感染是肝细胞癌（hepatic cellular cancer，HCC）的重要相关因素，HBsAg 和 HBeAg 均阳性者的 HCC 发生率显著高于单纯 HBsAg 阳性者。

（三）HCV

丙型肝炎发病机制仍未十分清楚。当 HCV 在肝细胞内复制引起肝细胞结构和功能改变或干扰肝细胞蛋白合成，可造成肝细胞变性坏死，表明 HCV 直接损害肝脏在导致发病方面起到一定作用。但多数学者认为细胞免疫病理反应可能起重要作用。学者经研究发现丙型肝炎与乙型肝炎一样，其组织浸润细胞以 $CD3^+$ 为主，细胞毒 T 细胞（TC）特异攻击 HCV 感染的靶细胞，可引起肝细胞损伤。临床观察资料表明，人感染 HCV 后所产生的保护性免疫力很差，能发生再感染，甚至部分患者会导致肝硬化及肝细胞癌。其余约半数患者为自限性，可自动康复。

（四）HDV

流行病学调查表明，HDV 感染呈世界性分布，我国以四川等西南地区较多见。全国各地报道的乙肝患者中，HDV 的感染率为 0%～10%。在 HDV 感染早期，HDAg 主要存在于肝细胞核内，随后出现 HDAg 抗原血症。HDAg 刺激机体产生特异性 HD 抗体，初为 IgM 型，随后是 IgG 型抗体。HDV 感染常可导致 HBV 感染者的症状加重与恶化，故在发生重症肝炎时，应注意有无 HBV 伴 HDV 的共同感染。HDV 与 HBV 有相同的传播途径，预防乙肝的措施同样适用于丁肝。由于 HDV 是缺陷病毒，如能抑制 HBV，则 HDV 亦不能复制。

（五）HEV

主要经粪-口途径传播，潜伏期为 10～60 d，平均为 40 d。经胃肠道进入血液，在肝内复制，经肝细胞释放到血液和胆汁中，然后经粪便排出体外。人感染后可表现为临床型和亚临床型（成人中多见临床型），病毒随粪便排出，污染水源、食物和周围环境而发生传播。潜伏期末和急性期初的患者粪便排毒量最大，传染性最强，是本病的主要传染源。HEV 通过对肝细胞的直接损伤和免疫病理作用，引起肝细胞的炎症或坏死。临床上表现为急性戊型肝炎（包括急性黄疸型和无黄疸型）、重症肝炎以及胆汁淤滞性肝炎。多数患者于发病后 6 周即好转并痊愈，不发展为慢性肝炎。孕妇感染 HEV 后病情常较重，尤以怀孕 6～9 个月最为严重，常发生流产或死胎，病死率达 10%～20%。免疫低下患者罹患此病可慢性化。

三、实验室检测

(一)HAV

1.抗-HAV IgM 检测

抗-HAV IgM 的检测方法包括基于捕获法原理的 ELISA 和 CLIA 等。ELISA 捕获法采用抗人 IgM μ 链包被微孔板形成固相抗体，加入待测样本后，其中的 IgM 抗体(包括特异的抗-HAV和非特异的 IgM)与固相上的抗 μ 链抗体结合而吸附于固相载体上；再加入 HAV 抗原与固相上特异的 IgM 结合，加入酶标记的抗-HAV 抗体，形成相应的抗原抗体复合物，洗涤后，加入酶底物比色测定。

2.抗-HAV IgG 检测

常采用 ELISA 和化学发光免疫测定法(chemiluminescent immunoassay，CLIA)检测抗-HAV IgG。ELISA 主要包括间接法、竞争法和捕获法。化学发光免疫测定是将免疫反应与化学发光检测相结合的一项技术。根据标记物的不同可分为三类，即发光物直接标记的 CLIA(常用的标记物质是吖啶酯类化合物)、元素化合物标记的电化学发光免疫试验(electrochemiluminescent immunoassay，ECLIA)[常用标记物是三联吡啶钌($Ru(bpy)_3^{2+}$)]和时间分辨荧光免疫试验(time-resolved fluoroimmunoassay，TRFIA)(常用的标记物是镧系元素化合物)。化学发光酶免疫分析法(chemiluminescent enzyme immunoassay，CLEIA)属于酶免疫分析，酶的反应底物是发光剂，常用的标记酶为 HRP 和碱性磷酸酶(alkaline phosphatase，ALP)，其中 HRP 的发光反应底物为鲁米诺，碱性磷酸酶的底物为环 1,22-二氧乙烷衍生物(AMPPD)。

(二)HBV

1.HBsAg 检测

HBsAg 检测方法主要有 ELISA、CLIA、免疫渗滤层析(胶体金试纸条)和 HBsAg 中和试验(neutralization test，NT)。采用 HBsAg 中和试验进行检测时，每份待测样本应分别设对照孔和检测孔，在对照孔中加入对照试剂，在检测孔中加入特异性 HBsAb。检测孔中的特异性HBsAb与预包被的 HBsAb 及酶标记的 HBsAb 竞争结合样本中的 HBsAg，从而使结合到预包被板孔上，并与酶标记 HBsAb 结合形成夹心复合物的 HBsAg 的量减少；而对照孔中不存在这样的竞争，HBsAg 可以正常结合到预包被板孔上，并与酶标记的 HBsAb 结合形成夹心复合物。

2.HBsAb 检测

双抗原夹心法原理，方法主要有 ELISA、CLIA 和免疫渗滤层析试验，其中 CLIA 多为定量检测。

3.HBeAb 检测

竞争法原理，检测方法主要有 ELISA 法和 CLIA 法。

4.HBcAb 检测

竞争法或双抗原夹心法原理，方法主要有 ELISA 和 CLIA。

5.抗 HBc-IgM 检测

捕获法原理，方法主要有 ELISA 和 CLIA。

6.HBV 外膜蛋白前 S1 抗原(Pre-S1)和前 S2 抗原(Pre-S2)检测

采用双抗体夹心 ELISA 法。试剂、操作、结果判定及注意事项参考前述双抗体夹心 ELISA。健康人 Pre-S1 阴性。

7.HBV-DNA PCR 检测

临床也常用 real-time PCR 做定量检测。

8.耐药基因检测

可用 PCR-RELP、测序等检测耐药突变位点。

（三）HCV

1.HCV IgG 检测

HCV IgG 抗体的检测是基于间接法或双抗原夹心法原理。方法主要有 ELISA、CLIA、免疫渗滤层析试验和确认试验。HCV 抗体确认试验采用重组免疫印迹实验进行检测，在硝酸纤维素膜条上预包被 HCV 合成多肽抗原和重组抗原（Core、NS3、NS4、NS5）及对照线蛋白。将硝酸纤维素膜条浸泡在稀释的血清或血浆样本中反应后洗涤，加入酶标记的抗人 IgG 抗体温育，如样本中含有 HCV 特异性抗体，则会形成“包被抗原-抗体-酶标二抗”复合物，加入底物液显色，终止后，根据出现的不同条带情况判断结果。

2.HCV 核心抗原检测

采用双抗体夹心模式检测，主要有 ELISA 和 CLIA 两类方法。HCV 核心抗原理论上在病毒感染两天就可以在血液中检测到，而抗-HCV 平均“窗口期”为近两个月。因此如果患者抗 HCV 阴性而 HCV 核心抗原阳性时，可通过进行核酸检测进一步确认检测结果。其他同抗-HCV。

3.HCV 抗原抗体联合检测

采用双抗原抗体夹心 ELISA 方法。HCV 核心抗原抗体联合检测可有效缩短检测的窗口期。当结果为弱阳性反应需要进一步确认时，因有可能为早期感染，可采用核酸检测的方法进行结果确认。

4.HCV-RNA

可使用 RT-PCR 法。也可使用依赖核酸序列的扩增技术（NASBA）检测。

（四）HDV

抗-HDV IgM 和抗-HDV IgG 检测常用 ELISA 方法进行检测。抗-HDV IgM 检测原理为捕获法，抗-HDV IgG 检测原理为竞争法。

（五）HEV

抗-HEV IgM 和抗-HEV IgG 检测常用 ELISA 方法进行检测。抗-HEV IgM 检测原理为捕获法，抗-HEV IgG 检测原理为间接法。

四、检验结果的解释和应用

（一）抗-HAV 检测

可用于诊断既往或现症的 HAV 感染，以及观察接种 HAV 疫苗之后的免疫效果。采用免疫学方法测定抗-HAV IgM、IgG 或总抗体，检测的阳性反应有可能不是真正的阳性，尤其是较弱的阳性反应，可能是因为被检者血液中的一些干扰因素如类风湿因子、补体、异嗜性抗体、较高浓度血红蛋白和胆红素等所致的假阳性。因此，临床上可根据患者特异 IgM 到特异 IgG 抗体的转换，和/或特异 IgG 浓度或滴度的 4 倍升高变化，结合患者的临床表现及其他生化检测来综合判断患者是否是甲型肝炎。

(二)HBV 检测

1.HBV 的免疫检测

HBV 标志物的联合检测可诊断 HBsAg 携带者、急性乙型肝炎潜伏期、急性和慢性肝炎患者。HBsAg 阴性不能完全排除 HBV 感染。

2.HBV-DNA 检测

HBV 感染的确证标志。定量检测用于治疗监测、血筛及母婴传播研究等。

(三)HCV 检测

1.抗-HCV 检测

目前检测抗-HCV 的 ELISA 和化学发光方法的试剂属于第 2 或第 3 代试剂，包被抗原内含有 HCV core、NS3、NS4 和 NS5 抗原(第 3 代)，敏感性和特异性与前两代试剂相比显著提高。该方法目前被广泛用于献血员中的 HCV 感染筛查和临床实验室检测，抗-HCV 检测阳性提示感染过病毒；对大部分病例而言，抗-HCV 阳性常伴有病毒核酸 HCV-RNA 的存在。因此，抗-HCV是判断 HCV 感染的一个重要标志。抗-HCV 阳性而血清中没有 HCV-RNA 提示既往感染，在血清中检测不到 HCV-RNA 并不意味着肝脏没有病毒复制。对于极少数病例，特别是经过免疫抑制剂治疗的患者，免疫功能低下，抗-HCV 阴性仍可检测到 HCV-RNA，此类患者适宜采用 HCV 核心抗原或抗原抗体联合检测试剂进行检测。

2.HCV-RNA 检测

HCV 感染的确证标志。定量用于治疗监测。

(四)抗-HDV 检测

抗-HDV IgM 在临床发病的早期即可检测到，于恢复期消失，是 HDV 感染中最先检测出的抗体，特别是在重叠感染时，抗-HDV IgM 往往是唯一可以检测出的血清学标志物。抗-HDV IgG出现在 HDV IgM 下降时。慢性 HDV 感染，抗-HDV IgG 保持高滴度，并可存在数年。

(五)抗-HEV 检测

戊型肝炎的临床症状和流行病学都与甲肝相似。一般认为，戊肝急性期第一份血清抗-HEV 滴度＞40，以后逐渐下降，或抗-HEV 先阴性后转为阳性，或抗-HEV 滴度逐步增高，均可诊断为急性 HEV 感染。抗-HEV IgG 阳性可以作为机体既往感染 HEV 或机体注射戊肝疫苗有效的标志物。注射疫苗后，抗-HEV IgG 阳性即说明机体对 HEV 具有免疫力。

(周晓丹)

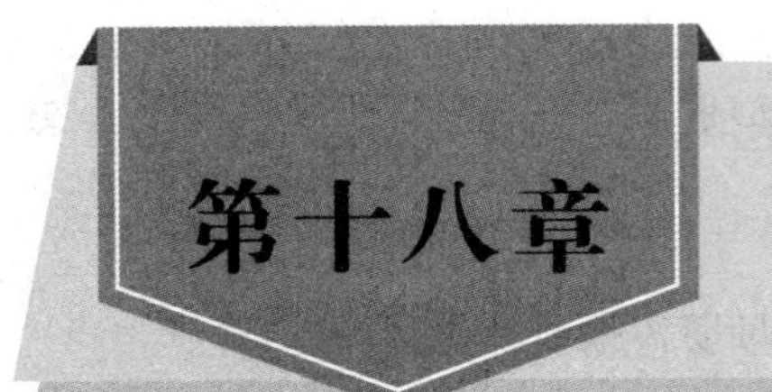

第十八章 免疫检验

第一节 免疫细胞功能测定

免疫细胞是免疫系统的功能单位，免疫系统受到外源抗原或自身抗原刺激后，通过细胞免疫和体液免疫以及相关系统相互协同，对抗原产生免疫应答反应。参与免疫反应的细胞主要包括淋巴细胞、单核-巨噬细胞、中性粒细胞、嗜酸性粒细胞、嗜碱性粒细胞等，淋巴细胞又可借表面特征和功能的不同再分为T细胞、B细胞、K细胞（杀伤细胞）和NK细胞（自然杀伤细胞）等。这些免疫细胞的功能状态一定程度上反映了机体的免疫状态，对免疫细胞的功能进行检测和研究可为疾病诊断和评估疾病的发生、发展及转归提供一定的指导和帮助，是临床免疫学研究的一个重要内容。本节将介绍上述免疫细胞功能研究的主要检测方法。

一、单核-巨噬细胞功能测定

吞噬细胞包括大吞噬细胞（即单核-巨噬细胞）和小吞噬细胞（即中性粒细胞）。单核-巨噬细胞包括游离于血液中的单核细胞（monocyte）及存在于体腔和各种组织中的巨噬细胞，均来源于骨髓干细胞，具有很强的吞噬能力，细胞核不分叶，故命名为单核-吞噬细胞系统（mono-nuclear phagocyte system，MPS）。单核-巨噬细胞是一类重要的抗原提呈细胞，在特异性免疫应答的诱导与调节中起重要作用。单核-巨噬细胞具有多种免疫功能，包括吞噬和胞内杀菌；清除损伤、衰老、死亡和突变细胞及代谢废物；加工、提呈抗原给淋巴细胞。单核-巨噬细胞功能测定方法主要包括以下几种。

（一）单核-巨噬细胞表面标记测定

1.原理

单核-巨噬细胞表面有多种受体分子和抗原分子，对细胞的鉴定与功能有重要意义，它们与相应的配体结合后发挥功能，包括捕获病原体，促进调理、趋化、免疫粘连、吞噬，介导细胞毒作用等。成熟的单核细胞可表达高密度的CD14，这是一种相对特异的单核细胞表面标志；单核-巨噬细胞表面IgFc受体（FcγR Ⅰ即CD64、FcγR Ⅱ即CD32、FcγR Ⅲ即CD16）和补体受体（CR1即CD35、CR3即CD11b/18或Mac-1）可以分别与IgG的Fc段及补体C3b片段结合，从而促进单核-巨噬细胞的活化和调理吞噬功能。此外，单核-巨噬细胞还表达各种细胞因子、激素、神经肽、多糖、糖蛋白、脂蛋白及脂多糖的受体，可接受多种细胞外刺激信号，从而调控细胞功能。

单核-吞噬细胞表面具有多种抗原分子，如MHC-Ⅰ、MHC-Ⅱ和黏附分子等。MHC-Ⅱ类抗

原是巨噬细胞发挥抗原提呈作用的关键性效应分子；单核-巨噬细胞还表达多种黏附分子，如选择素 L(L-selectin)、细胞间黏附分子(intercellu-laradhesion molecule，ICAM)和血管细胞黏附分子(vascular cell adhesion molecule，VCAM)等，它们介导 MPS 细胞与其他细胞或外基质间的黏附作用，从而参与炎症与免疫应答过程。表 18-1 列举出主要的单核-吞噬细胞表面标志分子，检测和鉴定这些抗原分子可采用相应的抗表面分子的特异性单克隆抗体(MAb)，将各种 MAb 直接标记上不同的荧光素(直接法)，或将第二抗体标记荧光素(间接法)，用流式细胞术进行检测。

表 18-1　膜表面标志的细胞分布情况

表面标志	细胞类型
CD11b	粒细胞，巨噬细胞
CD16	NK 细胞，粒细胞，巨噬细胞
CD32	粒细胞，B 细胞，单核细胞，血小板
CD64	单核细胞，巨噬细胞
CD13	单核细胞，巨噬细胞，粒细胞
HLA-DR	B 细胞，单核细胞，巨噬细胞，激活的 T 细胞，造血干细胞前体
CD14	单核细胞，巨噬细胞，粒细胞
CD45	白细胞共同抗原

2.材料

(1)PBMC：从肝素抗凝外周血或骨髓中提取。

(2)PBS/肝素：含 0.1%(v/v)肝素的 PBS。

(3)封闭剂 3 g/L 正常小鼠 IgG。

(4)荧光素标记的 MAb(表 18-1)。

(5)一叠氮化乙锭(Ethidium monoazide，EMA)溶液 5 μg/mL EMA 溶于 PBS，每管 100 μL 分装，于 20 ℃避光保存，使用前立即溶解并置于冰上，注意避光。

(6)8.3 g/L 氯化铵溶解缓冲液(ACK)现用现配，置室温于 12 h 内使用。

(7)2%甲醛：用 PBS 将 10%超纯甲醛稀释至 2%，于 4 ℃避光可保存 1 月。

(8)12 mm×75 mm 试管。

(9)15 mL conical 管。

(10)流式细胞术所用试剂和 FACScan analysis 软件。

3.操作步骤

(1)按表 18-2 所示在 12 mm×75 mm 试管上标记号码 1～7。

表 18-2　三色流式细胞术分组

1 号试管	2 号试管	3 号试管	4 号试管	5 号试管	6 号试管	7 号试管
αCD45F	αCD16F	αCD33F	αCD11BF	IgG1F	—	EMA
αCD14PE	αCD32PE	αCD13PE	αCD13PE	IgG2bPE	—	—
αHLA-DRTC	αCD64TC	αHLA-DRTC	αCD33TC	IgG2aTC	—	—

α，anti—；F，fluorescein isothiocyanate；PE，phycoerythrin；TC，Tandem Conjugate(PE-Cy5)；EMA，ethidiu mmonoazide。

(2)若标本为肝素抗凝全血或骨髓，将约 10 mL 全血或 1～3 mL 骨髓置于 15 mL conical 管中，4 ℃，3 200 r/min 离心 3 min，每管加 10 mL PBS/肝素，颠倒混匀 2 次，离心 3 min，15 mL PBS 洗涤细胞，用适量 PBS 悬浮细胞，调整细胞浓度至 2×10^7/mL。若标本为外周血单个核细胞(PBMC)或单核-巨噬细胞，用 PBS 调整细胞浓度至 2×10^7/mL。

(3)取 50 μL 细胞悬液加入步骤 1 中各管。

(4)每管加 3 g/L 正常小鼠 IgG 4 μL，冰浴 10 min。

(5)在 1～5 号试管内加入适当浓度的 MAbs，将 1 管～6 管置冰浴 15 min。5 号试管为 Ig 对照管；6 号试管为仅含细胞悬液无抗体的细胞自身荧光素对照；EMA 管仅含 EMA 和细胞，以判断细胞存活率。

(6)将 5 μL 的 EMA 溶液加入 7 号试管，混匀，置于距离低强度白光灯源(40 W 台灯)18 cm 处，室温 10 min。EMA 仅能进入死细胞，白光导致 EMA 非可逆性吸附于核酸，通过 650 nm 波长可以检测 EMA 发射光强度。

(7)若细胞悬液中含红细胞(RBC)，每管中加 3 mL 的 ACK 溶解液，封口膜封闭试管口，颠倒混匀 1～2 次，室温静置 3 min。若细胞悬液中不含 RBC，每管中加 3 mL PBS。

(8)3 200 r/min，4 ℃，离心 3 min。

(9)快速弃上清液，轻弹管底以分散细胞。

(10)3 mL 的 PBS 洗细胞一次。

(11)分析活细胞时，用 200 μL 的 PBS 重悬细胞，于 4 ℃避光保存，在 4 h 内检测。分析固定样本时，加 100 μL 的 2%甲醛，混匀，于 4 ℃避光保存，在 1 h 内检测。

(12)样本上流式细胞仪检测。

(二)吞噬功能

1.原理

巨噬细胞具有较强的吞噬功能，常用细菌或细胞性抗原如鸡红细胞作为被吞噬颗粒。将单核-巨噬细胞与细菌混匀使两者充分接触。通过洗涤或洗涤加蔗糖密度梯度离心除去胞外细菌。吞噬细菌的细胞数可通过染色在显微镜下观察。

2.材料

(1)平衡盐溶液(BSS)。贮存液Ⅰ(10×)：葡萄糖 10 g 或 11 g 葡萄糖·H_2O，0.6 g 的 KH_2PO_4，3.58 g的 $Na_2HPO_4\cdot7H_2O$ 或 1.85 g 的 Na_2HPO_4，50 g/L 酚红 20 mL，补 H_2O 至 1 L；分装每瓶500 mL，4 ℃储存(约 6 个月保持稳定)。贮存液Ⅱ(10×)：1.86 g 的 $CaCl_2\cdot2H_2O$，4 g的 KCl，80 g 的 NaCl，2 g 的 $MgCl_2\cdot6H_2O$ 或 1.04 g 的无水 $MgCl_2$，2 g 的 $MgSO_4\cdot7H_2O$，补 H_2O至 1 L，分装每瓶500 mL，4 ℃储存(约 6 个月保持稳定)。

应用液(1×BSS)：1 份贮存液Ⅰ＋8 份双蒸水＋1 份贮存液Ⅱ(必须注意，先稀释 1 份贮存液后再加另 1 份贮存液，这样可以避免出现沉淀)。滤膜过滤除菌，只要溶液 pH(颜色)不发生改变和不发生污染，于 4 ℃可保存 1 个月。室温下溶液 pH 约为 7.0，电导率约为 16.0。

(2)单核-巨噬细胞：体外培养的巨噬细胞系，小鼠腹腔巨噬细胞或人 PBMC。

(3)培养过夜的产单核细胞李斯特菌菌液，活菌或热灭活菌。

(4)新鲜的或新鲜冻融的正常血清，置于冰上。正常血清获自富含补体 C3 的同种个体血液，血液采集后立即置于冰上，1 h 后血液凝固，1 500 r/min，4 ℃离心 25 min，收集血清，分装成每支 0.5 mL，于 80 ℃保存。每批次血清必须检测其辅助细胞吞噬和杀伤的能力。血清一旦解冻不能复冻和反复使用。

(5)300 g/L 蔗糖-PBS 溶液无菌过滤，于 4 ℃可保存数月。

(6)含 5%胎牛血清(FCS)的 PBS。

(7)细胞染液。

(8)显微镜载玻片和盖玻片。

(9)10 mm×75 mm 试管。

(10)摇床。

(11)细胞甩片机。

3.操作步骤

(1)用 PBS 洗涤单核-巨噬细胞样本，4 ℃，1 000 r/min，离心 2 min，弃上清液，重复洗涤，细胞重悬于 BSS 至终浓度为 2.5×10^{7}/mL。

(2)取 0.1 mL 巨噬细胞悬液(2.5×10^{6}细胞)至 10 mm×75 mm 试管中。

(3)用 BSS 将产单核细胞李斯特菌培养物作 1∶10 稀释。

(4)取 0.1 mL 菌液(2.5×10^{7}细菌)至 10 mm ×75 mm 试管中。

(5)加 50 μL 新鲜的正常血清，补 BSS 至 1 mL。

(6)将试管置于 37 ℃摇床以约 8 r/min 的速度颠倒振摇 20～30 min。振摇时间不要超过 30 min，以免过多细菌被吞噬杀灭，死菌被降解后吞噬细胞吞噬现象不易被检出。

(7)将试管于 1 000 r/min，4 ℃，离心 8 min，弃上清液，加 2 倍体积冰冷 BSS，轻轻悬浮细胞，洗细胞2 次以彻底除去残留的胞外细菌。用冰冷 PBS/5%FCS 悬浮细胞至所需浓度。如需更严格地去除胞外细菌，可采取以下步骤：用 BSS 洗细胞 3 次，将细胞重悬于 1 mL 冰冷 BSS 中，叠加于 300 g/L 蔗糖溶液1 mL之上，1 000 r/min，4 ℃，离心 8 min，细胞沉于管底，小心弃去 BSS 和蔗糖溶液(含胞外细菌)，用冰冷 PBS/5%FCS 重悬细胞至所需浓度(通常用 2 mL 溶液将细胞配成 10^{6}/mL 的浓度)。

(8)用细胞甩片机以 650 r/min 室温旋转 5 min 将 0.1 mL 细胞(1×10^{5}/mL)离心至载玻片上。

(9)用染液染片。

(10)在油镜下检测吞噬功能，计数≥200 个细胞，求出每个巨噬细胞吞噬细菌的细胞个数。用下列公式计算吞噬数量。

吞噬指数=(吞噬 1 个以上细菌的巨噬细胞百分数)×(每个阳性细胞吞噬的细菌平均数)

(三)杀菌功能

1.原理

吞噬细胞在趋化因子作用下定向移至病原体周围后，借助调理素通过胞饮作用将病原体吞噬，形成噬粒体，噬粒体与吞噬细胞内溶酶体融合，溶酶体释放多种蛋白水解酶，通过胞内氧化作用将病原体杀灭。实验时将吞噬细胞和细菌混合，计算吞噬作用发生后在杀菌作用出现前巨噬细胞内的活细菌数，以及吞噬细菌一段时间(90～120 min)后，细胞内残留的活菌数。如果后者在 TSA 平板上生长的菌落数明显少于前者菌落数，则提示巨噬细胞有杀菌活性。

2.材料

(1)处于对数生长期的活的细菌培养物：将冷冻保存的菌株接种至适宜的液体培养基，培养过夜。

(2)平衡盐溶液(BSS)。

(3)单核-巨噬细胞:体外培养的巨噬细胞系,小鼠腹腔巨噬细胞或人 PBMC。

(4)新鲜的或新鲜冻融的正常血清,置于冰上。

(5)含 5%正常血清的 BSS。

(6)胰蛋白酶大豆琼脂(tryptic soy agar,TSA)平板:于 4 ℃保存,使用前预温至 37 ℃。

(7)带螺旋盖的 2.0 mL 聚苯乙烯管。

(8)带闭合盖(snap-top)的 10 mm×75 mm 聚苯乙烯管。

(9)摇床。

(10)带螺旋盖的 13 mm×100 mm 派瑞克斯(Py-rex)玻璃管,灭菌。

3.操作步骤

(1)将过夜培养的 Listeria 菌震荡粉碎,用 BSS 做 1∶300 稀释,在 10 mm×75 mm 聚苯乙烯管或2.0 mL聚苯乙烯管中混合下列成分:2.5×10^6/mL 巨噬细胞,0.3 mL 震荡粉碎的过夜培养菌(2.5×10^6个细菌),50 μL 冷正常血清,用 BSS 调至 1 mL。

(2)上述试管置于 37 ℃摇床中以 8 r/min 的速度颠倒振摇 15~20 min,用常规洗法或蔗糖离心法洗去胞外细菌,细胞重悬于 1 mL 含 5%血清的 BSS 中。

(3)准备 4 根 Pyrex 玻璃管,每管加 0.9 mL 灭菌水,第 1 管内加 0.1 mL 去胞外细菌的细胞悬液,依次做 1∶10 稀释至第 4 管,每管稀释时充分混匀。

(4)短暂震荡后取 0.1 mL 铺在预温至 37 ℃的 TSA 平板上,每管做复板。该组板为 0 点对照板,提示吞噬作用发生后在杀菌前巨噬细胞内的活细菌数。

(5)将未稀释的步骤(2)制备的细胞管盖紧盖子并封膜,置 37 ℃孵育(振摇或静置)90~120 min。

(6)将试管置于冰上以阻止细菌生长,按步骤(4)制备稀释管和平板。

(7)当平板上的样品被吸收入琼脂,将平板倒扣于 37 ℃培养 24~48 h。计数平板上生长的菌落数目,并与 0 点对照板上菌落数目比较,如果 90~120 min 孵育后的平板菌落数明显少于 0 点对照板上菌落数,则提示巨噬细胞有杀菌活性。

(四)MTT 比色法

1.原理

将巨噬细胞和细菌在微孔板中混合,洗涤除去细胞外细菌,用 MTT 比色法检测巨噬细胞和细菌作用前后的活菌数量。细菌脱氢酶可催化黄色的 3-(4,5-二甲基-2-噻唑)-2,5-二苯基溴化四唑[3-(4,5-dimethylthiazol-2-yl)-2,5-dipheny-ltetrazolium bromide,MTT]生成紫色的不溶性产物甲臜,溶于有机溶剂(二甲基亚砜,异丙醇等)后可通过检测 570 nm 吸光度值并参照标准曲线求得生成产物的含量。

2.材料

(1)RPMI-5 含 5%自体正常血清,不含酚红的洛斯维公园纪念研究所研发的一类细胞培养基(RPMI)1640。

(2)50 g/L 皂苷(saponin)滤膜过滤除菌,室温可保存 3~6 个月。

(3)29.5 g/L 胰蛋白胨磷酸盐肉汤高压灭菌,每支 5 mL 分装在带螺旋盖试管中,4 ℃可保存 1 年。

(4)5 mg/mL 的 MTT/PBS 溶液:滤膜过滤除菌,于 4 ℃避光可保存 3~6 个月。

(5)1 mol/L 的 HCl。

(6)产单核细胞李斯特菌悬液。①毒力 Listeria Monocytogenes 菌株来自 ATCC(菌株15313),也可用来自患者的分离毒力株。将细菌接种于胰蛋白胨磷酸盐肉汤(tryptose phosphate broth),将菌液在 37 ℃水浴中振摇至对数生长期(4～6 h),取 0.5 mL 菌液加至10 mm×75 mm 聚苯乙烯管,密封后保存于−80 ℃。用前将冻存菌溶解,取 30 μL 接种于 5 mL 液体培养基,培养过夜至对数生长晚期(细菌量达每 1 mL 有 2×10^9 活菌)。若希望细菌达对数生长早期,则取 1 mL 培养物加至新鲜培养基,在 37 ℃水浴中振摇 4～6 h 至对数生长期。②热灭活菌的制备:将对数生长期中的细菌于 70 ℃水浴中加热 60 min,2 000 r/min,4 ℃离心20 min,弃上清液,沉淀重悬于 10 mL PBS,洗涤后重悬于 PBS 至终浓度 10^{10} 细菌/mL。

(7)96 孔平底微孔反应板。

(8)CO_2 培养箱。

(9)酶联检测仪。

3.操作步骤

(1)1 000 r/min,4 ℃,离心 10 min 收集巨噬细胞,RPMI-5 重悬细胞至 10^6/mL。

(2)取 100 μL 细胞悬液(10^5 个巨噬细胞)加至反应板微孔,每份标本做 4 孔,准备 2 块反应板做平行实验,一块为 T-0 板,每份标本做 2 孔;另一块为 T-90 板,每份标本做 2 孔。每孔加10 μL菌液(用 BSS 配成 10^7/mL),将反应板置 37 ℃,10%的 CO_2 培养箱 20 min,促进吞噬。细菌∶细胞大约为 1∶1。

(3)反应板于 1 000 r/min,4 ℃离心 5 min,小心弃去上清液(除去细胞外细菌),保留细胞成分。

(4)标本孔及 4 个空白孔中加入 RPMI-5,100 μL/孔,反应板于 1 000 r/min,4 ℃离心10 min。

(5)T-0 板孔中加 20 μL 皂苷,室温反应 1 min,溶解细胞释放细菌,每孔加 100 μL 胰蛋白胨磷酸盐肉汤,于 4 ℃保存反应板。

(6)T-90 板置 37 ℃、10%的 CO_2 培养箱 90 min,进行杀菌反应或促进细菌生长,90 min 后移出反应板,重复步骤 5。

(7)将 T-0 和 T-90 板置 37 ℃、10%的 CO_2 培养箱孵育 4 h,促使存活的细菌生长。

(8)加 5 mg/mL 的 MTT/PBS 溶液 15 μL,37 ℃、10%的 CO_2 培养箱孵育 20 min,每孔加1 mol/L的 HCl 10 μL 终止反应,在酶联仪上测定 570 nm 吸光度值。

(9)建立标准曲线。用已知含量的细菌与 MTT 反应,在微孔板中测定相应孔的吸光度值。通过标准曲线将 T-0 板和 T-90 板孔中的吸光度值换算成细菌数量(cfu)。90 min 板细菌数量比0 点板有明显降低者(≥0.2logs),说明产生了杀菌效果。

二、T 淋巴细胞功能测定

(一)接触性超敏反应

1.原理

接触性超敏反应试验是一种简单可靠的检测体内细胞免疫功能的方法。将小鼠腹部皮肤接触有机或无机半抗原分子,皮肤表面抗原提呈细胞:Langerhans(朗格汉斯)细胞受半抗原化学修饰后迁移至外周局部淋巴结。若小鼠第二次接触该半抗原,半抗原与 Langerhans 细胞的 MHC Ⅱ类分子结合,刺激组织中 T 淋巴细胞活化并分泌多种细胞因子,导致局部组织的炎症反应。

2.材料

(1)6～12 周无病原雌性小鼠。

(2)70 g/L 的 2,4,6-三硝基氯苯(TNCB):溶于 4∶1(V/V)丙酮/橄榄油。

(3)10 g/L 的 TNCB:溶于 9∶1(V/V)丙酮/橄榄油。

(4)厚度刻度测量仪:可测范围 0.01～12.5 mm。

(三)操作步骤

(1)小鼠腹部皮肤除毛。

(2)于小鼠腹部皮肤滴加 70 g/L 的 TNCB 溶液 100 μL 致敏。

(3)固定小鼠 3～5 s,使表面溶剂挥发。

(4)6 d 后测量小鼠右耳耳郭厚度基数。

(5)测量后,立即在右耳两侧表面滴加 10 g/L 的 TNCB 10 μL(共 20 μL)进行攻击。未致敏小鼠右耳在测定耳郭厚度基数后两侧表面也滴加 TNCB 作为对照,以排除化学刺激造成的耳郭非特异性水肿。

(6)24 h 后测量实验组和对照组小鼠右耳耳郭厚度。

(7)计算耳郭厚度变化(ΔT)ΔT=攻击后 24 h 耳郭厚度×耳郭厚度基数。

(二)移植物抗宿主反应

1.原理

移植物抗宿主反应(GVHD)是将具有免疫功能的供体细胞移植给不成熟、免疫抑制或免疫耐受的个体,因此,供体细胞识别宿主(受体)并对宿主(受体)抗原发生反应,而宿主不对供体细胞发生反应。在 GVHD 中,供体的淋巴细胞通过 T 细胞受体(TCR)与宿主的“异体”抗原相互作用而活化,释放淋巴因子,引起 T 细胞活化,脾大,甚至机体死亡等多种效应。

2.材料

(1)供体动物

遗传背景明确的纯系小鼠或大鼠。

(2)受体动物

同种异体新生鼠,同种异体照射鼠,或 F1 杂交鼠。

3.操作步骤

(1)在供体细胞移植前 2～6 h 照射受体动物。有必要做预实验确定合适的放射剂量。

(2)处死供体鼠,分离鼠脾脏、淋巴结和/或股骨和胫骨骨髓细胞。

(3)制备脾脏、淋巴结和骨髓细胞单个细胞悬液。调整细胞浓度至 $5\times10^5\sim1\times10^8$ 细胞/mL。选择合适的细胞浓度。

(4)往成年受体鼠尾静脉中注射 0.5～1.0 mL 供体细胞,新生鼠腹腔注射 0.05～0.1 mL 供体细胞。当细胞浓度较高时,为防止形成栓塞,在注射细胞前 10～20 min,在鼠腹腔注射 0.05 mL 50 USP 单位肝素。

(5)GVHD 检测:受体动物为非照射同种异体新生鼠时,以脾增大指标来判断新生鼠腹腔注射供体淋巴细胞后的 GVHD 反应。注射后 10～12 d 处死小鼠,称体重,取出脾并称重。按下式计算脾指数。

脾指数=(实验组脾质量/体质量的均值)/(对照组脾质量/体质量的均值)

脾指数≥1.3 说明存在 GVHD。

若受体动物为照射同种异体鼠或 F1 鼠，每天记录注射细胞后的动物死亡情况。以动物存活数对实验天数作图，比较实验组和对照组的平均存活时间。

(三)T 细胞增殖功能

1.有丝分裂原诱导的 PBMC 增殖

(1)原理：此法用于测定 PBMC 受到不同浓度的有丝分裂原植物血凝素(PHA)刺激后发生的增殖反应。PHA 主要刺激 T 细胞的增殖。也可使用其他可以和 T 细胞抗原受体和其他表面结构相结合的多克隆刺激物(表 18-3)。

表 18-3 淋巴细胞增殖的活化信号

细胞类型	活化靶物质	激活剂
T 细胞	TCR	特异性抗原
	TCR-α，TCR-β	Anti-TCR MAb
		Anti-CD3
		PHA
	CD2	Anti-CD2 化合物
		PHA
	CD28	Anti-CD28 MAb
B 细胞	SmIg	Anti-IgM
		SAC
	CD20	CD20 MAb
	CR2 病毒受体	BBV
	BCGF 受体	BCGF
B 和 T 细胞	离子通道	A23187 离子载体
		离子霉素 Ionomycin
	蛋白激酶 C	佛波醇酯
	CD25(IL-2Rβ 链)	IL-2
	IL-4 受体	IL-4

注：BCGF，B 细胞生长因子；EBV，EB 病毒；Ig，免疫球蛋白；IL，白细胞介素；MAb，单克隆抗体；PHA，植物血凝素；SAC，金黄色葡萄球菌 Cowan Ⅰ；TCR，T 细胞抗原受体。

(2)材料 PBMC 悬液。完全 RPMI-1640 培养液。含 100 μg/mL 的 PHA 的完全 RPMI-1640 培养液(分装保存于 20 ℃)。带盖的 96 孔圆底细胞培养板。

(3)操作步骤具体如下：①用完全 RPMI-1640 培养液调 PBMC 数至 1×10^6/mL。②将细胞悬液混匀后加入 96 孔板中，每孔 100 μL(1×10^5/孔)。每实验组设 3 复孔，另设不加有丝分裂原的对照孔作为本底对照。③将 100 μg/mL 的 PHA 溶液作 1∶10、1∶20、1∶40 稀释，1～3 列加100 μL 完全 RPMI-1640 培养液(本底对照)；4～6 列加 1∶40 的 PHA 100 μL(最终浓度 2.5 μg/mL)；7～9 列加 1∶20 的 PHA 100 μL(最终浓度 5 μg/mL)，10～12 列加 1∶10 的 PHA 100 μL(最终浓度 10 μg/mL)。④37 ℃，5%CO_2 温箱中孵育 3 d。结束培养前 6～18 h 每孔加入 0.5～1.0 μCi [^{3}H]胸腺嘧啶。⑤用自动细胞收集器收集细胞，溶解细胞，将 DNA 转移至滤纸上，冲洗除去未掺入的[^{3}H]胸腺嘧啶。用无水乙醇洗涤滤纸使其干燥。将滤纸移入闪烁管内。⑥在闪烁仪上计算每孔 cpm(copies per mg)值。

2.一步法混合淋巴细胞反应

(1)原理:反应性 T 细胞受到刺激细胞(同种异体淋巴细胞)表面主要组织相容性复合体(MHC)抗原的刺激发生增殖反应。刺激细胞本身的增殖反应可通过放射线照射或经丝裂霉素 C 处理而被抑制。本法常用于鉴定组织相容性。

(2)材料:含 10%人 AB 型血清的完全 RPMI 培养液(RPMI-10AB),56 ℃加热灭活 1 h。反应细胞:脾、淋巴结、胸腺的淋巴细胞或纯化的 T 细胞、T 细胞亚群。同种异体刺激细胞悬液(PMBC)。自体刺激细胞悬液(PMBC)。0.5 mg/mL 丝裂霉素 C,溶于完全 RPMI-10AB(避光保存)。

(3)操作步骤具体如下:①用完全 RPMI-10AB 调整 PBMC 浓度至 1×10^6/mL。②用丝裂霉素 C 或照射处理同种异体刺激细胞和自体刺激细胞(用于对照)以抑制其增殖反应。加入 0.5 mg/mL丝裂霉素 C 使终浓度为 25 μg/mL,在 37 ℃,5%CO_2温箱中避光孵育 30 min,用完全 RPMI-10AB 洗细胞 3 次以上,用于除去剩余的丝裂霉素 C。或者将细胞置于照射仪中用 2 000拉德(rad)照射。调整细胞浓度至 1×10^6/mL。③每孔加入反应细胞 100 μL,设 3 复孔。④在相应孔内加入 100 μL 经照射或丝裂霉素 C 处理的同种异体或自体刺激细胞。空白对照孔加 100 μL 完全 RPMI-10AB。⑤在 37 ℃,5%CO_2温箱中孵育 5～7 d。⑥加入[^{3}H]胸腺嘧啶,继续培养 18 h,收获细胞并计算每孔 cpm 值。

3.自体混合淋巴细胞反应

(1)原理:自体混合淋巴细胞反应的原理和操作步骤基本同上。但需将刺激细胞换成自体非 T 细胞,含 10%人 AB 血清的完全 RPMI 培养液(RPMI-10AB)换成含 10%同源血清的完全 RPMI培养液。

(2)材料:反应细胞悬液(自体 T 细胞)。含 10%自体血清的完全 RPMI 1640 培养液,56 ℃加热灭活 1 h。刺激细胞悬液(自体非 T 细胞)。自体 PBMC 悬液。

(3)操作步骤具体如下:①用含 10%自体血清的完全 RPMI 培养液将反应细胞调整浓度为 1×10^6/mL。②用 2 000 拉德照射非 T 刺激细胞和自体 PBMC(用于对照)或用丝裂霉素 C 处理(方法同一步法)。用含 10%自体血清的完全 RPMI 1640 培养液清洗细胞。重新调整浓度为 1×10^6/mL。③每孔加入反应细胞 100 μL,设 3 复孔。④在相应孔内加入经照射或经丝裂霉素 C处理的刺激细胞 100 μL。空白对照孔加 100 μL 含 10%自体血清的完全 RPMI 1640 培养液。⑤在 37 ℃,5%CO_2温箱中孵育 7 d。⑥加入[^{3}H]胸腺嘧啶,继续培养 18 h,收获细胞并计算每孔 cpm 值。

4.抗原诱导的 T 细胞增殖

(1)原理:本法用于测定 T 细胞对特异性抗原(如破伤风类毒素)刺激的增殖反应,也可用于测定 T 细胞对任何蛋白质或多糖抗原的增殖反应。

(2)材料:T 细胞悬液。自体抗原提呈细胞悬液(非 T 细胞)。破伤风类毒素溶液。

(3)操作步骤具体如下:①用完全 RPMI-10AB 调整 T 细胞浓度至 1×10^6/mL。②丝裂霉素 C 处理抗原提呈细胞(或用 2 500 拉德照射)(同一步法)。调整抗原提呈细胞浓度至 2×10^5/mL。③每孔加 T 细胞悬液 100 μL 和抗原提呈细胞悬液 50 μL;混匀。④加破伤风类毒素溶液 50 μL 使其终浓度分别为 0 μg/mL、1 μg/mL、5 μg/mL、10 μg/mL 和 20 μg/mL。每种浓度准备3 复孔。⑤在 37 ℃,5%CO_2温箱中孵育 6 d。⑥加入[^{3}H]胸腺嘧啶,继续培养 18 h,收获细胞并计算每

孔 cpm 值。

(四)人 T 淋巴细胞细胞毒功能的检测

细胞毒性 T 细胞(CTL)通过识别细胞表面抗原杀伤靶细胞,主要由 $CD8^+$ 细胞组成,也包括少数具有 CTL 作用的 $CD4^+$ CTL。CTL 具有杀伤细胞内微生物(病毒、胞内寄生菌等)感染靶细胞、肿瘤细胞等的效应,在抗肿瘤、抗病毒及抗移植物等免疫反应中发挥重要作用。淋巴细胞介导的细胞毒性(lymphocyte mediated cytotoxicity,LMC)是细胞毒性 T 细胞(CTL)的特性,它是评价机体细胞免疫功能的一种常用指标,特别是测定肿瘤患者 CTL 杀伤肿瘤细胞的能力,常作为判断预后和观察疗效的指标之一。T 细胞前体在辅佐细胞和 Th 细胞产物(IL-2)的存在下,经特异性抗原刺激产生 CTL。选用适当的靶细胞,常用可传代的已建株的人肿瘤细胞如人肝癌、食管癌、胃癌等细胞株,经培养后制成单个细胞悬液,按一定比例与受检的淋巴细胞混合,共育一定时间,观察肿瘤细胞被杀伤情况,一般采用 ^{51}Cr 释放法。肿瘤细胞首先被 ^{51}Cr 短暂标记,洗后与效应 CTL 混合后共同培养,数分钟至数小时后,靶细胞开始裂解,胞浆内 ^{51}Cr 标记的蛋白释放出来,计算被杀伤靶细胞释放入培养上清液的 ^{51}Cr,通过与对照组 ^{51}Cr 的释放比较,来判断 T 细胞的细胞毒活性。

1.抗 CD3 介导的细胞毒性实验(^{51}Cr 释放试验)

(1)原理:人类 T 淋巴细胞细胞毒功能的体外检测可以通过使用抗 CD3 抗体或特异性抗原刺激前 CTL 向效应 CTL 分化来完成。以下以抗 CD3 介导的细胞毒性实验为主,介绍人 T 淋巴细胞细胞毒功能的体外检测方法。前 CTL 在抗 CD3 抗体或分泌抗 CD3 抗体的杂交瘤细胞刺激诱导下产生 CTL 活性。抗 CD3 抗体与 T 效应细胞群和带有 Fc 受体的 ^{51}Cr 标记的靶细胞共育;或者 T 效应细胞群直接与 ^{51}Cr 标记的膜表面表达抗 CD3 抗体的杂交瘤细胞(OKT3)共育,抗 CD3 抗体与 T 效应细胞上 TCR 复合体结合,并通过 Fc 受体与靶细胞结合,从而导致 ^{51}Cr 标记的靶细胞溶解;^{51}Cr 标记的 OKT3 则直接通过膜表面表达抗 CD3 抗体与 TCR 复合体结合,充当靶细胞和刺激原的双重作用。CTL 的溶细胞活性可通过检测由靶细胞释放入培养上清液中的 ^{51}Cr 来获得。

(2)材料具体如下。①靶细胞:EB 病毒转化的 B 淋巴母细胞样细胞。②T 效应细胞群:T 效应细胞通常来自 PBMC、T 细胞或 T 细胞亚群。由于 PBMC 中含有 NK 细胞,可能引起非抗 CD3 介导(非 T 细胞)的靶细胞溶解,所以通常采用 T 细胞或 T 细胞亚群作为 T 效应细胞。如果用 PBMC,则必须设立无抗 CD3 抗体刺激的对照组。③ 1 mCi/mL 的 $Na_2[^{51}Cr]O_4$ ($^{51}Cr \geqslant 300$ mCi/mg)。④完全 RPMI-5 培养基。⑤抗 CD3 抗体或分泌抗 CD3 抗体的杂交瘤细胞(OKT3)。⑥2%(v/v) TritonX-100。⑦24 孔平底细胞培养板。⑧含有 H-1000B 型转子的 Sorvall 离心机。⑨台盼蓝拒染法所需的试剂和仪器。

(3)操作步骤具体如下:①用 100 μCi,^{51}Cr 对 EB 病毒转化的 B 淋巴母细胞或 OKT3 杂交瘤细胞(当 OKT3 杂交瘤细胞同时作为刺激原时)进行放射标记。方法如下:吸取 5×10^5 个 B 细胞到含 1.9 mL 完全 RPMI-5 培养基的 24 孔板孔中,每孔加入 0.1 mL ^{51}Cr,37 ℃,5% CO_2 温箱中孵育 18~24 h。②收集放射标记的 B 细胞,用 10 mL 完全 PRMI-5 于室温下洗涤。③用台盼蓝拒染法计数活细胞。用完全 RPMI-5 调节细胞浓度至每 50 μL 含 5×10^3 个细胞(1×10^5/mL)。④用完全 RPMI-5 将效应 T 细胞作倍比稀释,初始浓度为 1×10^5/100 μL,至少稀释 4 个浓度。达到 20:1 的效/靶比。⑤用完全 RPMI-5 稀释抗 CD3 抗体,从 4 μg/mL 开始,至少准备 5 个 4 倍稀释的浓度。⑥将效应细胞、靶细胞和抗 CD3 抗体加入 96 孔反应板微孔,做 3 个复孔。具体操作如下：每孔依次加入放射标记的靶细胞 50 μL、不同稀释度的抗 CD3 抗体 50 μL、不同浓度的效应细胞 100 μL；当用 OKT3 杂交瘤细胞时，每孔加 OKT3 细胞 100 μL(5×10^3/孔)和效应 T 细胞100 μL。同时设立仅有靶细胞(无抗体和效应细胞)的对照孔(自发释放量)。在另一块 96 微孔板中，设立仅含 5×10^3 放射性靶细胞和 150 μL 的 2%TritonX-100 的对照孔(最大释放量)。除此之外，还应设立靶细胞和效应细胞(无抗体)的孔测量 NK 细胞的活性。⑦将反应板于100 r/min离心 2 min，置 37 ℃，5%CO_2孵育 4 h。⑧将反应板于 800 r/min 离心 5 min，从每孔吸出 100 μL 上清液，用 γ 计数器计算每个上清液样本的 cpm 值。⑨依下列公式计算结果：特异性溶解率=100×(实验组^{51}Cr 释放量^{51}Cr 自发释放量)/(^{51}Cr 最大释放量^{51}Cr 自发释放量)，其中自发释放量=对照孔 cpm；实验组释放量=实验孔 cpm；最大释放量=含 Triton 孔 cpm。其中自发释放量应该是≤最大释放量的 25%。

2.钙荧光素释放试验

(1)原理：钙荧光素(Calcein)为钙螯合剂，与钙结合后可发出强烈荧光。钙荧光素释放试验是一种替代^{51}Cr 释放试验的非放射性试验。该法用荧光标记物(钙荧光素)代替^{51}Cr 标记靶细胞，将钙荧光素标记靶细胞与效应 T 细胞(CTL)按一定的效/靶比(E/T)混合，孵育一定时间后，CTL 发挥溶解靶细胞活性，通过计算细胞上清液中被释放的钙荧光素量来计算 CTL 活性。计算方法类似于^{51}Cr 释放实验。钙荧光素释放试验除用于 CTL，也可用于 NK 细胞和淋巴因子活化的杀伤细胞(LAK)活性的检测。

(2)材料具体如下。①HBSSF：含 5%FCS 的无酚红、Ca^{2+} 或 Mg^{2+} 的 Hanks 平衡盐溶液(HBSS)。②1 mg/mL 抗原储存液或传染性病原体(如流感病毒)：用于致敏靶细胞。③Calcein-AM(作为分子探针)：用 DMSO 配成 2.5 mmol/L。④效应 CTL：特异性靶抗原致敏的 CTL，无关抗原致敏的 CTL 作为对照组。⑤溶解缓冲液：50 mmol/L 硼酸钠/0.1%(v/v)TritonX-100，pH 为 9.0。⑥15 mL 锥形离心管。⑦带 H-1 000B 转子的 Sorvall 离心机。⑧96 孔圆底微孔反应板。⑨自动荧光检测系统。

(3)操作步骤具体如下：①用 HBSSF 配制 EB 病毒转化的 B 淋巴母细胞样细胞的单细胞悬液或培养的肿瘤细胞单细胞悬液。必须安排好实验步骤以保证效应细胞与靶细胞在同一时间准备好，因此，抗原特异性效应 CTL 必须和靶细胞同时制备；另外，在洗涤和标记靶细胞的同时，应进行效应细胞的洗涤和稀释。②用台盼蓝拒染法确定细胞活率。靶细胞活率应>80%。③将细胞转移至 15 mL 尖底离心管，于室温 1 000 r/min 离心 10 min，弃上清液；用 HBSSF 重悬细胞，再离心一次；弃上清液。④用 HBSSF 重悬细胞，配成浓度为 1×10^6/mL。加入 1 mg/mL 抗原储存液时抗原最终浓度为 0.000 1～100 μg/mL。置 37 ℃，室内空气(不含 CO_2)中孵育 90 min。⑤洗细胞 2 次，用 HBSSF 重悬细胞使其浓度为 1×10^6/mL。⑥加入 10 mL 的 2.5 mmol/L 的 Calcein-AM(使其终浓度为 25 μmol/L)。置 37 ℃，室内空气(不含 CO_2)中孵育 30 min。⑦洗细胞 2 次，重悬细胞至 1.5×10^5/mL，然后立即进入步骤⑪。⑧准备特异性靶抗原致敏效应CTL 的单细胞悬液，计算细胞活率，洗涤细胞后用 HBSSF 重悬细胞至浓度为 1.5×10^6/mL。用相同方式同时准备好对照组(无关抗原致敏的 CTL)。⑨用 HBSSF 作 3 倍连续稀释待测的和对照的效应细胞(初始浓度为 1.5×10^6/mL)。⑩在第⑨步中准备好的每个效应细胞稀释液中吸取100 μL，加入 96 孔反应板孔中，每份做 3 个复孔；同时设立含 100 μL 的 HBSSF 和 100 μL 溶解缓冲液的对照孔，也做 3 个复孔。立即进入步骤⑪。⑪取步骤⑦中的 Calcein-AM 标记靶细胞悬液 100 μL 至步骤⑩中各孔(最终为每孔 200 μL)。含靶细胞和效应细胞的孔用于测定 CTL 活

性；含标记靶细胞和 HBSSF 的孔测定自发性钙释放量；含标记靶细胞和溶解液的孔测定最大钙释放量。⑫反应板于室温 1 000 r/min 离心 30 s，以促进效应细胞和靶细胞的接触，置 37 ℃，室内空气（不含 CO_2）中孵育 2～3 h。此后的所有步骤均可在有菌的条件下进行。⑬反应板于室温 2 000 r/min 离心 5 min。取出各孔全部上清液。⑭加 200 μL 溶解缓冲液至每孔细胞沉淀中，室温下反应 15 min，溶解细胞。⑮用含有 485/20 激发波长和 530/25 发射波长的自动荧光检测系统测定每孔产生的钙荧光强度。⑯计算三孔的平均荧光值，以求出各个浓度效应细胞的溶细胞百分比。

三、B 淋巴细胞功能测定

（一）ELISA 法检测 B 细胞合成多克隆免疫球蛋白

1.原理

B 细胞经多克隆刺激物（表 18-4）包括有丝分裂原、抗体、EB 病毒（EBV）或淋巴因子等的诱导，可合成并分泌抗体。

表 18-4 多克隆抗体产生的刺激物

细胞类型	刺激物	应用
PBMC 或 T 细胞＋B 细胞	PWM	T 细胞依赖的 B 细胞激活
由 PWM 刺激后的 PBMC 中分离的 B 细胞	PWM	需要加 IL-2 到 B 细胞；用于确定外源细胞或细胞因子的调节作用
纯 B 细胞或扁桃体 B 细胞	SAC＋IL-2	用于研究细胞的调节作用和无 T 细胞存在时的影响因素
	抗 IgM 抗体＋T 细胞上清液	用于研究无 T 细胞直接接触时加入的外源细胞的作用，或 T 细胞上清液的调节激活作用
PBMC 或 B 细胞	EBV	用于研究 B 细胞产生 Ig 和 EBV 诱导的增殖和分化功能

注：EBV，EB 病毒；PBMC，外周血单个核细胞；PWM，美洲商陆分裂原；SAC，葡萄球菌 CowanI。

用 ELISA 法可对细胞培养上清液中 B 细胞合成的免疫球蛋白进行定量检测。由于循环和组织中的 B 细胞存在多种亚型，因此，应根据特定的实验目的来选择培养的淋巴细胞亚类以及使用的刺激分子。

2.材料

（1）PBMC 悬液。

（2）完全 RPMI-5 和 RPMI-10 培养液。

（3）PWM 溶液：用 RPMI-10 作 1∶10 稀释，储存于 20 ℃。

（4）第一（捕获）抗体：10 μg/mL 羊抗人 IgM，IgG 或 IgA，溶于包被液中。

（5）洗涤液：0.05％（v/v）吐温 20，溶于 PBS。

（6）封闭液：50 g/L 的 BSA 溶于洗液中，过滤除菌后贮存于 4 ℃。

（7）免疫球蛋白标准液。

（8）稀释液：10 g/L 的 BSA 溶于洗液中，过滤除菌后贮存于 4 ℃。

（9）第二抗体：亲和纯化的、Fc 特异的、碱性磷酸酶标记羊抗人 IgM，IgG 或 IgA 抗体。

(10)1 mg/mL p-硝基磷酸盐(P-NPP),溶于底物缓冲液。

(11)3 mol/L 的 NaOH。

(12)96 孔平底微孔培养板。

(13)96 孔 ELISA 板。

(14)多孔扫描分光光度计。

3.操作步骤

(1)有丝分裂原刺激诱导:①用完全 RPMI-5 洗 PBMC,以除去外源性免疫球蛋白。②用完全 RPMI-10 调整细胞数至 5×10^5/mL。每孔加入 0.2 mL 细胞悬液(1×10^5个细胞)。实验均设复孔。设立只加细胞而不加刺激物的对照孔。③加 PWM 溶液刺激细胞。④置 37 ℃,5%的 CO_2温箱中培养。⑤收集用于分析或 ELIspot 检测的细胞,或悬浮培养的细胞用于 ELISA 分析。

(2)ELISA 分析:①加 10 μg/mL 一抗 100 μL 于 96 孔 ELISA 板孔内,37 ℃孵育 2 h(或4 ℃过夜)。②洗板 5 次。③每孔加封闭液 200 μL,封闭非结合位点。室温孵育 1 h,洗板5 次。④每孔加 100 μL 免疫球蛋白标准液或细胞培养上清液(用稀释液稀释至合适的浓度),室温下孵育 2 h(或 4 ℃过夜),测定未受刺激的单个核细胞培养液上清液中的免疫球蛋白时,上清液不必稀释。经有丝分裂原刺激培养的上清液,需要 1∶10 或更多倍稀释。⑤洗板 5 次。⑥每孔加入 100 μL 碱性磷酸酶标记的羊抗人 IgM,IgG 或 IgA 抗体(二抗)。室温孵育 2 h 或 4 ℃过夜。⑦洗板 5 次。每孔加含 1 mg/mL p-磷酸硝基苯基二乙酯的底物缓冲液 100 μL。⑧用多孔扫描分光光度计于 405~410 nm 读吸光度值。根据标准曲线计算免疫球蛋白的含量。

(二)反相溶血空斑试验

1.原理

空斑形成试验是检测抗体形成细胞功能的经典方法。最初是采用溶血空斑形成试验,其原理是用绵羊红细胞(SRBC)免疫小鼠,4 d 后取出脾细胞,加入 SRBC 及补体,混合在融化温热的琼脂凝胶中,浇在平皿内或玻片上,使成一薄层,置 37 ℃温育。由于脾细胞内的抗体生成细胞可释放抗 SRBC 抗体,使其周围的 SRBC 致敏,在补体参与下导致 SRBC 溶血,形成一个肉眼可见的圆形透明溶血区而成为溶血空斑(plaque)。每一个空斑表示一个抗体形成细胞,空斑大小表示抗体生成细胞产生抗体量的多少。这种直接法所测细胞为 IgM 生成细胞。IgG 生成细胞的检测可用间接检测法,即在小鼠脾细胞和 SRBC 混合时,再加抗鼠 Ig 抗体(如兔抗鼠 Ig),使抗体生成细胞所产生的 IgG 或 IgA 与抗 Ig 抗体结合成复合物,此时能活化补体导致溶血,称间接空斑试验。上述直接和间接溶血空斑形成试验都只能检测抗红细胞抗体的产生细胞,而且需要事先免疫,若要检测由其他抗原诱导的抗体,则需将 SRBC 用该特异性抗原包被,方可检查对该抗原特异的抗体产生细胞。它的应用范围较广,也分直接法和间接法,分别检测 IgM 生成细胞和 IgG 生成细胞。

目前常用 SPA 包被 SRBC 溶血空斑试验检测抗体生成细胞。SPA 能与人及多种哺乳动物 IgG 的 Fc 段结合,利用这一特性,首先将 SPA 包被 SRBC,然后进行溶血空斑测定,可提高敏感度和应用范围。测试系统中加入抗人 Ig 抗体,可与受检 B 细胞产生的 Ig 结合形成复合物,复合物上的 Fc 段可与连接在 SRBC 上的 SPA 结合,同时激活补体,使 SRBC 溶解形成空斑。此法可用于检测人类外周血中的 IgG 产生细胞,与抗体的特异性无关。用抗 IgA、IgG 或 IgM 抗体包被 SRBC,可测定相应免疫球蛋白的产生细胞,这种试验称为反相溶血空斑形成试验,可用于测定

药物和手术等因素对体液免疫功能的影响，或评价免疫治疗或免疫重建后机体产生抗体的功能。以下主要介绍 SPA-SRBC 反相溶血空斑试验的操作过程。基本方案分为三个阶段：首先，用 SPA 致敏 SRBC，制备豚鼠补体和抗 Ig 抗体；第二步，待测标本与致敏 SRBC、补体和抗体共同孵育；最后，计数形成的溶血空斑数。

2.材料

(1)1：2 SRBC/Alsevers 液体。

(2)普通盐溶液。

(3)金黄色葡萄球菌 A 蛋白(SPA)。

(4)氯化铬($CrCl_3$)。

(5)平衡盐溶液。

(6)冷磷酸盐缓冲液(PBS)。

(7)补体：溶于稀释液中。

(8)兔抗 Ig 抗体，56 ℃热灭活 30 min。

(9)清洗液：含以下成分的平衡盐溶液。5%FCS(56 ℃热灭活 30 min)，25 mmol/L 的 HEPES 缓冲液，5 μg/mL 庆大霉素，使用前 1 h 除去气泡。

(10)固体石蜡。

(11)纯凡士林油。

(12)50 mL 和 15 mL 锥形管。

(13)离心机。

(14)30 ℃水温箱。

(15)4 ℃冰浴箱。

(16)96 孔圆底微孔板。

(17)溶斑容器。

(18)套色拼隔版显微镜或半自动空斑计数器。

3.操作步骤

(1)SPA 致敏 SRBC：①加 1：2 的 SRBC/Alsevers 液体 200 μL 至 50 mL 离心管中，加入普通盐溶液洗涤 SRBC，室温下于 1 200 r/min 离心 10 min。吸去上清液。用普通盐溶液反复洗涤 3 遍。②将细胞团转移到 15 mL 的离心管中，室温下于 1800 r/min 离心 10 min。吸去 SRBC 细胞团顶部的棕黄层。保留压紧的 SRBC 细胞团。③将 5 mg 的 SPA 溶于 5 mL 盐溶液中；将 33 mg的 $CrCl_3$ 置于离心管中，在细胞致敏前加 5 mL 盐溶液溶解。配制后 10 min 以内使用。④将以下物质加至 50 mL 离心管中：普通盐溶液 10.4 mL，$CrCl_3$ 溶液 0.1 mL，SPA 溶液0.5 mL，洗涤沉淀的 SRBC 1.0 mL，盖好试管盖，轻轻旋转混匀，在 30 ℃水浴箱(严格 30 ℃)中孵育 1 h，在孵育过程中轻旋试管 3 次。⑤试管中加入室温普通盐溶液，1 200 r/min 室温离心 10 min，弃上清液。⑥如上法用普通盐溶液再洗涤一遍，用平衡盐溶液清洗第三遍。收集 SPA 致敏的 SRBC 于 50 mL 的锥形管中，加满平衡盐溶液，4 ℃保存不能超过 1 周。⑦致敏SRBC使用前于室温下 1 200 r/min 离心 15 min，弃去上清液。加 1 mL 平衡盐溶液到 2 mL SPA 致敏的 SR-BC 中。

(2)准备补体和抗血清：①用冷 PBS 洗 15 mL 羊血 3 次，每次于 4 ℃，1 200 r/min 离心 10 min，弃上清液。第 4 次向管中加入冷 PBS，1 800 r/min，4 ℃离心沉积 SRBC，弃去上清液。

②用稀释液稀释补体,置于冰浴。③用 SRBC 吸收补体。将 1 体积的洗涤沉积 SRBC 和 4 体积的豚鼠补体混合以吸附补体,在 4 ℃冰水浴中孵育 2 h。④4 ℃,1 800 r/min 离心 10 min。弃去上清液。因补体对热不稳定,操作过程均需在 4 ℃进行。分装 2 mL 储存于 20 ℃。⑤用 SRBC 吸收抗体。将 1 体积的洗涤沉积 SRBC 和 2 体积的热灭活兔抗人 Ig 抗体混合以吸附抗体,在 4 ℃冰水浴中孵育 2 h。⑥离心并分装。⑦确定试验中每批补体和抗血清最佳稀释度。选择产生溶斑数量最多最明显的最大稀释度。⑧准备溶斑试验的细胞悬液。用于溶斑试验的细胞包括培养的单个核细胞/淋巴细胞或来自血液、扁桃体或脾的新鲜细胞。清洗细胞,室温1 800 r/min离心 5 min 或 1 200 r/min 离心 10 min。弃上清液,混匀标本;重复清洗 3 次。最后一次清洗后,用适当体积的清洗液重悬细胞。最终体积取决于细胞悬液中分泌 Ig 的细胞数量。

(3)溶斑过程及空斑计数:①将 2 体积固体石蜡和 1 体积凡士林油置于大烧杯中,低温加热使其逐渐融化,混匀。②准备溶斑混合液,将等体积的 SPA 致敏 SRBC、抗血清和补体混合于离心管中。盖紧试管盖轻轻混匀。③吸溶斑混合液到微孔板孔内,每孔 75 μL。④取 125 μL 待测细胞悬液至含有 75 μL 溶斑混合液的微孔内,避免气泡产生,用吸管混合 5~6 次,将混合物吸入吸样管尖端。将尖端靠近打开的溶斑容器,将混合液加入容器中直到加满为止。每孔大约可盛 50 μL。每个标本做复孔。⑤用装有温热的蜡-凡士林油混合物的巴斯德玻璃管密封溶斑容器。⑥叠放溶斑容器。将 96 孔板盖上盖板以防止水蒸气落入。37 ℃孵育 3~5 h。⑦使用套色拼隔版显微镜(10×放大倍数)或半自动空斑计数器计数全部溶斑数。⑧计算溶斑总数。求得初始检测标本和加入溶斑容器中标本的体积比。用这一系数乘以容器中的溶斑数量。例如,要确定在 1 mL 初始标本中分泌 Ig 细胞的总数,假设每一个溶斑容器约盛有 30 μL 来自初始的 1 mL 的培养物,即 3%。因此,在 1 mL 培养物中分泌 Ig 细胞的总数相当于将每个容器中溶斑的数量乘以系数 33.3。

(三)ELIspot 实验

1.原理

酶联免疫斑点法(ELIspot)试验可用于检测生成特异性抗体的 B 细胞和生成特异性细胞因子的 T 细胞。检测生成特异性抗体的 B 细胞时,首先将特异性抗原包被固相微孔反应板,然后加入待测的抗体生成细胞,若该细胞分泌针对固相抗原的抗体,即可与固相抗原结合,再用酶标二抗和显色剂对相应抗体进行检测。在低倍镜下计数每孔中显色的酶点数,即抗体生成细胞数。该法也可用于检测特异性细胞因子生成 T 细胞。此外,ELIspot 双色分析可同时测定两种不同抗原刺激分泌的抗体并且为单个细胞分泌的抗体分子的定量提供可能性。本法可以用于测定组织中的单个抗体分泌细胞。

ELIspot 分析包括三个阶段:抗原包被固相支持物;孵育抗体分泌细胞;在抗体分泌细胞处测定抗原抗体复合物的形成。

2.材料

(1)包被抗原,溶于包被缓冲液。

(2)PBS。

(3)含 5%FCS(56 ℃,热灭活 30 min)的 PBS 或含 10 g/L BSA 的 PBS,即配即用。

(4)待测细胞,如 PBMC 或脾细胞。

(5)完全 IMDM-5 培养基。

(6)Tween/PBS:含 0.05%吐温 20 的 PBS。

(7)含 10 g/L BSA 的 PBS(BSA/PBS)。

(8)酶标记抗体。

(9)琼脂糖凝胶。琼脂糖/蒸馏水:12 mg 琼脂糖溶于 1 mL 水,于 46 ℃水浴融化并保存。琼脂糖/PBS:在微波炉中完全融化琼脂糖,加 PBS 至终浓度为 10 g/L。在水浴箱中将凝胶冷却至 46 ℃,并保存于 46 ℃。

(10)HRPO 缓冲液(50 mmol/L 醋酸盐缓冲液,pH 为 5.0),0.2 mol/L 乙酸(11.55 mL/L 冰醋酸)74 mL,0.2 mol/L 醋酸钠(27.2 g/L 三水乙酸钠)176 mL,加水至 1L,4 ℃保存 1 个月。终浓度为15 mmol/L乙酸和 35 mmol/L 醋酸钠。

(11)凝胶底物。①HRPO 底物:1,4-p-苯二胺自由基(PPD)50 mg 溶解于 2 mL 甲醇中,使用前加入 30%H_2O_2 50 μL 和取自 46 ℃水浴箱的琼脂糖/PBS 100 mL,充分混合后立即使用。PPD 与 HRPO 反应呈棕黑色斑点。最终浓度为 5 mmol/L PPD,2%甲醇和 0.000 15%H_2O_2。②碱性磷酸酶底物:将 5-溴-4-氯-3-氮磷酸盐(BCIP)底物和等体积的琼脂糖/蒸馏水混合。BCIP 和碱性磷酸酶的反应产生蓝色斑点。

(12)可溶性的底物(使用硝酸纤维素膜)。①HRPO 底物:3-氨基-9-乙烷基咔唑(AEC) 20 mg溶于 2.5 mL 二甲基甲酰胺(DMF),加 AEC/DMF 溶液 2.5 mL 至可溶性 HRPO 缓冲液 47.5 mL 中,边加边搅拌混匀。必要时用 0.45 μm 滤纸过滤祛除聚合体。使用前加入 30%的 H_2O_2 25 μL。终浓度为 38 mmol/L AEC,0.51 mol/L DMF,和 0.015%的 H_2O_2。②碱性磷酸酶底物:分别溶解 5-溴-4-氯-3-氮磷酸盐(BCIP)15 mg 于 1 mL 的 DMF 和 p-四唑氮蓝(NBT) 30 mg于 1 mL DMF,用 100 mL 0.1 mol/L $NaHCO_3$/1.0 mmol/L $MgCl_2$,pH 为 9.8 混合 BCIP 和 NBT 溶液。终浓度为 0.4 mmol/L BCIP,2%(v/v)DMF 和 0.36 mmol/L NBT。BCIP 或 BCIP/NBT 的反应结果出现蓝色斑点。

(13)40~60 mm 直径的聚苯乙烯平皿或 6,24,48 或 96 孔聚苯乙烯微孔板或置于 96 孔微量稀释 HA 板的硝酸纤维素膜。

3.操作步骤

(1)抗原包被固相载体:①用溶于包被缓冲液中的抗原包被固相载体(有盖培养皿或多孔板)。4 ℃过夜或 37 ℃2 h。包被板在 4 ℃可保存数周。②用 PBS 清洗平皿或多孔板 3 次。用 5%FCS/PBS 或 10 g/L BSA/PBS 封闭平皿上或孔中空余的结合位点,37 ℃30 min。

(2)抗体产生细胞培养:①轻轻倒出 FCS(或 BSA)/PBS 液体,将细胞混悬于完全 IMDM-5 培养基,稀释到适当的浓度(通常 10^4~10^6 个细胞/mL),如使用培养皿,细胞容积为 300~500 μL;如使用 96 孔板,细胞容积为每孔 100~200 μL。②细胞于 37 ℃,5%~10%的 CO_2孵箱中孵育 3~4 h。

(3)测定形成斑点的细胞:①加 2 mL 酶标记抗体至培养皿或每孔 50~100 μL 到 96 板孔,培养过程在抗原特异性的细胞处形成抗原抗体复合物。②室温孵育 2~3 h 或 4 ℃过夜。③从培养皿或每孔中轻轻移出上清液。如果使用凝胶底物,进行步骤④(聚苯乙烯器皿使用单色分析),如果使用可溶性底物时进行步骤⑤(硝化纤维素膜使用单或双色分析)。④使用聚苯乙烯平皿:加 2 mL 凝胶底物到平皿中或每孔 5 μL 到 96 孔板孔中。在凝胶凝固前,用手指快速轻弹培养皿或 96 孔板除去过量的 HRPO 底物。将培养皿置于室温下直到凝胶凝固(2~5 min)。根据使用的底物类别不同,在 5~10 min 后可看到蓝色或棕黑色的斑点。⑤使用硝酸纤维素膜反应板:如果是单一呈色反应,加每孔 50 μL 可溶性底物至 96 孔硝酸纤维素膜板;对于双色反应,按顺序加入 HRPO 底物和碱性磷酸酶底物(均为可溶性的),首先加碱性磷酸酶底物,放置5～30 min使其显色(蓝色斑点),用 PBS 洗板后再加 HRPO 底物,静置 5 min 显色(红色斑点),流水冲洗硝酸纤维素膜数秒。⑥在计数斑点形成细胞(SFC)之前,可保持酶促反应 2～24 h,碱性磷酸酶反应则需要更长的时间,一般在计数前最好等 24 h。计数斑点时使用 10×～30×的放大倍数。

(林雨薇)

第二节 免疫复合物测定

免疫复合物(immune complex,IC)是抗原与其对应抗体相结合的产物。在正常情况下,机体内的游离抗原与相应抗体结合形成 IC,可被机体的防御系统清除,作为清除异物抗原的一种方式,对机体维持内稳态很有利。由于 IC 的抗原成分复杂,IC 形成后可表现新的生物学功能,激活补体成分,和细胞上的 Fc 受体,补体受体进一步发生结合反应,参与机体的病理性损伤。在某些情况下,体内形成的 IC 不能被及时清除,则可在局部沉积,通过激活补体,吸引单核吞噬细胞,并在血小板、中性粒细胞等参与下,引起一系列连锁反应导致组织损伤,出现临床症状,成为免疫复合物病(immunocomplex disease,ICD)。

IC 在体内存在有两种方式,一种是长时间游离于血液和其他体液中,又称为循环免疫复合物(circulating immunocomplex,CIC),另一种是组织中固定的 IC。影响 IC 沉积的因素很多,如 IC 的体积、组织带电荷状态、血管的通透性及机体吞噬系统的功能等。其中,IC 的大小和量起决定作用,而 IC 的大小是由抗原抗体的比例决定的。由于抗原与抗体比例不同,体内所形成的 IC 分子大小各异,通常有三种形式:一是二者比例适当时,形成大分子的可溶性 IC(大于 19S),易被吞噬细胞捕获、吞噬和清除;二是抗原量过剩时,形成小分子的可溶性 IC(小于 6.6S),易透过肾小球滤孔随尿排出体外;三是抗原量稍过剩时,形成中等大小的可溶性 IC(8.8～19S),它既不被吞噬细胞清除,又不能透过肾小球滤孔排出,可较长时间游离于血液和其他体液中,即 CIC。当血管壁通透性增加时,此类 CIC 可随血流沉积在某些部位的毛细血管壁或嵌合在小球基底膜上,引起组织损伤及相关的免疫复合物病。

IC 主要在生理免疫反应过程中产生的,有时会在无明显疾病时一过性产生,因此对于检测结果需结合临床症状综合判定其意义。持续 IC 增高提示有慢性原发性疾病存在,其中对风湿病、肿瘤、慢性感染最为重要。血清中抗原抗体复合物的浓度与感染的病程密切相关,如血管炎、多发性关节炎、感染后及副感染免疫复合物病、艾滋病、Ⅲ型变态反应、系统性红斑狼疮、类风湿关节炎等并且可以作为预后的一个重要参数。

虽然 CIC 的测定无特异性诊断意义,其存在和含量变化对免疫复合物病的诊断、病程动态观察、疗效及某些疾病机制的探索等都很有意义,因此检查组织内或循环中的 IC 存在有助于某些疾病的诊断,病情活动观察和疗效判断等,以及对于发病机制的探讨、疗效观察和预后判断等具有重要意义。目前认为,CIC 检测对以下各种疾病的诊断和治疗有一定意义:①自身免疫疾病,如类风湿关节炎、系统性红斑狼疮、干燥综合征、结节性多动脉炎等;②膜增殖性肾炎、链球菌感染后肾炎:肾炎患者的血清中大多存在 CIC,并常伴有补体降低;③传染病,如慢性乙型肝炎、

麻风、登革热、疟疾等；④恶性肿瘤，黑色素肉瘤、结肠癌、乳腺癌、食管癌等CIC增高。

鉴于CIC在多种疾病中表现重要作用，几十年来，IC的实验与临床研究一直是一个非常活跃的领域。因此，涌现出几十种针对IC的测定方法，其中CIC检测主要可分为抗原特异性和非抗原特异性检测技术两类，前者应用较局限，后者应用广泛。IC沉积可引起一系列病理生理反应，形成免疫复合物病。局部IC的检测可利用免疫组化法检测IC在组织中的沉着，或用光学显微镜检测IC所致的典型病理改变。

迄今为止，尽管非抗原特异性CIC的测定方法众多，但各有欠缺。由于方法的复杂性，敏感性，和所测类型的局限性，各种方法只能检测某一类或某个范围的IC，不能检出所有的CIC。目前世界卫生组织WHO国际免疫学会推荐的四种方法：C1q法、胶固素法、固相mRF抑制试验、Raji细胞试验，建议联合应用2～3种。IC的理想检测方法应具备以下特点：①敏感性高；②特异性强；③可重复性好；④操作简便；⑤适用面广。目前常用的试剂均受到复合物内免疫球蛋白种类及亚类、复合物大小、抗原与抗体比例、固定补体的能力等因素的影响，还没有一种方法具备上述所有的特点。因此如何选择方法和判定结果都很复杂，样品的正确处理和保存对结果正确性至关重要。如果方法得当、试剂合格、标本新鲜、操作小心、分析谨慎、CIC测定就会有较大的参考价值。

一、聚乙二醇(PEG)沉淀比浊法

(一)原理

聚乙二醇(polyethylene glycol，PEG)是乙二醇聚合而成的无电荷线性多糖分子，有较强的脱水性，可非特异地引起蛋白质沉淀。不同浓度的PEG可沉淀分子量不同的蛋白质，在pH、离子浓度等条件固定时，蛋白质分子量越大，用以沉淀的PEG浓度越小。由于PEG 6 000对蛋白质沉淀具有良好的选择性，因此在IC测定中常用PEG 6 000。用3%～4%浓度的PEG可以选择性地将大分子IC沉淀下来，PEG使IC沉淀的机制可能在于相互结合的抗原抗体的构象发生改变，使其自液相中空间排斥而析出或PEG抑制IC解离，促进CIC进一步聚合成更大的凝聚物而被沉淀。同时选用一系列标准品，作标准曲线。

(二)材料

1.0.1 moI/L pH 8.4 硼酸盐缓冲液(BBS)

硼酸3.40 g，硼砂4.29 g，蒸馏水溶解后加至1 000 mL，滤器过滤备用。

2.PEG-NaF稀释液

PEG 6 000 40.9 g，NaF 10.0 g，用BBS溶解后加至1 000 mL，滤器过滤备用。

3.热聚合人IgG(AHG)

将人IgG(10 g/mL)置于63 ℃水浴加热15 min，立即置冰浴内，冷却后过Sepharose 4B柱或sephacryl S-300柱，收集第一蛋白峰。所获热聚合人IgG可用考马斯亮蓝法测定蛋白，实验中可用做阳性对照和制备标准曲线。

4.其他

0.1 mol/L NaOH溶液。

(三)实验步骤

1.方法一

(1)取待检血清0.15 mL，加入0.3 mL BBS(1∶3稀释)。

(2)加入各液体(待检血清最终稀释倍数为1:33,PEG最终浓度为3.64%)。

(3)测试管及对照管置37 ℃水浴60 min。

94分光光度计在波长495 nm测吸光度,对照管调零。

结果:待测血清浊度值=(测定管吸光度-对照管吸光度)100%,大于正常人浊度值的均值加2个标准差$\overline{X}+2SD$)为CIC阳性。

参考值:4.3±2.0,以大于或等于8.3为CIC阳性,或以不同浓度热聚合人IgG按以上方法操作制备标准曲线,根据待测血清吸光度值查标准曲线,即可得IC含量。

2.方法二

(1)取0.3 mL待检血清,加入等量7%PEG溶液,充分混合,置4 ℃作用2 h,3 000 r/min离心20 min,弃去上清。

(2)用3.5%PEG溶液以同样转速和时间离心洗涤两次,得到IC。

(3)将沉淀物溶于3 mL的0.1 mol/L NaOH溶液中。

(4)用分光光度计测$A_{280\ nm}$值。

(5)同法检测100例以上健康人的血清$A_{280\ nm}$,确定正常值范围($\overline{X}+2SD$),以大于正常值时判为阳性。也可利用散射比浊法直接测定PEG沉淀的免疫复合物;以不同浓度的热聚合IgG作为参考标准来计算CIC的含量。

(四)注意事项

(1)低密度脂蛋白可引起浊度增加,宜空腹采血。

(2)血清标本必须于血液凝固后立即处理或冰冻并避免反复冻融。

(3)本法简单易行,但特异性稍差,易受多种大分子蛋白和温度的干扰,血清中γ球蛋白增高或脂肪含量过高可导致检测的假阳性,适合血清标本筛查。

(4)待检血清一定要保持新鲜,放置在4 ℃的冰箱不得超过3 d。

(5)本法特别适用于沉淀获得CIC,再进行解离分析其中的抗原与抗体。本试验采用3.5% PEG溶液,若用4%的PEG溶液可沉淀较小的CIC,如为2%的PEG溶液,则只能沉淀分子量较大的CIC,如果PEG的浓度超过5%,可使IgM等其他血清蛋白同时沉淀,导致假阳性结果。

二、抗补体实验

(一)原理

血清中有IC存在时,可与其本身的C1(内源性C1)结合。将被检血清56 ℃加热1 h,能破坏结合的C1,空出补体结合位点。加入豚鼠血清(外源性C1)及指示系统(致敏绵羊红细胞,SRBC)时,CIC又可与外源性C1结合,使致敏SRBC溶血被抑制。如出现溶血表示血清中没有CIC存在;不溶血说明标本中有CIC存在。将血清标本做不同稀释,并与已知的热聚合IgG进行对照,可以计算出CIC的含量。

(二)材料

(1)缓冲生理盐水:NaCl 17.00 g,Na_2HPO_4 1.13 g,KH_2PO_4 0.27 g,蒸馏水溶解至100 mL。用时取5 mL,加蒸馏水95 mL,10%硫酸镁0.1 mL,当日使用。

(2)溶血素:按效价以缓冲盐水稀释至2单位。

(3)2%SRBC新鲜脱纤维羊血或Alsever液保存的羊血(4 ℃可保存3周),用生理盐水洗

2次，第三次用缓冲盐水，2 500 r/min离心10 min。取压积红细胞用缓冲盐水配成2%悬液，为使SRBC浓度标准化，可将2%悬液用缓冲盐水稀释25倍，于分光光度计(542 nm)测定其透光率(缓冲盐水校正透光率至100%)，每次实验所用SRBC浓度(透光率)必须一致，否则应予调整。

(4)致敏SRBC：2%SRBC悬液加等量1∶1 000溶血素，混匀，37 ℃水浴10 min。

(5)豚鼠血清：取3支成年健康豚鼠血清混合分装，−30 ℃保存。用时取一管，以缓冲盐水作1∶100稀释。

(6)热聚合人IgG：配制方法同PEG沉淀试验。

(7)50%溶血标准管：致敏SRBC 0.4 mL加0.6 mL蒸馏水使完全溶血后，取0.5 mL加缓冲盐水0.5 mL。

(三)实验步骤

(1)将被检血清置56 ℃水浴1 h。

(2)设两排管径、色泽相同的试管(实验/对照)，每排5支。

(3)加豚鼠血清和缓冲盐水至各管。

(4)实验管加被检血清0.1 mL，对照管各管不加血清，以缓冲盐水代之，37 ℃水浴10 min。

(5)各管加致敏SRBC 0.4 mL，混匀，置37 ℃水浴30 min。

(6)将各管1 000 r/min离心3 min，或置4 ℃的SRBC待自然下沉后观察结果，以上清液与50%溶血管比色。

(7)结果判定：以50%溶血管作为判定终点，凡实验排比对照排溶血活性低1管或1管以上者为抗补体实验阳性，提示有免疫复合物存在。每次实验以热聚合人IgG作为阳性对照。

(四)注意事项

(1)此方法敏感性高，不足之处是特异性较差，只能检出与补体结合的CIC，抗补体的任何因素(如天然多糖、细菌内毒素等)均能干扰本试验，易出现假阳性。

(2)混合豚鼠血清一般1∶100稀释后应用。豚鼠血清忌反复冻融，补体活性会有所下降，用前可先滴定，选取0.1 mL引起50%溶血的补体稀释度。

(3)试剂应新鲜配制；缓冲盐水、2%SRBC悬液、致敏SRBC均应新鲜配制。

(4)被检血清应新鲜，无细菌污染及溶血。

三、抗C3-CIC-ELISA

(一)原理

IC在激活固定补体的过程中与C3结合，而结合于IC上的C3可以与抗C3抗体结合，从而利用酶标记的抗Ig抗体可以检测IC物的含量。抗原/C3是所有激活补体的抗原类CIC的总和，如以抗C3抗体为包被抗体，CIC在体内已结合了C3，通过C3介导CIC与固相抗C3连接，加酶标记抗人IgG检测复合物中IgG，加底物显色，根据颜色深浅判断免疫复合物含量，则对探讨某类抗原特异性的IC的病理作用具有重要意义。

(二)材料

(1)羊抗人C3 IgG。

(2)PBST：0.01 mol/L PBS(pH 7.4)含0.05%吐温-20。

(3)HRP-抗人IgG。

(4)$OPD-H_2O_2$新鲜配制。

(三)实验步骤

(1)抗体包被:在聚苯乙烯微量反应板孔内加入羊抗人 C3 IgG,10 μg/mL,4 ℃作用24 h,PBST 洗涤三次(可以使用直接包被好的商品)。

(2)加入 0.1 mL 用生理盐水或 PBS 按 1∶10 稀释的待检血清,每份标本 2～3 复孔,同时设阴阳性对照。

(3)用胶带覆盖酶标板,置 4 ℃温度下 24 h,PBST 洗涤。

(4)加 0.1 mL HRP-抗人 IgG(含 10%羊血清的 PBST 稀释),25 ℃温度下 4 h(或 37 ℃温育 30 min 后,4 ℃温度下放置 30 min)。

(5)PBST 洗涤。

(6)加 0.1 mL 新鲜配制的 $OPD-H_2O_2$底物液,放置暗处 25 ℃持续 15 min。

(7)加 50 μL 1 mol/L 的 H_2SO_4终止反应,酶标仪测定 $A_{490\ nm}$值。

(8)根据复孔的 $A_{490\ nm}$平均值,以 P/N 值≥2.1 者判定为阳性。

(四)注意事项

(1)本实验应设正常人血清为阴性对照。

(2)本方法敏感,可达 5～10 mg/L。

(3)本试验方法可以检测能够固定补体的 IC(主要是 IgM 与抗原组成的 IC 或 IgG1-3 与抗原组成的 IC)。

(4)不适当的操作可造成 IgG 的非特异性凝集以致假阳性(血清反复冻融,加热灭活等)。

四、SPA 夹心 ELISA 试验

(一)原理

利用 PEG 沉淀血清中 IC,并使其吸附于富含 A 蛋白的金葡菌上。金黄色葡萄球菌 A 蛋白(SPA)可与 IC 中 IgG 的 Fc 段结合,将待测血清用低浓度 PEG 沉淀后加至 SPA 包被的固相载体上,再以酶标记的 SPA 与之反应,即可检测样本中有无 IC。

(二)材料

(1)2.5%,5%PEG:用 PBS(0.02 mol/L,pH 7.4)配制。

(2)BSA 缓冲液:用 PBS(0.05 mol/L,pH 7.4)配制,含 0.01 mol/L EDTA,0.05%吐温-20,4%BSA,0.1%硫酸汞。

(3)HRP-SPA 用改良过的碘酸钠法将 SPA 与 HRP 制成结合物,方阵法滴定最适工作浓度或按产品说明书使用。

(4)热聚合人 IgG:人 IgG 10 mg/mL,63 ℃加热 20 min 制成。

(三)实验步骤

(1)SPA(5 μg/mL,PBS 稀释)包被反应板微孔,每孔 0.1 mL(对照孔不包被),4 ℃过夜后洗涤 3 次备用。

(2)待测血清 0.05 mL 加 PBS 0.15 mL 和 5%PEG 0.2 mL 混匀,4 ℃过夜后 1 600 r/min 离心 20 min,弃上清,沉淀用 2.5%PEG 洗 2 次,加入 PBS 0.2 mL 和 BSA 缓冲液 0.2 mL,混匀,37 ℃水浴 30 min,摇动,使完全溶解。

(3)将已溶解的待测血清沉淀物加至上述包被孔和对照孔中,置 37 ℃60 min,洗 3 次,各孔

加入底物溶液（OPD-H_2O_2）0.1 mL，37 ℃温度下 20 min 显色。

（4）加 50 μL 1 mol/L 的 H_2SO_4终止反应，酶标仪测定 490 nm OD 值。

（5）标准曲线制备：取正常人血清 0.2 mL，热聚合人 IgG（120 μg/mL）0.2 mL，加 PBS 0.4 mL和 5%PEG 0.8 mL，置 4 ℃过夜。同时做不加热聚合人 IgG 的正常血清对照，以排除干扰。沉淀清洗同上面操作，用稀释的 BSA 缓冲液（加等量的 0.01 mol/L，pH 7.4 PBS）1.6 mL 溶解并稀释成 120 μg/mL、60 μg/mL、30 μg/mL、15 μg/mL、7.5 μg/mL，与待测血清同法操作，制成标准曲线。

（6）结果判定：从待测血清吸光度值查标准曲线，可换算成相当于热聚合人 IgG 的 CIC 含量（μg/mL），高于正常对照 $\overline{X}+2SD$ 为阳性。

参考值：以>28.4 μg/mL 为阳性。

（四）注意事项

（1）热聚合人 IgG 应分装贮存于－20 ℃，不易反复冻融，否则易解聚。

（2）加入 SPA 至最终浓度 5.0 g/L，可使热聚合人 IgG 稳定；PEG 浓度影响 CIC 沉淀的量，须严格配制。

（3）本法只能检测 IgG1、IgG2 和 IgG4 形成的 IC，因葡萄球菌 A 蛋白分子上无 IgG3 的 Fc 受体。

五、C1q 结合试验

（一）原理

根据 IC 结合补体的性能，抗原和抗体结合后，抗体的 Fc 片段暴露 C1q 结合点。补体成分中的 C1q 能与免疫球蛋白 IgG、IgM 的 Fc 段特异结合，对 19～29S 大小的 CIC 亲和力尤强，故可根据被结合的 C1q 量测定 CIC。将待检血清先行加热 56 ℃30 min，以灭活其中的补体和破坏已与 CIC 结合的 C1q，空出补体结合点。将待检血清加入包被有 C1q 的微量反应板中，待检血清中免疫复合物和 C1q 结合，再与酶标记抗人 IgG 反应，通过底物颜色的深浅判断免疫复合物的存在及含量。该法优点是敏感性高、重复性好，缺点是纯化的 C1q 难以得到。

CIC 与 C1q 的结合可用多种方法进行检测，常用的有以下 3 种。

1.液相法

先将放射性核素标记的 C1q 与灭活过的血清标本混合作用，再加入 0.5%（终浓度）的 PEG 将结合了 C1q 的 CIC 沉淀下来，通过检测沉淀物中的放射活性来计算 CIC 的含量。

2.固相法

先将 C1q 吸附于固相载体表面，加入待检血清使 CIC 与 C1q 结合，再加入酶标记的抗人 IgG 或 SPA，最后通过底物颜色的深浅判断免疫复合物的存在及含量，下面侧重介绍固相法。

3.C1q 偏离试验

先将放射性核素标记的 C1q 与灭活的血清标本混合，再加抗体致敏的绵羊红细胞，温育后离心，检测红细胞上的放射活性。红细胞的放射活性与免疫复合物的量呈负相关。

（二）材料

成套商品化试剂盒

（三）操作步骤

（1）将待检血清和参考血清（HAHG）分别加入 0.2 mol/L EDTA 溶液中，37 ℃30 min，使体内已知与免疫复合物结合的C1q被灭活除去。

(2)在包被有C1q的微量反应板里加入0.1 mL上述灭活的待检血清和参考血清,37 ℃温度下放置2 h,TBS液洗3遍。

(3)每孔加入1∶2 000的HRP-抗人IgG 0.1 mL,室温作用1 h,TBS液洗3遍。

(4)每孔加入底物溶液(OPD-H_2O_2)0.1 mL,置暗处显色20 min显色。

(5)加50 μL 1 mol/L的H_2SO_4终止反应,酶标仪测定490 nm OD值。

(6)以参考血清作校正曲线,计算出待检血清中免疫复合物的含量。

(四)注意事项

(1)尽可能采用新鲜血清标本,避免反复冻融。

(2)由于包被用的C1q不稳定,所以测定的结果稳定性较差。

(3)C1q对DNA及其他多聚阴离子物质非常敏感,试验中干扰因素较多。

(4)C1q法不能检测IgG4及旁路激活补体的免疫复合物。

(5)SLE患者血清中抗C1q抗体能产生假阳性。但补体水平差别较大,且凝聚免疫球蛋白、DNA、C反应蛋白等均能与C1q结合,因而均影响这些方法的检测结果。

六、胶固素结合试验

(一)原理

胶固素是牛血清中的一种正常蛋白成分,能与CIC上的补体C3活化片段C3bi有较强的亲和力,因此固相的胶固素可以在Ca^{2+}等作用下捕获结合了C3或其片段C3bi的CIC。将胶固素包被于固相载体上,待测血清中CIC与之结合,再加酶标记的抗人IgG,加底物显色,即可测知CIC含量。本实验重复性好,但敏感性略低于C1q法。

(二)材料

(1)胶固素:商品化试剂。

(2)辣根过氧化物酶标记的羊抗人IgG:商品化试剂。

(3)包被液:pH 9.5巴比妥缓冲盐水,巴比妥钠5.15 g,NaCl 41.5 g,1 mol/L HCl加蒸馏水至1 000 mL即为原液。用时以蒸馏水将原液作1∶5稀释。

(4)洗涤液:上述原液400 mL,$CaCl_2$ 2 mL,1 mol/L $MgCl_2$ 2 mL,吐温-20 1 mL蒸馏水加至2 000 mL。

(5)其余试剂同ELISA方法。

(三)操作步骤

(1)用包被液将牛胶固素稀释成0.2 μg/mL,在聚苯乙烯反应板每孔中加200 μL,4 ℃维持24 h(37 ℃维持3 h),包被后可用1个月以上。

(2)洗涤3次,3 min/次。

(3)加入1∶100稀释的待检血清,每孔200 μL,37 ℃温育2 h,洗涤(同时加健康者血清,热凝IgG为对照)。

(4)加入按效价稀释的酶标抗人IgG,每孔200 μL,37 ℃温育3 h,洗涤。

(5)加底物,每孔200 μL,37 ℃ 30 min,后加1滴2 mol/L H_2SO_4终止反应。

(6)测吸光度$A_{492\ nm}$值。

结果判定:每次实验应设阴性和阳性对照,并校正待检血清的吸光度。

以高于正常人均值+2个标准差($\overline{X}+2SD$)为阳性;或参考值为AHG 6～12 mg,大于上限值为阳性。

(四)注意事项

(1)胶固素性质稳定、容易保存、来源方便、价格便宜,检测方法也不复杂,便于推广。

(2)不能及时检测的标本应冻存,避免反复冻融。

(3)本法是WHO推荐的方法,灵敏度高;经典或旁路途径激活的都可检出,并可用做CIC分离;不足是只能检出本法仅能够检测结合补体的大分子IgG免疫复合物,仅对C3b的短寿命中间片段C3bi敏感,所测的循环免疫复合物就更局限,且EDTA和含乙胺酰基的糖类会抑制胶固素的反应。

七、特异性CIC测定

所谓抗原特异性IC测定是人们已知或高度怀疑某病的致病源,通过区别游离的抗原和与抗体结合的抗原,选择性测定含有某种特定抗原的IC,如HBsAg-HBsAb、甲状腺球蛋白Ag-抗甲状腺球蛋白Ab、DNA-抗DNA等。通过此法测定IC,就可测出这种抗原是否存在及其滴度。在已知由某种抗原引起的免疫病理反应的疾病中,抗原特异性IC测定很有诊断意义,但只能作为IC阳性结果以后的确定实验,一般不用于常规诊断。抗原特异性IC的测定常采用ELISA方法。

八、IC检测的意义及应用

IC的形成是正常免疫功能之一,发挥免疫防御功能,一般对机体有保护作用,但有时IC沉积可激发病理性免疫反应,导致各种疾病,包括形成免疫复合物病。某些自身免疫性疾病(如全身性红斑狼疮、类风湿关节炎、结节性多动脉炎等)、膜增殖性肾炎、急性链球菌感染后肾炎、传染病(如慢性乙型肝炎、麻风、登革热、疟疾等)及肿瘤患者,血清中都可能检出循环免疫复合物。虽然循环免疫复合物与病理关系的机制尚不能完全评述,但测定体液或组织中的IC具有一定的临床价值。对于判定疾病的活动性、治疗效果、预后以及探讨发病原因有重要意义。

低浓度的CIC可出现于健康人群中,CIC的出现不一定意味着致病,只有符合ICD的确诊指征,才可考虑患此类疾病。长期持续的CIC存在为免疫复合物病的发生所必需,但并不是足够的条件。判定IC为发病机制的证据有三:①病变组织局部有IC沉积;②CIC水平显著升高,并与疾病须有某种程度的相关性;③明确IC中的抗原性质。第三条证据有时很难查到,但至少要具备前两条,单独CIC的测定不足为凭。人体在健康状态下也存在少量的CIC(为10～20 μg/mL),其生理与病理的界限不易区分。

血中存在IC不一定就有沉淀,更不表明就是ICD,IC测定阳性不能肯定诊断,而测定阴性也不能否定诊断。目前已经明确系统性红斑狼疮、类风湿关节炎、部分肾小球肾炎和血管炎等疾病为ICD,CIC检测对这些疾病仍是一种辅助诊断指标,对判断疾病活动和治疗效果也有一定意义。在发现紫癜、关节痛、蛋白尿、血管炎和浆膜炎等情况时,可考虑ICD的可能性,应进行CIC和组织沉积IC的检测。另外,患有恶性肿瘤时CIC检出率也增高,但不出现Ⅲ型变态反应的损伤症状,称之为临床隐匿的IC病,然而这种状态常与肿瘤的病情和预后相关。

IC中抗原和抗体的性质及各类的检测对临床诊治疾病及深入研究疾病的免疫病理机制有

一定价值。但是由于所涉及的抗原种类很多，如病原微生物、自身物质、各类同种抗原等，检测方法可分别参见各种抗原的检测技术。IC 中的抗体主要涉及 IgG 及其亚类、IgM 和 IgA，分析方法是将血清中 IC 分离出来，再用双抗体 ELISA 夹心法等方法分析抗体的类别。CIC 检测的方法太多，其原理各不相同，用一种方法测定为阳性，另一种方法检测可能为阴性，由于缺乏统一的标准品作为对照，各实验室结果常难以比较，故在检测时最好用几种方法同时测定，按照 WHO 推荐，至少需同时采用两种检测系统结合的方法，而且是不同原理(免疫复合物的生物学功能或物理化学特性)的方法相结合来判定其与疾病的病理关系，但与免疫组化法一起检测，其意义就大得多。

由于 IC 生理和病理状态的界限难以确切衡量，CIC 的测定结果尚不能作为诊断疾病的敏感可靠的指标，因此建立和提高检测方法的稳定性和敏感性，特别是提高抗原抗体特异性免疫复合物的检测，才能提高 IC 对疾病诊断的意义。以聚乙二醇沉淀法为例，虽然 IC 形成后溶解度降低，最易发生沉淀，但不同大小的 IC 之间差距很大且与血清中的其他蛋白成分有重叠，沉淀过程又受反应体系蛋白浓度离子强度、pH 和温度的影响，所以是较粗糙的定量方法。近十几年来，方法学的进展主要表现在利用 IC 的生物特性上，如补体受体、Fc 受体等。因而，IC 测定方法的改进、完善，质量控制统一化仍是非常需要的。随着免疫学的发展，人们将对 IC 的形成、致病有更深刻的认识，会在 ICD 的诊断、治疗方面有更大的进展。

(赖　良)

第三节　自身抗体测定

一、概述

(一)定义

自身抗体是指抗自身细胞内、细胞表面和细胞外抗原的免疫球蛋白，血液中存在高效价的自身抗体是自身免疫病(autoi mmune disease，AID)的重要特征之一，某些 AID 伴有特征性的自身抗体(谱)。自 1948 年 Hargraves 发现狼疮细胞后，人们开始认识到自身抗体的存在。现已公认的 AID 不下百种，主要分为系统性自身免疫性疾病和器官特异性自身免疫性疾病，可累及全身各种组织、器官，包括消化系统、呼吸系统、泌尿系统、循环系统、神经系统、内分泌系统、肌肉组织、皮肤组织、生殖系统等。在患者中进行自身抗体检查可实现 AID 的预警、早期诊断与鉴别诊断、病情评估、治疗监测、病程转归与预后判断。同时，对自身抗体的深入研究还将促进对 AID 发病机制的了解。目前国外临床常规开展的自身抗体检测项目已达百种以上。

(二)种类

根据临床意义可将自身抗体分类如下。

1.疾病标志性自身抗体

此类自身抗体只出现于某种 AID 中，绝少出现于其他疾病中，对 AID 的诊断价值大，但种类较少且敏感性低，如系统性红斑狼疮(systemic lupus erythematosus，SLE)中的抗 Sm 抗体(敏感性 20%～30%)、抗核糖体(ribosomal RNP，rRNP)抗体(敏感性 20%～30%)、抗增殖性细胞核抗原(proliferating cell nuclear antigen，PCNA)抗体(敏感性仅为 2%～7%)。

2.疾病特异性自身抗体

此类自身抗体在某种AID中敏感性高，在其他疾病也可出现，但阳性率低，如SLE中的抗双链DNA(double stranded DNA，ds-DNA)抗体(活动期敏感性70%～80%，特异性90%～95%)，也可见于1型自身免疫性肝炎(autoi mmune hepatitis，AIH)和混合性结缔组织病(mixed connective tissue disease，MCTD)等疾病(阳性率低于10%)。

3.疾病相关性自身抗体

此类自身抗体与某种AID有密切相关性，但在其他疾病也可出现，且阳性率不低，如原发性干燥综合征(PSS)中的抗SSA抗体和抗SSB抗体，阳性率分别为70%和40%，对pSS诊断意义大，但也常出现于SLE中，阳性率分别为50%和30%。

4.疾病非特异性自身抗体

此类自身抗体可在多种AID中出现，不具疾病诊断特异性，如抗核抗体(antinuclear antibody，ANA)，可见于多种结缔组织病中，被作为结缔组织病(connective tissue disease，CTD)的筛选实验。

5.生理性自身抗体

在正常人中常存在针对自身抗原的自身抗体，此类自身抗体效价低，不足以引起自身组织的破坏，但可以协助清除衰老蜕变的自身成分，发挥免疫自稳效应，其出现的频率和效价随年龄的增长而增高，常见的自身抗体有ANA、类风湿因子(rheumatoid factor，RF)、抗平滑肌抗体(anti-smooth muscle antibodies，SMA)等。

二、检测方法

临床应用的自身抗体检测方法种类很多，但其检测的核心原理却一致，即抗原与相应抗体之间的特异性结合反应。不同的检测方法之间的主要差异就在于反映该特异性结合反应的方式不一。目前常用的自身抗体检测方法有：间接免疫荧光法(indirect immunofluorescence，IIF)、酶联免疫吸附试验(enzyme linked immunosorbent assay，ELISA)、免疫(双)扩散法(double immunodiffusion，DID)、线性免疫印迹法(line immunoassay，LIA)、免疫印迹法、放射免疫法、被动血凝法、颗粒凝集法、对流免疫电泳法、蛋白印迹法、免疫斑点法、免疫沉淀法、斑点酶免疫渗透试验、斑点金免疫结合试验、化学发光法、悬浮芯片技术、芯片酶联免疫技术和蛋白芯片法等。其中最常用的检测方法包括IIF、ELISA、DID和LIA。

IIF用抗原与标本中的抗体结合，再用荧光素标记的抗体进行检测。主要应用于ANA、抗ds-DNA抗体、抗中性粒细胞胞质抗体(antineutrophil cytoplasmic antibody，ANCA)、抗角蛋白抗体(anti-keratin antibody，AKA)、抗核周因子(anti-perinuclear factor，APF)抗体、抗SMA抗体、抗肝/肾微粒体(liver/kidney mirosomal，LKM)抗体、抗线粒体抗体(anti-mitochrondrial antibodies，AMA)等抗体的检测。

ELISA即将已知的抗原或抗体吸附在固相载体表面，使抗原抗体反应在固相载体表面进行，而后用酶标记抗体进行定位，用洗涤法将液相中的游离成分洗除，最后通过酶作用于底物后显色来判断结果。主要应用于抗ds-DNA抗体、抗心磷脂抗体(anticardiolipin antibodies，aCL)、抗β_2糖蛋白Ⅰ(β_2-glycoproteinⅠ，β_2-GPⅠ)抗体、RF、抗环瓜氨酸多肽(抗CCP)抗体等抗体的检测。

LIA则在检测膜条上(硝酸纤维膜)完成抗原抗体结合反应，而后亦通过酶作用于底物来判定结果，主要应用于抗ds-DNA、nRNP/Sm、Sm、SSA、Ro-52、SSB、Scl-70、PM-Scl、Jo-1、着丝点蛋白 B(centromere protein B,CENP B)、PCNA、核小体、组蛋白、rRNP、AMA-M2 抗体等自身抗体的检测。

DID 主要应用于抗 Sm 抗体、抗 SS-A 抗体、抗 SS-B 抗体、抗核糖体抗体、抗 Scl-70 抗体、抗 Jo-1 抗体、抗 PCNA 抗体、抗 PM-Scl 抗体等抗体的检测。

三、临床意义

自身抗体检测对 AID 的诊断和治疗等方面具有广泛的临床意义。

(一)AID 诊断与鉴别诊断

疾病标志性抗体或特异性抗体或疾病相关性自身抗体对 AID 诊断与鉴别诊断意义重大,如抗 Sm 抗体对 SLE 的诊断具有较高特异性,是目前公认的 SLE 的血清标志抗体,对早期、不典型的 SLE 的诊断或经治疗缓解后的 SLE 回顾性诊断有很大帮助。

(二)AID 病情评估与治疗监测

某些自身抗体与疾病活动性密切相关,通过自身抗体效价的消长判断疾病的活动性,观察治疗反应,指导临床治疗。临床常见的疾病活动性相关自身抗体,如 SLE 中的抗 ds-DNA 抗体、系统性血管炎(systemic vasculitis,SV)中的抗蛋白酶 3(proteinase 3,PR3)抗体和抗髓过氧化物酶(myeloperoxidase,MPO)抗体。

(三)AID 病程转归与预后判断

某些自身抗体与疾病发展、转归相关,如局限型 SSc 中抗着丝点抗体(anti-centromere antibodies,ACA)阳性患者预后良好,而弥漫型 SSc 中抗 Scl-70 抗体阳性且年长发病患者预后较差。

(四)AID 预警

某些自身抗体可在 AID 发病前即出现,可对疾病进行早期预警,坚持随访以利于患者的早期诊断与治疗,如抗环瓜氨酸肽(cyclic citrulin peptide,CCP)抗体早在类风湿关节炎(rheumatoid arthritis,RA)发病前 4～5 年即可在患者体内出现,AMA 可以在原发性胆汁性肝硬化(PBC)患者发病前 10 年出现。

(五)AID 致病机制的研究

通过自身抗体临床应用实践,可进一步研究和阐明 AID 发病机制,如 SLE 中的 ANA 与多器官或组织的细胞核结合,从而导致多器官的损伤。

(赖　良)

第四节　补 体 检 测

一、概述

补体是存在于人和脊椎动物体液中的一组具有酶原活性的糖蛋白。补体系统由大约三十多种蛋白和细胞受体组成。世界卫生组织委员会于 1968 年和 1981 年先后对补体各成分的命名作出了统一的规定。即以 C 代表补体;Cn 代表某种单个成分,如 C1～C9;Cn 为活化的补体成分,有酶活性或其他生物学活性;Cn 后加小写的英文字母(a、b、c、d)表示补体活化过程中形成的新

 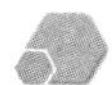

生片段，如 C3a、C3b 等；Cni 则表示未活化的补体成分。补体旁路活化途径除 C3 外的各成分，均用大写英文字母，如 B 因子、D 因子等表示。这些蛋白活化后形成的片段则以小写字母表示。一般较小的片段用“a”，较大的用“b”，如 Ba，Bb。活性丧失，但其肽链结构未发生变化的成分，则在该成分后加“i”，如 Bbi。某种成分因肽链被水解而丧失活性，但未产生新的片段，则在前冠以“i”，如 iC3b。对于补体受体，则以其结合对象来命名，如 C1rR、C5aR 等，对 C3 片段的受体则用 CR 1～5 表示。

补体的大多数成分由肝脏实质细胞和单核、巨噬细胞合成，内皮细胞、肠道上皮细胞及肾小球细胞等也可少量合成。人血清中的补体总含量占血清总蛋白的 5%～6%，个体血清补体水平一般不因免疫而有较大波动，只是在某些疾病状态下才有变化。

不同成分的补体分子量差别较大，电泳迁移率亦不同，多数分布于 β 区，少部分位于 α 区和 γ 区。补体多种成分均不耐热，0 ℃～10 ℃中活性仅可保存 3～4 d，51 ℃持续 35 min，55 ℃持续 12 min，61 ℃持续 2 min 可被灭活。强烈振荡、酸、碱、醇、醚、氯仿、胆盐、紫外线或 α 粒子照射等因素均可使补体失活。体外实验时常用动物血清作为补体的来源，豚鼠血清中补体各成分含量最为丰富，溶血能力最强，又易获得，因此，最常用于溶血性实验。

补体系统主要通过三类功能成分表达生物学活性和自我调控反应，即参与补体级联反应的各种固有成分、补体调控分子及补体受体等。生理情况下，循环中的补体成分均以非活化的酶前体形式存在，在遇相应激活物质刺激后，补体系统可通过传统途径、旁路途径和凝集素途径活化，在活化的级联反应中发挥各种生物学效应。补体的主要作用方式有：①溶解靶细胞，包括血细胞、肿瘤细胞、细菌和包膜病毒等；②介导调理吞噬，补体裂解片段被覆于细胞或外来颗粒性抗原上，与吞噬细胞表面的相应受体结合，促进吞噬作用；③调节炎症和免疫反应，如趋化炎性细胞、免疫黏附等作用；④有利于调节细胞的生物学活性，补体结合至细胞可引起细胞活化乃至分化，结合抗原则有利于其与细胞上的相应抗原受体结合，呈递抗原。补体的这些作用在体内具有两面性，既参与免疫防御、免疫调控等正常免疫反应，也参与对组织的免疫病理损伤。补体成分如 C2、C4、C3、C6、Bf 等存在着高度的遗传多态性，且几乎所有的补体蛋白都可能发生遗传缺陷。因此检测体内补体成分的活性及含量，了解补体系统的变化状况，有助于对临床多种疾病的诊断、鉴别、治疗及发病机制的研究。

二、检测方法

检测补体的方法主要包括对补体活性的测定和补体成分的测定。活性测定可反映补体功能，通常用 50%溶血法测定血清中补体通过经典途径活化和旁路激活途径活化的程度。补体各成分的定量测定多用免疫化学法，如比浊法、琼脂单向扩散试验、火箭电泳法或交叉免疫电泳法等。亦可用化学发光法或间接免疫荧光法和流式细胞仪检测 C1 酯酶抑制物活性（C1-INH）或细胞膜补体受体等。

（一）补体经典活化途径

1.总补体溶血活性（CH_{50}）测定

（1）原理：特异性抗体致敏绵羊红细胞（SRBC）形成的复合物，能激活血清中的补体 C1，引起补体成分的级联反应，使 SRBC 发生溶血，根据溶血程度可判定补体总活性。当红细胞和溶血素量一定时，在限定的反应时间内，溶血程度与补体量及活性呈正相关，但非直线关系而是 S 形曲线关系，在接近 50%溶血（CH_{50}）时，二者之间近似直线关系，故以 50%溶血作为最敏感的判定终点，称为50%溶血试验，即CH_{50}(50% complement hemolysis)。以引起50%溶血所需的最小补体量为一个CH_{50}U，可计算出待测血清中总的补体溶血活性。此法检测的溶血率与补体多个成分的含量和功能有关，C1～C8(此试验中，溶解绵羊红细胞不需要C9参与)任何一个成分缺陷均可使CH_{50}降低。但单个补体成分的含量波动可能对试验结果影响不明显。

(2)方法：将新鲜待测血清作系列不同浓度稀释后，各管定量加最适浓度溶血素致敏的绵羊红细胞悬液，温育后，用光电比色计测定各管的吸光度(A)值，以代表溶血时所释放的血红蛋白量($A_{541\ nm}$)，取与50%溶血的标准管相近的二管读取A值，以最接近50%溶血标准管的一管，计算50%溶血的总补体活性值。

补体的CH_{50}正常参考值应根据各实验室应用的方法检测一定数量健康人后确定。一般正常人为(170±70)U/mL。

2.微量CH_{50}测定

(1)原理：与上述试管法同，操作较简便快速。

(2)方法：在微量血凝反应板上操作，将待测血清连续双倍稀释后加入致敏SRBC，与对照孔红细胞沉积圆点比较，以引起致敏SRBC发生50%溶血孔(此时检测孔红细胞沉积圆点与对照孔大小相同)作为终点，依此判定待测血清中补体效价。

正常参考值：1∶(4～32)。

3.临床意义

CH_{50}异常可见于临床多种疾病。通常以活性下降临床意义较大。CH_{50}降低且伴补体C4含量下降、C3水平正常或下降时，多反映补体以传统途径活化异常为主的疾病，如SLE、血清病、遗传性血管神经性水肿、弥散性血管内凝血、获得性C1酯酶抑制剂(C1-INH)缺陷、急性病毒性肝炎早期、冷球蛋白血症、皮肤血管炎、疟疾、登革热、自身免疫性溶血性贫血等。若CH_{50}降低，C3亦降低，C4正常，则该疾病的补体活化以旁路途径为主，如膜增殖性肾小球肾炎、急性肾小球肾炎、内毒素性休克等。CH_{50}增高常见于风湿热、Reiter综合征、银屑病关节炎、皮肌炎、结节性动脉周围炎、全身性硬化症(PSS)、白塞病、结节病、盘状红斑狼疮以及急、慢性感染等。

(二)补体旁路途径溶血活性的测定($AP\text{-}H_{50}$)

1.原理

利用未致敏的家兔红细胞(RE)具有激活B因子，引起补体旁路途径(AP)活化的特点。试验先用乙二醇双(α-氨基乙基)醚四乙酸(ethylene glycol bis-amino tetracetate，EGTA)螯合待检样本中的Ca^{2+}，封闭C_1的作用，避免补体经传统途径活化。RE激活B因子引起AP活化，导致兔红细胞损伤而发生溶血。此试验是反映参与补体旁路途径活化的成分，即补体C3、D因子、B因子、P因子以及C5～C9活性的一项较简便的方法。

2.方法

与CH_{50}方法类似。结果以引起50%溶血所需的最小补体量为一个$AP\text{-}H_{50}$U，可计算出待测血清中补体旁路途径溶血活性。

正常参考值：(22±3.0)U/mL。

3.临床意义

$AP\text{-}H_{50}$测定对非特异性感染的免疫功能及自身免疫性病理损伤的观察与分析具有重要意义。某些类型的慢性肾炎、肾病综合征、肿瘤、感染、某些自身免疫病等时$AP\text{-}H_{50}$活性可显著增高，而肝硬化、慢性活动性肝炎、急性肾炎则明显降低。

(三)单个补体成分测定

人类补体系统中补体蛋白的遗传缺陷或获得性缺陷,与临床多种疾病密切相关。根据检测方法和临床应用,世界卫生组织(WHO)和国际免疫学会报告,30多种补体成分中通常需检测的主要是C3、C4、C1q、B因子和C1酯酶抑制物等成分。

1.补体C3测定

(1)概述:C3是一种β_1球蛋白,沉降系数9.5S,相对分子质量为180000,含糖量约占2.2%,是补体系统中血清含量最丰富的成分,在补体活化的传统途径、旁路途径和凝集素途径中均起关键作用。C3主要由肝实质细胞合成并分泌,少量由巨噬细胞和单核细胞合成。完整的C3分子不具有生物学活性,由α和β两条多肽链构成。α链含998个氨基酸残基,分子量110000;β链含669个氨基酸残基,分子量70000。两条链由多个二硫键连接,呈平行排列。

C3可被不同的补体活化途径形成的C3转化酶作用而活化。传统途径(CP)的C3转化酶是由抗原抗体复合物激活的,作用于C4、C2形成。旁路途径(AP)的C3转化酶有两种,起初由激活物结合C3b(C3生理性少量自发裂解或在传统途径中裂解产生的C3b)开始,当C3b与B因子(Bf)结合并被活化的D因子(Df)分解Bf成Bb、Ba时,由此形成初期的C3转化酶C3bBb。这种转化酶不稳定,当与P因子结合后,可形成较稳定的具有正反馈环扩大作用的C3转化酶,这种转化酶能裂解C3产生更多的C3b。凝集素途径中(LP,参见甘露糖结合凝集素),甘露糖结合凝集素(MBL)活化C3与MBL相关丝氨酸蛋白酶(MASPs)1、2和3组成的功能性复合物作用有关。MASP2具有补体经典途径的C1酯酶活性,对裂解C4起作用。甘露糖配体-MBLMASP-2构成的复合物(无须MASP-1)能活化C_4、C_2,形成C3转化酶;而有MASP-1连接的复合物,则可直接裂解C3,产生C3b片段激活补体替代途径。C3经活化后,多种功能即由各种裂解的片段表现出来。

(2)方法:测定C3含量的常用方法主要有单向免疫扩散法和免疫比浊法,亦可用ELISA法。免疫比浊法又分散射比浊法和透射比浊法两类,两类中又都分终点法和速率法2种。人血清中C3正常参考值为(1.14±0.54)g/L。

2.补体C4测定

(1)概述:C4是参与补体传统途径活化的成分,相对分子质量为200000。C4分子由三条肽链以二硫键相连,分子质量分别为93000(α链),78000(β链)和33000(γ链)。C4合成于肝细胞和巨噬细胞中,先呈单链结构合成,后经两次细胞内蛋白酶解形成含三个亚基的分泌型C4($C4^S$),分泌于细胞外,经再一次酶解后成为血浆型C4($C4^P$)。$C4^S$和$C4^P$溶血活性相等,易被调节酶C4结合蛋白(C4bp)和因子Ⅰ,即C3b灭活剂C_3b(INA)降解。传统途径活化时,C4被C1s在α链处裂解出一小片段C4a和较大片段C4b(含β链、γ链和大部分α链)。C4a为一弱过敏毒素,对pH、热、高浓度盐有较大耐受性。C4b的大部分以无活性形式游离于液相中,小部分亚稳肽C4b则以共价键与靶细胞膜受体结合,并与活化的C2a结合形成C3转化酶,继续补体的级联反应。C4在激活补体,促进吞噬,防止免疫复合物沉淀和中和病毒等方面发挥作用。

(2)方法:测定C4含量的方法同C3含量的测定。人血清中C4正常参考值为(0.4±0.2)g/L。

3.C1q测定

(1)概述:C1q是补体C1的组成成分,电泳位置在γ区带。循环中的C1为大分子蛋白复合体,由5个亚单位组成,即1个C1q,2个C1r和2个C1s。其中C1q起识别作用,C1r和C1s具备催化功能。

C1q相对分子质量为410000,有18条多肽链通过二硫键相连接。每3条多肽链为一个亚单位，构成螺旋状，形成似6个球形体组成的花冠样结构。C1q的头部能够直接结合Ig的Fc段，与IgG和IgM的结合分别在CH2和CH3区。C1q启动补体系统活化时必须结合两个以上的Fc，因此，不同类Ig抗体导致的补体活化程度有所差别。IgM类抗体同时有5个Fc段可供C1q结合，一个与抗原结合的IgM分子即可启动补体的传统活化途径。而IgG类抗体浓度需达到10^2～10^3/L，才能引起C1q作用。

(2)方法：测定C1q含量，可用单向免疫扩散法、免疫比浊法和ELISA法等。人血清中C1q含量5岁前随年龄递增，5岁后达成人水平，约为0.15 g/L。

4.B因子测定

(1)概述：B因子是参与补体旁路途径活化的主要成分，是一种不耐热的β球蛋白、50 ℃持续30 min即可失活。在旁路活化途径中，B因子被D因子裂解成2个相对分子质量为60000和33000的Bb和Ba片段，Bb与C3b结合构成旁路途径的C3转化酶和C5转化酶。Ba可抑制B细胞增殖。

(2)方法：检测B因子的含量可采用单向免疫扩散法、免疫比浊法、火箭免疫电泳法等方法。正常人血清中B因子含量参考值为0.20 g/L。

5.补体成分测定的临床意义

补体成分异常分先天性和获得性两类。

(1)补体遗传缺陷：大多数补体成分均可能发生遗传缺陷。C1-INH缺陷可导致遗传性血管神经性水肿。C1～C9及其他成分的缺陷与自身免疫病及反复感染等疾病有关。

(2)获得性补体异常。①高补体血症：多数补体成分尤其是C3、C4、B因子和C1-INH等在机体急性期反应时可增高。急性炎症、组织损伤如风湿热急性期、结节性动脉周围炎、皮肌炎、心肌梗死、伤寒、痛风、Reiter综合征和各种类型的多关节炎，非感染性慢性炎症状态如类风湿关节炎、妊娠时，补体成分含量可高于正常时的2～3倍。②低补体血症：免疫复合物导致的补体消耗增多，系统性红斑狼疮(SLE)、药物性红斑狼疮(LE)、肾脏疾病如Ⅰ型、Ⅱ型膜增殖性肾小球肾炎(MPGN)、感染后肾小球肾炎(GN)、慢性活动性肾小球肾炎、荨麻疹性脉管炎综合征(HUVS)、类风湿关节炎、冷球蛋白血症、遗传性免疫球蛋白缺乏、Graves病(突眼性甲状腺肿)、甲状腺炎、肝脏疾病、回-空肠吻合、恶性肿瘤化疗、AIDS、多发性骨髓瘤等。应注意有些免疫复合物引起的肾病很少甚至没有补体下降，如Schönlein-Henoch紫癜中的肾小球病、IgA肾小球病、C1q肾小球病、膜性肾病(原发性、药物性或恶性肿瘤引起)以及Goodpasture综合征；合成不足，如急、慢性肝炎、肝硬化或肝癌、严重营养不良等；大量丧失，如大出血、大面积烧伤及肾病综合征等。

(赖　良)

第五节　免疫球蛋白检测

一、IgG、IgA、IgM

(一)概述

免疫球蛋白(immunoglobulin，Ig)是指具有抗体活性或化学结构与抗体相似的一类球蛋白，

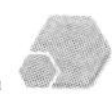

是参与体液免疫反应的主要物质。抗体是能与相应抗原发生特异性结合并具有多种免疫功能的球蛋白。抗体都是免疫球蛋白，但 Ig 并非都具有抗体活性。Ig 由浆细胞产生，广泛存在于血液、组织液和外分泌液中，约占血浆蛋白总量的 20%，也可以膜免疫球蛋白（SmIg）的形式存在于 B 细胞表面。

Ig 分子由 4 条肽链组成，两条相同的长链称为重链（heavy chain，H），由 450 个氨基酸残基组成，分子量 51000～72500；两条相同的短链称为轻链（light chain，L）由约 214 个氨基酸组成，分子量约 22500。四条肽链通过链内和链间二硫键连接在一起。Ig 分子肽链的氨基端（N 端），在 L 链 1/2 和 H 链 1/4（α、γ、δ）或 1/5（μ、ε）处，氨基酸的种类和顺序随抗体特异性不同而变化，称为可变区（variable region，V 区）；肽链其余部分的氨基酸种类和排列顺序比较稳定，称为恒定区（constant region，C 区）。V 区与 C 区的分界线在第 114 位氨基酸，其前的 N 端为V 区，第 115 位以后的羧基端（C 端）为 C 区。H 链和 L 链的 V 区和 C 区分别简写为 VH、CH 和 VL、CL。VH 和 VL 中某些部位的氨基酸变化更大，称为高变区（hypervariable region，HR）。H 链和 L 链的 V 区是 Ig 分子同抗原的结合区，并决定抗体同抗原结合的特异性。H 链有 4 个功能区，即 VH、CH1、CH2 和 CH3，IgM 及 IgE 的重链恒定区则多一个 CH4 功能区。CH1 区为 Ig 同种异型遗传标记部位。在 CH1 与 CH2 之间的区域称为铰链区，含较多的脯氨酸，短而柔软。当 Ig 与相应抗原结合后，铰链区构型改变，暴露出 CH2 区的补体结合位点，血清中补体 C_1q 结合至此进而激活补体系统。L 链有 2 个功能区，即 VL 和 CL。VL 中的高变区是与抗原结合的部位，CL 具有 Ig 同种异型遗传标记。

完整的 Ig 分子被蛋白酶水解时可裂解为不同的片段。以 IgG 分子为例，当用木瓜蛋白酶消化时，IgG 分子从铰链区的氨基端断裂，形成 3 个片段，即两个 Fab 段和一个 Fc 段。Fab 段分子量为 45000，具有与抗原结合的活性，但只有一个抗原结合位点（单价），故不能与抗原反应形成可见的沉淀和凝集现象。Fc 是指可结晶的片段，分子量为 50000，不具有抗体活性，但 Ig 分子的很多生物学活性如激活补体、结合细胞以及通过胎盘等与之有关。当用胃蛋白酶消化时，IgG 分子从铰链区的羧基端断裂，形成 2 个片段，即大的 $F(ab')_2$ 段和小的 pFc′段。$F(ab')_2$ 是两个 Fab 加上重链的铰链区，由二硫键相连，分子量为 100000，具有两个抗原结合位点（双价），因而能与抗原反应形成可见的沉淀和凝集现象。pFc′段为无活性的小分子肽。

目前已发现人体内有 5 类免疫球蛋白，即 IgG、IgA、IgM、IgD 和 IgE，其重链分别为 γ、α、μ、δ 和 ε，各类 Ig 的轻链有 κ（kappa）和 λ（lambda）两型。每个 Ig 分子的两条轻链都同型。

IgG 由浆细胞合成，分子量 150000，有 IgG_1～IgG_4 4 个亚类，以单体形式存在于血清和其他体液中，是唯一能通过胎盘的抗体，婴儿出生后 3 个月开始合成。IgG 在正常人血清中含量最多，占血清 Ig 总量的 3/4，达 10～16 g/L，半衰期 7～21 d，是体液中最重要的抗病原微生物的抗体（再次免疫应答抗体），也是自身免疫病时自身抗体的主要类别。

IgA 分子量 160000，有 IgA_1、IgA_2 两个亚类，分血清型和分泌型两种，半衰期为 6 d。血清型 IgA 由肠系膜淋巴组织中的浆细胞产生，多数以单体形式存在，含量 2～5 g/L，占血清总 Ig 的 10%～15%，具有中和毒素、调理吞噬的作用。分泌型 IgA 由两个单体、一个 J 链（是一种连接单体 Ig 的小分子酸性糖肽，分子量 15000）和一个分泌片（是一种分子量 70000 的糖蛋白，由上皮细胞合成。二聚体 IgA 通过黏膜与之结合后排出细胞）组成，主要分布于各种黏膜表面和唾液、初乳、泪液、汗液、鼻腔分泌液、支气管分泌液及消化道分泌液中，参与机体的黏膜局部抗感染免疫反应。IgA 不能通过胎盘屏障，初生婴儿只能从母乳中获得 IgA，出生后 4～6 个月开始自身合成，1岁后合成水平可达成人的25%，16岁达成人水平。

IgM分子量最大，971000，由5个单体借一个J链和若干二硫键连接形成5聚体，又称巨球蛋白，有IgM_1、IgM_2两个亚类，主要分布于血液中，血清含量为1～1.25 g/L，占血清Ig总量的1/10，半衰期5 d。IgM是个体发育中最早合成的抗体，孕20周起，胎儿自身即能合成，出生后，IgM合成增加，8岁后达成人水平。机体遭受感染后，IgM型抗体最早产生（初次免疫应答反应的抗体），因此，IgM型抗体的出现和增高与近期感染有关。新生儿脐带血中IgM含量增高时，提示胎儿有宫内感染。IgM是高效能的抗微生物抗体，主要功能是凝集病原体和激活补体经典途径。

（二）检测方法

测定血清中IgG、IgA、IgM含量，可采用免疫比浊法（透射比浊法、速率散射比浊法）或单向环状免疫扩散法。体液中IgG、IgA、IgM含量测定可采用速率散射比浊法或ELISA法。

（三）临床意义

1.年龄

年龄与血中Ig含量有一定关系，新生儿可获得由母体通过胎盘转移来的IgG，故血清含量较高，近于成人水平。婴幼儿由于体液免疫功能尚不成熟，免疫球蛋白含量较成人低。

2.低γ球蛋白血症

血清免疫球蛋白（IgG、IgA、IgM）降低有先天性和获得性两类。先天性低Ig血症主要见于体液免疫缺损和联合免疫缺陷病。一种情况是Ig全缺，如先天性性联低丙球血症（XLA），血中IgG<1 g/L，IgA与IgM含量也明显降低。另一种情况是三种Ig中缺一或两种。最多见的是缺乏IgA，患者易患呼吸道反复感染；缺乏IgG易患化脓性感染；缺乏IgM易患革兰染色阴性细菌引起的败血症。获得性低Ig血症，血清中IgG<5 g/L，引起的原因较多，如有大量蛋白丢失的疾病（剥脱性皮炎、肠淋巴管扩张症、肾病综合征等），淋巴网状系统肿瘤（如淋巴肉瘤、霍奇金淋巴瘤），中毒性骨髓疾病等。许多药物如青霉胺、苯妥英钠、金制剂等药物也可诱发Ig降低。

3.多克隆γ球蛋白血症

血清免疫球蛋白（IgG、IgA、IgM）增高常见于各种慢性细菌感染，如慢性骨髓炎、慢性肺脓肿、感染性心内膜炎时，IgG、IgA、IgM均可增高。子宫内感染时，脐血或生后2 d的新生儿血清中IgM含量可>0.2 g/L或>0.3 g/L。在多种自身免疫病、肝脏疾病（慢性活动性肝炎、原发性胆汁性肝硬化、隐匿性肝硬化）患者可有一种或三种Ig升高。结缔组织病尤其在活动期常有IgG升高。80%活动性SLE以IgG、IgA升高较多见。类风湿关节炎以IgM升高为主。

4.单克隆γ球蛋白（M蛋白）血症

主要见于浆细胞恶性病变，包括多发性骨髓瘤、巨球蛋白血症等。

二、IgD

（一）概述

IgD以单体形式存在于血清中，分子量175000，血清中含量为0.04～0.4 g/L，仅占血清总Ig的1%，易被酶解，半衰期2.8 d，是成熟B细胞的重要表面标志。当B细胞表达膜表面IgD（SmIgD）时，受抗原刺激可被激活，故认为SmIgD为B细胞激活受体。IgD分子结构类似于IgG，但不能通过胎盘，也不能激活补体。循环中IgD无抗感染作用，功能尚不清楚，但可能与防止免疫耐受及某些超敏反应有关。

(二)检测方法

血清中 IgD 含量很低,10%～50%正常人血清中的 IgD 用免疫比浊法不能测出,可用 ELISA 双抗体夹心法测定。方法原理是:用抗人 IgD 多克隆或单克隆抗体包被聚苯乙烯反应板微孔,再加入待检血清和酶标记抗人 IgD 抗体,在固相上形成抗体-抗原(IgD)-酶标记抗体复合物,洗去未反应物质,加入酶底物/色原溶液,出现呈色反应,呈色强度反映待测血清中 IgD 水平。

(三)临床意义

正常人血清 IgD 含量波动范围很广,个体差异大,从 0.003～0.4 g/L 不等。

IgD 增高见于 IgD 型多发性骨髓瘤。流行性出血热、过敏性哮喘、特应性皮炎患者可见 IgD 升高。怀孕末期,吸烟者中 IgD 也可出现生理性升高。

三、IgE(总 IgE、特异 IgE)

(一)概述

IgE 又称反应素或亲细胞抗体,分子量 190000,单体,是种系进化过程中最晚出现的 Ig,正常人血清中含量很低,且个体差异较大,为 0.03～2.0 mg/L,仅占血清总 Ig 的 0.002%。半衰期 2.5 d。对热敏感,56 ℃条件下 30 min 可丧失活性。IgE 主要由呼吸道、消化道黏膜固有层中的浆细胞合成,故血清 IgE 浓度并不能完全反映体内 IgE 水平。IgE 对肥大细胞及嗜碱性粒细胞具有高度亲和性,可与细胞表面的高亲和性受体 FceRI 结合,当变应原再次进入机体时,与致敏的肥大细胞、嗜碱性粒细胞上的 IgE 结合,引发细胞脱颗粒,释放生物活性物质,导致发生Ⅰ型变态反应(哮喘、花粉症、变性性皮炎等)。此外,IgE 还有抗寄生虫感染的作用。

(二)检测方法

IgE 测定包括血清中总 IgE 及特异性 IgE 测定。可采用 ELISA 法、速率散射比浊法、放射免疫分析(RIA)、化学发光或电化学发光等方法。特异性 IgE 测定时,检测系统中需引入特异性变应原,可采用酶、荧光免疫法、免疫印迹等方法。

(三)临床意义

正常人血清 IgE 参考值<150 IU/mL(ELISA 法或速率散射比浊法)。

IgE 升高常见于变态反应性疾病(如过敏性鼻炎、外源性哮喘、花粉症、变应性皮炎、慢性荨麻疹)、寄生虫感染、IgE 型多发性骨髓瘤以及 AIDS、非霍奇金淋巴瘤、高 IgE 综合征(Job 综合征)患者。特异性 IgE 升高表明个体对该特异性 IgE 针对的变应原过敏。

四、游离轻链

(一)概述

免疫球蛋白(Ig)轻链分为 κ(Kappa)、λ(lambda)2 个型别。κ 只有 1 型,λ 则有 λ_1、λ_2、λ_3、λ_4 4 个亚型。每个 Ig 分子上只有一个型别的轻链,而不可能是 κλ 或 $\lambda_x\lambda_y$。人类 κ 与 λ 的比例为 6∶4。轻链是能自由通过肾小球基底膜的小分子蛋白,在肾小管被重吸收,回到血液循环中。因此正常人尿中只有少量轻链存在。当代谢失调和多发性骨髓瘤时,血中出现大量游离轻链(free light chains,FLC),并由尿中排出,即本-周蛋白(Bence Jones protein,BJP)。

(二)检测方法

测定血清游离轻链采用免疫比浊法,最常用速率散射比浊法。

(三)临床意义

血清轻链参考值κ型游离轻链 3~19 mg/L;λ型游离轻链 6~26 mg/L。κ/λ 比值为 0.26~1.65。

测定轻链有助于单克隆轻链病、轻链(AL)-淀粉样变的早期诊断,也可用于化疗或自身外周血干细胞移植后是否复发的监测。

五、M 蛋白

(一)概述

M 蛋白是单克隆 B 淋巴细胞或浆细胞恶性增殖而大量产生的,在类别、亚类、型、亚型、基因型和独特型方面相同的均一免疫球蛋白。这种均一的蛋白质的氨基酸顺序、空间构象、电泳特性均相同。由于这种蛋白产生于单一的细胞克隆,多出现于多发性骨髓瘤、巨球蛋白血症或恶性淋巴瘤患者的血或尿中,故称为"M 蛋白"。

M 蛋白血症大致可分为恶性的与意义不明的两类。恶性 M 蛋白血症见于多发性骨髓瘤(包括轻链病)、重链病、半分子病和不完全骨髓瘤蛋白病(C 端缺陷)。意义不明的 M 蛋白血症(monoclonal gammopathy of undetermined significance,MGUS)有两种,一种是与其他恶性肿瘤(如恶性淋巴瘤)伴发者,另一种即所谓良性 M 蛋白血症。

(二)检测方法

免疫学检查和鉴定方法对 M 蛋白血症的诊断起重要作用,通常需先定量检测血清总蛋白,约 90%的患者血清总蛋白含量升高(70%的患者>100 g/L),约 10%的患者正常甚至偏低(如轻链病)。对异常免疫球蛋白的常用检测方法如下。

1.区带电泳

原理是利用多孔载体将血清蛋白质各种成分分离于不同区带。常用载体有聚丙烯酰胺凝胶电泳(PAGE)、琼脂糖凝胶电泳等。免疫球蛋白(Ig)增殖可见单克隆和多克隆增殖带,后者是宽而浓的区带,扫描后峰形呈钝圆,高/宽<1.0,而 M 蛋白带(单克隆带)是窄而浓的区带,高而尖的峰形,高/宽>1.0。M 蛋白带通常出现在 γ 区,也可出现在 β 区或 β 与 γ 区之间,少数患者也可在 α_2 区出现(μ 链、α 链、IgA 半分子等)。

2.Ig 定量

检测方法参见免疫球蛋白定量测定。一般 M 蛋白所属 Ig 含量均显著增高,其他类 Ig 降低或显著降低。

3.免疫电泳

免疫电泳是一种用于诊断 Ig 异常的常规方法。原理是电泳时血清中各种蛋白质组分由于静电荷的不同,移动速度不同,被分离于不同的区带。停止电泳后,在电泳平行位置挖槽,加入抗血清扩散,抗原抗体反应后即可在相应位置上形成肉眼可见的沉淀弧。M 蛋白的特点是与相应的抗重链血清、抗轻链血清形成迁移范围十分局限的浓密的沉淀弧。

4.免疫固定电泳

待测血清或尿在载体上电泳后,使不同的蛋白质形成电泳位置不同的区带,将特异性抗重链或抗轻链血清加于载体上,抗血清即可与相应的蛋白区带结合(如抗 Kappa 链抗血清与 Kappa 轻链区带结合),形成抗原抗体复合物,使抗原在电泳位置上被免疫固定,洗涤时不被洗脱,而无关蛋白区带则被洗脱。再用酶标记抗人 Ig 与之反应并随后浸入酶底物/色原溶液中时,被测蛋

 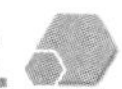

白区带可呈色。

此法的主要用途为鉴定迁移率近似的蛋白质组分，如各种 M 蛋白；鉴定 Ig 的轻链；鉴定血液和体液中的微量蛋白。

5.本-周蛋白检测

本-周蛋白是首次由 Henry Bence Jones 于 1846 年发现的一种异常尿蛋白，特点是在酸性条件下，将尿加热到 60 ℃即见蛋白沉淀，在加热到 100 ℃时沉淀溶解，尿又呈现透明。Edelman 证实其本质即 Ig 的轻链（主要以轻链的二聚体形式存在）。检测本-周蛋白的定性方法有热沉淀反应法（Putnam 试验）、对甲苯磺酸法（Cohen 法）和免疫固定电泳。定量方法可用速率散射比浊法和 ELISA 法。

（三）临床意义

1.恶性 M 蛋白血症

（1）多发性骨髓瘤（MM）：占 M 蛋白血症的 35%～65%，其中 IgG 类占 50%左右，IgA 类占 25%左右，轻链病占 10%～20%，IgD 类占 0.7%～5.7%（平均为 1.6%），IgE 类罕见。

（2）Waldenstrom 巨球蛋白血症：占 M 蛋白血症的 9%～14%，以分泌 IgM 蛋白的淋巴样浆细胞恶性增生为特征。

（3）重链病：一类淋巴细胞和浆细胞的恶性肿瘤或为淋巴样浆细胞的恶性肿瘤，不同于多发性骨髓瘤，也有异于淋巴细胞瘤，而是一种原因不明、合成免疫球蛋白障碍或重链的部分缺失，也可能组装障碍，细胞内只合成不完整片段的一种特种类型。M 蛋白为免疫球蛋白的 Fc 段，已发现 α、γ、μ 和 δ 重链病。

（4）轻链病：相对少见，与多数 M 蛋白血症发病年龄不同的是此病多见于青壮年。血中各免疫球蛋白含量均见减低或正常。血清和尿液均可在 β 区（多在 β_2 区）出现 M 成分。半数以上患者有严重蛋白尿，每天＞2.0 g，BJP 阳性，多数 0.2 g/d，且属于 κ 或 λ 某一型。

（5）半分子病：M 蛋白由 Ig 的一条重链和一条轻链构成。现已发现 IgA 类与 IG 类半分子病。此病临床表现和多发性骨髓瘤相同，唯一不同的是尿中出现的 M 蛋白皆为小分子。

（6）7SIgM 病（Solomen-Kunkel 病）：M 蛋白为 IgM 单体。

（7）双 M 蛋白血症：①约占 M 蛋白血症的 1%，其特征为电泳时，在 γ～α_2 范围内出现 2 条浓密区带。当用光密度计扫描时可呈现 2 个典型的基底窄、峰形尖锐的蛋白峰。以多发性骨髓瘤和巨球蛋白血症最为多见，也见于粒细胞性白血病、肝病和其他恶性肿瘤。②良性 M 蛋白血症，是指有些患者或正常人，在血清中出现一个或几个高浓度的 M 蛋白，但无临床上的相应表现，长期随访也无多发性骨髓瘤或巨球蛋白血症的证据。发生率与年龄有明显关系，多见于老年人。有人指出，20 岁以上的健康供血员检出 M 蛋白者占 0.1%～0.3%；70 岁以上健康人升至 3%；95 岁以上健康人则接近 20%。良性 M 蛋白血症与多发性骨髓瘤的早期很难区别，但骨 X 线检查一般无溶骨性改变；骨髓穿刺检查，浆细胞或淋巴样细胞一般＜5%（多发性骨髓瘤常＞20%）。良性 M 蛋白血症中一部分人在若干年后可表现出典型的恶性 M 蛋白血症的特征。因此，对于有良性 M 蛋白血症的人来说，最重要的是长期随访。

（吴永军）

第十九章　心血管疾病检验

第一节　急性心肌损伤

既往急性心肌损伤的临床诊断常依赖心电图和病史，但单一心电图检查还存在不足，心电图诊断急性心肌梗死的阳性率至多81%，其余的20%必须依靠生化标志物确诊。即使心电图阳性病例，也须生化标志物相配合提高诊断的可靠性。生化标志物也是临床评估病情和预后的灵敏指标。一个理想的心肌损伤标志物除了高敏感性和高特异性外，还应该具有以下特性：①主要或仅存在于心肌组织，在心肌中有较高的含量，可反映小范围的损伤；②能检测早期心肌损伤，且窗口期长；③能估计梗死范围大小，判断预后；④能评估溶栓效果。

一、传统的心肌酶谱

(一)天门冬氨酸氨基转移酶

天门冬氨酸氨基转移酶(AST)又称谷草转氨酶(GOT)，广泛分布于人体各组织。肝脏、骨骼肌、肾脏、心肌内含量丰富，红细胞AST约为血清的10倍，轻度溶血会使测定的结果升高。AST由2条多肽链构成，分子量约为100 kD。参考值：<40 U/L(37 ℃)。

AST在AMI发生后6～12 h升高，24～48 h达峰值，持续5 d或1周，随后降低。由于AST不具备组织特异性，血清单纯AST升高不能诊断心肌损伤。AST诊断AMI的敏感性为77.7%，特异性仅为53.3%。由于敏感性不高，特异性较差，当今学术界已不主张AST用于急性心肌梗死的诊断。

(二)乳酸脱氢酶(LD)及其同工酶

乳酸脱氢酶是无氧酵解中调节丙酮酸转化为乳酸的极重要的酶，广泛存在于肝脏、心脏、骨骼肌、肺脏、脾脏、脑、红细胞、血小板等组织细胞的胞浆和线粒体中。LD是分子量为135 kD的四聚体，由M型和H型亚单位构成5种同工酶：H_4(LD_1)、MH_3(LD_2)、M_2H_2(LD_3)、M_3H(LD_4)、M_4(LD_5)。LD不同组织有其特征性同工酶。心脏、肾脏和红细胞所含的LD同工酶比例相近，以LD_1和LD_2为主。

LD同工酶谱常用电泳法测定，如测LD_1用电泳法、免疫抑制法结合生化法。当前许多厂家已开发了免疫抑制法的试剂盒，并能在自动生化仪上应用，使LD和LD_1广泛应用于临床。

当心肌损伤时，心肌细胞膜破裂，线粒体、胞浆内物质外漏到细胞间液及外周血中。LD和LD_1在急性心肌梗死发作后8～12 h出现在血中，48～72 h达峰值，LD的半寿期为57～170 h，

7～12 d恢复正常，如果连续测定LD，对于就诊较迟、CK已恢复正常的AMI患者有一定参考价值。临床还常选用α-羟丁酸脱氢酶(HBDH)作为急性心肌梗死的诊断指标，此酶反映了以羟丁酸为底物时的LD_1和LD_2的作用。由于机体多处组织存在LD，非梗死所致的快速心律失常、急性心包炎、心力衰竭都可使LD轻度升高，单纯用血清LD活力升高诊断心肌损伤的特异性仅为53%。LD的另一个缺点是无法用于评估溶栓疗法，红细胞含丰富的LD，溶栓疗法常致溶血，使LD升高。LD同工酶测定可提高诊断的特异性，有人认为急性心肌梗死时不仅LD_1升高，往往还有LD_2相对降低，故LD_1/LD_2比例(>0.76)更为敏感和特异，LD_1/LD_2的敏感性为75%～86%，特异性为85%～90%。

临床检测急性心肌梗死时LD和LD同工酶的应用原则：①限制LD应用，不作为常规检查项目，对患者进行个案处理，主要用于排除急性心肌梗死诊断；②在胸痛发作24 h后测定LD同工酶，作为CK-MB的补充；③LD出现较迟，如果CK-MB或cTn已有阳性结果，AMI诊断明确，就没有必要再检测LD和LD同工酶。

(三)肌酸激酶(CK)及其同工酶

1.概述

CK是心肌中重要的能量调节酶，在ATP提供的能量下，催化肌酸生成磷酸肌酸(CP)和ADP，CP可以运送至细胞质中并储存。这种能量的储存形式比直接储存ATP好，在线粒体可以通过氧化磷酸化获取能量。CK存在于需要大量能量供应的组织，除了肌肉外还常见于肾脏远曲小管、脑组织。CK分子量为86 kD，在肝脏被清除。

CK是一种二聚体，由M和B两个亚基组成，形成CKMM、CK-MB和CK-BB同工酶。CK-BB存在于脑组织中，CK-MM和CK-MB存在于各种肌肉组织中，不同肌肉同工酶的比例不同，骨骼肌中98%～99%是CK-MM，1%～2%是CK-MB；心肌内80%左右也是CK-MM，但CK-MB占心肌总CK的15%～25%。各种CK同工酶还可根据电泳的不同等电点分出若干亚型，如CK-MB可分为$CK\text{-}MB_1$和$CK\text{-}MB_2$。

2.检测方法

检测CK-MB的方法很多，早期应用的是离子交换色谱和电泳法，操作复杂、耗时较多，以后以免疫抑制法为主，降低了检测限，提高了临床敏感性。最常用的CK检测法为酶法，运用此法，男性参考区间为80～200 U/L，女性参考区间为60～140 U/L，不同种族略有差异，儿童高于成年人。除了急性心肌梗死外，下述情况CK也可升高：肌肉创伤、各种神经肌肉疾病，服用海洛因、可卡因、抗抑郁药，怀孕、肿瘤和脑部疾病。新一代的方法是用单克隆抗体测定CK-MB的质量，用抗CK-MB单抗双抗体夹心法测定CK-MB蛋白量，此法检测限为1 μg/L，诊断急性心肌梗死较酶法更敏感、更稳定、更快(10～40 min)。

3.临床意义

CK早在20世纪60年代即用于诊断急性心肌梗死，1972年CK-MB首次用于临床。CK、CK-MB对于诊断AMI贡献卓著，是世界上应用最广泛的心肌损伤指标，既可以用于较早期诊断AMI，也可以用于估计梗死范围大小或再梗死。CK和CK-MB在AMI发生后4～6 h即可超过正常上限，24 h达峰值，48～72 h恢复正常，CK半寿期为10～12 h。

CK-MB和CK总酶常同时测定，当用免疫抑制法测定CK-MB时，CK-MB的正常上限为15U/L，临床常用CK-MB/总CK的比值，当CK-MB为质量法，此比值称为百分相对指数(%RI)，提高诊断的特异性；CK-MB用酶活性法，此比值称为百分CK-MB(%CK-MB)。如总

CK>100 U/L，CK-MB>15 U/L，但%CK-MB<4%，多考虑肌肉疾病；如总 CK>100 U/L，%CK-MB 为 4%～25%，急性心肌梗死诊断可成立；如总 CK>100 U/L，%CK-MB>25%，考虑有 CK-BB 或巨型 CK 存在。

CK 也常用于观察再灌注的效果，溶栓后几小时内，CK 还会继续升高，称"冲洗现象"，此后，CK 即下降。

在急性心肌梗死发作后 6～36 h 内，CK-MB 敏感性为 92%～96%，在 ECG 阴性患者敏感性为 79.7%。如进一步测定 $CK\text{-}MB_2$ 和 $CK\text{-}MB_1$，以 $CK\text{-}MB_2$>1.0 U/L，$CK\text{-}MB_2/CK\text{-}MB_1$ 超过 1.5 为标准，该标志物出现早于 CK-MB，诊断的特异性达 95%。

CK 作为急性心肌梗死标志物有以下优点：①快速、经济、有效，能准确诊断急性心肌梗死，是当今应用较广的心肌损伤标志物；②其浓度和急性心肌梗死面积有一定的相关，可大致判断梗死范围；③能测定心肌再梗死；④能用于判断再灌注的成功率。

缺点是：①特异性较差，特别难以和骨骼肌疾病、损伤鉴别；②在急性心肌梗死发作 6 h 以前和 36 h 以后敏感度较低，只有 CK-MB 亚型可用于急性心肌梗死的早期诊断；③对心肌微小损伤不敏感。

CK 同工酶的特异性和敏感性高于总 CK，目前临床倾向用 CK-MB 替代 CK 作为心肌损伤的常规检查项目。

二、心肌肌钙蛋白

（一）总肌钙蛋白

1.特性

肌钙蛋白（Tn）复合体存在于心肌和各种骨骼肌胞浆的细丝中，由钙介导调节肌肉收缩。平滑肌无肌钙蛋白，由钙调素调节平滑肌收缩。其中，与钙结合的部分称为肌钙蛋白 C（TnC）；含抑制因子的部分称为肌钙蛋白 I（TnI）；与原肌球蛋白结合的部分称为肌钙蛋白 T（TnT）。

TnT 是收缩蛋白中调节蛋白的部分，与 TnC、TnI 组成复合体存在于心肌和骨骼肌细肌丝处，其分子量约为 33 kD，95%的 TnT 以结合形式存在，尚有少量（6%～8%）以游离形式存在于胞浆内。TnT 在心肌含量约为 10.8 mg/g，CK-MB 为 1.4 mg/g，肌红蛋白为 23.6 mg/g，cTnI 含量为 4.0～6.0 mg/g。在心肌中 cTnT、cTnC 和 cTnI 的半寿期分别为 3.5 d、5.3 d 和 3.2 d。但血清中 cTnT 半寿期为 120 min。

在不同的骨骼肌，由于 TnT 和 TnI 的基因染色体位置不同，编码的氨基酸顺序都不完全相同。心肌 TnT 基因位于染色体 1q32，其中慢肌的 TnT 基因位于 19q13.4，快肌的 TnT 基因位于 11p15.5。在氨基酸组成上也有差别，快肌和心肌的 TnT 之间有 120 个氨基酸（占全部氨基酸的 56.6%）同源，慢肌和心肌 TnT58.8%同源；快肌和心肌 TnI 之间有 113 个氨基酸（41.4%）同源，慢肌和心肌 TnI46.2%同源。不同基因编码的氨基酸序列的差异是筛选特异性抗体的基础。

2.作用机制

肌钙蛋白复合体在钙离子的作用下，通过构型变化调节肌动蛋白（细丝的基本结构）和肌球蛋白（粗丝的基本结构）之间的接触。TnI 是主要的抑制因素，当钙离子进入细胞间隙后，钙离子和 TnC 结合，吸引 TnI，使其离开原肌球蛋白，消除抑制。TnT 刺激肌动蛋白的 ATP 酶，TnT 的羧基端位于球状头部，氨基端位于尾部，当头尾聚合时，原肌球蛋白重叠，形成三聚物，拉动原肌球蛋白，肌球蛋白和肌动蛋白接触，细丝在粗丝中滑动，肌肉收缩。

急性心肌梗死患者cTn动态变化曲线和CK-MB很相近，急性心肌梗死后4～8 h在血清中高于决定值，这是细胞质中的cTn释放所致（3%～6%cTn存在于肌细胞质中，而100%CK-MB都存在于细胞质中），出现晚于肌红蛋白，但其升高持续时间（窗口期）长，cTn一旦升高往往持续4～10 d，甚至可达3周，这不仅是cTn半寿期较长，主要还是局部坏死肌纤维不断释放cTn的结果。由于cTn窗口期长于LD，在诊断发现较迟的急性心肌梗死时可替代LD。和CK-MB比较，cTn是心肌特有的，正常人血清中几乎测不到cTn，因而特异性高。急性心肌梗死在最初的7 d内再梗死和恶化概率较高，在怀疑急性心肌梗死的患者，一般在入院、入院后6 h、12 h各测1次cTn，以后每日2次，连续3 d，以后每天测1次，连续3 d。

（二）心肌肌钙蛋白T

1.检测

自1986年推出cTnT检测试剂以来，世界多个国家已经广泛应用血清cTnT诊断AMI。近年发现应用cTnT对不稳定型心绞痛患者监测可以发现一些轻度和小范围的心肌损伤。

最初的cTnT试剂是由生物素标记的鼠抗人cTnT单克隆抗体制备的，此抗体和慢肌的sTnT有3.6%的交叉反应，最低检测限为0.04 μg/L，第二代试剂减少了和慢肌的交叉反应，最低检测限为0.02 μg/L，最近已有电化学发光试剂盒，该试剂盒所用的抗体和第二代相同，最低检测限为0.01 μg/L，试验可在9 min内完成。第二代试剂99.6%非心脏病患者＜0.1 μg/L，心肌损伤的判断值（cut-off）＞0.08 μg/L。

2.临床意义

临床常用敏感性和特异性比较各种标志物的诊断价值，在急性心肌梗死患者还须结合时间一起考虑。

在AMI发作时cTnT的敏感性只有50%～60%，随时间延长，敏感性逐步提高，至发作后6 h，敏感性达90%以上，而且维持这一高敏感性直到5 d以上。对于单一的急性心肌梗死，cTnT的特异性比CK-MB低，前者是40%～60%，后者为75%～80%，这是由于cTnT阳性的患者包括了不稳定型心绞痛、心肌炎甚至稳定型心绞痛，见表19-1。

表19-1　不同采样时间cTnI和CK-MB诊断AMI的敏感度

心肌标志物	发作后0～4 h（N=74）	5～11 h（N=123）	12～23 h（N=178）	24～47 h（N=108）
cTnI	18.90%	71.50%	91.60%	97.20%
95%可信区间	10.8%～29.7%	62.7%～79.3%	86.5%～95.2%	92.1%～99.4%
CK-MB	37.50%	83.80%	92.70%	89.70%
95%可信区间	26.4%～49.7%	75.8%～89.9%	87.8%～96.0%	82.4%～94.8%

在cTnT假阳性患者中，除了不稳定型心绞痛外，可能有微小梗死灶、心肌炎患者。大量的研究表明在应用了第二代cTnT试剂后，假阳性大大降低，由25%～60%降至12%～17%。

cTnT还可用于评估溶栓疗法的成功与否，观察冠状动脉是否复通。溶栓成功的病例cTnT呈双峰，第一个峰高于第二个峰。研究表明，用cTnT评估复通，90 min时优于CK-MB和肌红蛋白，如果结合其他诊断AMI的指标，如12导联心电图的ST段变化，效果更好。

cTnT还常用于判断急性心肌梗死的大小，用放射性核素^{201}Ti和^{99m}Tn确定急性心肌梗死面积并和心肌标志物比较，发现CK-MB、cTnT和放射性核素检测的结果相关系数分别为r=

0.56和 r=0.75。

不稳定型心绞痛是冠心病的一种，表现为休息期持续时间较长的心绞痛，是由于冠状动脉痉挛或不完全栓塞，伴或不伴小灶性心肌坏死，其严重程度介于普通心绞痛和急性心肌梗死之间，对于这种微小的心肌损伤，CK-MB 常常不敏感，阳性率仅为 8%，cTnT 对不稳定型心绞痛阳性率达 39%。

对于心肌炎的诊断，cTnT 是比 CK-MB 敏感得多的指标，有报道，84%的心肌炎患者 cTnT 升高，但是 cTnT 阴性仍不能排除心肌炎的存在。

(三)心肌肌钙蛋白 I

1.特性

cTnI 分子量为 22 kD。由于基因碱基对序列不同，分别编码的慢骨骼肌 TnI(sTnI)、快骨骼肌 TnI(fTnI)和心肌 TnI 不完全相同。cTnI 只有 46.2%、41.4%氨基酸序列与 sTnI、fTnI 同源。因此，恰当选择氨基酸序列，就可以制备出特异的抗 cTnI 单抗，只识别来自心肌的 TnI，可使识别特异性达 100%。cTnI 的基因位于 19p13.2-19q13.2，不同种系的哺乳类动物，如兔、牛、狒狒、猴、人都是类似的 cTnI 基因。实际上，目前检测的 cTnI 多以复合物形式存在，在 AMI 中 90%是 cTnI-cTnC 复合物，在 AMI 患者血中仅见 5%的 cTnI-cTnT。cTnI-cTnC 复合物中由于 cTnC 的保护作用，cTnI 的中心区(第 28～110 位氨基酸)比较稳定，是制备抗体常选用的抗原决定簇区段。

cTnI 检测的首次报道见于 1987 年，用羊和兔的多克隆抗体放射免疫法测定人的 cTnI，检测限为 10 μg/L，和 sTnI 交叉反应 2%。

2.临床意义

cTnI 是一个十分敏感和特异的急性心肌梗死标志物。心肌内 cTnI 很丰富，心肌损伤后 4～6 h 释放入血，达到诊断决定值。首先释放的是胞浆内 3%～6%的游离 cTnI，心肌缺血症状发作后 14～36 h 出现高峰，高峰出现时间与血中 CK、CK-MB 相似。持续 3～7 d，部分病例 14 日时仍可测到。血中 cTnI 的半寿期约为 2 h 左右。在 7 日后，cTnI 诊断 AMI 敏感性超过 LD_1/LD_2。最近文献指出，测定血清 cTnI 诊断 AMI 的敏感性为 97%，特异性为 98%，预测值为 99.8%。

和 cTnT 一样，cTnI 可用于溶栓后再灌注的判断，在成功的溶栓疗法使冠状动脉复通后 30 min、60 min，cTnI 还会继续升高，其敏感性约为 80%，高于 CK-MB 和肌红蛋白。

cTnI 可敏感地测出小灶性可逆性心肌损伤以及不稳定型心绞痛和非 Q 波性 MI 的存在。不稳定型心绞痛患者血中 cTnI 阳性率为 20%～40%，这类患者属高危者，30 d 和 6 个月内发生 MI 和死亡率均明显高于阴性者，必须及时应用经皮冠状动脉成形术(PTCA)或溶栓治疗。

3.评价

(1)优点：①由于心肌中肌钙蛋白的含量远多于 CK，因而敏感度高于 CK，不仅能检测出急性心肌梗死，而且能检测微小损伤，如不稳定型心绞痛、心肌炎。②恰当选择肌钙蛋白特异的氨基酸序列作为抗原决定簇，筛选出的肌钙蛋白抗体，其检测特异性高于 CK。③有较长的窗口期，cTnT 长达 7 d，cTnI 长达 10 d，甚至 14 d。有利于诊断迟发型急性心肌梗死和不稳定型心绞痛、心肌炎的一过性损伤。④双峰的出现，易于判断再灌注成功与否。⑤肌钙蛋白血中浓度和心肌损伤范围的较好的相关性，可用于判断病情轻重，指导正确治疗。胸痛发作 6 h 后，血中心肌肌钙蛋白浓度正常可排除急性心肌梗死。

(2)缺点：①在损伤发作 6 h 内，敏感度较低，对确定是否早期使用溶栓疗法价值较小。②由

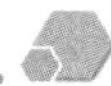

于窗口期长，诊断近期发生的再梗死效果较差。

三、肌红蛋白(Mb)

从病理生理学角度讲，心肌标志物出现早晚与分子大小和其细胞中存在部位有关。标志物分子量越小，越易透过细胞间隙至血液，细胞质内高浓度物质比核内或线粒体内物质及结构蛋白更早在血中出现。

(一)生化特性

Mb是一种氧结合蛋白，广泛存在于骨骼肌、心肌、平滑肌，约占肌肉中所有蛋白的2%。Mb分子量小，仅17.8 kD，小于CK-MB(84 kD)，更小于乳酸脱氢酶(134 kD)，且位于细胞质内，故出现较早。到目前为止，它是AMI发生后出现最早的可测标志物。

(二)临床应用

当AMI患者发作后，细胞质中Mb释放入血，2 h即升高。经6～9 h达高峰，24～36 h恢复至正常水平。Mb的阴性预测价值为100%，在胸痛发作2～12 h间，如Mb阴性可排除急性心肌梗死。

心电图是临床诊断急性心肌梗死的主要工具，但据统计仍有27%的急性心肌梗死患者发病后无典型的特征性心电图表现。心电图结合Mb能提高急性心肌梗死早期诊断的有效率，可从72%升高至82%。

临床上除急性心肌梗死以外，开胸手术、过度体育锻炼、骨骼肌创伤、进行性肌萎缩、休克、严重肾衰竭、肌内注射等，血清Mb都会升高。当胸痛发作2 h前或15 h后测定Mb，往往呈假阴性。Mb临床应用的主要问题是特异性不高，为60%～95%，特别在早期心电图和其他标志物都未变化时，单凭Mb决定是否使用溶栓疗法有一定的风险，近年来有人提出了新标志物——碳酸酐酶Ⅲ(CAⅢ)。CAⅢ有较高的特异性，仅在骨骼肌损伤时才升高。

(三)评价

1.优点

(1)在急性心肌梗死发作12 h内诊断敏感性很高，有利于早期诊断，是至今出现最早的急性心肌梗死标志物。

(2)能用于判断再灌注是否成功。

(3)能用于判断再梗死。

(4)在胸痛发作2～12 h内，肌红蛋白阴性可排除急性心肌梗死的诊断。

2.缺点

(1)特异性较差，但如结合CAⅢ，可提高Mb诊断急性心肌梗死的特异性。

(2)窗口期太短，回降到正常范围太快，峰值在12 h，急性心肌梗死发作后16 h后测定易见假阴性。

四、心脏疾病生化标志物的临床应用

根据临床病理，冠心病的自然病程分4个主要阶段：①脂肪沉积、脂肪条纹形成；②粥样斑块形成，冠状动脉血流减少；③粥样斑块破裂，冠状动脉内血栓形成，冠状动脉狭窄>70%，心肌缺血；④一支以上冠状动脉完全阻塞或痉挛，心肌坏死。前两个阶段患者无症状，在心肌缺血阶段可发生稳定型心绞痛(又称劳力性心绞痛)和不稳定型心绞痛(变异型心绞痛)，最后发展为心肌梗死。不同阶段有其特有的指标。

(一)心肌缺血标志物

在动脉硬化和血栓共同作用下，管腔狭窄程度达50%～70%时，患者或有心电图缺血变化，或有临床症状，如稳定型心绞痛。无典型症状的患者，临床早期诊断冠心病主要依靠静息心电图或运动心电图(Holter)异常，结合血脂、IMA、hsCRP等危险因素综合判断。

缺血修饰性白蛋白(IMA)：正常健康人的白蛋白终端能和部分金属元素结合，在缺血发生时，由于自由基等破坏了血清白蛋白的氨基酸序列，导致白蛋白与过渡金属的结合能力改变，这种因缺血而发生的与过渡金属结合能力改变的白蛋白称为缺血修饰性白蛋白。

IMA的测定原理：血清中正常白蛋白以活性形式存在，加入氯化钴溶液后，Co^{2+}可与白蛋白N-末端结合。心肌缺血患者血清中含有较多的修饰白蛋白，加入同样浓度的氯化钴后，由于IMA与Co^{2+}结合能力减弱，使溶液中存在较高浓度的游离钴，二巯苏糖醇(DTT)可与游离钴发生颜色反应，测定其吸光度，即可推测IMA的含量。

大部分稳定型心绞痛患者不伴心肌损伤，但心绞痛出现意味着冠状动脉阻塞加重，此时患者往往有典型的症状和心电图改变，临床诊断不难，如结合血小板异常指标、IMA和危险因素，更易确诊。一些灵敏的心肌损伤标志物，如cTnT、cTnI的测定可帮助临床判断有无损伤，有人认为观察上述标志物的动态变化比观察绝对值更有价值。本阶段后期常发生不稳定型心绞痛或非ST段抬高型急性心肌梗死，这两种情况都被看作急性心肌缺血，心肌损伤标志物，如cTn常呈阳性，需要紧急处理。

急性心肌梗死是较大范围的心肌坏死，实际上即便是稳定型心绞痛，也有少量心肌细胞的坏死。

(二)急性心肌梗死标志物应用中的几个问题

1.急诊室的胸痛甄别

心肌梗死常表现为胸痛，为了使心肌梗死得到及时诊治，国内外许多大医院建立了胸痛中心以处理相应的疾病。目前强调，只要休息时发生的胸前区不适持续20 min以上，就应作为紧急状态进行处理，做12导联心电图和测定心肌损伤标志物。根据病史、体格检查、心电图和心肌标志物把患者分为：①无心脏病；②慢性稳定型心绞痛；③疑似ACS；④确诊ACS。

Braunwald对非ST段抬高型ACS患者进行分层。

高危组(具有下列特征之一)：①近48 h有加重的缺血性胸痛发生；②静息时心绞痛持续>20 min；③临床上有第三心音、奔马律或左心室功能不全[射血分数(EF)<40%]、二尖瓣反流、严重心律失常或低血压(SBP<90 mmHg)，或存在缺血所致的肺水肿、年龄>75岁；④休息时心绞痛发作伴ST段改变>0.1 mV，或新出现束支传导阻滞或持续性室性心动过速；⑤cTnT>0.1 μg/L。

中危组：①既往有心肌梗死、外周血管或脑血管病变，或行冠状动脉旁路移植术；②自发性心绞痛>20 min，已缓解，但有高或中度冠状动脉病变可能，或自发性心绞痛<20 min，经休息或用药缓解；③年龄<70岁；④心电图有病理性Q波或T波倒置>0.2 mV；⑤0.01 μg/L<cTnT<0.1 μg/L。

低危组：①近2周发生心绞痛伴高或中度冠状动脉病变的可能，但无自发性心绞痛>20 min持续发作；②胸痛时ECG正常或无改变；③cTnT阴性。

为了提高诊断效率，在发病后短时间内迅速作出诊断。

(1)缩短测定周期(TAT):TAT 的定义为从采集血样标本到报告结果的时间。研究结果表明,从起病到正确干预的时间与心肌坏死面积、并发症、生存率直接相关。缩短心肌标志物报告时间将有助于尽早开始有效治疗、减少心脏病患者的住院时间和医疗费用。有 Q 波的梗死患者早期使用溶栓疗法降低了死亡率,增加了冠状动脉复通率。对最终排除 ACS 的患者,早期的实验室报告将降低全部住院费用。IFCC 建议 TAT 控制在 1 h 内。

影响 TAT 的因素包括标本转送时间、分析前必要的标本预处理时间、分析时间,以及送交结果到开单科室的时间。

送标本到实验室并非由实验室掌握。实验室应尽量设在住院处附近,临床部门应缩短送标本的时间,建议实验室为心肌标志物的检测开通绿色通道。

标本预处理时间包括必需的血液凝固和离心时间,对于自动免疫仪,可用血浆或抗凝的全血代替血清,免去凝血所需的时间,降低全部分析前时间。心肌标志物的血清浓度和血浆浓度可能有很大的差别。厂家的应用指南应清楚表明所用抗凝剂的种类和血浆、全血的参考区间。

(2)标志物的选择:目前将心肌标志物分为以下 2 种。①早期标志物,即在急性心肌梗死发生 6 h 内血中浓度即相对增加;②确诊标志物,即在急性心肌梗死发生后 6～12 h 血中浓度增加,对心肌损伤有高的敏感性和特异性,在发作后数天仍异常。

每个患者从疼痛发作到送至急诊室的间期都不一样,所以上述两种标志物都需要,这样能保证检测出早到或迟到的急性心肌梗死患者。肌红蛋白是较有效的早期标志物。在急性心肌梗死发作 2～3 h,就能在血中测出肌红蛋白,特别是它能有效排除急性心肌梗死,发作后 6 h 内肌红蛋白阴性预测值(NPV)为 100%。有助于快速甄别非急性心肌梗死的胸痛患者。

肌红蛋白的自动免疫检测试剂已商品化。但必须注意肌红蛋白并非心肌所特有,除急性心肌梗死外,肾衰竭、骨骼肌损伤或外伤的患者,肌红蛋白也呈异常。肌红蛋白阳性患者需要结合确诊标志物、心电图变化进一步确诊。

心肌肌钙蛋白(这里指 cTnT 或 cTnI)是当前最好的确诊急性心肌梗死的标志物。肌钙蛋白在症状出现后 4～12 h 即出现在血清中,异常能持续至 4～10 d。肌钙蛋白阳性结果能确诊患者已有心肌坏死,无须等待进一步检查结果,立即送往较高水平的监护室。

为确保心肌损伤诊断的可靠性,要求:①发病 24 h 内,cTn 检测结果至少有 1 次超过决定值(第 99 百分位值);②CK-MB 质量法检测结果至少 2 次超过决定值(第 99 百分位值);③总 CK 检测结果超过检测范围上限 2 倍以上。

2.心肌标志物的检测频度

心肌标志物的敏感性往往和发作后的时间有密切关系,峰值浓度和判断梗死面积有关,这些都有赖于合理的检测频度。

(1)排除急性心肌梗死的抽血频率:每个医院的采血频度都不一样,对于想尽快排除 AMI 的患者,在缺少决定性心电图依据时,推荐以下的抽样频率检测生化标志物以确定有无急性心肌梗死:入院时即刻,入院后 4 h、8 h、12 h 或第 2 天清晨各测 1 次。

(2)对已有能确诊急性心肌梗死的心电图改变者的抽血频度:有 50%的 AMI 患者在送急诊室时已有急性心肌损伤的心电图依据,即心电图示 2 个或 2 个以上连续导联 ST 升高大于 0.1 mV。对这些患者应考虑应用溶栓疗法或经皮冠状血管成形术等应急治疗措施,没有必要为明确诊断再做过多的生化标志物检测。生化标志物的测试频率可减少(如每日 2 次,早 8:00 和晚 8:00),以进一步证实诊断、估计梗死范围以及确定有无再梗死。很快回到正常值的标志物,如 Mb 和 CK-MB 能更有效地确定有无再梗死。

3.心肌标志物的判断值

ACS 是一个包括动脉粥样斑块破裂、血栓形成、冠状血管完全和不完全阻塞的复杂的多样的病理过程。其临床表现轻重不一，从完全无症状，到不稳定型心绞痛，直到大面积的心肌梗死。对肌钙蛋白那样的敏感、特异的心肌标志物，有必要设立两个决定限。低的异常值决定有无心肌损伤，高的异常值就是诊断 AMI 的传统标准。欧洲心脏病协会(ESC)和美国心脏病协会(ACC)成立联合委员会重新定义了急性心肌梗死(AMI)诊断标准。建议在心肌缺血的情况下，血液中心肌肌钙蛋白或肌酸激酶(CK)升高都提示 AMI。

ESC/ACC 委员会工作组推荐将心肌标志物的浓度临界值设置在参考范围 99%处。在假定的健康人群中实验结果的分布：如果实验结果的分布属于正态分布(钟形曲线)，正常范围就可以通过平均数加减两倍的标准差(SD)来计算。这种分析包括了 95%的试验人群。如果实验结果的分布不属于正态分布，数据经升序或降序排列后，试验结果中间的 95%就是正常范围。正常范围如果应用于临床诊断，则被定义为"参考范围"。需要指出的是，当正常范围由这种方法确定时，有 5%的健康人群试验结果将显示异常。应用第 99 百分位数可以增加正常范围的上限(和下限)，将假阳性降低到 1%。ROC 分析适用于判断疾病或异常情况是否存在。然而 ACS 通常表现为一系列连续事件：粥样斑块破裂、血块形成、可逆的心肌损伤和微小心肌损伤(MMD)以及非 ST 段抬高型 MI 和 ST 段抬高型 MI。因此 NACB 推荐的两种临界值并不符合连续病程疾病的病理生理学。心肌肌钙蛋白具有敏感性高和特异性高的特点，因此可能指示这种以可逆性损伤为起点的病程进展的疾病。除了缺血性疾病以外，还有许多机制可以造成可逆性心肌损伤，例如充血性心力衰竭、心肌炎和其他病症，所以心肌肌钙蛋白应该作为心肌损伤而不单是 AMI 的标志物。ESC/ACC 联合委员会建议心肌肌钙蛋白任何有统计学意义的升高都应被认为是心脏病的阳性指征。在缺血情况下，任何心肌标志物有统计学意义的升高，尤其是心肌肌钙蛋白，都可以判断。ESC/ACC 心脏标志分会建议将正常范围的第 99 百分位数值作为心肌标志物的临界值。同时还建议测定方法的精密度至少要达到 10%。虽然 99%的临界值确立可以应用在 CK-MB 上，但对于目前通用的心肌肌钙蛋白测定方法来说还存在一定问题，因为这些试验检测健康个体时没有确定的敏感性。所以正常范围的 99%处数值不能通过可靠的统计学方法计算得到。Apple 和 Wu 建议，对于给定的肌钙蛋白测定方法，临界值可以暂且由产生 10%变异系数的肌钙蛋白浓度值确定，该变异系数由日间精密度确定。之所以选取这个值是因为它能够评估心肌标志物的生物学变异。

两个决定值在临床有其实际价值。不稳定型心绞痛的患者短期内发生严重心脏病的危险性很高。但从社会、心理、经济学角度考虑，一般不把患者归入急性心肌梗死类。按两个决定值理论，如果胸痛患者肌钙蛋白测定值在急性心肌梗死决定值和参考值上限之间，患者应标明患有心肌损害，根据治疗原则作出合适的处理。对于有心脏缺血症状或心电图等其他检查证实心脏缺血而且心脏肌钙蛋白升高，但尚未符合 WHO 的 MI 诊断标准的患者，IFCC 文件中将此类患者命名为微小心肌损伤(MMD)。此类患者比无心肌肌钙蛋白升高的 ACS 患者的预后危险性显著增加，应该进行积极的治疗。

第一个临界值由合适健康人群测定结果的第 97.5 百分位数值(单侧试验)决定。标准化的第二个值由通过 WHO 标准确诊的 AMI 患者在诊断时间窗内收集到的标志物的浓度建立的标准化操作特性曲线(ROC)确定。建议：cTnT 低临界值定≥0.10 μg/L，0.10～0.5 μg/L 表明轻度

心肌损伤，≥0.5 μg/L 为急性心肌梗死标准。肌钙蛋白升高程度不同，则预后不同。

为了提高诊断的敏感性，最近提出高敏肌钙蛋白（hs-cTn）的概念，并开始了商品化生产，正在欧美使用。hs-cTnT 检测范围为 3～10 000 ng/L，第 99 百分位临界值为 13.5 ng/L，此浓度下测定偏差系数（CV）为 9%，检测限为 5 ng/L。根据多年研究，学术界认为 hs-cTnT 应用有以下价值：①比第四代检测法提高了非 STEMI 阳性率，大约多 20%；②缩短了阳性检测时间，第四代检测法诊断时间为 246.9 min，hs-cTn 平均诊断时间为 71.5 min，能更早诊断心肌梗死；③危险分层：长期跟踪发现：hs-cTn＞10.00 ng/L 的人群在 ACS 发生后 1 年或 hs-cTn＞40.00 ng/L 的人群在更长时间内发生死亡和心肌梗死的危险明显增加，P 接近 0.01。

4.再灌注

在急性心肌梗死发生后，临床常采取紧急的冠状动脉旁路移植术（俗称“搭桥术”）、溶栓疗法和经皮冠状动脉成形术（PTCA）等治疗措施。这些措施的目的是使阻塞的动脉复通（再灌注），降低死亡率。再灌注可靠的判断依据应是冠状动脉造影，所测到的血流按照国际合作研究“急性心肌梗死患者的溶栓”（TIMI）的标准分级，0～2 级，表明血流不同状态阻塞；3 级，表明再灌注。成功再灌注往往出现在治疗开始的 90 min 内。

心肌标志物作为无创的再灌注成功与否的评估指标，广泛应用于临床。与持续阻塞的患者不同，建立了新的冠状循环的急性心肌梗死患者将释放大量的酶和蛋白质类物质进入循环（冲洗现象），出现一个小高峰。

在对溶栓后的再灌注状态的检测时，至少采集 0 时间，即治疗开始时，1 h，治疗开始后 90 min，比较标志物的浓度，有些研究者建议在 120 min 再采样一次，这一观点已被初步认可；但这样势必延缓作出治疗决策的时间。有的研究者把峰时间的概念（标志物最高浓度时间）看作辨别因子。这需要更多的血样并且延缓了灌注未成功组的确认。

最近的研究证明选择早期标志物，如肌红蛋白结合临床资料或心电图改变可提高对治疗性再灌注的无创性评估价值。

5.手术前后的急性心肌梗死

心肌标志物还能用于检测接受非心脏手术患者在手术期有无急性心肌梗死。非特异性标志物，如肌红蛋白、总 CK、CK-MB 和乳酸脱氢酶（LD），由于非心肌组织也能释放这些物质，不宜用于术中急性心肌梗死的诊断。心肌肌钙蛋白特异性较高，常被用于检测非心脏手术患者在手术期有无急性心肌梗死。

6.心肌标志物的应用原则

最近对心肌标志物应用取得了以下共识。

（1）心肌肌钙蛋白（cTnT 或 cTnI）取代 CK-MB 成为检出心肌损伤的首选标准。

（2）临床只需开展一项心肌肌钙蛋白的测定（cTnT 或者 cTnI）。没有必要同时进行两项心肌肌钙蛋白测定。如已经常规提供一项心肌肌钙蛋白测定，建议不必同时进行 CK-MB 质量测定。

（3）放弃所谓的心肌酶学测定，即不再将乳酸脱氢酶（LD）、天门冬氨酸氨基转移酶（AST）和 α-羟丁酸脱氢酶（HBDH）用于诊断 ACS 患者。不考虑继续使用肌酸激酶 MB 同工酶（CK-MB）活性测定法和乳酸脱氢酶同工酶测定法来诊断 ACS 患者。如果因某些原因暂不开展 cTnT 或 cTnI 测定，可以保留 CK 和 CK-MB 测定以诊断 ACS 患者，但建议使用 CK-MB 质量测定法。

（4）肌红蛋白列为常规早期心肌标志物。由于其诊断特异性不高，主要用于早期除外 AMI

诊断。CK-MB亚型虽有文献证实如同肌红蛋白一样,也在MI早期迅速改变,但目前尚无简单可靠的测定方法,无法常规用于早期诊断MI。

(5)如果患者已有典型的可确诊急性心肌梗死的心电图变化,应立即进行针对急性心肌梗死的治疗。对这些患者进行心肌标志物检查,有助于进一步确认急性心肌梗死的诊断,判断梗死部位的大小,检查有无合并症,如再梗死或者梗死扩展。应减少抽血频度,如第1天抽血2次。

(6)对那些发病6 h后的就诊患者,不需要检测早期标志物,如肌红蛋白。此时只需测定确定标志物,如心肌肌钙蛋白。

(乔广梅)

第二节 心力衰竭

充血性心力衰竭(CHF)简称心力衰竭,是许多心血管病,如急性心肌梗死、扩张型心肌病、瓣膜病、先天性心脏病的后期表现,其中尤以左心衰竭更为常见。心力衰竭的实质是心室功能的减退,表现为心脏射血分数(EF)的降低,正常人EF一般>60%,如射血分数<40%称心力衰竭,占总患病率的0.3%~2%,65岁以上老人的2%~8%,55岁以上超声显示左心室收缩功能不全者约0.2%~0.8%,其中半数无症状。

长期以来,心力衰竭诊断依靠临床症状和物理仪器,如超声心动图和X线,给临床诊断、治疗带来了很多困难。1998年日本学者Sudoh从猪脑中发现了B型钠尿肽,又称脑钠肽(BNP),以后不断研究发现心脏亦分泌BNP,且分泌量高于脑部,直到2000年1月美国FDA批准用于临床,这使心力衰竭的诊断取得了重大的突破。自此,全球心血管权威机构、美国临床生化学院(NACB)都把以BNP为主的各种产物列为不可或缺的重要心肌标志物。

房钠肽(ANP)、B型钠尿肽又称脑钠肽(BNP),是心脏、脑自分泌的激素。主要作用为调节体液、利尿,调节体内钠平衡、利钠,抗醛固酮、舒张血管、调节血压,当心内血容积增加和左心室压力超负荷时,即心力衰竭时可大量分泌,也成了心力衰竭的诊断依据。

一、B型钠尿肽的不同多肽形式及生理作用

BNP刚分泌时是134个氨基酸的ProProBNP前体形式,然后分解掉26个氨基酸片段,形成有108个氨基酸的ProBNP,当进入血液,又被裂解为含76个氨基酸的B型氨基端钠尿肽原(NT-proBNP)和含32个氨基酸的有活性的BNP。两者都能作为心力衰竭的标志物,但特性不同。

二、BNP的临床应用及临界值

BNP是目前公认有效的心血管生化指标,有以下功能。

(1)确诊心力衰竭:心力衰竭时由于合成增加,ANP和BNP明显异常,且BNP作用强于ANP,两者增加的程度和心力衰竭的严重程度成正比,与射血分数成反比,并随治疗有效而下降。调查研究表明,BNP>临界值(pg/mL)时的敏感性为90%,特异性为76%,诊断CHF的准确率为83.4%,如结合其他实验室检查,诊断准确率可达90%以上。

(2)用于临床心力衰竭严重程度的分级:BNP 用免疫发光分析法或 ELISA 法检测,判断值为 BNP>100 pg/mL。非 CHF 患者 BNP 平均水平为 111 pg/mL,纽约心脏病协会 NYHA 分级心功能Ⅰ级患者 BNP 平均水平为 244 pg/mL;心功能Ⅱ级患者 BNP 平均水平为 389 pg/mL;心功能Ⅲ级患者 BNP 平均水平为 640 pg/mL;心功能Ⅳ级患者 BNP 平均水平为 817 pg/mL;总的急性充血性心力衰竭 BNP 平均水平为 675 pg/mL。

(3)判断心力衰竭预后:BNP 越高,预后越差。最近有人提出,在 CHF 时联合测定 cTnT 和 BNP,可判断 CHF 的恶化程度。

(4)BNP 的阴性预测价值高达 96%,根据 BNP 可排除 96%的非心力衰竭患者。

(5)鉴别呼吸困难:呼吸困难是重症,一直以来两者鉴别极为困难,有了 BNP,这一问题迎刃而解,BNP<100 pg/mL(22 pmol/L)一般是慢性阻塞性呼吸困难,BNP>230 pg/mL,发生 CHF 的相对危险性达 7.0。BNP 在 480 pg/mL 时,54%的患者在 6 个月内发生 CHF。

总结上述,BNP 有以下特性:①BNP 是由心、脑分泌的一种含 32 个氨基酸的多肽激素,心室张力增加,心脏超负荷可促进其分泌,在机体中起排钠、利尿、扩张血管的生理作用。②BNP 是一个较可靠的 CHF 诊断指标,以 100 pg/mL 作为 cut-off 值,灵敏度为 90%,特异性为 76%。能使应用传统方法导致的误诊率由 43%下降到 11%。其升高程度和 CHF 的严重程度相一致,是目前反映心力衰竭的最佳指标。现学术界主张怀疑心力衰竭者首选检查 BNP,BNP 阳性者,再进行超声和其他进一步检查。③BNP 有很高的阴性预测价值,BNP<100 pg/mL 可排除心力衰竭的存在。④在呼吸困难患者,BNP 是一个将来发生 CHF 的较强的预测因子,能有效鉴别慢性阻塞性呼吸困难和心源性呼吸困难。

(乔广梅)

第三节 高 血 压

体循环动脉血压持续升高,多次而非同日测量血压均高于正常,称高血压。国内外许多流行病学的调查都表明,高血压是心血管病的重要危险因素,69%首次心肌梗死,77%首次卒中和74%心力衰竭患者伴高血压。未能发现引起血压升高的其他疾病,称原发性高血压。继发于某些疾病,如肾上腺疾病、肾脏疾病和甲状腺功能亢进等,称继发性高血压,约占所有高血压的5%。高血压的主要危害是通过血流动力学改变和对内皮细胞的直接损害作用,促使动脉粥样硬化的发生和发展,诱发和加剧心脑血管疾病和肾脏疾病。高血压是冠心病和脑血管意外的主要危险因素。

高血压是一种多基因遗传性疾病,无论原发性高血压,还是继发性高血压,都有机体生化异常的表现,实验室检查在高血压的机制研究、分类、指导治疗方面都有较大价值。

一、盐类物质和高血压

流行病学调查发现,高血压发病率和钠摄入多少有较密切的相关,这一研究结果导致一些人群饮食习惯的改变。国际流行病学调查(INTERSAIL)曾对 32 个国家的 10 079 名 20～59 岁人群进行了尿钠和血压关系的分析,当除去 4 个低盐中心结果后,尿钠和高血压发病率关系并不明确。Midgley 分析了从 1956～1994 年的 56 个有关限盐的临床试验报告，发现仅 11 个涉及老年高血压的试验显示了限盐的降压作用。现在，比较普遍的观点认为，在人群，特别高血压人群中存在着部分盐敏感者，我国的资料表明，慢性盐负荷试验约有 1/3 在 3 d 后血压升高 >5 mmHg，在有高血压家族史的人群中盐敏感者比例较高，盐敏感者往往肾素水平较低，交感神经活性增加，血清游离钙偏低，尿钙排泄相对或绝对增加。

对于盐和高血压的关系，有几条初步的结论：①盐对血压的影响力随年龄而增加；②在人群中有 30%～40%为盐敏感者，且随年龄而增加；③食物中阳离子，如钾的排泄量和个体血压呈稳定的负相关，血压和机体总钾量、可交换钾呈显著负相关；而阴离子有帮助作用，有人认为只有钠和氯的结合才在血压调控中起重要作用。

二、肾素-血管紧张素系统和高血压

肾素-血管紧张素系统（RAS）在血压调节中起重要作用。肾素（renin）是由肾脏分泌的一种天冬酰基蛋白酶，可催化血管紧张素原（AGT）转化为血管紧张素Ⅰ（AngⅠ），后者在血管紧张素转换酶（ACE）作用下转化为 8 肽的血管紧张素Ⅱ（AngⅡ），血管紧张素Ⅱ是强血管收缩剂。机体可通过调节这一环节中的物质调控血压。该系统有下列作用：①使小动脉平滑肌收缩，外周阻力增加；②使交感神经兴奋，儿茶酚胺分泌增加；③刺激肾上腺皮质，醛固酮分泌增加。

（一）血管紧张素原

AGT 是 RAS 的初始底物，是含有 12 个氨基酸的多肽，其基因位于染色体 1q42-1q43。这是目前所有已研究过的可能和高血压有关的基因中，最有可能成为原发性高血压的相关基因。AGT 基因长约 12kb，有 5 个外显子和 4 个内含子，该基因的第 235 位点的突变与高血压相关。

（二）血管紧张素转换酶

血管紧张素转换酶（ACE）是含锌的二羧基肽酶，ACE 切割低活性的 AngⅠ为高活性的 8 肽 AngⅡ，是 RAS 中调节血压的关键一步。人 ACE 基因位于染色体 17q23 上，长 21kb，由 26 个外显子和 25 个内含子组成，ACE 的基因多态性和高血压相关。在临床抑制 ACE 能有效降低高血压。最近有不少报道讨论 ACE 和心力衰竭诊治的关系。

三、肾上腺素能神经和高血压

交感神经系统的兴奋状态在高血压发病中的作用一直受到关注。其递质儿茶酚胺在短期内使心排血量和外周血管阻力增加，血压升高，且能使血管平滑肌增生，维持高血压慢性状态。此类患者往往 24 h 尿儿茶酚胺（主要是去甲肾上腺素）长期处于较高水平。大脑皮质的长期兴奋和紧张极易导致交感神经继发性兴奋。

交感神经释放的去甲肾上腺素（占 95%）和肾上腺素（占 5%）都有相似的结构，统称儿茶酚胺，由于血浆中的去甲肾上腺素和肾上腺素半衰期极短，15～30 min，所以常规测定其 24 h 尿中的代谢产物——甲氧去甲肾上腺素（又称变去甲肾上腺素）和甲氧肾上腺素（又称变肾上腺素）或终末代谢产物——香草苦杏仁酸（VMA）。

原发性高血压定期检测 24 h 尿儿茶酚胺、肾素、血管紧张素、醛固酮、电解质有利于了解病情、监测治疗和选择药物。

四、继发性高血压诊断要点

继发性高血压约占全部高血压的5%,如能找到原发病,往往可以彻底治愈高血压。

(一)肾性高血压

大多数肾脏疾病都可因肾素分泌增加而伴高血压。包括急性肾炎(80%)、慢性肾炎(近100%)、糖尿病肾病(40%)、慢性肾盂肾炎(偶见)、痛风性肾病(60%)、多囊肾(60%)和肾血管病变。其中肾炎,特别是慢性肾炎(肾病型)、肾衰竭常见,高血压尤以舒张压较高表现为主,临床有蛋白尿、水肿、血肌酐升高等特征,临床不难诊断和鉴别诊断。

(二)原发性醛固酮增多症

醛固酮(Ald)是由肾上腺皮质球状带分泌的一种类固醇激素,调节机体水盐代谢。肾上腺皮质球状带腺瘤导致醛固酮分泌增加,血压升高。原发性醛固酮增多症占全部高血压的0.5%~2%,该病有以下实验室特点:①血浆肾素活性和血管紧张素Ⅱ水平降低,且和体位变化无关;②血浆醛固酮和尿醛固酮增加;③血、尿17-羟皮质酮或尿皮质醇正常;④中晚期有血钾偏低(3.5 mmol/L);⑤血浆醛固酮(ng/dL)/血浆肾素[ng/(mL·h)]比值>25,高度提示原发性醛固酮增多症,如比值>50,可确诊为原发性醛固酮增多症。

(三)嗜铬细胞瘤

肾上腺髓质肿瘤,嗜铬细胞瘤占全部高血压的1%。该病临床常表现为阵发性高血压,或持续性高血压阵发性加重。实验室特点如下。

(1)尿儿茶酚胺超过正常值2倍:正常值为591~890 nmol/d,患者>1 500 nmol/d。香蕉、咖啡、巧克力、香草类食品、杏仁、阿司匹林会造成假阳性结果。

(2)甲氧去甲肾上腺素(NMN)、甲氧肾上腺素(MN)和尿3-甲氧-4羟基苦杏仁酸(VMA):正常尿NMN<0.9 mg/d,MN<0.4 mg/d,MNM+MN<1.3 mg/d,VMA或高香草酸(HVA)明显增高,正常两者均<7mg/d。嗜铬细胞瘤常超过正常2~3倍。儿茶酚胺代谢产物诊断嗜铬细胞瘤的阳性率:尿MN+NMN为97%,VMA为88%,儿茶酚胺为76%。诊断假阳性:MN+NMN为5%,VMA为10%~29%,儿茶酚胺为1%~21%。

(3)平卧20 min后血浆儿茶酚胺水平仍高。正常去甲肾上腺素<3.5 nmol/L,肾上腺素<545 pmol/L。大多数嗜铬细胞瘤患者去甲肾上腺素>9 nmol/L,肾上腺素>1.6 nmol/L。

(4)超声或CT可见肾上腺肿瘤,一般直径<2.5 cm。

(四)库欣综合征

肾上腺增生及肿瘤造成束状带激素分泌过多,该病有以下实验室特点:①尿皮质醇上升,高于正常2~3倍;②血皮质醇无昼夜节律,正常人早8:00明显高于中午12:00[早8:00(276±58)nmol/L,中午12:00(97±33)nmol/L],可相差2倍,库欣综合征患者无此特点;③服用地塞米松2 mg,每日4次,连续2 d,第3天晨皮质醇不受抑制;④血ACTH检测,正常人早上ACTH高,库欣综合征患者全天均高,接近早上水平。

(五)肢端肥大症

垂体肿瘤引起前叶分泌生长激素(GH)过多,水钠潴留,醛固酮分泌增加,细胞外液容量增加,肾素相对较低,有23%~40%发生高血压。诊断标准:①生长激素升高,肢端肥大症特有的外表畸形,催乳素(PRL)升高;②X线呈蝶鞍区扩大,直径>10 mm,骨质破坏。

(乔广梅)

参考文献

[1] 朱光泽.实用检验新技术[M].北京:中国纺织出版社,2021.
[2] 崔巍.医学检验科诊断常规[M].北京:中国医药科技出版社,2020.
[3] 佟威威.临床医学检验概论[M].长春:吉林科学技术出版社,2019.
[4] 李玉中,王朝晖.临床医学检验学[M].北京:中国协和医科大学出版社,2019.
[5] 高海燕,刘亚波,吕成芳,等.血液病临床检验诊断[M].北京:中国医药科学技术出版社,2021.
[6] 隋振国.医学检验技术与临床应用[M].北京:中国纺织出版社,2019.
[7] 唐恒锋.实用检验医学与疾病诊断[M].开封:河南大学出版社,2021.
[8] 李艳.医学检验诊断与临床[M].北京:科学技术文献出版社,2020.
[9] 杜伟鹏.医学检验学诊断应用[M].哈尔滨:黑龙江科学技术出版社,2019.
[10] 蒋小丽.临床医学检验技术与实践操作[M].开封:河南大学出版社,2020.
[11] 江利青.临床医学检验诊断[M].北京:科学技术文献出版社,2020.
[12] 黄华作.新编实用临床检验指南[M].汕头:汕头大学出版社,2021.
[13] 李晓哲.新编医学检验技术与临床应用[M].福州:福建科学技术出版社,2019.
[14] 扈新花.新编临床医学检验[M].北京:科学技术文献出版社,2020.
[15] 陈增华.新编医学检验技术与临床应用[M].开封:河南大学出版社,2019.
[16] 安倍莹.现代医学检验技术与临床应用[M].沈阳:沈阳出版社,2019.
[17] 王静.临床医学检验概论[M].北京:科学技术文献出版社,2020.
[18] 李俊华.新编临床医学检验[M].天津:天津科学技术出版社,2020.
[19] 李玲玲.现代临床检验医学[M].昆明:云南科技出版社,2019.
[20] 胡旭.新编临床检验医学[M].长春:吉林科学技术出版社,2019.
[21] 张桂珍.现代医学检验学[M].天津:天津科学技术出版社,2019.
[22] 李金文.现代检验医学技术[M].长春:吉林科学技术出版社,2019.
[23] 陈开森.医学检验与疾病诊断[M].北京:科学技术文献出版社,2020.
[24] 张丽娜.现代临床检验医学[M].长春:吉林科学技术出版社,2019.
[25] 刘轶.医学检验与实验诊断[M].南昌:江西科学技术出版社,2020.
[26] 高原叶.实用临床检验医学[M].长春:吉林科学技术出版社,2019.
[27] 秦静静.现代医学检验技术[M].哈尔滨:黑龙江科学技术出版社,2020.
[28] 胡典明,张军.现代实用临床检验医学[M].长春:吉林科学技术出版社,2019.

[29] 孙玉鸿，郭宇航.医学检验与临床应用[M].北京：中国纺织出版社，2020.
[30] 李志城.医学检验临床分析[M].北京：科学技术文献出版社，2020.
[31] 于媛媛.临床医学与检验[M].哈尔滨：黑龙江科学技术出版社，2019.
[32] 宋鹏宇.实用医学检验技术[M].天津：天津科学技术出版社，2019.
[33] 张灿，李云晖，王红.医学检验学[M].昆明：云南科技出版社，2020.
[34] 陈红.医学检验与临床分析[M].北京：科学技术文献出版社，2019.
[35] 郑文芝，袁忠海.临床输血医学检验技术[M].武汉：华中科技大学出版社，2020.
[36] 邢昕，许金鹏，王爱华.检验结果在ABO疑难血型鉴定中的作用[J].检验医学与临床，2021，18(5)：713-716.
[37] 邢自良.尿干化学分析仪与尿沉渣分析仪联合使用在尿液红细胞检验的临床应用分析[J].临床检验杂志，2019，8(2)：125-126.
[38] 马媛.联合应用尿液干化学法与尿沉渣镜检法进行白细胞检验的临床价值分析[J].国际检验医学杂志，2019，40(S02)：272-273.
[39] 张春雨.凝血酶原时间和血小板检验对诊断肝硬化疾病的临床应用效果[J].当代医学，2021，27(23)：31-33.
[40] 李海霞.尿沉渣镜检与尿干化学检验在尿液检验中的作用[J].中国医药指南，2021，19(1)：122-123.